HEITER BIS *WECHSELHAFT*

Nicole Benvenuti

EDITION V

HEITER BIS *WECHSELHAFT*

Nicole Benvenuti

Das Buch zum ***Podcast***
über die wunderbaren
WECHSELJAHRE

EDITION V

Für all die Frauen, die die Wechseljahre ohne Wissen,
ohne Worte und oft ohne Hilfe durchstehen mussten.
Für jene, deren körperliche und seelische Schmerzen nicht
erkannt wurden. Zu viele sind daran zerbrochen.
Für die Frauen, die heute mitten in den Wechseljahren stehen und das nächste
Level ihrer Weiblichkeit aktiv, informiert und selbstbestimmt gestalten wollen.

Für alle, die nach uns kommen: unsere Töchter, unsere Schwieger-
töchter und die Generationen von Frauen, die hoffentlich leichter
und informierter durch diese Lebensphase gehen dürfen.
Für alle, die mit ihrem Mut, mit ihren Geschichten, Expertisen und mit ihrer Offenheit
dazu beigetragen haben, ein Tabu zu brechen und dieses Buch möglich zu machen.

Und für meine Mama.
Ich hoffe, du wärst stolz auf mich.

Vorwort
von Andrea Butterweck

Als Nicole Benvenuti mich 2024 zur ersten Folge ihres neuen Podcasts *Heiter bis wechselhaft* eingeladen hat, hätten wir beide nicht geahnt, was dieser gemeinsame Moment auslösen würde! Was damals als inspirierendes Gespräch begann, hat sich inzwischen zu einer Bewegung entwickelt, die weit über Vorarlberg hinaus strahlt. Ermutigt durch Nicoles Podcast schreiben uns Hörerinnen und erzählen ihre Geschichten, teilen ihre Erfahrungen, ihre Frustrationen und ihre Stärke. Und genau darin liegt die Kraft dieses Podcasts: Er schafft einen Raum, in dem Frauen sich gleichzeitig informieren und wiederfinden können – ehrlich, humorvoll, ungeschminkt und jederzeit zugänglich. Anonym, kostenlos, zu jeder Tages- und Nachtzeit – beim Spazierengehen oder schlaflos im Bett.

Denn Aufklärung über die Wechseljahre darf keine Glückssache und kein Luxus sein. Jede Frau hat das Recht, gut informiert, wertschätzend begleitet und ernst genommen durch diese Lebensphase zu gehen, unabhängig von ihren finanziellen Möglichkeiten. Was jahrzehntelang hinter verschlossenen Türen, in Scham oder Schweigen stattfand, bahnt sich endlich seinen Weg in die Öffentlichkeit, in die Medien, in die Politik, in Unternehmen – in die Mitte der Gesellschaft.

Dass in Österreich aktuell Maßnahmen für die Wechseljahre im Regierungsprogramm stehen, ist ein wichtiges Signal und ein erster Schritt für mehr Aufmerksamkeit für Frauengesundheit. Aber wir sind noch lange nicht dort, wo wir sein könnten. Ein Blick nach Großbritannien zeigt, was alles möglich ist, wenn Politik, Arbeitswelt, Gesellschaft und Gesundheitswesen die Wechseljahre als das begreifen würden, was sie sind: eines der zentralen Themen der öffentlichen Gesundheit und der Prävention für gesundes Altern! Wir stehen erst am Anfang, umso wichtiger ist es, dass wir weitergehen, mutig sind und laut bleiben.

Als ich vor drei Jahren die Wechseljahre-Initiative »Feuerfrauen« gegründet habe, war mein Antrieb klar: Wissen dorthin zu bringen, wo es dringend gebraucht wird. Frauen sollen verstehen, was in ihrem Körper geschieht, welche Unterstützung es gibt und worauf sie Anspruch haben. Bei unseren monatlichen Treffen erlebe ich Momente, die mich immer wieder bewegen: Frauen, die lange geglaubt haben, es sei ihre eigene Schwäche, nicht mehr belastbar, überfordert oder zu »empfindlich« zu sein, erkennen endlich die körperlichen und psychischen Beschwerden im hormonellen Zusammenhang. Frauen, die ihre Gefühle über Jahre hinuntergeschluckt haben, beginnen sich zu öffnen und merken, wie entlastend es ist, verstanden und ernst genommen zu werden. Frauen, die verunsichert oder erschöpft zu uns kommen, gehen klarer, gestärkter und selbstbewusster. Diese Transformationen zur Selbstwirksamkeit sind der Antrieb meiner Arbeit.

Viele Frauen erzählen von negativen Erfahrungen im Gesundheitssystem, von Unverständnis in der Arbeitswelt oder von gesellschaftlichen Erwartungen, die sie kleinhalten. Aber sie erzählen auch davon, wie sie lernen, ihre Stimme zu erheben, wie sie beginnen, sich zu informieren, Grenzen zu setzen, für sich und andere einzustehen. Es ist beeindruckend zu sehen, wie aus Schmerz Stärke wird und aus dieser Stärke feministische Kraft entsteht. Diese Veränderung mitzuerleben ist das größte Geschenk. Und genau hier entfaltet Nicoles Podcast seine besondere Bedeutung -

Heiter bis wechselhaft ergänzt, vertieft und bestätigt all das, was wir bei den Feuerfrauen erleben: dass Wissen stärkt, Austausch heilt und Verstehen Mut macht.

Die Expertinnen und Experten, die Nicole in ihren Podcast einlädt, schließen jene Lücken, die das Gesundheitssystem oft hinterlässt. Sie geben Hintergrundwissen, klären Missverständnisse, schaffen Sicherheit und bestärken Frauen darin, für sich selbst einzustehen. Und auch mutige Stimmen betroffener Frauen bekommen im Podcast Gehör!

Die besondere Wirkung des Podcasts hat viel mit Nicoles journalistischer und persönlichen Handschrift zu tun: Sie stellt Fragen, die Frauen im Alltag wirklich beschäftigen. Sie hakt nach, wenn etwas unklar bleibt. So entstehen Räume, in denen komplexe medizinische Inhalte verständlich werden. Übersetzt in eine Sprache, die Frauen in ihrem Alltag wiederfinden und anwenden können, eine Sprache, die nicht ausgrenzt, sondern einlädt. Sie baut Hemmschwellen ab und schenkt Orientierung. Gleichzeitig bringt Nicole viel Persönliches ein. Sie teilt eigene Erfahrungen, Zweifel und Aha-Momente. Dabei geht sie achtsam mit ihren Gesprächspartner:innen um. Beim Zuhören entsteht so das Gefühl, einer vertrauten und ehrlichen Unterhaltung zu folgen. Nichts wird beschönigt, aber auch nichts dramatisiert. Diese Mischung aus journalistischer Professionalität, Achtsamkeit, persönlicher Offenheit und Klarheit macht jede Folge zu einem Stück gelebter Aufklärung.

Der Podcast war von Anfang an mehr als nur ein Medienformat. Er war ein Versprechen: ein Ort, an dem Wissen geteilt, Erfahrung sichtbar gemacht und Frauen ernst genommen werden. Für mich ist er zu einer perfekten Ergänzung meiner eigenen Arbeit geworden. Immer wieder erreichen uns Rückmeldungen von Frauen, die erzählen, dass sie durch den Podcast zum ersten Mal verstanden haben, was mit ihnen los ist, dass sie sich endlich ernst genommen fühlen oder dass sie den Mut gefunden haben, sich Hilfe zu holen und ihre Situation aktiv zu verändern. Diese Rückmeldungen zeigen uns jeden Tag, warum wir tun, was wir tun und wie wichtig es ist, dass wir unsere Kräfte bündeln.

Nicole und ich arbeiten inzwischen seit Jahren eng zusammen. Unsere Zusammenarbeit ist getragen von Vertrauen, Respekt und einer tiefen Verbundenheit. Wir teilen dieselbe Mission: Wir wollen Frauen stärken, informieren, begleiten und ihnen eine Stimme geben. Wir legen unser Herzblut in jedes Gespräch, jedes Treffen, jede Podcastfolge, jeden Vortrag. Und wir wissen: Unser Engagement hat bereits unzählige Frauen erreicht, unterstützt, beruhigt und empowern können.

Die Zusammenarbeit mit Nicole ist für mich eine große Bereicherung. Unsere Missionen ergänzen sich auf eine Weise, die sich mit jedem Projekt deutlicher zeigt: Nicole bringt Expert:innenwissen, journalistische Sorgfalt und mediale Reichweite ein, ich bringe gelebte Praxis aus der Sicht Betroffener, den direkten Kontakt zu den Frauen und schaffe Räume für persönliche Begegnungen. Gemeinsam spannen wir einen Bogen zwischen persönlicher Erfahrung und fachlicher Einordnung, zwischen dem, was Frauen fühlen, und dem, was die Medizin dazu weiß. Was uns verbindet, ist die Überzeugung, dass das Miteinander von Frauen eine enorme Kraft hat. Gemeinsam konnten wir bereits so vielen Frauen helfen, sie erreichen, unterstützen, beruhigen, vernetzen und ermutigen. Dieses Buch ist ein weiterer Schritt in diesem Prozess. Es hält fest, was im Podcast gewachsen ist, macht Wissen dauerhaft zugänglich und begleitet Frauen durch eine Lebensphase, die zwar herausfordernd sein kann, in der aber auch viel Potenzial steckt.

Ein sichtbares Symbol dieser gemeinsamen Bewegung ist unser Hashtag **#wirsind1mio**, den wir – angelehnt an die große Schwester in Deutschland, **#wirsind9millionen** – in der ersten Podcastfolge im Mai 2024 ins Leben gerufen haben. Er steht für all die Frauen, die mitten im Leben stehen und gleichzeitig mitten in dieser Umbruchphase, für all jene, die sich lange allein gefühlt haben und nun entdecken, dass sie Teil einer großen Gemeinschaft sind. Dieser Hashtag macht deutlich, was wir bei den Feuerfrauen und im Podcast jeden Tag spüren: dass wir viele sind, dass uns dieses Miteinander stark macht und dass wir gemeinsam Themen vorantreiben, Strukturen verändern und Bewusstsein schaffen können – in Familien, in Ordinationen, in Unternehmen und in der Gesellschaft.

Dass nun die Inhalte des Podcasts in einem Buch gesichert werden, erfüllt mich mit großer Freude. Ein Buch übersteht die Algorithmen, es bleibt, es trägt weiter. Es ist ein Schatz an Wissen, an Geschichten, an Erfahrung und an Herzblut. Und es macht die Informationen für noch mehr Frauen zugänglich, denn wenn wir wissen teilen, potenziert es sich für alle. Auch für jene, die keine Podcasts hören oder nicht wissen, wo sie anfangen sollen.

Mit den Feuerfrauen haben wir in Vorarlberg eine kleine Revolution gestartet und mit dem Podcast hat Nicole ein Medium geschaffen, das österreichweit und darüber hinaus viele Frauen erreicht. Jetzt entsteht mit diesem Buch ein weiteres Fundament unserer Pionierarbeit. Ich danke Nicole von Herzen für unsere wunderbare Zusammenarbeit, unsere Freundschaft und für ihre Unterstützung als souveräne Reisebegleiterin, wenn wir in Sachen Wechseljahre gemeinsam unterwegs sind. Ich wünsche Nicole weiterhin viel Erfolg, Stärke und Herzblut, sowie viele weitere Podcastfolgen!

Ich wünsche dir, liebe Leserin, dass dieses Buch dich stärkt. Dass du dich wiedererkennst. Dass du dich verstanden fühlst. Und dass du spürst: Du bist nicht allein. Wir gehen diesen Weg gemeinsam. Und wir brennen dafür, dass du gut begleitet durch diese Lebensphase gehst – selbstbestimmt, informiert und unterstützt.

Deine Andrea Butterweck

KAPITEL 1

Ich frage mich für uns durch die Wechseljahre

Muttertag 2023

Ich kauere am Boden der Ambulanz im Krankenhaus. Mein Kopf droht zu explodieren. Ich habe wieder schreckliche Migräne seit den frühen Morgenstunden, bin um 5 Uhr in der Früh aufgewacht mit Schmerzen, die sich anfühlen, als hätte ich ein Messer hinter den Augen. Ich taumle ins Bad und merke, ich kann nicht einmal richtig laufen, geschweige denn sehen. Ich werfe mir meine üblichen Medikamente ein – und warte eine grauenvolle halbe Stunde, bis sie wirken – tun sie aber nicht. Und – na super: Niemand da, der mich ins Krankenhaus fahren kann. Meine Jungs sind damals 16 und 17. Mein Freund schläft zuhause, eine halbe Stunde entfernt. Sein Telefon auf Flugmodus. Ich rufe bei 1450 an, die würden mir einen Krankenwagen schicken. Will ich nicht, soweit kommt's noch: Wegen Migräne mit dem Krankenwagen ins Spital. Nur, was nun? Ich muss warten, bis Hilfe kommt. Selbst ins Krankenhaus fahren ist diesmal keine Option mehr. Beim letzten Mal ging's noch. Heute – keine Chance. Mist. Heute ist Muttertag. Ich freue mich das ganze Jahr auf diesen Tag – auf eine selbstgebastelte Karte oder einen selbstgepflückten Blumenstrauß, ein bisschen Zeit und Aufmerksamkeit von meinen Söhnen. Wir haben einen Ausflug ans Wasser geplant. Diese leider viel zu raren Familienzeiten sind meine Highlights im Jahr. Muss die Monster-Migräne ausgerechnet heute wieder zuschlagen?

Fünf qualvolle Stunden später: Ich also im wahrsten Sinne des Wortes am Boden der Notaufnahme. Eine Schwester will mir aufhelfen, ich solle mich doch vor die Türe setzen, da sind Sessel. Nein. Danke. In Wahrheit hat dort jemand in Parfum gebadet. Nicht auszuhalten mit Migräne. Brechreiz. Noch mehr Kopfweh. Früher hab ich Parfums auch geliebt. Ich hatte eine Riesensammlung – jetzt sind die meisten Düfte einfach nur eine Landplage. Ein »Pfft« würde doch wirklich reichen, statt »pfft, pfft, pfft«. Grauenvoll.

Ich habe offenbar eine sehr feine Nase, die in den letzten Jahren noch sensibler geworden ist. Ich sehe zwar jedes Jahr schlechter, aber dafür rieche ich besser. Wie ein Wolf. Und das ist gar nicht so abwegig: Wölfe besitzen ein Vielfaches unserer Riechzellen – Gerüche sind für sie Information und Orientierung.

Was sich verändert hat, ist die Intensität. Früher war meine Nase gut. Seit den Wechseljahren nehme ich Gerüche deutlicher wahr.

Ich rieche am Abend noch die seltene Zigarette, die mein Freund am Vormittag geraucht hat. Oder das Parfum einer Kollegin im Sicherheitsgurt – selbst Wochen später. Und auf dem Flur erkenne ich sofort, welcher Kollege Dienst hat.

Unser Geruchssinn ist direkt mit dem limbischen System verbunden, dort, wo Emotionen und Erinnerungen verarbeitet werden. Ein Duft wirkt unmittelbar.

In den Wechseljahren verändern sich hormonelle Regelkreise, auch jene, die unsere Sinneswahrnehmung beeinflussen können. Östrogene modulieren die Reizverarbeitung im zentralen Nervensystem. Schwanken sie, berichten manche Frauen von einer sensibleren Geruchswahrnehmung.

Düfte können betören – bei mir können sie an manchen Tagen Migräne auslösen. An »guten« Tagen liebe ich das Parfum meines Freundes. An anderen könnte ich davonlaufen. Er fragt inzwischen vorsichtig: »Schatz, sprühen oder nicht?«

Wie gesagt: Ich rieche alles. Ich wäre vermutlich ein ziemlich gewinnbringendes Trüffelschwein.

Endlich werde ich aufgerufen. Endlich darf ich auf die Liege. Gebt mir irgendwas, denke ich. Ich brauche Schmerzmittel.

Anamnese: Eine junge Ärztin nimmt sich Zeit. Sie spricht mit mir über die Migräne. Wie oft? Seit wann? Was hilft, was nicht? Und dann lerne ich etwas, das mich fast mehr überrascht als der Anfall selbst: Meine bisherigen Schmerzmittel bei einem akuten Migräneanfall waren viel zu niedrig dosiert.

Sie erklärt mir, dass man bei einer »echten« Migräne in der Regel mit höheren Dosen arbeiten muss – zum Beispiel mit 1.000 mg Paracetamol, Ibuprofen 400 bis 600 mg oder 1.000 mg Aspirin, idealerweise als Brause. Kein Wunder also, dass meine 400 mg Paracetamol alle sechs Stunden kaum Wirkung gezeigt haben. Das hat mir vorher noch nie jemand so klar gesagt.

Sie verschreibt mir etwas Stärkeres für zu Hause (einen Nasenspray für den Akutfall) und hängt mir eine Infusion an. Ich beobachte, wie die Flüssigkeit langsam durch den Schlauch in meine Vene läuft – und mit ihr die Hoffnung, dass der Schmerz endlich nachlässt und die Übelkeit nach dem Parfum-Desaster abklingt.

Nach einer Stunde liege ich noch immer auf der Behandlungsliege. Keine Besserung. Nochmal eine Infusion – nochmal eine Stunde Höllenqualen. Keine Besserung. Ok, das wars, denke ich. Ich halte das nicht aus. Ich breche in Tränen aus, was die Schmerzen noch verstärkt. Angst. Panik. Warum nützt nichts? Wieder kommt die Ärztin zur Besprechung. Die Frage steht im Raum, ob sie mich auf die neurologische Station im Landeskrankenhaus Rankweil bringen sollen, wo ich stationär bleiben muss. Oder ob sie es mit einer speziellen Schmerzspritze versuchen sollen. Bitte Letzteres. Ich kann doch nicht (am Muttertag) stationär in ein Krankenhaus. Keine Chance. Also die Spritze. Sie suchen am Bauch nach einer Fettstelle. »Bedient euch am Oberschenkel, da gibt's genug Fett!«. Zack. Spritze in den Oberschenkel. Riesen-Aua. Für einen kurzen Moment habe ich keine Migräne mehr, weil mir der Schmerz im Oberschenkel das Atmen nimmt. Mein Freund, der mit Engelsgeduld die ganze Zeit neben mir in diesem abgedunkelten Raum gewartet hat, sagt mir später, dass er noch nie so ein schmerzverzerrtes Gesicht gesehen hat. Gut, er war auch noch nie bei einer Geburt dabei. Dann wieder warten. Und endlich – nach fast fünf Stunden im Spital: Besserung. Ich spüre nach: Tatsächlich keine Schmerzen mehr – nur noch das Gefühl von Watte im Kopf, ich fühle mich wie zugedröhnt. Ich will endlich nach Hause, nicht weiter stationär bleiben. Ich kann kaum gerade gehen, mein Freund muss mich stützen. Es ist immer noch Muttertag. Mittlerweile machen sich die Jungs daheim ehrliche Sorgen, verraten die WhatsApp-Nachrichten. Wahrscheinlich haben sie Hunger.

Ich gehe mit einer Überweisung zu einer jungen Neurologin und einer weiteren für ein Kopf-MRT nach Hause. Es ist der 12. Mai.

Am darauffolgenden Montag werde ich die Termine abtelefonieren. Man wird mir sagen: Der früheste freie MRT-Termin: September. Vier Monate später. Keine Chance, früher dranzukommen. Meine Gedanken beginnen zu kreisen. Was, wenn hinter all dem tatsächlich etwas Ernstes steckt? Vier Monate sind plötzlich eine sehr lange Zeit.

So ist das, wenn man keine private Krankenversicherung hat. Not-So-Fun Fact: Wäre ich stationär geblieben, hätten sie die Untersuchung wahrscheinlich während meines Aufenthalts auf der Neurologie gemacht.

Aber zurück zum Muttertag: Vollgepumpt mit Schmerzmittel bringt mich mein Partner nach Hause – davor holen wir noch etwas aus der Konditorei. Vier Stückchen Erdbeerroulade – für ein Muttertags-Kuchen-Essen. Immerhin. Die Kinder sind erleichtert – erwarten mich zuhause mit Pflückblumen und einer kreativen Zeichnung. Ein bisschen Muttertagsglück nach diesem Horror-Tag ist noch übrig für mich.

Bei der MRT-Untersuchung findet sich zum Glück nichts. Erst zwei Jahre später wird mir klar: Solche Migräneattacken können ein Symptom der Wechseljahre sein. Davon weiß die junge, engagierte Neurologin im Spital vermutlich noch nichts. Genauso wie kaum jemand daran denkt, dass auch Geruchsempfindlichkeit, Schwindel, Tinnitus, Herzklopfen, Konzentrationsstörungen, Brain Fog, Dysphorie, starke Blutungen, verkürzte Zyklen und vieles mehr mit dem Beginn der Wechseljahre zusammenhängen können – und sich genau so bei mir bemerkbar gemacht haben.

Migräne gehört zu den Beschwerden, die in den Wechseljahren häufig genannt werden. Viele Frauen berichten, dass ihre Kopfschmerzen in dieser Lebensphase stärker oder häufiger werden. Andere erleben ihre erste Migräne überhaupt. Manche Betroffene haben zusätzlich eine Aura – vorübergehende Sehstörungen, Kribbeln, Gedächtnislücken oder Sprachprobleme.

Der Grund liegt oft in den hormonellen Veränderungen. Vor allem Östrogen spielt eine zentrale Rolle: Migräne gilt als hormonell beeinflusste Erkrankung. Die starken Schwankungen und raschen Östrogenabfälle in der Perimenopause erhöhen die Anfälligkeit für Attacken. Gleichzeitig nimmt Progesteron als beruhigendes Gegenhormon ab – das Nervensystem reagiert empfindlicher.

Doch Hormone allein erklären Migräne nicht. Schlafstörungen, Stress, Wetterumschwünge, bestimmte Lebensmittel oder ein unregelmäßiger Tagesrhythmus können zusätzliche Trigger sein. Ein Migränetagebuch hilft, persönliche Auslöser zu erkennen. Migräne gehört ernst genommen und medizinisch abgeklärt. Die gute Nachricht: Bei vielen Frauen bessert sie sich wieder, sobald die Postmenopause erreicht ist.

Was mir hilft: bioidente Hormone, Krafttraining für Rücken, Schultern und Nacken, regelmäßige Pausen und Dehnübungen am PC sowie Magnesium und weniger Zucker. Alkohol und Käse meide ich. Und wenn sich die Migräne trotzdem meldet, weiß ich: Es war zu viel Stress.

Migräne ist nur eines von vielen möglichen Symptomen der Wechseljahre. Die US-Wechseljahre-Expertin Dr. Mary Claire Haver beschreibt in ihrem Buch »Die neue Menopause« 66 verschiedene – und es werden immer noch mehr erkannt. Genau deshalb ist Aufklärung so wichtig.

Älter werde ich später

Bis 45 habe ich mir eigentlich keine großen Gedanken übers Älterwerden gemacht. Aber wenn dann plötzlich der nächste runde Geburtstag der 50er ist, und sich der Körper beginnt zu verändern, wird es Zeit, einmal genauer hinzuschauen, wie es uns eigentlich geht:

Übers Älterwerden offen sprechen, diesen Gedanken hatte ich schon länger. Jedes Mal, wenn ich mich mit meiner Freundin zum Spazierengehen getroffen habe, brachte sie eine neue Entdeckung zum Thema »Aging« mit. Faltige Haut über den Knien. Die Schrecksekunde beim Beugen übers Handy, wenn die Schwerkraft ihr Eigenleben entwickelt und sich unter den Augen plötzlich alles sammelt, was vorher noch verteilt war. Dieses augenberingte Faltengesicht soll ich sein? Oh Mann, wann ist das denn passiert? Wahrscheinlich während ich nächtelang nicht geschlafen hab!

Also älter werden ist jedenfalls nix für Feiglinge – darüber möchte ich als Moderatorin und Journalistin sprechen. Aber wie?

Die zündende Idee brachte die Radiosendung meines geschätzten Kollegen Matthias Neustädter »Neues bei Neustädter«. Andrea Butterweck, Gründerin der Austauschgruppe Feuerfrauen, war zu Gast zum Thema Wechseljahre und hat auch in mir ein Feuer für das Thema entfacht.

Ich hab mir sofort das Buch »Woman on Fire« von Sheila de Liz gekauft. Freundinnen haben mir die Lektüre schon länger ans Herz gelegt. Aber ich hab das immer locker mit dem Satz abgetan: »Ich hab ja noch meine Periode«. Man sieht: Ich wusste nicht allzu viel über die Wechseljahre. Höchstens, dass die Tage der Tage irgendwann gezählt sind und Hitzewallungen lauern können.

Heute weiß ich, dass die Wechseljahre schon Jahre vor dem Ende der Tage beginnen, was für ein gigantisches Thema die Wechseljahre sind, welche Beschwerden viele Frauen jahrelang mit sich selbst ausmachen mussten, wie sehr wir Aufklärung brauchen und dass die Wechseljahre nicht nur die Frauen selbst betreffen: Sie betreffen Familien, Ehepartner und nicht zuletzt die Wirtschaft.

Meine Mission war geboren

Als (damals) 47-jährige Frau frage ich mich für uns durch die Wechseljahre, ein Thema, das leider oft noch als Tabu gilt. Ich hätte nie gedacht, dass ich einmal über das »Urogenitale Menopausensyndrom« und »Vaginale Atrophie« recherchiere oder Frauen oder Ärztinnen zu sexuellen Dysfunktionen interviewe oder darüber in Talkshows oder im österreichweiten Frühstücksfernsehen plaudere.

Die Rückmeldungen, die mich seit dem Start des Podcasts erreichen, sind überwältigend – und sie reißen bis heute nicht ab. Frauen schreiben mir, oft gemeinsam mit ihren Partnern oder Familien, wie erleichtert sie sind, dass endlich jemand offen über die Wechseljahre spricht. Immer wieder lese ich Sätze wie: »Du hast meine Ehe gerettet«, »Du hast mich gerettet« oder »Jetzt weiß ich, dass ich nicht verrückt bin.«

Auch bei Veranstaltungen erlebe ich das ganz unmittelbar: Frauen kommen auf mich zu, umarmen mich und sagen einfach nur Danke. Für viele ist der Podcast genau das – ein Befreiungsschlag. Endlich bekommt das, was sie erleben, Worte, Einordnung und Verständnis. Und vor allem das Gefühl: Ich bin nicht allein.

Auch aus der Ärzteschaft kamen Worte der Anerkennung. Viele Ärztinnen und Ärzte haben mir berichtet, dass im Behandlungszimmer oft schlicht die Zeit fehlt, um ausführlich zu erklären, was in dieser besonderen Lebensphase im Körper einer Frau geschieht. Viele verweisen dann ihre Patientinnen zu *Heiter bis wechselhaft*.

Genau hier schließt mein Podcast eine Lücke. Immer wieder höre ich, wie wertvoll es ist, wenn Patientinnen vorinformiert in das Gespräch mit ihrer Ärztin oder ihrem Arzt gehen. Sie verstehen besser, was Hormone in unserem Körper bewirken, warum Symptome auftreten – und vor allem, warum wir heute keine Angst mehr vor Hormonen haben müssen. Die Wissenschaft ist weiter, die Medizin hat gelernt, und wir wissen inzwischen viel mehr darüber, wie eine individuelle, maßgeschneiderte Behandlung Frauen helfen kann, Lebensqualität zurückzugewinnen. Das Stichwort ist hier evidenzbasiert: Evidenzbasierte Medizin verbindet Forschung, ärztliche Erfahrung und die individuelle Situation der Patientin – damit die Behandlung wirksam, sicher und sinnvoll ist. Genau das dürfen wir (endlich) einfordern.

Ganz zu schweigen davon, wie viel Geld wir Frauen, die jetzt gut auf uns schauen und uns helfen lassen, den Gesundheitskassen in Zukunft ersparen. Ich möchte gar nicht ausrechnen, was es kostet, wenn Frauen von Arzt zu Ärztin wandern – auf der Suche nach Erklärungen und Diagnosen für Gelenkschmerzen, trockene Augen, wiederkehrende Harnwegsinfektionen, Tinnitus – und ja, auch Migräne. Und dabei steckt dahinter nicht selten »einfach nur« der Hormonhaushalt, der sich verändert: Hormone, die weniger werden, die schwanken, und die niemand mit den Symptomen in Verbindung bringt.

Wichtig ist: »Nur Hormone« heißt nicht »nichts Ernstes«, sondern im Gegenteil – es heißt, dass es eine Ursache gibt, die man erkennen und behandeln kann.

Nach mehr als zwei Dutzend Folgen – mit einer stetig wachsenden Community, starken Spotify-Rankings und 5-Sterne-Bewertungen – hab ich noch immer das Gefühl: Wir sind erst am Anfang. Das Projekt *Heiter bis wechselhaft* gehört seit diesem Startschuss meine ganze Leidenschaft.

Meine Mission mit »Heiter bis wechselhaft«

Als ich den Titel für meinen Podcast *Heiter bis wechselhaft* ausgesucht habe, den auch das Buch trägt (eine Idee, die mir – wie so oft – in der Badewanne kam) hätte ich nicht gedacht, wie passend er wirklich für das Thema Wechseljahre ist.

Es zeigt, welchen Zustand wir uns wünschen – *heiter* – und welchen wir durch hormonelle Veränderungen oft erleben: *wechselhaft*. Ganz bewusst erinnert das an eine Wettervorhersage. Denn wie bei wechselhaftem Wetter ist auch in dieser Lebensphase vieles möglich – Sonne, Wolken,

Regen. Tage, an denen wir auf alles gefasst sein sollten. Genau so fühlen sich die Wechseljahre an.

Und wenn ich mich umhöre oder eure Mails lese, wird eines klar: Viele Frauen fühlen sich nicht verstanden, nicht gut beraten und nicht ausreichend begleitet. Das möchte ich ändern.

Nadine, 50 schreibt mir: »Ich habe Schlafstörungen, Angstzustände, Herzrasen, Brainfog und Gewichtszunahme. Meine Frauenärztin hat dazu gemeint: Ach nein, Sie sind noch nicht im Wechsel. Ich habe all diese Symptome und bleibe trotzdem ungehört. Ich bin durch Zufall bei der Mammografie von der dortigen Ärztin auf Ihren Podcast hingewiesen worden. Mit großer Erleichterung und Dankbarkeit, aber auch mit Tränen in den Augen, lausche ich Ihrem Podcast. Tausend Dank für Ihre ganze Arbeit und Ihren wertvollen Podcast.«

Solche Mails und Erzählungen von Frauen, die keine Hilfe bekommen, sind mein Antrieb. Solange Frauen nicht zugehört wird, braucht es Aufklärung, Austausch und neue Wege.

Wie groß ist die Wahrscheinlichkeit, dass eine Frau mit 50 noch nicht in der Perimenopause ist? Eine Zeit, in der die Symptome der Wechseljahre für viele Frauen am deutlichsten spürbar sind.

Mit 50 sind die Eierstöcke in den allermeisten Fällen bereits in einem veränderten Arbeitsmodus. Die Eisprünge werden seltener oder unregelmäßig, Progesteron sinkt deutlich ab, und auch Östrogene beginnen stärker zu schwanken. Genau diese hormonellen Achterbahnfahrten machen die Perimenopause für viele Frauen zur symptomreichsten Phase der Wechseljahre.

Ich bin keine Ärztin. Ich bin Journalistin und ich bin eine Frau – so wie rund eine Million andere in Österreich, mitten in den Wechseljahren. Ich kenne die guten Tage und die schwierigen Nächte, die Fragen, die Unsicherheiten und den Wunsch, endlich ernst genommen zu werden. Genau deshalb habe ich begonnen, das Wissen aus meinem Podcast zu bündeln und weiterzudenken.

Darum gibt es diesen Podcast und jetzt dieses Buch. *Heiter bis wechselhaft* ist mein Versprechen, Informationen nicht nur zu sammeln, sondern sie so zu übersetzen, dass sie im echten Leben helfen: beim Gespräch in der Ordination, am Arbeitsplatz, in langen Nächten ohne Schlaf oder an Tagen, an denen der Kopf dröhnt und die Welt zu hell und zu laut ist.

Dieses Buch ist kein abgetippter Podcast. Es ist die weitergedachte, verdichtete und vertiefte Form vieler Gespräche, vieler Episoden, vieler Recherchen und vieler Begegnungen. Ergänzt um neue Erkenntnisse, neue ExpertInnen, aktuelle Hintergründe und Themen, die ich eigens für dieses Buch aufbereitet habe. Geschrieben aus der Perspektive einer Frau, die selbst mittendrin ist – ehrlich, offen und auf Augenhöhe mit allen, die verstehen wollen, was in dieser Lebensphase wirklich passiert.

Mir ist wichtig, dass das, was ich gesammelt habe, nicht verloren geht. Die vielen Gespräche mit Arzt:innen und Expert:innen und deren Expertise sind ein Schatz. Und genauso prägen die Erzählungen von Frauen dieses Buch, die mir offen berichten, wie sich ihre Reise durch die Wechseljahre anfühlt, wo sie stolpern, wo sie Hilfe finden und was ihnen wieder Halt gibt. Ich bewahre diese Erfahrungen, damit andere daraus Kraft, Orientierung und Zuversicht schöpfen können und habe dadurch auch die Möglichkeit, die Frauengesundheit abzubilden.

Ich möchte an dieser Stelle all jenen Ärzt:innen, Therapeut:innen und Expert:innen danken, die Teil dieses Buches sind. Die mir ihr Wissen anvertraut haben, ihre Zeit, ihre Erfahrung und ihre Haltung. Die bereit waren, komplexe Medizin verständlich zu machen, sich auf meine Fragen einzulassen – und auf die Fragen so vieler Frauen, die längst nach Antworten suchen. Dass sie auch diesen Weg ins Buch mitgegangen sind, ist keine Selbstverständlichkeit. Manche von ihnen begleiten *Heiter bis wechselhaft* seit den ersten Podcast-Folgen, andere sind eigens für dieses Buch hinzugekommen und stellen hier ihr Fachwissen erstmals in diesem Rahmen zur Verfügung.

Selbstbewusst und gesund

Ich wünsche mir für uns, dass wir als Patientinnen selbstbewusst auftreten. Dass wir Fragen stellen, Zweitmeinungen holen, Therapien abwägen und unsere Bedürfnisse klar formulieren. Gut informierte Patientinnen treffen bessere Entscheidungen – für ihren Körper, ihre Gesundheit, ihr Leben. Dieses Buch ist meine Einladung: Wissen statt wundern. Für mehr Respekt, mehr Optionen und eine Frauengesundheit, die zu uns passt.

Ich zeige die Wechseljahre aus vielen Blickwinkeln. Nicht immer sind sich Ärztinnen und Ärzte in allen Punkten einig – gerade in der Hormonersatztherapie gibt es unterschiedliche Schulen. Und das ist in Ordnung so. In diesem Buch habe ich manche Themen bewusst mit verschiedenen Expert:innen besprochen. Dabei sind unterschiedliche Perspektiven und Antworten entstanden. Auch das gehört zur Medizin: Wissen entwickelt sich, und manchmal führt der Weg zur passenden Lösung über mehrere Stimmen. Dieses Buch möchte dazu ermutigen, genau hinzuhören, nachzufragen und den eigenen Weg gut informiert zu finden.

Sperrige Begriffe wie Osteoporose, Sarkopenie oder Inkontinenz klingen für viele nach etwas, das uns frühestens in unseren 70ern betrifft. Weit gefehlt. Gerade in unseren 40ern und 50ern legen wir den Grundstein dafür, wie weit wir diese Erkrankungen nach hinten verschieben können. Genau deshalb ist Wissen so wertvoll – und manchmal tatsächlich Macht.

Danke, dass du Teil dieser Bewegung bist und mithilfst, dass die Frauengesundheit – auch beim Thema Wechseljahre – endlich die Aufmerksamkeit bekommt, die sie verdient. Wir dürfen gemeinsam Vorreiterinnen sein, für unsere Töchter, unsere Schwiegertöchter und alle, die nach uns kommen. Denn Aufklärung beginnt dort, wo wir uns zuhören und einander ernst nehmen.

Vom Bugatti aufs Bobbycar

Ich frage mich immer wieder, wie wir diese prägenden Veränderungen, die viele Frauen erleben, jenen verständlich machen können, die nicht betroffen sind. Der Arzt Jens Keisinger, der das Buch *Heilen mit bioidentischen Hormonen* geschrieben hat, hat beim Menopause-Kongress der Ärzteschaft dafür ein sehr eingängiges Bild verwendet. Er vergleicht uns Frauen mit Autos: »Eine Frau, die hormonell in ihrer Mitte ist, fährt wie ein Bugatti mit Vollausstattung. Rutscht sie in die Menopause, ist es, als würde sie auf ein Bobbycar umsatteln. Wir Männer sind eher ein älterer Land Rover – und das ein Leben lang. Frauen können wir durch eine gut gewählte, geschickt eingesetzte Hormonersatztherapie tatsächlich wieder zurück in den Bugatti bringen.«

Ich muss bei diesem Vergleich schmunzeln. Ich habe zwei Jungs und in ihren Kindertagen habe ich ihnen vieles anhand der Disney-Cars-Filme erklärt: mit Lightning McQueen, Sally und Hook. Dass mir dieser Autovergleich Jahre später wieder begegnet, hätte ich nicht gedacht. Schon gar nicht in einem so ernsten Kontext wie den Wechseljahren.

Und doch funktioniert er. Weil er sofort verständlich macht, wie sich Energie, Stabilität, Belastbarkeit und Wohlbefinden für viele Frauen verändern. Weil er zeigt, dass es nicht um Einbildung oder persönliches Versagen geht, sondern um eine reale biologische Umstellung.

Jede Frau spürt die Veränderungen in ihrem Körper anders. Für manche sind die Wechseljahre kaum mehr als ein leises Hintergrundrauschen, andere werden von den Symptomen regelrecht aus der Bahn geworfen. Wenn die Hormone weniger werden, kann das Hitzeschübe, Schlafstörungen, Gelenkschmerzen, Konzentrationsstörungen, Ängste, gedrückte Stimmung und vieles mehr mit sich bringen – so stark, dass die Lebensqualität massiv eingeschränkt ist. Beim monatlichen Austauschtreffen der Feuerfrauen erlebe ich immer wieder, wie viele Frauen sich jahrelang durch den Alltag schleppen, mit Beschwerden, von denen oft niemand etwas ahnt.

Darum: Lasst uns gut und sanft miteinander sein. Die eine kämpft mit körperlichen Symptomen, die andere fühlt sich von Stimmungsschwankungen und depressiven Phasen niedergedrückt, wieder eine andere funktioniert nach außen scheinbar ganz normal – und zahlt innerlich einen hohen Preis. Jede Frau gibt jeden Tag ihr Bestes, mit dem, was ihr Körper und ihre Lebenssituation gerade zulassen.

Die Zeit der Vergleiche ist vorbei. Statt zu urteilen brauchen wir Sätze wie: »Ich sehe dich«, »Erzähl mal« oder einfach »Ich glaub dir das«. Seien wir achtsam und hören einander zu. Die Wechseljahre sind keine Leistungsschau, sondern eine Phase, in der wir einander Halt geben dürfen.

Wir sind nicht schwierig.

Wir erleben eine Phase, die lange unterschätzt wurde.

Und wir verdienen Antworten.

In diesem Buch findest du sie. Hier bekommst du Orientierung für deine nächsten Schritte. Danke, dass du mithilfst, das Tabu Wechseljahre aufzulösen.

Deine Nicole

KAPITEL 2
Gemeinsam durch die Wechseljahre mit den Feuerfrauen
Mit Andrea Butterweck

Ich beginne dieses Buch bewusst mit den Feuerfrauen. Sie haben mir die Augen geöffnet dafür, wie dringend das Thema Wechseljahre Sichtbarkeit braucht. Allen voran ihre Gründerin Andrea Butterweck. Mit ihr begann eine spannende Reise, getragen von inspirierenden Gesprächen, gemeinsamen Ideen, dem Wunsch, Wissen zu teilen und Frauen aufzuklären und zu stärken. Aber alles der Reihe nach:

Gegen das Tabu

Andrea Butterweck spricht Anfang 2024 bei meinem Radio-Kollegen Matthias Neustädter in seiner einstündigen Mittags-Info-Sendung zum Thema Wechseljahre. An diesem Tag bin ich zuhause und koche gerade das Mittagessen für meine beiden Jungs und mich. Ich höre gebannt zu und denke mir: Was für ein großes Thema. Bisher dachte ich die Wechseljahre betreffen Frauen in Stützstrümpfen und Kittelschürze. Wie naiv

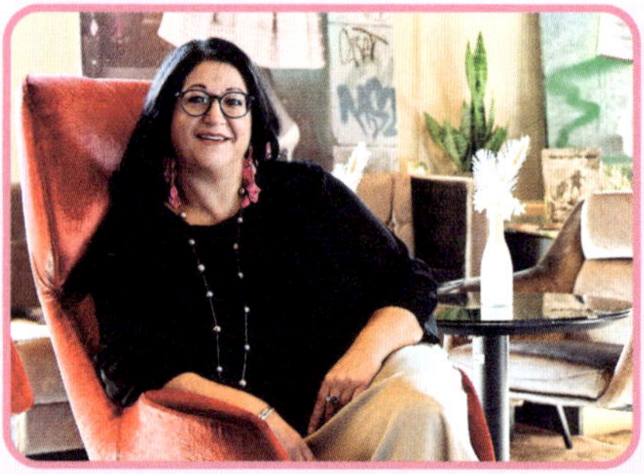

ANDREA BUTTERWECK ist Initiatorin und Gründerin der Austauschgruppe **Feuerfrauen**. Sie gründet das Netzwerk 2023 in Lustenau (Vorarlberg), mit dem Ziel, Frauen in den Wechseljahren Raum für Austausch, Information und gegenseitige Stärkung zu geben. Die Feuerfrauen treffen sich monatlich. Der Austausch wird regelmäßig durch Vorträge und fachliche Inputs von Expert:innen zu Themen wie Hormone, Ernährung oder Beckenboden begleitet. Aus der Initiative ist inzwischen ein Verein entstanden, der in fast ganz Österreich aktiv ist. Andrea Butterweck engagiert sich darüber hinaus als Vortragende in Gemeinden, Vereinen und Betrieben. Ihr Fokus liegt auf Sensibilisierung, Aufklärung und Enttabuisierung der Wechseljahre als gesellschaftlich relevantes Thema der Frauengesundheit. Für dieses Engagement werden die Feuerfrauen 2025 mit dem **MenoAward** der Redaktion von **wechselweise.net** ausgezeichnet.

www.feuerfrauen.at
Andrea_Butterweck
feuerfrauen_oesterreich

von mir! Jetzt klopft das Thema plötzlich an meine eigene Haustüre. Die Wechseljahre beginnen teilweise schon mit Ende 30, Mitte 40 – somit betreffen sie Frauen wie dich und mich, die mitten im Leben, mitten im Beruf stehen. Ich höre von Unverständnis bei vielen Ärzt:innen, von unglaublich vielen, verschiedenen Symptomen, bioidenten Hormonen und Sisterhood.

Mir wird an diesem Mittag klar: Dieses Thema, und generell die Frauengesundheit, braucht mehr Aufmerksamkeit – vielleicht auch aus der Sicht einer Frau, die zielgerade auf die Wechseljahre zusteuert.

Zum Glück sieht meine Chefredakteurin Angelika Simma-Wallinger das genauso und lässt mich mit dem Podcast-Projekt starten. Eine Reise ins Ungewisse. Geplant sind zunächst zehn Folgen. Viele reagieren positiv. Es gibt Zuspruch – aber auch Skepsis. Von Männern und Frauen. »Wie uncool, dieses Thema.«, »Bekommst du da überhaupt zehn Folgen voll?«

Mir ist von Anfang an eines wichtig: Ich möchte nicht nur Expertinnen und Experten sprechen lassen. Natürlich braucht es medizinische Einordnung, wissenschaftliche Fakten und therapeutische Optionen. Aber ein Thema bekommt erst dann Relevanz, wenn die Menschen zu Wort kommen, die es betrifft. Darum erzählen bei *Heiter bis wechselhaft* nicht nur Gynäkolog:innen, Endokrinolog:innen oder Psycholog:innen – sondern Frauen. Frauen, die mitten in dieser Phase stehen. Die von Schlaflosigkeit berichten, von Brainfog, von Stimmungsschwankungen, von Trockenheit an Stellen, über die man nicht gerne spricht. Die erzählen, was es mit einer Partnerschaft macht. Mit dem Selbstbild. Mit dem Beruf.

Erst in dieser Verbindung entsteht Tiefe. Medizinisches Wissen erklärt – persönliche Erfahrungen machen es begreifbar. Dass all das wichtig ist, weiß Andrea Butterweck, nur zu gut. Sie sorgt dafür, dass das Thema Wechseljahre nicht länger im Verborgenen glimmt – sondern ein Leuchtfeuer der Sichtbarkeit entfacht.

Auf geht's: Das nächste Level der Weiblichkeit wartet auf uns

»Wir Frauen bekommen in Arztpraxen oft das Gefühl vermittelt, wir hätten angeblich immer etwas – lauter kleine Wehwehchen. Mit unseren vielen Beschwerden gelten wir schnell als überempfindlich. Als ich meinem Gynäkologen sagte: »Mir geht es nicht gut. Ich kann mir nichts mehr merken. Ich fühle mich in meiner Professionalität bedroht«, bekam ich zur Antwort: »Das ist halt das Alter.« Das war bitter.«

»Reizbar, aggressiv, nächtelang wach – ich habe mich selbst kaum wiedererkannt. Mit den schlimmen Gelenkschmerzen und diesen Stimmungstiefs wusste ich irgendwann nur noch: Wenn das so bleibt, halte ich das nicht aus. Manchmal denke ich: So kann ich nicht mein ganzes Leben weitermachen.«

»›Das ist das Alter, da müssen sie durch.‹ Das würde man niemals zu einem Mann sagen.«

Diese Sätze stammen von Frauen, die ich bei meinem ersten Austauschtreffen der Feuerfrauen interviewt habe – und sie hauen mich fast um. Sie machen sichtbar, wie lückenhaft die Versorgung von Frauen in der Lebensmitte noch immer ist. Es ist oft haarsträubend, was ich in diesen Austauschtreffen höre: Frauen kommen mit langen Leidensgeschichten zum Hausarzt oder zur Gynäkologin – und werden mit lapidaren Diagnosen und dem Beisatz weggeschickt: »Da müssen Sie halt durch.«

Solche Erfahrungen sind auch der Antrieb der Feuerfrau der ersten Stunde, Andrea Butterweck. Die Erfolgsgeschichte der Feuerfrauen begann mit einem kleinen Stammtisch und fünf Teilnehmerinnen. Heute finden wir sie in den meisten Bundesländern. »Frauen konsultieren oft fünf oder sechs Ärzte, bis ihnen geholfen wird«, erzählt mir Andrea Butterweck. »Bei Gelenkschmerzen, Schlafstörungen oder mentalen Veränderungen denkt lange Zeit niemand an die Wechseljahre – weil viele noch immer nur an Hitzewallungen denken.«

Aber: das ändert sich gerade. Durch die Initiative der Feuerfrauen, durch Veranstaltungen wie den »Menoday« – dem größten Wechseljahr-Event in Österreich – Bücher, und auch durch Podcasts oder durch die öffentliche Diskussion rund um das Thema. Die Frauen beginnen langsam mit einem Selbstverständnis über das Thema Wechseljahre zu sprechen – auch mit den Partnern, Partnerinnen und Arbeitgeber:innen. Es wird höchste Zeit.

Bis es »soweit« ist, machen sich die wenigsten Frauen Gedanken über das Thema Wechseljahre. Zugegeben: Das Thema ist nicht wirklich sexy.

Aber wenn die ersten Beschwerden dann mitunter wirklich schon mit Ende 30, Anfang 40 anklopfen, dann ist es für die Frauen oft ein Schock.

Maria: »Ich hatte extreme Hitzewallungen, Depressionen, die man nicht zuordnen konnte, Bluthochdruck, Gelenkschmerzen, lauter dubiose, komische Dinge, die ich mir einfach nicht erklären konnte und leider auch kein Arzt«.

Andrea: »Meine Gelenke taten plötzlich weh. Ich bekam einen Bauch, den ich vorher nie hatte. Irgendwie hat sich alles verändert, die Libido war weg. Es hat mich so belastet, dass ich mich meinem Arzt anvertraut habe. Und er sagte nur: ›Dann sagen Sie Ihrem Mann, dass das mit 52 eben so ist.‹«

Angelika: »Ich hatte Angst, dass mir ein Tumor im Kopf wächst. Ich hatte das Gefühl, ich vergesse alles. Bei mir hat es schon mit 40 begonnen – mit massiven Schlafstörungen und Hitzewallungen. Von allem etwas, nur kein Gleichgewicht mehr. Und zu Hause ein Teenager-Mädchen, selbst mitten im Hormonchaos.«

So geht es vielen Frauen mitten unter uns! Alles Frauen, die die Welt am Laufen halten, Gemeindemitarbeiterinnen, Schuldirektorinnen, Supermarktmitarbeiterinnen, Arzthelferinnen, Intensiv-Krankenschwestern und natürlich noch Familienmanagerinnen, Elternpflegerinnen, Ehefrauen und Partnerinnen. Wir begegnen ihnen täglich – und es geht ihnen oft nicht gut. Sie finden wochen-, monatelang keine ärztliche Unterstützung.

Bei den monatlichen Austauschtreffen der Feuerfrauen haben Frauen die Möglichkeit, zuzuhören oder selbst von ihren Erfahrungen zu berichten. Viele öffnen sich hier zum ersten Mal und spüren, dass sie mit dem, was sie erleben, nicht allein sind. Es entsteht ein Raum, in dem Beschwerden ausgesprochen werden dürfen – und ernst genommen werden. Andrea Butterweck ist dabei ihr Sprachrohr in die Öffentlichkeit – und sorgt mit ihrer Präsenz dafür, dass das Thema in Gesellschaft, Arbeitswelt und Medizin sichtbar wird.

»Im Durschnitt sind Frauen 2,3 Jahre auf einer sogenannte Ärzte-Odyssee bis man die Beschwerden mit den Wechseljahren in Verbindung bringt, wenn überhaupt«. Was Andrea Butterweck antreibt, ist vor allem eines: Frauen zu informieren und zu stärken, damit sie für ihre eigene Gesundheit einstehen können. »Es ist bedenklich, dass ab 40 die Medikation von Antidepressiva, Schmerzmittel und Schlafmittel signifikant ansteigt. Die Frage ist, kann man den Frauen nicht anders helfen?«. Und man kann!

»80 Prozent bringen ihre Beschwerden nicht mit den Wechseljahren in Verbindung – und auch viele Ärzte und Ärztinnen tun das nicht. Das Allerschlimmste ist, wenn man den Frauen am Schluss sagt: Das ist psychisch. Dann fühlen sich viele, als wären sie selbst daran schuld. Sie fühlen sich schwach, als ob sie nicht genügen.«

Andrea Butterweck hatte selbst massive Wechseljahresbeschwerden und hat sich aus Ratlosigkeit tief in die Materie eingelesen, sich weitergebildet und möchte nun ihr Wissen und ihre Erfahrungen an Frauen weitergeben. Sie brennt mit ihrem unermüdlichen Engagement regelrecht für Veränderung.

Ich frage Andrea Butterweck: Warum sind die Wechseljahre noch immer ein Tabuthema, in einer Zeit, in der jetzt auch die Bindenwerbung endlich die richtige Farbe verwendet und man doch über alles reden darf?

»Ich glaube, es hängt mit dem Älterwerden zusammen. Und es hängt damit zusammen, dass man Frauen in den Wechseljahren mit sehr alten weißhaarigen Omas, die Schweißausbrüche haben, assoziierte. Niemand denkt daran, dass eine Frau Mitte 40, die leistungsfähig ist, voller Energie und voll in ihrem Leben steht, in den Wechseljahren ist«.

»Menopause has its moment«

The Change – wie der Wechsel oft genannt wird – ist plötzlich sichtbar. Auch bei Stars und Celebrities. Frauen wie Gwyneth Paltrow, Michelle Obama oder Oprah Winfrey sprechen heute offen über die Menopause, über körperliche Veränderungen, Zweifel und neue Realitäten. Themen, die lange als privat galten, werden öffentlich – und damit endlich thematisierbar. Doch wie war das bei der Generation vor uns?
Diese Frage bleibt für viele von uns unbeantwortet. Meine Mutter kann ich nicht mehr fragen. Andrea Butterweck auch nicht. Unsere Mütter sind längst gestorben, ohne dass wir je die Gelegenheit hatten, mit ihnen über diese Lebensphase zu sprechen. Über ihre Symptome, ihre Ängste, ihre Strategien. Über das, was geholfen hat – oder gefehlt hat.

Vielleicht erklärt das, warum diese Zeit für viele Frauen so verunsichernd ist: Weil uns die Stimmen derer fehlen, die sie vor uns erlebt haben. Und weil wir erst jetzt beginnen, Worte für etwas zu finden, das lange im Stillen ausgehalten wurde.

Aber an was ich mich noch erinnern kann: Meine Mutter hatte plötzliche Panikattacken, am Steuer auf der Autobahn. Es waren furchtbare Stunden. Damals gab es noch keine Handys, wir konnten niemanden um Hilfe bitten. Panikattacken sind typisch für die Wechseljahre: »Das sind klassische Symptome, man weiß jetzt, dass Panikattacken und generell psychische Probleme ganz stark mit den Wechseljahren in Zusammenhang stehen«, berichtet Butterweck.

Auch Andreas Mutter hatte in den Wechseljahren gesundheitlich zu kämpfen. In dieser Zeit entwickelte sie eine Autoimmunerkrankung – etwas, das im Zusammenhang mit hormonellen Veränderungen nicht selten ist. Andrea erinnert sich gut daran, wie wenig man damals darüber gesprochen hat. »So etwas kommt oft vor, wenn sich die Hormone verändern«, sagt sie. »Plötzlich entstehen Allergien – etwa Heuschnupfen mit 50. Auch Hashimoto, eine Autoimmunerkrankung der Schilddrüse, ist sehr häufig.«

Rückblickend fügt sich für Andrea Butterweck vieles zusammen. »Damals war ich Anfang zwanzig. Ich kannte Frauen um die 50, die wegen starker Erschöpfung oder Depressionen psychisch behandelt wurden. Heute weiß ich: Man hat die Hormone einfach nicht mitgedacht. Und das ist dramatisch.«

Was früher als individuelles Scheitern galt, lässt sich heute oft medizinisch einordnen. Die Wechseljahre wirken tief – auch auf das Immunsystem. Dass dieses Wissen lange gefehlt hat, hat viele Frauen unnötig leiden lassen.

Mein erster Berührungspunkt mit den Wechseljahren waren die ständigen Fragen meiner Freundinnen, ob ich denn das Buch der Frauenärztin Sheila De Liz »Woman on fire« schon gelesen habe. Ich habe es mir dann doch irgendwann gekauft und es verschlungen – es ist wirklich eine Offenbarung: Gerade als Einsteige-Lektüre, weil Sheila De Liz so unverblümt und Klartext schreibt. Ein echter Augenöffner. Sie gilt als Rockstar der Wechseljahre im deutschsprachigen Raum. Viele Passagen musste ich zweimal lesen, weil ich nicht fassen konnte, was der Hormonrückgang in unserem Körper anstellt.

Keine Zeit für Wechseljahre

Fakt ist doch: Eigentlich haben wir keine Zeit für Wechseljahresbeschwerden, denn die erwischen uns in einer Phase, in der wir mitten im Beruf stehen oder zum Beispiel nach den Kindern wieder voll einsteigen und durchstarten oder Eltern betreuen.

Viele Frauen haben massive Beschwerden, die sich auch auf ihren Job auswirken:

Angelika, 47: »Das Schlimmste für mich war der Gehirnnebel, diese massiven Konzentrationsstörungen. Ich hatte plötzlich das Gefühl, ich kann meinen Job nicht mehr machen. Ich dachte ernsthaft, ich müsste mir etwas suchen, bei dem ich nichts können muss. Früher habe ich meine Arbeit geliebt – und auf einmal war sie zu schwer, zu kompliziert, zu komplex. Ich habe mich gefragt: Habe ich wirklich so schnell abgebaut? Solche Fragen quälen mich.«

Andrea, 52: »Eines der größten Probleme für mich ist dieser Nebel im Kopf. So massiv, dass ich manchmal das Gefühl habe, ein Gedanke läuft durch ein Rohr – und am Ende steht eine Mauer. Es geht einfach nicht mehr weiter. Wenn mir jemand etwas erzählt, kann es passieren, dass ich mich später nicht mehr erinnere, dass wir darüber gesprochen haben. Ich lese eine Seite in einem Buch und weiß danach nicht mehr, was ich gerade gelesen habe. Dabei habe ich immer viel gelesen, mich weitergebildet, ich habe eine leitende Position. Und plötzlich wird das alles unglaublich schwierig.

Wenn ich bei einem Elternabend vor Menschen sprechen muss und mitten im Satz nicht mehr weiß, was ich sagen wollte. Wenn mir ganz banale Wörter nicht einfallen. Das sind Momente, die mir wahnsinnig peinlich sind – weil ich das Gefühl habe, meine Professionalität steht auf dem Spiel.«

Andrea Butterweck sieht viele Frauen, denen es ähnlich geht. »Die Frauen beginnen an sich selbst zu zweifeln«, sagt sie. »Man muss sich nur vorstellen, man ist in einem Meeting oder hält einen Vortrag – und plötzlich kündigt sich eine Hitzewallung an.«

Was dann passiert, ist für Außenstehende oft unsichtbar, für die Betroffenen aber hochbelastend. »Das kann Sekunden dauern, manchmal auch Minuten. Es gibt Frauen, denen rinnt der Schweiß zehn Minuten lang herunter. Man sieht es an der Kleidung, es entstehen Flecken, das Gesicht wird hochrot. Sie tupfen sich mit einem Tuch ab, sind völlig schweißgebadet.«

Für viele ist das zutiefst beschämend. »Den Frauen ist das peinlich. Sie fühlen sich dadurch klein gemacht und machen sich Sorgen, weil das Gegenüber nicht weiß, was gerade passiert – und es nicht einordnen kann. Genau da fehlt uns noch immer das Mindset für die Wechseljahre«, zeigt Andrea Butterweck auf. Was hier sichtbar wird, ist mehr als individuelles Leid. Es ist ein strukturelles Informationsdefizit. Symptome werden bagatellisiert, statt biologisch erklärt und Hilfe angeboten.

Genau deshalb ist die Selbsthilfe durch die Feuerfrauen so wichtig. Mit ihren Austauschtreffen schaffen sie geschützte Räume für Information, Austausch und Entlastung. Gleichzeitig tragen sie das Thema bewusst in die Öffentlichkeit – durch ihre Präsenz auf Social Media, vor allem auf Facebook und Instagram. Dort erreichen sie Frauen niederschwellig, geben Impulse und konkrete Hilfestellung für den Alltag. So werden die Wechseljahre sichtbar, greifbar und als reale Lebensphase ernst genommen.

Frauen erleben die Wechseljahre nicht nur körperlich, sondern auch kognitiv als verunsichernd. Plötzlich fühlt sich das eigene Denken anders an: Worte fehlen, der Kopf wirkt wie in Watte gepackt, die Konzentration lässt nach. Dieses Gefühl, sich nicht mehr auf das eigene Gedächtnis verlassen zu können, den Faden beim Denken zu verlieren, macht Angst.

»Frauen beginnen, an sich selbst zu zweifeln«, erzählt Andrea Butterweck. »Viele befürchten, an Alzheimer zu erkranken.« Auch sie selbst hat das erlebt. »Als ich mit 47 wirklich massive Wortfindungsstörungen hatte, habe ich das meiner Gynäkologin erzählt – und sie meinte, ich könnte mich ja auf Alzheimer testen lassen. Das hat mich schockiert.«

Andrea hatte sich zu diesem Zeitpunkt bereits informiert und wusste, dass solche Symptome sehr wohl Teil der hormonellen Umbruchphase sein können. Sie hat sich Hilfe geholt – und damit einen anderen Weg eingeschlagen und ist so selbst Wegweiser für viele Frauen geworden.

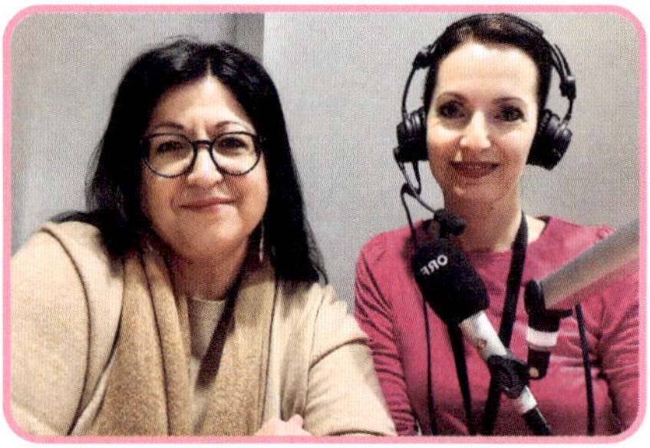

Die Wechseljahre fallen ungünstig

Die Wechseljahre treffen viele Frauen zu einem Zeitpunkt, an dem sie beruflich besonders gefordert sind – oft auf dem Höhepunkt ihrer Karriere. Für manche bedeutet diese Phase nicht nur eine persönliche Herausforderung, sondern leider auch das vorzeitige Ende ihrer beruflichen Laufbahn. Darauf macht Andrea Butterweck in ihren Vorträgen aufmerksam – in Kommunen, in Betrieben, in Vereinen. Die Feuerfrauen bringen das Thema dorthin, wo Entscheidungen fallen: in Unternehmen, in Führungsetagen, in die Personalverantwortung. Sie sprechen über Leistungsfähigkeit, über Fehlzeiten, über Wissensverlust – und darüber, wie viel Potenzial verloren geht, wenn hormonelle Veränderungen nicht ernst genommen und begleitet werden.

»Es gibt große Umfragen aus Deutschland, England und neu auch aus Österreich, die zeigen, dass rund zehn Prozent der Frauen mit starken Wechseljahresbeschwerden ihren Job kündigen«, sagt sie. »In Zeiten des Fachkräftemangels ist das ein massives Problem. Können wir es uns leisten, gut ausgebildete Frauen in Führungspositionen, in Dienstleistungsberufen, in der Kinderbetreuung oder in der Pflege zu verlieren – nur weil sie keine adäquate Unterstützung bekommen?« Nein. Das kann sich kein Unternehmen leisten.

Aktuelle Studien (MenoSupport Studie) zeichnen ein noch umfassenderes Bild: »Rund ein Viertel der Frauen denkt darüber nach, die Arbeitszeit zu reduzieren oder den Job zu wechseln, weil es ihnen gesundheitlich nicht gut geht und sie sich mit ihren Beschwerden allein gelassen fühlen. Etwa 80 Prozent berichten, dass sie sich am Arbeitsplatz deutlich eingeschränkt fühlen.« Butterwecks Fazit ist klar – und richtet sich nicht nur an die Medizin, sondern auch an Wirtschaft und Gesellschaft: »Ich glaube, unsere Wirtschaft muss sich dieser Realität stellen. Wir können es uns schlicht nicht leisten, diese Frauen zu verlieren.«

Wenn starke Wechseljahrbeschwerden den Arbeitsalltag dominieren, zahlen viele Frauen doppelt: **heute** mit weniger Stunden, Ausfällen und Druck – **morgen** mit einer spürbar kleineren Pension und wachsender Abhängigkeit. Feuerfrauen-Gründerin Andrea Butterweck bringt es auf den Punkt: »Altersarmut ist bei Frauen ein Riesenthema – wer in den belastbaren Jahren wegen Beschwerden reduziert oder früh aufhört, verliert Einkommen, Pensionsmonate und Sicherheit.«

Gerade deshalb braucht es Unterstützung während der leistungsfähigen Jahre: schnelle medizinische Abklärung und passende Therapie, betriebliche Rücksicht – von flexiblen Arbeitszeiten bis zu verständnisvollen Rahmenbedingungen – und vor allem offene Gespräche, damit Symptome nicht länger klein geredet werden. Es geht um mehr als um den heutigen Arbeitstag: Es geht um Würde, Unabhängigkeit und ein gutes Auskommen im Alter.

Was dürfen wir am Arbeitsplatz einfordern – und was sollten Arbeitgeber:innen wissen? »An erster Stelle steht das Verständnis und das Wissen, dass es die Wechseljahre überhaupt gibt – und dass sie am Arbeitsplatz Probleme machen können«, so Butterweck. Dieses Bewusstsein ist die Basis. Es braucht das gemeinsame Verständnis, dass Hitzewellen, Schweißausbrüche, Schlafmangel oder Konzentrationslöcher reale Phänomene sind und sich auf den Arbeitsalltag auswirken können.

Um einen Betrieb »wechseljahrfreundlich« zu gestalten, bedarf es oft gar keiner großen Investitionen. Meist sind es erstaunlich einfache Lösungen, die Andrea Butterweck in ihrem Bemühen für mehr Bewusstsein aufzeigt: »Ein Ventilator, eine regulierbare Raumtemperatur, ein Fenster, das sich öffnen lässt – das ist nicht überall selbstverständlich, aber für viele Frauen eine enorme Entlastung.«

Genauso praktisch sind Toiletten, die nicht »eine halbe Weltreise« entfernt sind, und ein Waschbecken in unmittelbarer Nähe – am besten sogar in der Kabine, damit man sich rasch frisch machen kann. »Die Möglichkeit, Wechselwäsche zu deponieren, sollte selbstverständlich sein – gerade wenn Berufskleidung getragen werden muss.«

Einige Unternehmen richten inzwischen kleine Ruheräume ein, in die man sich für ein paar Minuten zurückziehen kann, wenn eine Hitzewelle über einen rollt oder der Kreislauf kurz zur Ruhe kommen muss. Größere Unternehmen könnten auch den Betriebsarzt oder die Betriebsärztin mit ins Boot holen oder in der Kantine kleine Anpassungen vornehmen, zum Beispiel mit einem Salatbuffet.

Worum es nicht geht: Sonderrechte. Worum es doch geht: Gute Rahmenbedingungen, die nicht die Welt kosten. Ein Glas Wasser am Platz, atmungsaktive Dienstkleidung, ein abschließbares Fach für Ersatzshirt und Hygieneartikel, kurze Mikropausen, flexible Pausenfenster, in Phasen mit schlechtem Schlaf auch mal Gleitzeit oder mobiles Arbeiten – das sind kleine Stellschrauben mit großer Wirkung. »Es braucht keine großen Programme, wenn das Team weiß, worum es geht, und Führungskräfte Signale der Unterstützung senden«, sagt Andrea. Dazu gehört auch eine wertschätzende Sprache, die nicht lächerlich macht oder etwas abtut, sondern ernst nimmt und Lösungen anbietet.

Am Ende geht es um Respekt – und um die Leistungsfähigkeit, die möglichst erhalten bleibt, weil wir die Rahmenbedingungen klug gestalten. »Wenn Frauen spüren: Ich darf sagen, was ich brauche – und bekomme eine praktische, diskrete Lösung – dann arbeiten alle besser: die Frau, das Team, das Unternehmen.«

In England ist der Kurs klar: Arbeitgeber:innen müssen angemessene Anpassungen (»reasonable adjustments«) für Beschäftigte mit starken Wechseljahresbeschwerden ermöglichen. Wer nichts tut, riskiert Diskriminierungsvorwürfe. Bei uns stehen die Wechseljahre immerhin seit 2025 im Regierungsprogramm.

Andrea Butterweck fordert klar: »Das Mindset muss sich ändern. Wenn Wissen da ist, entsteht Verständnis – und dann entstehen Lösungen.«

Ihr Beispiel trifft den Arbeitsalltag: »Stellen wir uns eine Verkäuferin Mitte 40 vor, die wegen Schwindel (ein Wechseljahressymptom) das oberste Regal nicht mehr sicher einräumen kann. Sagt sie das, reagieren viele Vorgesetzte noch mit Unverständnis – schlicht, weil sie nichts darüber wissen.«

Genau hier beginnt »wechseljahrfreundlich«: mit aufmerksamer Führung und praktischen, diskreten Anpassungen – vom flexiblen Aufgabenwechsel über kurzfristige Pausen nach Hitzewellen bis hin zu einfachen Maßnahmen wie der Nähe zur Toilette oder der Möglichkeit, Wechselwäsche am Arbeitsplatz zu deponieren. »Kleine Dinge, große Wirkung – und die Leistung der Frauen bleibt erhalten«, sagt Andrea.

Noch schaut es allerdings nicht gerade rosig aus. Weil ich aktiv nachfrage, begegne ich immer wieder Frauen, die am Arbeitsmarkt »verloren« gehen. Sie erzählen mir von Schlafmangel, Konzentrationsstörungen, innerer Erschöpfung. Von Tagen, an denen sie sich nicht mehr belastbar fühlen. Von dem Gefühl, berufliche Anforderungen plötzlich nicht mehr »wegstecken« zu können. Ich spreche mit Sozialarbeiterinnen, Pädagoginnen, Frauen aus Führungspositionen – Frauen, die jahrelang Verantwortung getragen haben und nun beginnen, sich ihre Aufgaben nicht mehr zuzutrauen. Manche reduzieren ihre Stunden. Andere wechseln den Job. Einige fallen länger aus oder gehen früher als geplant in Pension. Und immer wieder denke ich: Wie viel davon hätte man abfedern können? Mit mehr Awareness, früherer Einordnung und ärztlicher Begleitung ließe sich manches verhindern.

Dazu gehören auch Sensibilisierungsworkshops, Vorträge, Projekttage in Unternehmen und Institutionen, die Andrea Butterweck und die Feuerfrauen in den Bundesländern durchführen. Sie schaffen Bewusstsein für die Auswirkungen hormoneller Veränderungen auf Leistungsfähigkeit und Belastbarkeit.

Maria: »Man wollte mich zum Psychiater schicken und mir Anti-Depressiva verschreiben. Erst beim dritten Frauenarzt hat sich jemand die Mühe gemacht, meine Blutwerte umfassend anzuschauen. Davor wurde gar nicht hinterfragt, ob meine Beschwerden vielleicht eine körperliche oder hormonelle Ursache haben.«

Anita: »Es war ein absolutes Martyrium, weil mich niemand ernst genommen hat. Fünf Jahre habe ich nach einem Arzt gesucht, der mir Blut abnimmt und einen Hormonstatus bestimmt. Immer hieß es: ›Alles normal.‹ Man wird einfach nicht ernst genommen.«

Viele Frauen hören in dieser Phase Sätze wie: »Das ist normal.« Oft kommen sie von engagierten Frauenärztinnen oder Frauenärzten, bei denen man sich über Jahre gut begleitet gefühlt hat. Man kommt mit konkreten Beschwerden, sagt: *»Ich habe Wechselbeschwerden, bitte hilf mir«* – und bekommt zu hören: *»Das vergeht wieder.«*

Eigentlich ist das eine ziemlich frauenfeindliche Aussage. Denn was gut gemeint sein mag, bedeutet für viele Frauen vor allem eines: aushalten, durchhalten, still sein. Dabei sprechen wir von Beschwerden, die Monate oder Jahre dauern können und die massiv in Alltag, Beruf und Selbstwahrnehmung eingreifen. Wenn Symptome pauschal als »normal« abgetan werden, bleibt das Leid unsichtbar – und genau das ist das Problem.

Andrea Butterweck kennt solche Aussagen nur zu gut. »Niemand will das mehr hören. Und es trifft die Sache einfach nicht«, sagt sie. »Es gibt Hilfe. Man kann sich selbst helfen, man kann sich Hilfe holen. Und dieser Satz – ›Das ist halt so, da müssen Sie durch‹ – ist einer der schlimmsten, den man zu jemandem sagen kann.«

Um zu zeigen, wie schief diese Haltung ist, zieht sie einen Vergleich: »Stell dir vor, man würde einem Mann mit erhöhtem Cholesterin, Prostatabeschwerden, Übergewicht und Diabetes sagen: Das ist das Alter, da müssen Sie jetzt durch. Das würde man niemals zu einem Mann sagen.«

Genau darin liegt für sie der Kern des Problems: Beschwerden von Frauen werden oft noch heruntergespielt, während bei Männern längst selbstverständlich abgeklärt, behandelt und begleitet wird.

Natürlich, nicht jede Frau hat massive Wechselbeschwerden. Manche werden ein bisschen verschont. Ein Drittel spürt fast nichts und die anderen kommen nicht so gut davon, sagt Andrea Butterweck: »Ein Drittel hat mittlere Beschwerden und ein Drittel sehr starke Beschwerden, die wirklich die Leistungsfähigkeit im Beruf massiv einschränken, mit starken psychischen Einschränkungen, mitunter mit suizidalen Gedanken. Bei diesem einen Drittel, das gar »nichts« hat, vermutet man im Moment auch, dass die Statistik nicht ganz stimmt, denn bei den Befragungen wissen viele Frauen nicht, dass vielleicht ihre Gelenkschmerzen und ihr schlechter Schlaf von den Wechseljahren kommen. Deswegen bin ich bei diesem Drittel, das gar nichts hat, etwas skeptisch.«

Viel Information als Rüstzeug für die Wechseljahre

Wissen rund um die Wechseljahre ist mehr als »nice to have« – es gibt Orientierung in einer Phase, in der sich Körper und Innenleben oft gleichzeitig verändern.

»Zuerst muss ich wissen, was tut mir gut und was schadet mir? Gerade in Zeiten, wo plötzlich Beschwerden kommen, merke ich, dass sich mein Körper verändert. Merke ich, meine Emotionalität verändert sich und das Wort Selbstfürsorge hat dann plötzlich eine ganz andere Bedeutung.« Was Andrea Butterweck hier anspricht, ist vielen Frauen vertraut: Das theoretische Wissen über Ernährung, Bewegung und Stressreduktion ist meist längst da – und bekommt in den Wechseljahren trotzdem eine neue Dringlichkeit. »Man weiß, auch wenn man nicht in den Wechseljahren ist, dass Ernährung und Bewegung eine große Rolle spielen. Und Stressreduktion ist mehr denn je in den Wechseljahren ein riesengroßes Thema. Aber das ist auch schwer.« Denn Selbstfürsorge ist in den Wechseljahren essenziell. »Wir haben Mental Load, wir übernehmen unbezahlte Care-Arbeit, wir haben vielleicht Teenager zu Hause in der Pubertät, wir pflegen Eltern und Verwandte und arbeiten dann noch Teilzeit oder Vollzeit.« Und als wäre das nicht genug, kommen die eigenen Beschwerden noch dazu – oft begleitet von Unverständnis im persönlichen und gesellschaftlichen Umfeld. »Wir haben Gelenkschmerzen, können nicht schlafen und uns nicht konzentrieren und unser Partner versteht uns vielleicht nicht und die Gesellschaft versteht uns nicht. Und dann noch über Selbstversorgung nachzudenken, wie schaffe ich mir Freiräume, wie reduziere ich Stress – das ist eine Mammutaufgabe.«

Genau deshalb ist Information hier kein zusätzlicher Punkt auf der To-do-Liste, sondern eine Grundlage und wichtiges Rüstzeug. Sie schafft Orientierung, macht wieder handlungsfähig und hilft, realistische Schritte zu setzen, die im Alltag tatsächlich entlasten.

Darum sind die Veranstaltungen der Feuerfrauen so gefragt. Neben den Austauschtreffen bieten sie Vorträge und Workshops mit ÄrztInnen und ExpertInnen zu zentralen Themen an – von Ernährung und Mikronährstoffen über Beckenbodengesundheit bis hin zu psychosozialen Fragestellungen. Die Resonanz ist groß, viele Termine sind rasch ausgebucht. Das Bedürfnis nach fundierter Information und konkreter Unterstützung ist enorm. Gleichzeitig setzen sich die Feuerfrauen dafür ein, dass Wechseljahre auch in der Gesellschaft und im Gesundheitswesen stärker wahrgenommen werden.

Andrea Butterweck steht 2024 als Rednerin auf dem Menopause- und Andropause-Kongress der Ärzteschaft in Wien. Ihr Thema: »Brennen für Veränderung – was eine Wechseljahre-Selbsthilfegruppe bewegen kann und wie Frauen und Ärzt:innen davon profitieren.«

2025 organisiert sie dort eine Podiumsdiskussion unter dem Titel: »Gemeinsam für Veränderung – die aktuelle Sichtbarkeit der Wechseljahre als große Chance für Medizin und Arbeitswelt.«

Dass eine Selbsthilfeinitiative auf einem ärztlichen Fachkongress präsent ist, zeigt, welche Kreise diese Arbeit inzwischen zieht. Es ist ein starkes Zeichen dafür, dass die Erfahrungen von Frauen und die Perspektive der Selbsthilfe im medizinischen Diskurs angekommen sind. Ich darf selbst auf diese Podium Platz nehmen – als öffentliche Stimme für die Wechseljahre. Ich sitze neben Ärztinnen, Wegbereiterinnen und Expert:innen; Selbsthilfe und Medizin begegnen sich hier auf Augenhöhe. Ein wichtiger Schritt für die Veränderung.

Die Psyche in den Wechseljahren

Körperliche Beschwerden sind das eine, aber auch die Psyche verändert sich. Die hormonellen Umstellungen in den Wechseljahren können auch die Psyche aus dem Gleichgewicht bringen. Kommen Schlafstörungen, Hitzewallungen oder anhaltende Gelenkschmerzen dazu, geraten viele Frauen an ihre Grenzen.

Zu wissen, dass auch beunruhigende Symptome wie Schwindel, Schlafstörungen, Panikattacken, Angstzustände, starke Migräne oder Herzstolpern Begleiterscheinungen der Wechseljahre sein können, wirkt entlastend. Dieses Wissen kann Angst nehmen und Orientierung geben. Genau deshalb ist es bedenklich, wenn solche Hilferufe beim Arztbesuch als Hysterie oder bloße Überempfindlichkeit abgetan werden.

»Panikattacken, Angstzustände – das sind alles so Sachen, die einfach grausam sind. Und wenn man die Information hat, dann kann man leichter damit umgehen«, sagt Andrea Butterweck.

Wenn die Hormone verrücktspielen

Wenn sich der Hormonhaushalt in den Wechseljahren neu sortiert, kann sich das auf ganz unterschiedliche Weise bemerkbar machen. Manche Frauen spüren kaum Veränderungen, andere werden von Beschwerden regelrecht überrollt – von Schlafstörungen über Stimmungsschwankungen bis zur wohl bekanntesten Begleiterscheinung: der Hitzewallung. Eine Möglichkeit, diesen hormonellen Mangel auszugleichen, ist die Hormonersatztherapie. Und doch löst allein das Wort »Hormone« bei vielen Frauen noch immer Verunsicherung aus.

Dieser schlechte Ruf hat eine Geschichte – und sie reicht zurück bis in die frühen 2000er-Jahre, zur sogenannten WHI-Studie. Andrea Butterweck ordnet das heute so ein:

»Diese Studie wurde 2016 neu bewertet, teilweise sogar von den Initiatoren selbst relativiert. Das ist in der Öffentlichkeit leider nie so angekommen wie die ursprünglichen, sehr alarmierenden Ergebnisse.«

In der damaligen Untersuchung wurden Frauen behandelt, die teilweise bereits über 60 Jahre alt waren und relevante Vorerkrankungen hatten. Zum Einsatz kamen synthetische Hormonpräparate, die heute in dieser Form keine Rolle mehr spielen.

»Das waren Hormone aus Stutenurin, und mit diesen Präparaten arbeitet man heute nicht mehr. Damals hat man gesehen, dass das Brustkrebs-, Thrombose- und Schlaganfallrisiko erhöht war – deshalb wurde die Studie abgebrochen«, erklärt Butterweck.

Die moderne Hormonersatztherapie unterscheidet sich davon grundlegend. Heute kommen bioidente – genauer gesagt humanidente – Hormone zum Einsatz, die dem körpereigenen Hormon in Struktur und Wirkung sehr ähnlich sind. »Diese bioidenten Hormone haben mit den damaligen synthetischen Hormonen nichts zu tun«, betont Butterweck.

Vor einer Therapie wird heute genau hingeschaut: Wie gesund ist die Frau? Welche Beschwerden stehen im Vordergrund? Und was braucht sie konkret? »Die Dosierung ist individuell, und vor allem werden Östrogene heute nicht mehr oral eingenommen, sondern über die Haut verabreicht – das verändert z. B. das Risiko für die Blutgerinnung deutlich.«

Ob eine Frau sich für oder gegen Hormone entscheidet, bleibt eine sehr persönliche Entscheidung. Für Butterweck ist dabei eines zentral: Informiertheit.

»Nur wenn mir alle Fakten vorliegen, kann ich mich für oder gegen Hormone entscheiden – und dann wäge ich gemeinsam mit der Ärztin oder dem Arzt Nutzen und Risiken ab.«

Dabei geht es um zwei wesentliche Aspekte: die Linderung akuter Beschwerden und die Vorbeugung möglicher Langzeitfolgen des Hormonmangels. »Dazu zählen Erkrankungen wie Osteoporose oder Herz-Kreislauf-Erkrankungen wie Herzinfarkt oder Schlaganfall.« Gerade Letztere sind nach der Menopause die häufigste Todesursache bei Frauen – und nicht, wie viele glauben, Brustkrebs.

Butterweck plädiert deshalb für einen differenzierten Blick – auch auf Risiken. »Beim Brustkrebsrisiko spielen Lebensstilfaktoren wie Alkohol, Rauchen, Übergewicht oder chronischer Stress oft eine größere Rolle als eine gut eingestellte Hormontherapie. Darüber wird erstaunlich wenig gesprochen.«

Und sie stellt eine unbequeme, aber zentrale Frage:

»Auffällig ist doch: Über Risiken reden wir bei jahrzehntelanger Verhütung mit der Pille kaum – aber mit 50 wollen wir mündigen Frauen Hormone verwehren, selbst wenn sie gut informiert sind. Das muss sich ändern.«

Ihr Fazit fügt sich nahtlos in meine Mission ein: **WISSEN STATT WUNDERN. Weniger Angst, mehr Aufklärung.** Damit jede Frau eine informierte Entscheidung treffen kann – für die Therapie, die zu ihrer Gesundheit, ihrem Leben und ihrer aktuellen Lebensphase passt.

Es tut sich was

Andrea Butterweck erlebt es in ihren Austauschtreffen und über die österreichweiten Feuerfrauen hautnah: »In den letzten zwei, drei Jahren hat sich viel bewegt – endlich wird offen gesprochen.« Fortbildungen für Ärztinnen und Ärzte, Physiotherapeut:innen und andere Gesundheitsberufe finden regelmäßiger statt; Unternehmen buchen zunehmend Info-Tage und Trainings – ausdrücklich für Mitarbeitende und Führungskräfte. In Vorarlberg haben bereits über 20 Betriebe und Kommunen die Wechseljahre auf die Agenda gesetzt und Mitarbeitende, Führungsteams und Interessierte umfassend informiert. Große Projekte zur Aufklärung werden gerade in Zusammenarbeit mit anderen wichtigen Institutionen vorbereitet. Kurz: Das Thema rückt aus der Tabuzone in die Mitte des Lebens – dorthin, wo es hingehört. Das ist unter anderem auch der kleinen Revolution der Feuerfrauen, ausgehend von Vorarlberg, zu verdanken.

Andrea sagt klar, was viele spüren: Hormone und Wechseljahre kommen im Medizinstudium oft zu kurz – es sei denn, man spezialisiert sich. In der Praxis fehlt zusätzlich Zeit für lange Beratung; umso wichtiger ist Wissen zum Mitnehmen: Bücher, Podcasts, gute Webseiten – und vor allem der Austausch von Frau zu Frau. Die Feuerfrauen sind für viele zu einem Anker geworden: ein geschützter Raum, in dem Erfahrung, Fakten und Zuspruch zusammenfinden. So entsteht das, was wir in dieser Lebensphase am meisten brauchen: Klarheit, Solidarität – und das Gefühl, nicht allein zu sein.

Benedicte, 53: »Es ist wirklich ein bisschen revolutionär, was jetzt passiert in Vorarlberg durch die Feuerfrauen. Wir Frauen werden jetzt mündiger und trauen uns eher zu sagen, was uns fehlt und was wir brauchen.«

Wir sind viele – #wirsind1mio

In Deutschland rollt schon länger eine Bewegung, die lange überfällig war: #wirsind9millionen. Gemeint sind all jene Frauen zwischen 40 und Ende 50, die mitten im Leben stehen – und zugleich mitten in Perimenopause oder Postmenopause. Ärztinnen wie Gynäkologin und Bestseller-Autorin **Sheila de Liz**, Journalistinnen und Autorinnen wie **Miriam Stein** und viele namhafte Mitstreiterinnen holen die Wechseljahre aus der Tabuzone, hinein in Arztpraxen, an den Arbeitsplatz und auf die gesundheitspolitische Agenda. Zu den prägenden Stimmen zählen **Dr. Katrin Schaudig** (Präsidentin der Deutschen Menopausen Gesellschaft) **Dr. Anneliese Schwenkhagen**, **Dr. Helena Orfanos-Boeckel** (Internistin/Nephrologin, Autorin), **Dr. Susanne Esche-Belke**, **Dr. Imke Mebes** (Medical Influencerin und Gynäkologin), **Dr. Judith Bildau** sowie **Ann-Katrin Pause** (Apothekerin). Dieses Team spannt die Brücke von Leitlinien und Klinik über Wissenschaftskommunikation bis in die Apothekenpraxis – und trägt die Bewegung in Medien, Arztpraxen und Unternehmen. Es ist mir ein Anliegen, diese Arbeit im Buch sichtbar zu würdigen. Sie sind unsere Vorbilder und engagierte Vorreiterinnen. Es geht hier um Sichtbarkeit, um Versorgung – und um Respekt. **»Wir sind viele – und wir verdienen, ernst genommen zu werden.«** Dieser Satz bündelt, was die Bewegung leistet: Wissen verbreiten, Missverständnisse geraderücken, Betroffene stärken.

Für Österreich gilt derselbe Blick – nur mit einer anderen Zahl: **#wirsind1mio**. Von rund 4,7 Millionen Frauen hierzulande sind nahezu eine Million zwischen 40 und 55 Jahre alt. Eine Million – das ist jede Fünfte. Kolleginnen, Führungskräfte, Selbstständige, Pflegende, Lehrende, Schichtarbeiterinnen. Frauen mit Kindern, ohne Kinder, Ehefrauen, Singles. So viele kann man nicht überhören. Den Hashtag **#wirsind1mio** haben wir in meiner ersten Podcastfolge – als bewusstes Zeichen für mehr Sichtbarkeit, mehr Austausch und mehr Aufklärung rund um die Wechseljahre – gefeiert. Die Feuerfrauen tragen ihn heute stolz auf ihren T-Shirts: **#wirsind1mio** – als Statement, als Einladung zum Gespräch und als Erinnerung daran, wie viele wir sind.

Diese Zahl, 1 Million, macht sichtbar, worum es geht. Wenn **neun Millionen** in Deutschland und **eine Million** in Österreich von einer Lebensphase sprechen, die Körper, Kopf, Partnerschaft und Job beeinflussen kann, dann ist das kein Nischenthema, sondern ein klarer Auftrag, dem auch dringend Taten folgen müssen: für Ärzt:innen, Betriebe, Politik – und für uns alle, die wir lauter, klarer und freundlicher über diese Jahre sprechen wollen. **Mission Aufklärung** heißt für mich: Fakten auf den Tisch, Mythen vom Tisch – und Frauen den Rücken stärken.

Wenn **eine Million Frauen** aufstehen, sich **vernetzen** und **verschwestern**, ist Schluss mit Tabu. Dann wird in Meetings darüber gesprochen, in Dienstplänen Rücksicht genommen, in Betrieben aufgeklärt – und in den Köpfen passiert, was so lange fällig war: **eine kleine, friedliche Revolution** der Aufklärung.

Die Feuerfrauen bekommen den Menoaward

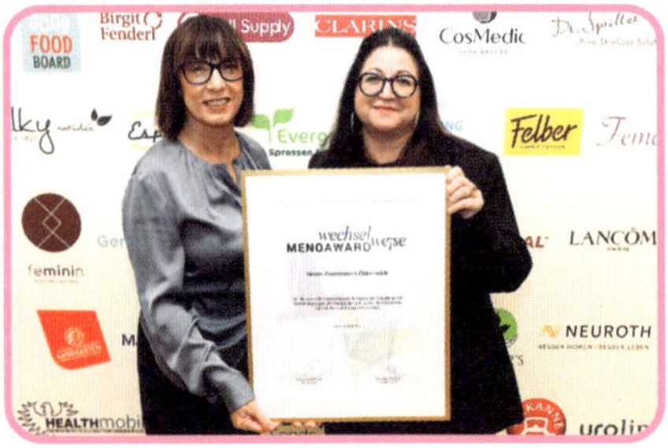

Andrea Butterweck mit wechselweise.net Gründerin Veronika Pelikan

Das Engagement von Andrea Butterweck und den Feuerfrauen trägt Früchte. Im Oktober 2025 bekommt das, was in Vorarlberg im Kleinen beginnt, eine Bühne im Großen. Die Bewegung rund um Andrea Butterweck bekommt den »Oskar der Wechseljahre«: Die Feuerfrauen werden in Wien mit dem MenoAward ausgezeichnet – einer Ehrung der »Wechselweise«-Redaktion für Verdienste um Aufklärung, Zusammenhalt und Mut in den Wechseljahren. Was mit 5 Frauen in Vorarlberg beginnt, ist heute eine große Bewegung. Inzwischen entstehen in fast jedem Bundesland Gruppen, getragen von genau dem, was im Alltag so oft fehlt: Verständnis, Austausch und das Gefühl, nicht allein zu sein. Und auch über den Podcast *Heiter bis wechselhaft* erreicht diese Bewegung viele Frauen weit über Vorarlberg hinaus. Für Andrea Butterweck ist der Preis Anerkennung und Rückenwind zugleich: **»Dieser Award von wechselweise.net ist natürlich der Höhepunkt und hat große Anerkennung für die Arbeit der letzten zweieinhalb Jahre, wo wir direkt in der Lebensrealität der Frauen arbeiten. Das gibt uns Kraft, das motiviert uns, weiterzumachen. Wir sind auf dem richtigen Weg. Aber wir sind eigentlich noch ganz am Anfang. Es gibt noch viel zu tun.«**

Dass der MenoAward diesmal nicht an eine einzelne Ärztin oder einen einzelnen Arzt geht, sondern an eine Frauengemeinschaft, ist ein bewusstes Zeichen: **»Weil es viele braucht, um das Tabu der Wechseljahre abzubauen und solange wir nur in akademischen Kreisen darüber sprechen, dass sich etwas ändern muss, wird es nicht genügen«**, sagt wechselweise.net Gründerin und Herausgeberin Veronika Pelikan. Genau darin liegt die Kraft der Feuerfrauen: Sie bringen Wissen dorthin, wo es gebraucht wird – mitten ins Leben. Zuvor waren bereits Professor Johannes Huber und Dr. Judith Bildau mit dem MenoAward ausgezeichnet worden. Auch ihr Fachwissen und ihre Perspektiven finden in diesem Buch ihren Platz.

Die **Plakatfrage** ist das Herzstück von *Heiter bis wechselhaft* – im Podcast und in diesem Buch. Am Ende jedes Gesprächs bitte ich meine Gesprächspartner:innen, sich eine Demo vorzustellen, auf der wir für **mehr Aufklärung in den Wechseljahren** einstehen.

Was würden Sie auf ein PLAKAT schreiben und stolz in die Höhe halten? Ein Satz, eine Haltung, eine Mission. Genau diese Botschaften sammeln wir hier – als Wegweiser, Mutmacher und Startpunkt für Veränderungen im Alltag, in Praxen und in Betrieben.

»Einen Sch… muss ich!«

Andrea Butterweck ist die Erste, die mir meine Herzfrage beantwortet – und setzt damit gleich ein klares Zeichen: »Da müssen Sie durch« würde ich dick durchstreichen – und drunter schreiben: Einen Scheiß muss ich!« Bähm! In diesem Satz steckt die Erfahrung aus unzähligen Feuerfrauen-Treffen. Wir müssen nicht einfach durchhalten. Wir dürfen wissen, wählen und uns Unterstützung holen – medizinisch, menschlich, im Alltag und im Job.

Die Feuerfrauen treffen sich regelmäßig und engagieren sich schon fast in allen Bundesländern. Sie freuen sich über jede neue Frau für ihre Selbsthilfe mit den Austauschtreffen.

Was ich gelernt habe:

Wir starten am besten gut informiert in die Wechseljahre – und zwar früher, als viele glauben. Erste Signale können schon Ende 30/Anfang 40 anklopfen. Wenn Hormone aus dem Takt geraten, spüren wir das oft an Schlaf, Stimmung, Konzentration, Gelenken, Haut und Libido. Die gute Nachricht: Es gibt viele Therapieoptionen. Bioidente Hormone können – richtig abgeklärt, individuell dosiert und rechtzeitig begonnen – nicht nur Beschwerden lindern, sondern auch langfristig schützen, etwa vor Osteoporose, Herz-Kreislauf-Erkrankungen, Demenz und Inkontinenz. Dazu gehören immer die Basics: Kraft & Bewegung, eine nährstoffkluge Ernährung, Stressreduktion und guter Schlaf. Und: Die Wechseljahre gehören auch in die Betriebe, in Führungskräfte-Meetings und Teamgespräche, damit Rahmenbedingungen entstehen, die uns durch diese Phase tragen. Wir Frauen, die jetzt in die Wechseljahre kommen, müssen für uns und die nächsten Generationen den Mund aufmachen, uns Gehör verschaffen und uns Wissen aneignen. Kurz: **Wissen statt wundern**, mutig fragen, gute Medizin nutzen – und den eigenen Körper freundlich begleiten.

KAPITEL 3
Wechseljahre und was nun?
mit Dr. Christian Specht

Alleingelassen in den Wechseljahren

Kaum vierzig – und plötzlich fühlt sich der eigene Körper fremd an. Die Nächte werden kürzer. Wir liegen wach, obwohl wir todmüde sind. Am nächsten Tag schmerzen plötzlich die Gelenke oder die Schulter. Wir reagieren empfindlicher, sind schneller gereizt – oder plötzlich den Tränen nahe. Dinge, die früher selbstverständlich waren, kosten auf einmal Kraft.

Wir spüren, dass sich etwas verändert. Und manchmal erkennen wir uns selbst kaum wieder.

Also gehen wir zur Ärztin oder zum Arzt. Man schildert Schlafprobleme, Gelenkschmerzen und Stimmungsschwankungen. Vielleicht auch Herzklopfen, Gewichtszunahme oder das Gefühl, sich selbst nicht mehr richtig zu erkennen.

Und nicht selten hört man dann Sätze wie: »Das ist wahrscheinlich Stress.«

»Sie müssen mehr auf sich schauen.«

»Das kann in Ihrem Alter noch nicht sein.«

Viele Frauen gehen aus solchen Gesprächen wieder nach Hause – mit mehr Fragen als Antworten.

Dabei beginnt bei vielen Frauen genau in dieser Lebensphase eine tiefgreifende hormonelle Umstellung. Der Hormonspiegel verändern sich – und diese Veränderungen können sich auf ganz unterschiedliche Weise bemerkbar machen.

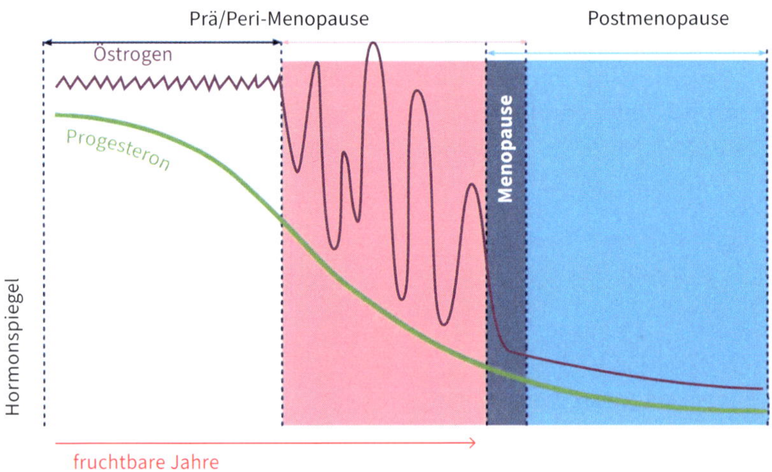

3 Phasen der Wechseljahre

Dass diese Lebensphase dennoch lange wenig Beachtung gefunden hat, überrascht umso mehr, wenn man den Blick etwas weiter fasst. Weltweit befinden sich heute mehr als eine Milliarde Frauen in den Wechseljahren oder bereits danach. Fachleute gehen davon aus, dass diese Zahl bis 2030 auf rund 1,2 Milliarden ansteigen wird (laut internationalen Übersichtsarbeiten zur Menopause-Gesundheit und dem United Nations Population Fund).

Und dennoch haftet den Wechseljahren bis heute ein seltsames Image an. Das Wort trägt für viele Frauen einen faden Beigeschmack von Abschied: Abschied von Jugend, von Attraktivität, von Sichtbarkeit.

Dabei ist diese Phase biologisch betrachtet etwas ganz anderes: eine große Transformation. Manche vergleichen sie mit einer zweiten Pubertät – nur dass sie diesmal rückwärts verläuft. Hormone, die jahrzehntelang den weiblichen Körper geprägt haben, beginnen sich neu zu ordnen. Für manche Frauen fühlt sich das chaotisch an, für andere befreiend.

Die entscheidende Frage ist also nicht nur, **dass** sich etwas verändert – sondern **was** genau in unserem Körper passiert.

Viele Frauen gehen sehr allein durch diese Zeit. Sie machen die Wechseljahre mit sich selbst aus, behalten Symptome und Zweifel oft für sich – aus Scham, aus Unsicherheit, aus dem Gefühl heraus, dass man darüber besser nicht spricht.

▷ **Ingrid:** »Es sind nicht nur die Hitzewallungen oder der Schlafmangel – sondern vor allem dieses Gefühl: Ich bin alt, ich bin nicht mehr attraktiv, ich bin nicht mehr gefragt. Das belastet mich sehr.«

Diese Sätze, oft unausgesprochen, sitzen tief. Und sie tragen dazu bei, dass die Wechseljahre für viele Frauen ein Tabuthema geblieben sind.

Nicht gehört, nicht ernst genommen

Viele Frauen berichten, dass sie mit ihren körperlichen Symptomen oder Ängsten, schlaflosen Nächten und unerklärlichen Stimmungstiefs bei ihren Ärzt:innen nicht ernst genommen werden.

▷ **Maria:** »Nach dem dritten Frauenarzt hat überhaupt erst jemand die Hormone gecheckt. Vorher wollten sie mich zum Psychiater schicken und mir Antidepressiva verschreiben.«

▷ **Elisabeth, 52:** »Ich dachte ich werde verrückt, ich war ständig müde, gereizt und alles war mir plötzlich zu viel. Ich war früher ein unternehmungslustiger Mensch und jetzt mag ich nicht mal mehr kleine Ausflüge machen, geschweige denn sportliche Aktivitäten. Alles war mir zuviel. Ich weiß nicht, wie ich solche Gefühle anderen verständlich machen kann.«

Je mehr ich mich mit diesem Thema beschäftige, desto klarer wird mir: Wir wissen immer noch erstaunlich wenig über diese Lebensphase. Abgesehen von Hitzewallungen und dem Ende der Tage bleibt vieles vage, verkürzt oder unerzählt. Vielleicht ist genau das der Grund, warum so viele Frauen sich damit so allein fühlen. Genau deshalb möchte ich hinschauen, nachfragen und zuhören. Damit wir besser verstehen, was in dieser Zeit wirklich passiert – im Körper, im Kopf und in unserem Leben.

Also gehe ich dorthin, wo diese Fragen hingehören: in die gynäkologische Praxis.

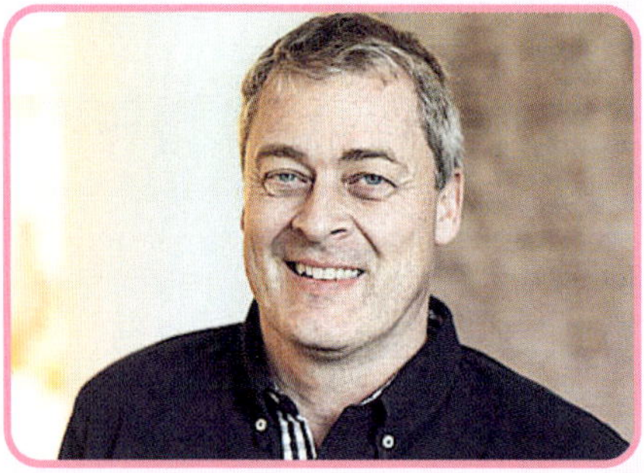

DR. CHRISTIAN SPECHT ist Gynäkologe und Pränataldiagnostiker in Innsbruck sowie Experte für orthomolekulare Medizin und humanidente Hormontherapie. In seiner Praxis begleitet er Frauen in allen hormonellen Lebensphasen. Dr. Specht bildet sich regelmäßig zum Thema humanidente Hormonersatztherapie weiter.

https://www.dr-specht.at/

Wechseljahre und was nun?

Als Frau Ende 40 bin ich gespannt, was beim Thema Wechseljahre in den nächsten Jahren auf mich zukommen wird. Dr. Christian Specht ist seit über 20 Jahren praktizierender Gynäkologe, seit 11 Jahren als niedergelassener Facharzt, und hat dabei selbst erlebt, wie sich die Einstellung zu Hormonen, zu den Wechseljahren – und zur Frauengesundheit insgesamt – verändert hat.

Wenn Dr. Specht bei seinen Patientinnen hört: Herr Doktor, ich kann mir nichts mehr merken, ich habe so … Brainfog, dann weiß er meist, dass die Frauen sich bereits beispielsweise über Social Media oder über das Internet ein bisschen über die Wechseljahre eingelesen und informiert haben. Etwa die Hälfte der Frauen kommt bereits vorinformiert in seine Praxis. Der anderen Hälfte erklärt Dr. Specht die Wechseljahre und macht verständlich, welche hormonellen Veränderungen dahinterstehen und wie sie sich im Körper bemerkbar machen.

Frauen kommen zu ihm in Momenten, in denen ihr Leben aus dem Gleichgewicht geraten ist. Sie kommen erschöpft, verängstigt, irritiert, weil das eigene Denken nicht mehr so funktioniert wie früher. Sie sagen: »Ich kann mich nicht mehr konzentrieren«, oder: »Ich vergesse ständig was.« Und weil viele dieser Beschwerden nicht sichtbar sind, zweifeln sie an sich selbst. »Viele Frauen glauben, sie werden verrückt«, sagt Dr. Specht, »weil sie sich selbst nicht mehr wiedererkennen – oder sie nicht gehört werden.«

Für mich persönlich waren die Wechseljahre immer etwas, das mich frühestens in den späten 60ern erwartet. Wenn ich meinen Ruhestand genieße, die Haare grau sind und ich für meine Enkel backe. Ich wusste nur von Hitzewallungen und dem Ende der Menstruation. Dass sie sich uns Frauen mit einer solchen Vielfalt an Symptomen nähern, das erstaunt mich jeden Tag.

Die Symptomwelt der Wechseljahre – mehr als Hitzewallungen

Ein Beispiel, das Dr. Specht immer wieder erlebt: Eine Frau kommt zur Vorsorge, setzt sich hin, und auf die Frage »Wie geht's?« sagt sie automatisch: »Gut.« Erst wenn er vorsichtig nachfragt, kommen die wahren Probleme ans Licht.

»Ich hatte letzte Woche eine Frau«, erzählt er, »sie sagte, sie habe nur am ersten Tag der Regel etwas Kopfschmerzen. Und im Laufe des Gesprächs wurde klar, dass eigentlich viel mehr im Ungleichgewicht war. Aber sie hat das gar nicht mehr wahrgenommen. Für die Frauen ist Vieles schon normal, wenns ums Aushalten geht.« Sein Tipp: Vor jedem Arztgespräch aufschreiben, was man fragen und besprechen möchte.

Die Palette der Beschwerden ist groß – und sie betrifft nicht nur den Körper, sondern oft ebenso den Geist und die Psyche. Dr. Specht geht beim Thema Wechseljahre sensibel vor. Bevor er mit dem Begriff Wechseljahre kommt, spricht er erstmal von einer »hormonelle Dysbalance«. »Frauen bleiben oft hinter ihren Möglichkeiten«, erklärt er, »weil sie durch diese kognitiven Symptome – Brainfog, Vergessen, Konzentrationsschwierigkeiten – nicht so funktionieren können, wie sie es gewohnt sind. Und das belastet sie enorm.« Sie denken, es liege an ihnen. Dabei liegt es an der Biologie.

Was ist eigentlich was? Die Vokabeln der Wechseljahre

Menopause ist nicht gleich Wechseljahre. Wir schauen uns gemeinsam an, wie sich die Phasen der Wechseljahre zeigen können.

#WISSEN STATT WUNDERN

Prämenopause

Die Prämenopause ist die gesamte fruchtbare Lebensphase bis zur Menopause, im Alltag meint man damit die Zeit vor der Perimenopause, in der die Monatsblutung noch regelmäßig ist, der Hormonhaushalt aber langsam beginnt, sich zu verändern. Hier beginnt Progesteron oft unmerklich zu sinken – obwohl die Tage noch regelmäßig kommen. Manche Frauen bemerken bereits intensivere PMS-Symptome oder Schlafstörungen, Veränderungen der Stimmung, die schwer einzuordnen sind. Etwa Ende 30, Anfang 40.

Perimenopause

Das ist die Phase vor der Menopause – und für viele Frauen die beschwerlichste Zeit. Hier beginnt der Hormonspiegel stark zu schwanken. Progesteron sinkt ab, weil die Eisprünge unregelmäßiger werden oder ausbleiben. Das erklärt die ersten Symptome: unruhiger Schlaf, nächtliches Aufwachen, innere Nervosität, Zyklusveränderungen, Brustspannen.

Später kommen auch Östrogenschwankungen dazu. Damit weitet sich die Symptompalette deutlich: Hitzewallungen, Stimmungsschwankungen, Reizbarkeit, Angstgefühle, Brain Fog, Konzentrationsprobleme, Herzklopfen, Gewichtszunahme, trockene Schleimhäute, Libidoverlust oder Gelenkbeschwerden. Die Perimenopause betrifft damit nicht nur den Zyklus, sondern Schlaf, Psyche, Energie, Stoffwechsel, Haut und Gehirn. Die Perimenopause kann mehrere Jahre dauern – manchmal beginnt sie schleichend, manchmal spürbar abrupt. Häufig etwa ab 45 bis 47 Jahren, bei manchen Frauen auch deutlich früher.

Menopause

Die Menopause bezeichnet die letzte spontane Monatsblutung im Leben einer Frau – ein klar definierter Zeitpunkt, der sich allerdings erst im Rückblick bestimmen lässt. Erst wenn zwölf Monate lang keine Regelblutung mehr aufgetreten ist, gilt die letzte Blutung als Menopause. Die meisten

Frauen erleben sie zwischen dem 45. und 55. Lebensjahr, im Durchschnitt mit etwa 51 Jahren.

Postmenopause

Ab diesem Zeitpunkt sind die Geschlechtshormone dauerhaft auf einem niedrigen Niveau. Die Eierstöcke haben ihre hormonelle Aktivität weitgehend eingestellt, der Körper muss sich an eine neue hormonelle Situation anpassen – mit möglichen Auswirkungen auf Knochen, Herz-Kreislauf-System, Schleimhäute, Haut und Stoffwechsel.

Klimakterium

Das Klimakterium umfasst den gesamten hormonellen Übergang – also Prämenopause, Perimenopause, Menopause und Postmenopause. Wenn umgangssprachlich von den »Wechseljahren« gesprochen wird, ist meist das gesamte Klimakterium gemeint. Es ist ein natürlicher Prozess – aber einer, der tiefgreifende körperliche, emotionale und mentale Auswirkungen haben kann.

Wann beginnt die große Veränderung?

Der Beginn der Wechseljahre lässt sich nicht auf ein fixes Alter festlegen. »Er verläuft individuell«, sagt Dr. Specht. Entscheidend ist nicht eine einzelne Zahl im Kalender, sondern die gesamte Krankengeschichte einer Frau, ihre hormonellen Veränderungen, ihr Lebenskontext und das, was sich im Körper langsam verschiebt.

In der Praxis zeigt sich eine enorme Spannbreite: Es gibt Frauen mit einer vorzeitigen Menopause (POI), bei denen die letzte Regelblutung bereits in den 30ern stattfindet. Und es gibt andere, die mit Ende 50 noch einen regelmäßigen Zyklus haben und kaum Symptome verspüren. Beides ist medizinisch möglich.

»Die hormonelle Dysbalance beginnt oft schon Mitte 30, weil der Progesteronmangel da bereits einsetzt«, erklärt Dr. Specht.

Viele Frauen spüren das beim Schlaf, bei innerer Unruhe, emotionaler Labilität, PMS, Zykluschaos und kognitiver Erschöpfung. Gleichzeitig betont Dr. Specht, dass nicht jedes dieser Symptome automatisch den Wechseljahren zuzuschreiben ist. Stress spielt in dieser Lebensphase eine zentrale Rolle und wirkt direkt in die hormonelle Regulation hinein.

»Deshalb schaue ich als orthomolekularer Mediziner immer auch sehr genau auf die Stressachse und auf Mikronährstoffmängel«, sagt er. »Erst im Zusammenspiel von Hormonen, Stressbelastung und Nährstoffstatus lässt sich verstehen, warum sich der Körper aus dem Gleichgewicht bewegt – und wo man therapeutisch sinnvoll ansetzen kann.«

Die intensivste Phase der Wechseljahre ist für viele Frauen die Perimenopause – also die Jahre direkt vor der letzten Regelblutung. Das beobachtet Dr. Christian Specht immer wieder in seiner Praxis. »Viele spüren hier die massivsten Veränderungen«, sagt er. Hitzewallungen und Schlafprobleme gehören dazu, aber auch Symptome, die viele zunächst nicht mit Hormonen in Verbindung bringen: Gelenkschmerzen, Herzklopfen, innere Unruhe, kognitive Erschöpfung. Viele Dinge fragt Dr. Specht deshalb bewusst aktiv nach – auch Libido und Trockenheit der Schleimhäute. Beides sind Themen, die Frauen selten von sich aus ansprechen, die aber eine zentrale Rolle für Wohlbefinden, Selbstbild und Lebensqualität spielen.

Für manche Frauen ist er in dieser Phase die letzte Anlaufstelle. »Viele sagen dann: Wenn Sie mir jetzt nicht helfen, drehe ich durch«, erzählt er. Das sind Frauen, die bereits bei mehreren Ärztinnen und Ärzten waren. Mit ihrem Herzklopfen beim Internisten – ohne auffälligen Befund. Mit Gelenkschmerzen beim Rheumatologen – ohne klare Diagnose. Es folgen CTs und MRTs, niemand findet etwas Greifbares. »Und dabei handelt es sich oft um klassische Östrogenmangelsymptome«, sagt Dr. Specht. Zum Beispiel Schulterschmerzen oder eine sogenannte »Frozen Shoulder« seien sehr häufig. »Da nützt auch keine OP, wenn die Ursache hormonell ist.«

Was sich durch diese Geschichten zieht: Die Beschwerden der Perimenopause sind oft nicht spezifisch, sie betreffen Herz, Gelenke, Schlaf, Stimmung und Konzentration zugleich. »Die Wechseljahre betreffen im Grunde alle Facharztrichtungen«, sagt er. Genau deshalb bleiben sie so häufig unerkannt. Für die betroffenen Frauen fühlt sich das zermürbend an. Sie spüren, dass etwas nicht stimmt – aber niemand kann es benennen. Viele zweifeln an sich selbst, bis ihnen endlich jemand sagt: Das, was Sie erleben, ist real und es hat eine biologische Ursache.

Dass diese Zusammenhänge in vielen Ordinationen noch immer zu wenig gesehen werden, hat aus seiner Sicht auch einen strukturellen Grund. »In der Facharztausbildung kommen die Wechseljahre praktisch nicht vor«, sagt Dr. Specht. Vieles von dem, was er heute über Hormone und hormonelle Dysbalancen weiß, habe er sich daher selbst erarbeitet. »Ich habe sehr viel in Weiterbildung investiert«, erzählt er. »In der Praxis begegnen einem immer wieder Fragen, die über das hinausgehen, was man in der klassischen Ausbildung gelernt hat. Dann ist es wichtig, sich weiter zu vertiefen.« Sein eigener Weg führte ihn dabei vor allem zur orthomolekularen Medizin und zur bioidenten – genauer gesagt humanidenten – Hormonersatztherapie.

Die »bösen« Hormone und die WHI–Studie

Dr. Specht war mitten in der Ausbildung, als eine Schlagzeile die Medizin erschüttert hat: »*Hormonersatztherapie macht Krebs.*« Gemeint ist die Women's Health Initiative (WHI-Studie), eine der größten Studien zur Hormontherapie. Was damals in der öffentlichen Wahrnehmung hängen blieb, war eine stark verkürzte Botschaft. Tatsächlich wurden in dieser Studie überwiegend deutlich ältere Frauen behandelt, viele mit bestehenden Vorerkrankungen – und zudem nicht mit bioidenten Hormonen, sondern mit nicht-körperidentischen Substanzen, unter anderem aus Stutenurin gewonnen. Die Macher der Studie haben sich später auch dafür entschuldigt, was medial aber untergegangen ist. Über die WHI-Studie und ihre Auswirkungen spreche ich auch mit Dr. Hans Conicin im Kapitel 5.

Die Folgen dieser Fehlinterpretation wirken bis heute nach. »Plötzlich hieß es: Jetzt geben wir den Frauen keine Hormone mehr«, erinnert sich Dr. Specht. Millionen Frauen bekamen in den darauffolgenden Jahren keine Hormonersatztherapie mehr angeboten – auch dann nicht, wenn sie medizinisch sinnvoll gewesen wäre. Und bis heute haftet der Hormontherapie ein schlechter Ruf an. »Es ist nie wirklich bei der Bevölkerung angekommen, auch nicht bei vielen Kolleginnen und Kollegen.«

Dabei hat sich die Hormonmedizin seither grundlegend verändert. Heute kommen überwiegend bioidente – oder präziser: humanidente – Hormone zum Einsatz, also Hormone mit derselben molekularen Struktur wie jene, die der Körper selbst produziert.

»Moderne humanidente Hormone unterscheiden sich deutlich von den Präparaten, die damals in der WHI-Studie untersucht wurden«, erklärt Dr. Specht. Entscheidend seien heute vor allem die richtige Dosierung, die individuelle Anpassung und der Zeitpunkt des Therapiebeginns. Ideal sei das Zeitfenster rund um die Menopause. In dieser Phase könne eine Hormonersatztherapie nicht nur Beschwerden lindern, sondern auch präventiv wirken – etwa in Bezug auf Knochen, Herz-Kreislauf-System, Gehirn und Stoffwechsel.

»Momentan ist ohnehin der Begriff Longevity in aller Munde«, beobachtet Dr. Specht. Gemeint ist damit das Konzept, nicht nur möglichst lange zu leben, sondern möglichst viele Jahre davon gesund, leistungsfähig und selbstbestimmt zu bleiben. Auch hier spiele die humanidente Hormontherapie eine Rolle: als ein Baustein, um hormonbedingten Abbauprozessen vorzubeugen und die langfristige Gesundheit von Frauen in der Lebensmitte zu unterstützen.

Die Angst vor Hormonen hält sich dennoch hartnäckig: »Etwa die Hälfte der Frauen weiß heute schon, dass moderne Hormontherapie ein Segen sein kann«, beobachtet er. »Die andere Hälfte braucht noch viel Aufklärung – weil sie immer noch diesen Satz im Kopf hat: Hormone sind gefährlich und verursachen Krebs.« Genau hier beginnt für ihn ein wesentlicher Teil seiner Arbeit: alte Bilder zu korrigieren, medizinische Fakten einzuordnen und Frauen die Angst vor einer Therapie zu nehmen, die ihre Lebensqualität deutlich verbessern kann. Viele Frauen reagieren zunächst zurückhaltend auf das Thema Hormone. Nicht selten sagen sie: »Ich habe die Pille nicht vertragen, Hormone kommen für mich nicht infrage.« Für Dr. Specht ist das ein vertrauter Satz – und ein wichtiger Moment für Aufklärung.

»Da muss man ganz klar unterscheiden«, erklärt er. »Die Pille hat mit der humanidenten Hormontherapie nichts zu tun.« Die klassischen Verhütungshormone seien synthetische Hormonanaloga, die den eigenen Zyklus unterdrücken und einen verhütenden Effekt haben. Die humanidente Hormontherapie hingegen gleiche jenen Hormonen, die der Körper selbst produziert – in Struktur, Wirkung und Dosierung. »Wir geben hier nichts Fremdes dazu, sondern ersetzen das, was dem Körper zunehmend fehlt«, sagt Dr. Specht. »Das ist ein völlig anderer Ansatz als bei der Pille.«

Frauen, die ausdrücklich keine Hormone nehmen wollen, versucht Dr. Specht nicht zu überreden. »Das macht keinen Sinn«, sagt er. In diesen Fällen arbeitet er mit pflanzlichen Optionen wie Traubensilberkerze, Mönchspfeffer oder speziellen Menopause-Präparaten. Nicht alles verschwindet damit, aber viele Beschwerden lassen sich spürbar lindern. Das gilt auch für Patientinnen, die aufgrund einer Krebserkrankung keine Hormone nehmen dürfen.

Was jedoch alle seine Patientinnen gemeinsam haben: Sie werden orthomolekular abgeklärt. Das bedeutet, dass gezielt Mikronährstoffe wie Vitamine, Mineralstoffe, Spurenelemente und Aminosäuren überprüft werden – also jene Cofaktoren, die der Körper braucht, um Stoffwechsel, Hormonregulation und Stressachsen überhaupt stabil halten zu können.

»Bei uns geht keine nach Hause ohne orthomolekulare Abklärung«, sagt Dr. Specht. Erschöpfung, Schlafprobleme oder innere Unruhe ließen sich oft bereits durch den Ausgleich solcher Mängel deutlich verbessern. Und auch bei Frauen, die Hormone nehmen, spielt das eine zentrale Rolle. »Ohne Cofaktoren ist die Therapie nicht zielführend«, betont er.

In vielen Fällen zeigt sich nach einigen Monaten, dass sich Beschwerden bereits durch die orthomolekulare Therapie deutlich bessern. »Viele Frauen fühlen sich schon allein dadurch stabiler«, sagt Dr. Specht. Und er ergänzt: »Wenn man mit den Mikronährstoffen gut eingestellt ist, kann man im Verlauf der Therapie die Hormondosis oft sogar wieder etwas zurückfahren.«

Für ihn gehört das zusammen: Hormone dort, wo sie gebraucht werden und Mikronährstoffe als Fundament.

»Am Anfang steht immer die Anamnese«, sagt er. Gemeint ist damit nicht nur die Frage nach Zyklus, Blutungen oder Hitzewallungen, sondern das ganze Bild: Schlaf, Stress, Stimmung, Energie, Gewicht, Libido, familiäre Belastungen, berufliche Situation, frühere Erkrankungen, Medikamente.

Darauf folgt die Labor- und Funktionsdiagnostik. Dr. Specht erhebt einen Hormonstatus und kombiniert ihn mit einer orthomolekularen Abklärung, also der Bestimmung zentraler Mikronährstoffe, die für Hormonbildung, Stressregulation, Schlaf und Stoffwechsel notwendig sind. Je nach Situation bezieht er auch die Stressachse mit ein – etwa über Cortisolwerte. Für viele Frauen ist es das erste Mal, dass ihre Beschwerden nicht isoliert betrachtet werden, sondern als Teil eines biologischen Gesamtprozesses.

Viele Symptome, die Frauen schildern, lassen sich erst im Zusammenhang verstehen. »Was die Patientin erzählt, ist immer wichtiger als das, was auf einem Befund steht«, betont er.

Aus diesen Befunden entwickelt er einen schriftlichen, individuellen Therapieplan. Der enthält – je nach Bedarf – Mikronährstoffe, pflanzliche Präparate oder humanidente Hormone. Nach drei bis sechs Monaten wird kontrolliert. Viele Frauen spüren zu diesem Zeitpunkt bereits eine deutliche Veränderung: Der Schlaf wird besser, die innere Unruhe lässt nach, das Denken wird klarer, die Erschöpfung geringer.

»Die Therapie entwickelt sich mit der Frau«, sagt Dr. Specht. In einem bestimmten Rahmen kann sie – je nach Befindlichkeit – auch selbst an der Dosierung mitentscheiden.

Sehr schnell kommt dann die Frage: »Herr Doktor, wie lange darf ich diese Hormone nehmen? Wann muss ich sie wieder absetzen?«

Seine Antwort: **»Gar nicht.«**

Laut Leitlinien dürfen Hormone fünf bis sieben Jahre gegeben werden, und man dürfe dabei den präventiven Nutzen für die Frauen nicht vergessen. Aber da werde sich in den nächsten Jahren in der Forschung sicher noch viel tun, ist Dr. Specht zuversichtlich.

Lebensstilanpassung

Um gut durch die Wechseljahre zu kommen, braucht es mehr als eine hormonelle und orthomolekulare Einstellung. Ein zentrales Stichwort lautet: Selbstfürsorge. Denn genau in diese Lebensphase fällt für viele Frauen die höchste Belastung – Job, Familie, Haushalt, oft zusätzlich pflegende Verantwortung. Dieser Dauerstress wirkt direkt in die Hormonregulation hinein. Dr. Specht spricht deshalb immer auch über die Stressachse. Progesteron, das ohnehin sinkt, wird unter Stress zusätzlich »abgezogen« – und genau das kann viele Beschwerden verstärken. Neben medizinischer Unterstützung rät er Frauen, für sich passende Wege zur Entspannung zu finden. »Das kann ein Spaziergang im Wald sein, Klangschalen-Therapie oder Coaching«, sagt er. »Wichtig ist, dass Frauen sich diese Zeit erlauben – und der Familie sagen: Ich brauche das jetzt für mich.«

Auch Schlaf, Ernährung und Bewegung bekommen ab dieser Lebensphase ein neues Gewicht. Besonders Krafttraining rückt in den Fokus – nicht als Leistungsprogramm, sondern als Unterstützung für einen Körper, der sich gerade neu organisiert.

Das Schöne an den Wechseljahren

So fordernd diese Lebensphase für viele Frauen ist – sie bringt nicht nur Belastendes mit sich. Dr. Specht beobachtet in seiner Praxis auch eine andere Seite der hormonellen Umstellung. Mit dem Rückgang der Hormonaktivität werden manche Beschwerden ruhiger. Migräneattacken lassen bei vielen Frauen nach. Endometriose verliert an Aktivität, und auch Myome wachsen oft nicht mehr weiter oder bilden sich zurück.

Ein ganz praktischer Aspekt: Die Verhütung erledigt sich. Für viele Frauen bedeutet das ein neues Gefühl von Freiheit – körperlich wie mental. Und nicht zuletzt erleben viele diese Jahre als eine Zeit, in der wieder mehr Raum für die eigenen Bedürfnisse entsteht.

Was würden Sie auf ein PLAKAT schreiben und es für unsere Meno-Revolution für mehr Aufklärung in die Höhe halten, Dr. Specht?

»Es gibt Hilfe.«

Und genau das ist seine zentrale Botschaft. Keine Frau muss diese Phase »aushalten.« Es geht darum, wieder in die Balance zu kommen – mit einer hormonellen Abklärung, mit gezielten Anpassungen im Lebensstil, mit dem Ausgleich von Mikronährstoffen, mit einer individuell passenden Hormontherapie und mit echter Selbstfürsorge.

All das zusammen, sagt Dr. Specht, führt zu einem ruhigeren, stabileren und ausgeglicheneren Leben – und zu dem Gefühl, sich im eigenen Körper wieder zuhause zu fühlen.

Was ich gelernt habe:
Die Wechseljahre sind ein mehr als komplexes Thema und sie brauchen gutes ärztliches Handwerk, damit sich die Frauen gut begleitet fühlen. Zeit zum Zuhören. Erfahrung. Und die Bereitschaft, Symptome im hormonellen Gesamtzusammenhang einzuordnen. Genau daran scheitert es in der Praxis oft: nicht aus mangelndem Interesse, sondern weil diese Lebensphase lange kein selbstverständlicher Teil der medizinischen Ausbildung war und weil ausführliche Gespräche im Kassensystem oft nicht oder nur unzureichend vergütet werden.

Ich habe gelernt, dass viele Ärztinnen und Ärzte die Wechseljahre heute sehr wohl »auf dem Schirm« haben – dass es aber noch große Unterschiede gibt, wie sicher, differenziert und mutig damit umgegangen wird. Und dass Frauen häufig mehrere Anläufe brauchen, bis ihre Beschwerden ernsthaft zusammengeführt werden: Schlaf, Psyche, Zyklus, Libido, Herz, Gehirn. Erst im Zusammenhang ergibt das Bild Sinn.

Das Gespräch mit Dr. Specht zeigt auch, wie stark die Angst vor Hormonen bis heute nachwirkt. Die WHI-Studie ist dafür ein Schlüsselmoment. Ihre Ergebnisse wurden verallgemeinert, verkürzt und über Jahre nicht richtig eingeordnet. Das hat viele Frauen davon abgehalten, eine Therapie überhaupt in Betracht zu ziehen – obwohl sich die wissenschaftliche Einschätzung längst weiterentwickelt hat.

Gleichzeitig habe ich gelernt, wie viel sich getan hat. Bioidente – oder humanidente – Hormone sind heute präzise dosierbar, individuell einsetzbar und medizinisch gut erforscht. Sie sind kein Muss und längst keine Lösung für alles. Aber sie sind für viele Frauen eine wirksame Unterstützung – gerade dann, wenn Beschwerden die Lebensqualität deutlich beeinträchtigen.

Was wir sehen: Aufklärung verändert Handlungsspielräume. Sie nimmt die Angst. Sie erlaubt Frauen, informierte Entscheidungen zu treffen – für oder gegen eine Therapie. Und sie macht sichtbar, dass die Wechseljahre kein punktuelles Ereignis sind, sondern ein längerer Prozess, der Begleitung verdient.

#WISSEN STATT WUNDERN

Bioidente oder humanidente Hormon-(Ersatz-)Therapie?

In vielen Interviews für den Podcast und dieses Buch sprechen wir von bioidenten Hormonen und der bioidenten Hormon-Ersatz-Therapie (BHT). In Zukunft wird sich aber der Begriff der **humanidenten Hormon-Therapie HHT** durchsetzen – weil er genauer beschreibt, worum es tatsächlich geht. »Bioident« bedeutet, dass ein Hormon in seiner chemischen Struktur identisch mit dem körpereigenen Hormon ist. Der Begriff ist aber missverständlich, weil »bio« im Alltag oft mit »natürlich« gleichgesetzt wird. Humanidente Hormone sind pharmazeutisch aufbereitet und medizinisch exakt dosiert. Der Begriff **humanident** macht klar, was entscheidend ist: Diese Hormone sind in ihrer molekularen Struktur identisch mit den Hormonen, die der menschliche Körper selbst produziert. In diesem Buch verwende ich beide Begriffe – bioident und humanident –, weil sie in früheren Interviews vorgekommen sind. Inhaltlich ist damit (fast) dasselbe gemeint.

Bioident(isch):
Organische Stoffe (meistens Hormone), die in dieser Form (chemische Struktur und Wirkungsweise) in der belebten Natur vorkommen und existieren.

Humanident(isch):
Stoffe, die in genau dieser chemischen Struktur, Wirkungsweise und Konzentration im (gesunden) menschlichen Körper vorkommen und wirken. Aus pflanzlichen Ausgangssubstanzen semisynthetisch (Marker-Degradation) hergestellt.*

Anwendung humanidenter Hormon-Ersatz-Therapie:
Vor Beginn einer Hormontherapie, die ausschließlich ärztlich verschrieben werden darf, wird in der Regel ein Hormonstatus erhoben – meist mittels Blutabnahme. Auch Speicheltests kommen zur Anwendung.

Eine **Mammografie** gehört zur Basisabklärung, ist aber ohnehin Teil der regelmäßigen Vorsorge. Ebenso wichtig sind eine gründliche Anamnese und die Frage nach der bisherigen oder geplanten Anwendung einer Hormontherapie. Denn nicht nur *was*, sondern auch *wie* etwas verabreicht wird, spielt eine zentrale Rolle. Zusätzlich macht es Sinn, auch Cofaktoren der hormonellen Regulation wie Spurenelemente und Vitamine zu berücksichtigen, da sie an hormonellen Prozessen beteiligt sind.

Die Art der Verabreichung der Hormontherapie wird heute individuell gewählt – abhängig von Beschwerden, Lebensstil und den persönlichen Bedürfnissen der Frau.

* Quelle: Gesellschaft für humanidente Hormone

Ein zentraler medizinischer Grundsatz lautet: Bei Frauen mit Gebärmutter darf es keine reine Estradiol-Therapie geben. Wird Estradiol ohne begleitendes Progesteron angewendet, kann dies die Gebärmutterschleimhaut (Endometrium) unkontrolliert zum Wachsen anregen. Dadurch steigt langfristig das Risiko für eine Endometriumhyperplasie und für Gebärmutterkrebs.

Deshalb gehört Progesteron in der modernen Hormonersatztherapie zwingend dazu – als sogenannter Endometriumschutz.

Estradiol / Östradiol

Hinweis zur Schreibweise
In diesem Buch werden sowohl die deutschen Schreibweisen Östrogene, Östradiol, Östriol als auch die international gebräuchlichen Formen Estrogene, Estradiol, Estriol verwendet. Gemeint sind jeweils dieselben Hormone. Die unterschiedliche Schreibweise ergibt sich aus medizinischer Fachsprache, internationaler Literatur sowie aus Zitaten und O-Tönen von Expert:innen aus Podcast und Interviews.

»Östradiol« ist die eingedeutschte Form, »Estradiol« die international medizinisch-wissenschaftliche Bezeichnung, wie sie in Studien und auf Medikamenten verwendet wird. Viele Expert:innen sprechen sich für eine konsequente Etablierung der Schreibweise mit E aus – im Buch finden sich dennoch bewusst beide Varianten, um Sprache und Inhalte authentisch abzubilden.

Heute arbeitet man mit unterschiedlichen Anwendungsarten von Estradiol. Dazu zählen vor allem **transdermale** Formen – also die Aufnahme über die Haut, etwa als Gel, Creme oder Spray – sowie seltener bukkale Anwendungen über die Mundschleimhaut, etwa in Form von Tropfen oder Schmelztabletten (für diese Form stehen derzeit in Österreich allerdings keine zugelassenen Fertigarzneimittel zur Verfügung).

Die transdermale Anwendung hat einen besonders hohen Stellenwert. Sie schont Leber und Magen und gilt als sicherer, weil sie das Thromboserisiko nicht in dem Ausmaß erhöht wie oral eingenommene Hormone.

Der Grund liegt im sogenannten First-Pass-Effekt: Wird ein Hormon geschluckt, gelangt es zunächst über den Magen-Darm-Trakt in die Leber und kann dort Stoffwechselprozesse beeinflussen, unter anderem die Blutgerinnung. Bei der transdermalen Anwendung wird dieser Umweg umgangen – das Hormon gelangt direkt in den Blutkreislauf.

Diese differenzierte Betrachtung der Verabreichung macht moderne Hormontherapie heute sicherer und besser steuerbar als noch vor Jahrzehnten.

Östradiol beziehungsweise Estradiol ist das wichtigste und wirksamste Östrogen im Körper von Frauen im gebärfähigen Alter. Biologisch steuert Estradiol unter anderem den Zyklus, schützt Knochen, Gefäße, Haut, Gehirn und Schleimhäute und trägt wesentlich zum körperlichen und psychischen Wohlbefinden bei. In den Wechseljahren nimmt die körpereigene Produktion zunehmend ab – mit spürbaren Folgen für viele Frauen.

Wenn in der modernen Hormonersatztherapie von bioidentem – oder präziser: humanidentem – Östrogen die Rede ist, ist damit in der Regel genau dieses Hormon gemeint: Estradiol in einer Form, die chemisch identisch mit dem körpereigenen Hormon ist.

Progesteron

Beim Progesteron stehen unterschiedliche Anwendungswege zur Verfügung. In der Praxis wird es meist oral verabreicht, etwa als Kapsel oder sogenannte Lipocaps (Weichkapseln). Dabei kommt heute in der modernen Hormontherapie mikronisiertes Progesteron zum Einsatz.

Mikronisiertes Progesteron ist chemisch identisch mit dem körpereigenen Hormon und durch die feine Zerkleinerung besser bioverfügbar. Zudem gilt es als gut verträglich und weist ein günstiges Nebenwirkungsprofil auf – insbesondere in Bezug auf Schlaf, Stimmung und Brustempfindlichkeit.

Eine zentrale Aufgabe von **Progesteron ist der Schutz der Gebärmutterschleimhaut.** Es wirkt dem wachstumsfördernden Effekt von Estradiol auf das Endometrium entgegen und verhindert so eine unkontrollierte Schleimhautverdickung. Gleichzeitig hat es eine schlaffördernde und beruhigende Wirkung auf das Nervensystem.

Alternativ kann Progesteron vaginal angewendet werden, etwa in Form von Zäpfchen oder Kapseln. Diese Form wird insbesondere dann eingesetzt, wenn orale Präparate nicht gut vertragen werden oder gezielt lokal höhere Konzentrationen erreicht werden sollen.

Estriol

Für lokale Beschwerden kommt Estriol zum Einsatz. Dieses niedrig dosierte Östrogen wird direkt dort angewendet, wo die Symptome auftreten.

Estriol wird vor allem vaginal – als Creme oder Zäpfchen – angewendet. Besonders bei Scheidentrockenheit, wiederkehrenden Harnwegsinfekten, Reizblase oder beginnender Inkontinenz kann diese lokale Therapie sehr hilfreich sein.

Viele Frauen berichten auch über positive Effekte auf Beschwerden wie Gelenkschmerzen oder trockene Schleimhäute.

Da Estriol nur in sehr geringem Ausmaß in den Blutkreislauf gelangt, wirkt es gezielt vor Ort und wird von vielen Frauen gut vertragen. Gerade bei urogenitalen Beschwerden spielt dieses schwache Östrogen eine zentrale Rolle in der modernen Wechseljahrmedizin.

KAPITEL 4
Humanidente Hormone
Mit PhDr. Katharina Maria Burkhardt

Umdenken in Sachen Hormone

Hormone begleiten uns ein ganzes Leben lang: In der Pubertät, in der Schwangerschaft und in den Wechseljahren spüren wir sie besonders intensiv – und im Klimakterium, wenn sie beginnen zu schwanken und dann komplett aus der Balance geraten. Diese Schwankungen können bei vielen Frauen zu sehr unangenehmen Symptomen führen. Und die Rede ist hier nicht »nur« von Hitzewallungen, die ja meist sofort mit der Perimenopause oder Menopause in Verbindung gebracht werden, sondern auch von anderen, richtig fiesen Störfaktoren wie Gelenkschmerzen, Trockenheit oder Libidoverlust, Schlaflosigkeit, Reizbarkeit bis hin zu psychischen oder kognitiven Veränderungen wie Vergesslichkeit oder dem Gefühl von Watte im Kopf – und das alles betrifft ja nicht nur die Frau, sondern eben auch die Partnerschaft, die Familie und natürlich auch den Arbeitgeber, die Arbeitgeberin.

Zu Hause kann es mitunter turbulent werden, wenn ein Teenager in der Pubertät steckt und die Mutter gleichzeitig mit den Symptomen der Wechseljahre ringt. Zwei hormonelle Lebensphasen treffen aufeinander – und das bleibt im Familienalltag nicht immer ohne Reibung.

Angelika, 49: »Meine Tochter ist mitten in der Pubertät, die Hormone laufen auf Hochtouren – und bei mir beginnen gleichzeitig die Veränderungen der Wechseljahre. Wenn diese beiden Welten aufeinandertreffen, wird es manchmal herausfordernd. Gleichzeitig merke ich aber auch, dass es eine Chance sein kann. Gerade weil uns ähnliche Themen beschäftigen, kommen wir öfter miteinander ins Gespräch.«

Ingrid, 53: »Ich hatte massive Wechseljahresbeschwerden. Meine Ärztin hat mich gut beraten und mir dann auch bioidente Hormone verschrieben. Die haben recht schnell gewirkt. Zum Glück – ich hatte massive Gelenkschmerzen, vor allem in den Fingern. Die Schmerzen haben bis in die Wirbelsäule ausgestrahlt. Extremer Haarausfall, schlimme Wechseljahre-Demenz – ich konnte mir nichts mehr merken. Auch Hitzewallungen – sehr unangenehm, gerade im Job. Schlafstörungen. Und wenn ich mich im Spiegel angeschaut habe, habe ich mich alt und hässlich gefühlt. Aber schon nach einem Tag habe ich mit den Hormonen eine massive Verbesserung gespürt: Die Gelenkschmerzen waren weg, der Gehirnnebel auch.«

Hormone sind die Welt von **PhDr. Katharina Maria Burkhardt**. Sie ist Hormonwissenschaftlerin und Buchautorin. Sie hat das

Buch *Tanz mit den Hormonen* geschrieben und das »Netzwerk für bioidente Hormone« gegründet, das heute als »Gesellschaft für humanidente Hormone« bekannt ist.

Sie schreibt: »**Hormone steuern so ziemlich alles in unseren Körper«**. Als Einleitung zu ihrem Buch *Tanz mit den Hormonen* und in ihren spannenden Vorträgen erzählt sie sehr offen, dass es ihr nach der Geburt ihrer dritten Tochter sehr schlecht ging. Sie war ausgelaugt, müde, desorientiert und hatte massive Schlafstörungen. Und sie hat innerhalb von 6 Monaten 30 Kilo zugenommen. Sie habe wohl eine postpartale Depression, hieß es. Die Schilddrüsendiagnostik verweigerte man ihr – erst ihr HNO-Arzt hat sie ernst genommen und ließ die Schilddrüsen-Parameter bestimmen.

»Mit 29 Jahren hatte ich die Werte einer etwa 80-Jährigen. Und jetzt, mit Ende 40, habe ich einen Hormonspiegel wie eine 40-Jährige – und zwar, wenn ich keine Hormone nehme. Ich habe eine Zeit lang viel genommen, aber inzwischen geht es mir meist gut nur mit Mikronährstoffen und Pflanzen.«

Bei Katharina Burkhardt wurde schließlich die Autoimmunkrankheit »Hashimoto« diagnostiziert. Sie hat immer gewusst, dass ihre Symptome körperlicher Natur sind und nicht psychisch. Obwohl man versucht hat, ihr das Gegenteil einzureden. Vielen Frauen ab 40, und das habe ich aus vielen Interviews herausgehört, verschreibt man Psychopharmaka gegen ihre Stimmungsschwankungen, gegen ihre depressive Verstimmungen, gegen Schlafstörungen. Dabei sind die Hormone einfach oft »nur« in Dysbalance.

Zum Glück ist Katharina Burkhardt eine sehr selbstbewusste Frau – und hat sich auf ihr Bauchgefühl verlassen. Heute geht es ihr gut und sie gibt ihr fundiertes Wissen über Hormone weiter.

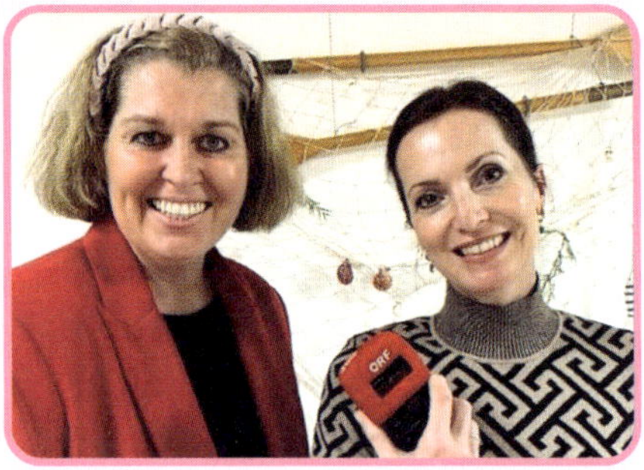

PHDR. KATHARINA MARIA BURKHARDT MSC ist Hormonwissenschaftlerin und seit über 20 Jahren in Forschung, Lehre und Supervision tätig. Sie hat sich auf hormonelle Ungleichgewichte und deren Auswirkungen auf das körperliche und seelische Wohlbefinden spezialisiert. Burkhardt ist Gründerin und heute wissenschaftliche Leiterin der Gesellschaft für humanidente Hormone, die sich der wissenschaftlichen Auseinandersetzung mit humanidenten Hormonen widmet und den fachlichen Austausch im deutschsprachigen Raum fördert.

Sie hält regelmäßig Vorträge und Seminare, tritt als Speakerin bei nationalen und internationalen Kongressen auf und ist Autorin mehrerer Fachbücher zu den Themen Hormone und hormonelle Regulation.

https://katharina-maria-burkhardt.at/
https://humanidente-hormone.at/

Sind die Hormone der Schlüssel zum Wohlbefinden in den Wechseljahren?

Mit den Hormonen ist es wie mit dem Tanzen: Wenn sie nicht im Einklang sind, kommt man ins Stolpern. »Sie sind die wahren Strippenzieher im Körper«, sagt Hormonexpertin Katharina Burkhardt. »Man kommt ins Straucheln, und das Leben kann sehr hart werden, wenn wir von einer Hormondysbalance oder einem Mangel betroffen sind.«

Wir Frauen stolpern ja nicht unbedingt gut informiert durch die Wechseljahre – mir ging es ja genauso. Und ich dachte immer, ich bin eine gut informierte, aufgeklärte, am Leben interessierte Frau. Aber ich stehe, wie viele meiner Freundinnen, vor einem Rätsel, was sich gerade so tut in meinem Körper – oder eben verabschiedet.

Die Wechseljahre beginnen früher, als wir denken

Die Probleme beginnen oft schon ab 35, 40 Jahren. »Da sinkt teilweise schon der Progesteronspiegel und dann kommen die ersten Symptome. Oft sind es psychische Symptome wie Reizbarkeit, Stimmungsschwankungen und so weiter. Das ist eben der Progesteronmangel, und dort sollte man bereits beginnen auszugleichen«, erklärt Burkhardt. In den frühen Wechseljahren, also in der Perimenopause, werden die Eisprünge unregelmäßiger und bleiben immer öfter ganz aus. Der größte Teil des zyklusabhängigen Progesterons wird normalerweise im Gelbkörper nach dem Eisprung gebildet – wenn diese Eisprünge seltener werden, sinkt dieser Anteil zuerst, lange bevor der Estradiolspiegel deutlich abfällt.

Etwas später sinkt das Estradiol ab, da kommen dann diese typischen Wechselbeschwerden, die wir alle kennen, wie Hitzewallungen, Schwitzen, Schlafstörungen und auch Herzbeschwerden wie zum Beispiel Herzklopfen oder Herzrasen. »Es ist wichtig, zuerst ans Progesteron zu denken und dann erst an die Estrogene!«

#WISSEN STATT WUNDERN

Hinweis: PhDr. Katharina Maria Burkhardt legt als Hormonwissenschaftlerin großen Wert auf eine präzise Sprache. Die Schreibweise Estrogene, Estradiol, Estriol *entspricht der internationalen wissenschaftlichen Nomenklatur und wird in Studien und Leitlinien verwendet. Im klinischen Alltag ist hingegen oft von* Östrogenen *die Rede – meist ist damit Estradiol gemeint. Beide Schreibweisen bezeichnen dieselben Hormone. In diesem Kapitel wird daher bewusst die fachlich korrekte Schreibweise mit E verwendet, um hormonelle Zusammenhänge präzise darzustellen.*

Die natürlichen Estrogene E1–E4 einfach erklärt

»Das Östrogen« gibt es so eigentlich gar nicht, wird aber zur einfachen Erklärung verwendet. Wenn wir von Östrogen/Estrogenen sprechen, meinen wir meist nicht ein einzelnes Hormon, sondern eine Gruppe von Estrogenen. Im menschlichen Körper kommen vier natürliche Estrogene vor, die unterschiedliche Aufgaben haben:

Estradiol (E2)

Estradiol ist das **wirksamste und wichtigste Estrogen** im fruchtbaren Alter und in der Perimenopause. Es beeinflusst unter anderem die Temperaturregulation, Stimmung, Knochenstabilität, Haut, Schleimhäute, Gehirn und zahlreiche Stoffwechselprozesse.

Sinkt der Estradiolspiegel, machen sich viele typische Wechseljahrbeschwerden bemerkbar.

Estriol (E3)

Estriol ist ein **mild wirksames Estrogen** mit besonderer Bedeutung für die Schleimhäute. Es wirkt vor allem lokal, etwa im Vaginalbereich, und wird häufig bei Trockenheit, Brennen oder wiederkehrenden Infektionen eingesetzt. Aufgrund seiner geringen systemischen Wirkung gilt Estriol als gut steuerbar.

Estron (E1)

Estron ist das Estrogen, das **nach der Menopause überwiegt**. Es wird unter anderem im Fettgewebe gebildet und wirkt deutlich schwächer als Estradiol. Dennoch hat es weiterhin Einfluss auf Knochen und Stoffwechsel.

Estetrol (E4)

Estetrol ist ein natürliches Estrogen aus der Schwangerschaft. Es weist ein **selektives Wirkprofil** auf und wird derzeit wissenschaftlich weiter erforscht.

Fazit:

Wenn im Alltag von »Östrogen« die Rede ist, ist damit fast immer **Estradiol (E2)** gemeint. Medizinisch korrekt ist jedoch der Sammelbegriff **Estrogene**, weil sich Wirkung, Stärke und Einsatzgebiet der einzelnen Hormone deutlich unterscheiden.

Viele Frauen bemerken die ersten Anzeichen der Wechseljahre nicht unbedingt durch Hitzewallungen. Häufig zeigen sie sich zunächst ganz anders – etwa durch zunehmende Trockenheit der Haut und der Schleimhäute. Viele leiden lange darunter, ohne ihre Beschwerden mit den hormonellen Veränderungen in Verbindung zu bringen. Dabei gibt es gerade für Schleimhauttrockenheit eine schnelle und unkomplizierte Hilfe, sagt Burkhardt:

»Bitte nicht auf Estriol vergessen. Es befeuchtet die Schleimhäute – und das ist unglaublich wichtig, auch für die Psyche. Vor allem für Frauen, die sehr sensibel sind, die vieles wahrnehmen und aufnehmen. Die profitieren oft besonders vom Estriol.« Estriol gehört dorthin, wo es in den Wechseljahren trockener wird. »Also nicht nur in die Vagina oder an die Harnröhre, sondern auch an andere Schleimhäute – etwa in der Nase, an den Augen oder in den Ohren. Es wirkt dort vor allem lokal.«

Gleichzeitig kann Estriol auch systemisch eingesetzt werden. »Man kann es zum Beispiel gemeinsam mit anderen Hormonen auf die Haut auftragen – etwa an den Unterarmen oder in den Kniekehlen. Hormone werden meist gut über die Haut aufgenommen, wenn sie in einer geeigneten Creme- oder Gelbasis verarbeitet sind.«

Wichtig: Alle humandinten Hormone sind natürlich verschreibungspflichtig. Das heißt, es brauchet einen verschreibenden Arzt oder eine verschreibende Ärztin, die diese Hormonmängel erkennt und auch bestätigt und dann das entsprechende Hormon rezeptiert.

Humanidente Hormone

Wir haben bereits gehört, dass Hormone noch immer einen schlechten Ruf haben. Manchmal wirkt es fast so, als wären viele Frauen regelrecht »geimpft« gegen das Thema – als müsste man grundsätzlich Angst vor Hormonen haben. Deshalb lohnt sich ein genauer Blick darauf, was mit sogenannten bioidenten Hormonen eigentlich gemeint ist.

»Bio klingt natürlich erst einmal gut«, sagt Katharina Burkhardt und lacht. Gleichzeitig stellt sie klar, dass der Begriff leicht missverstanden werden kann. Mit »Bio« im Sinne von Lebensmitteln habe das nichts zu tun. Fachlich präziser sei der Begriff **humanident**.

»Bei humanidenten Hormonen haben wir exakt dieselbe chemische Struktur wie bei den Hormonen, die der menschliche Körper selbst bildet«, erklärt sie. »Der Körper erkennt diese Hormone und kann mit ihnen so arbeiten, wie er es gewohnt ist.«

Davon zu unterscheiden sind hormonelle Analoga. »Analoga sind hormonähnliche Stoffe«, sagt Burkhardt. »Sie ähneln den natürlichen Hormonen, sind aber chemisch nicht identisch.« Viele dieser Substanzen werden gezielt eingesetzt – etwa in der hormonellen Verhütung. »Dort ist es erwünscht, dass Rezeptoren blockiert oder dauerhaft besetzt werden, damit eine bestimmte Wirkung entsteht.«

Humanidente Hormone funktionieren anders. »Ein humanidentes Hormon blockiert den Rezeptor nicht«, erklärt Burkhardt. »Es fügt sich in das bestehende hormonelle System ein.« Deshalb eignen sich diese Hormone auch nicht zur Verhütung – sie haben ein anderes Ziel.

Für Burkhardt sind humanidente Hormone vor allem eines: präzise Medizin. »Sie gleichen Mängel aus – nicht mehr und nicht weniger.« Entscheidend sei dabei eine sorgfältige Diagnostik mit Anamnese, Laborwerten und körperlicher Untersuchung sowie eine individuell angepasste Dosierung. »Dann sind Nebenwirkungen in der Regel gering und die Therapie kann gut gesteuert werden.«

Das erfordert allerdings ein Umdenken – sowohl bei Patientinnen als auch in den Ordinationen. Hormone sollten nicht »auf Verdacht« eingesetzt werden, sondern bedarfsgerecht und individuell eingestellt.

Parallel dazu wird auch wissenschaftlich weiter geforscht. Katharina Burkhardt arbeitet derzeit gemeinsam mit der Medizinischen Universität Wien an einer Studie mit rund 100 postmenopausalen Frauen. Untersucht wird, wie sich transdermal aufgetragenes Progesteron – also über die Haut verabreicht – im Körper verhält. Blut- und Speichelmessungen sollen zeigen, welche Dosierungen wirksam sind und gleichzeitig möglichst schonend für den Körper bleiben.

Bisher wird Progesteron häufig in Kapselform eingenommen, manche Frauen verwenden auch vaginale oder rektale Präparate. Die Anwendung über die Haut gilt als eine weitere Möglichkeit, die bei manchen Frauen zu gleichmäßigeren Hormonspiegeln führen kann. Das Ziel der Forschung: Dosierungen möglichst präzise festzulegen – so niedrig wie möglich und so wirksam wie nötig.

Müssen es immer Hormone sein?

Es kommt auf die Stärke der Beschwerden an. Bei leichten Symptomen können Pflanzenextrakte und Mikronährstoffe spürbar stützen; bei ausgeprägten Beschwerden reichen sie allein oft nicht. Der kluge Weg ist die Kombination. »Zu einem bioidenten Hormon würde ich immer Cofaktoren geben – Vitamine, Mineralstoffe und Spurenelemente. Sonst wird eine humanidente Hormontherapie schnell zur reinen Symptombehandlung«, erklärt Katharina Burkhardt. Ziel ist es, den Körper so zu unterstützen, dass auch die eigene Hormonproduktion – nicht nur in den Eierstöcken, sondern auch in der Nebennierenrinde – wieder besser anspringen kann.

Wie entscheidend eine saubere Diagnostik ist, zeigt Burkhardts eigene Geschichte: Nach der Geburt ihres dritten Kindes wurden ihre Beschwerden lange psychisch gedeutet, erst Blut- und Schilddrüsenwerte zeigten die körperliche Ursache.

Burkhardt nimmt selbst humanidente Hormone in der niedrigsten Dosis, die sie braucht, ergänzt durch Mikronährstoffe und Pflanzen. Ihre Erfahrung zeigt: Mit sorgfältiger Diagnostik, maßvoller Hormontherapie und der richtigen Begleitung lässt sich hormonelle Stabilität oft wieder herstellen.

Kein großes Geld mit humanidenten Hormonen

Mit humanidenten Hormonen lässt sich kaum großes Geld verdienen. Sie sind körperidentisch und deshalb in ihrer Grundform nicht patentierbar. Ohne Patent gibt es kein exklusives Vermarktungsrecht – und damit für große Pharmaunternehmen wenig wirtschaftlichen Anreiz, umfangreiche Studienprogramme zu finanzieren.

Analoga – also hormonähnliche, aber chemisch veränderte Nachbildungen körpereigener Hormone – wurden über viele Jahre intensiver erforscht, auch weil sie patentierbar und damit wirtschaftlich attraktiver sind. Das erklärt, warum Frauen und Ärzt:innen sich zu humanidenten Hormonen oft selbst genauer informieren müssen.

Humanidente Hormone können den gestörten Hormonhaushalt stabilisieren und damit Funktionen wie Thermoregulation, Schlaf-Wach-Rhythmus, Stimmung, kognitive Leistungsfähigkeit sowie die Gesundheit von Schleimhäuten, Muskeln und Gelenken positiv beeinflussen. Typische Beschwerden der Wechseljahre – etwa Hitzewallungen, Schlafstörungen, Reizbarkeit, Konzentrationsprobleme oder Gelenk- und Muskelschmerzen – können dadurch deutlich gelindert werden.

Vorsorgen mit humanidenten Hormonen

Inzwischen rückt neben der Linderung akuter Beschwerden auch der **präventive Nutzen** einer gut eingestellten humanidenten Hormontherapie immer stärker in den Fokus. Humanidente Hormone können – richtig eingesetzt – helfen, das Risiko für typische Alterskrankheiten wie Osteoporose, bestimmte Demenzformen, Inkontinenz oder Herz-Kreislauf-Erkrankungen wie Herzinfarkt und Schlaganfall zu senken, erklärt Katharina Burkhardt. »Wir nennen das Geroprotektion. Wir wollen Menschen im Alter vor Erkrankungen schützen, die später auftreten könnten.«

Der Knochenschutz ist dabei am solidesten belegt: Eine rechtzeitig begonnene Estradiol-Therapie senkt das Frakturrisiko spürbar. Beim Herz-Kreislauf-System gilt das Prinzip des Timings: »Es gibt ein Window of Opportunity – ideal ist der Beginn in der Peri- oder frühen Postmenopause, jedenfalls nicht später als rund zehn Jahre nach der Menopause.« In dieser frühen Phase kann eine sorgfältig eingestellte Therapie bei gesunden Frauen günstige Effekte auf Herzinfarktrisiken haben. Sehr späte Einstiege müssen dagegen individuell und zurückhaltend abgewogen werden.

Bezüglich der Gehirngesundheit gibt es Hinweise, dass frühe, maßvolle Estradiol-Zufuhr kognitive Stabilität unterstützen kann – eindeutige Langzeitdaten sind hier differenziert, deshalb betont Burkhardt die individuelle Abklärung.

Im urogenitalen Bereich sind die Vorteile besonders greifbar: Lokales Estriol stärkt die Schleimhäute, lindert Beschwerden und kann wiederkehrenden Harnwegsinfekten und Inkontinenz-Symptomen entgegenwirken. »Die Dosis wird so niedrig wie möglich, aber so wirksam wie nötig gewählt«, so die Expertin. Auch die geeignete Form und der richtige Applikationsweg – häufig transdermal oder lokal – werden sorgfältig bestimmt. Kontraindikationen werden geprüft und regelmäßige Kontrollen gehören immer dazu.

Testosteron für Frauen

Auch Testosteron spielt im weiblichen Hormonhaushalt eine Rolle – obwohl es meist als »Männerhormon« bezeichnet wird. In bestimmten Situationen kann es sinnvoll sein, auch diesen Hormonspiegel genauer anzusehen und gegebenenfalls auszugleichen. Dabei geht es nicht um Schönheitsmedizin, sondern – wo sinnvoll – um Sexualität, Muskelkraft, die Funktion von Beckenboden und Blase, Energie, Selbstwert und auch um die Psyche.

»Bei Frauen brauchen wir natürlich viel niedrigere Dosierungen. Testosteron ist wichtig für Blasen- und Herzgesundheit, für Selbstwert, Energie und Kraft«, sagt Katharina Burkhardt.

Offiziell zugelassen ist die Therapie derzeit vor allem bei Libidomangel. In der Praxis erfolgt die Anwendung häufig off-label – individuell dosiert, meist als magistrale Rezeptur aus der Apotheke.

Testosteron kommt aktuell noch zurückhaltend zum Einsatz, etwa bei schwindender Libido oder bestimmten funktionellen Beschwerden.

Thema Schilddrüse

Die Schilddrüse ist eine stille Taktgeberin der Frauengesundheit – und in den Wechseljahren besonders sensibel. »Die Schilddrüsenleistung nimmt im Laufe des Lebens ab – und durch den Rückgang von Progesteron und Estradiol bekommt sie weniger Unterstützung als zuvor«, erklärt Katharina Burkhardt.

Sie spricht dabei nicht nur als Expertin, sondern auch aus eigener Erfahrung: Bei ihr wurde Hashimoto diagnostiziert. Diese persönliche Geschichte macht ihre Botschaft umso klarer: Eine sorgfältige Abklärung, eine maßvolle Hormontherapie und die Stärkung der Grundlagen können spürbar Stabilität zurückbringen.

Deshalb gehört die Schilddrüse bei der Abklärung rund um die Wechseljahre immer mit dazu – gemeinsam mit Leber und Darm, die den Hormonstoffwechsel mittragen. Wenn Eisprünge seltener werden und Progesteron sinkt, kann die innere Balance ins Wanken geraten. Ein gut eingestelltes Progesteron kann die Schilddrüsenfunktion funktionell unterstützen.

Wichtig ist auch die Nebennierenrinde. Sie bildet Cortisol und ist Teil der HPA-Achse.

»Steht die Nebennierenrinde unter Dauerstress, leidet die Schilddrüse mit«, so die Expertin. Der Wechsel allein macht es nicht leichter – viele Frauen sind beruflich am Zenit, tragen Care-Arbeit und mentale Last.

Umso wichtiger werden kleine, konsequente Schritte: Schlaf stabilisieren, Stress senken, Mikronährstoffe auffüllen, Hormonmängel maßvoll ausgleichen – dafür plädiert Burkhardt. So findet der Körper zurück in einen Rhythmus, der trägt und die Schilddrüse darf leiser arbeiten, aber verlässlich.

#WISSEN STATT WUNDERN:

Die Nebennierenrinde

Die Nebennierenrinde ist eine kleine Hormonfabrik, die oben auf jeder Niere sitzt. Sie bildet vor allem Cortisol, ein Stress- und Energiehormon, das hilft, den Körper auf Belastungen vorzubereiten und danach wieder ins Gleichgewicht zu kommen. Cortisol beeinflusst unter anderem den Tagesrhythmus (morgens höher), unsere Stressreaktion und indirekt auch den Schlaf.

Außerdem produziert die Nebennierenrinde kleine Mengen an Sexualhormon-Vorstufen (zum Beispiel DHEA). Diese werden in den Wechseljahren wichtiger, weil die Eierstöcke weniger liefern; sie können Antrieb, Muskelkraft, Stimmung und Libido unterstützen.

Wenn Estrogene und Progesteron sinken, wird das Stresssystem oft empfindlicher: Dauerhaft hoher Stress kann die Cortisolkurve verschieben – mögliche Folgen sind Schlafstörungen, innere Unruhe und mehr Bauchfett. Deshalb ist die Nebennierenrinde in den Wechseljahren so wichtig: Sie hilft, das Stress- und Energiegleichgewicht zu halten, während sich die übrigen Hormone neu sortieren.

Wichtiger Baustein zu mehr Wohlbefinden: Selbstfürsorge

Selbstfürsorge ist in den Wechseljahren kein Luxus, sondern ein wichtiger Baustein für mehr Wohlbefinden – gerade wenn Alltag, Job und Mental Load viel Raum einnehmen. »Wir schauen immer, dass es allen anderen gut geht – und kommen dann irgendwann zum Schluss oder nicht mal da«, sagt Katharina Burkhardt. Ihr freundlicher Reminder: »Man darf sich zwischendurch an die erste Stelle setzen.«

Schon kleine Rituale können helfen, wieder bei sich anzukommen. Burkhardt empfiehlt zum Beispiel eine sanfte Schilddrüsenmassage: ein- bis zweimal täglich den Halsbereich für einige Minuten massieren – gern mit einem Öl oder einer Creme. »Man tut sich etwas Gutes – und über die Gewebemassage schenkt man der Region Aufmerksamkeit und Entlastung.«

Auch kurze Pausen sind wichtig. »Ein paar Mal am Tag ausklinken – Me-Time.« Das kann ein Moment auf der Toilette sein, ein kurzer Spaziergang im Wald, ein paar tiefe Atemzüge oder einfach kurz den Platz wechseln. »Es braucht nicht viel, es muss kein Geld kosten.«

Mission Aufklärung ist auf Schiene

Wenn es um Aufklärung geht, bewegt sich viel – und Katharina Burkhardt ist mittendrin. Sie reist durchs Land, schult Ärztinnen, Ärzte und Gesundheitsfachpersonen und baut Brücken zwischen Praxis und Patientinnen.

In der Praxis zeigt sich, wie groß der Bedarf an Aufklärung noch ist. Während junge Frauen die Pille selbstverständlich erhalten, müssen Frauen in der Lebensmitte für bioidente Präparate oft sehr bestimmt eintreten. Katharina Burkhardt erklärt die Zurückhaltung so:

»Wir sind gewohnt, die Antibabypille als große Errungenschaft zu sehen – zu Recht. Bei den humanidenten Hormonen ist man dagegen vorsichtig.« Häufig liege das an einer Verwechslung: »Viele unterscheiden nicht klar zwischen humanidenten Hormonen und der alten ›klassischen‹ Hormon-Ersatztherapie.«

Ihr Fazit: »Wissenschaftlich hinschauen, Leitlinien studieren.« Humanidente Hormontherapie gehöre in die Hände gut ausgebildeter Ärztinnen und Ärzte.

Eine humanidente Hormontherapie ist immer individuell – sie entsteht Schritt für Schritt, angepasst an Körper und Lebenssituation. Dosierungen werden behutsam eingestellt, entweder mit Fertigarzneien oder individuell hergestellten Rezepturen aus der Apotheke. Danach folgt eine Phase des Beobachtens und Nachjustierens.

»Wichtig ist nicht nur der Laborwert, sondern vor allem: Wie geht es der Frau?«, sagt Burkhardt.

»Wir sind nicht hier, um zu leiden«

Wir müssen uns nicht mit den belastenden Begleiterscheinungen der Wechseljahre abfinden – davon ist die Hormonexpertin überzeugt:

»Wir sind hier, um das Leben zu genießen. Natürlich bringt das Leben Herausforderungen mit sich. Aber ich finde, dass wir Frauen mit den Hormonen unterstützt werden sollten, die wir brauchen, um diese Zeit gut zu bewältigen. Wenn ich durch Hormonmangel ausgebrannt und leer bin, wird alles schwerer. Gerade heute, mit all den zusätzlichen Belastungen, müssen wir hier umdenken. Das gehört endlich in die Köpfe.«

Was würden Sie auf ein PLAKAT schreiben, und es für mehr Aufklärung in die Höhe halten?

»Alles ist möglich.«

Ja, daran glaube ich. Also ich habe immer gesagt, nichts ist unmöglich, aber tatsächlich würde ich sagen: Alles ist möglich. Und gemeinsam schaffen wir das.

Warum sind die Wechseljahre noch ein Tabu, PhDr. Burkhardt?

»Alles, was nichts mit Leistung und Funktionieren zu tun hat, wird oft weggesperrt. Wir wollen nicht hinschauen, vielleicht auch, weil wir uns ohnmächtig fühlen und nicht wissen, wie wir etwas ändern können. Frauen sollen in ihren vielen Rollen funktionieren – und viele wollen sich selbst nicht eingestehen, dass es manchmal zu viel wird.«

Was ich gelernt habe:

Wir müssen gut auf uns schauen – und vor allem früh hinschauen, wenn die ersten Zeichen der Wechseljahre auftauchen. Ich wünsche mir Ärztinnen und Ärzte, die zuhören, uns ernst nehmen und mit uns gemeinsam sortieren, was der Körper gerade braucht. Oft ist Progesteron der erste sanfte Hebel, wenn Zyklen unregelmäßiger werden – nicht umsonst nennen viele es das »Chill-Hormon«. Gleichzeitig gehört die Schilddrüse in dieser Lebensphase mitgedacht: Sie ist oft mitbetroffen, Hashimoto ist keine Seltenheit, und je genauer wir hinsehen, desto klarer werden die Zusammenhänge. Eine humanidente Hormontherapie ist immer individuell. Sie braucht Zeit, Geduld und kleine Anpassungen, bis sie wirklich trägt. Und sie wirkt besser, wenn die Mikronährstoffe stimmen: Vitamine, Mineralstoffe, Spurenelemente sind keine Nebensache, sondern Mitspielerinnen.

Ebenso wichtig sind die Pausen – die großen, wenn sie möglich sind, und die kleinen im Alltag, die uns atmen lassen und das Nervensystem beruhigen. Am Ende bleibt mein Lieblingssatz dieses Kapitels: **Wir sind nicht hier, um zu leiden – wir sind hier, um zu genießen.**

Wissen nimmt uns die Angst – und auch das Timing zählt. Die Therapie ist umso sicherer, je individueller sie geplant und begleitet wird – mit Blick auf Knochen, Herz, Gehirn, Blase und auf das, was eine Frau im Alltag wirklich spürt.

#WISSEN STATT WUNDERN

Humanidente Hormone

Progesteron – das »Chill-Hormon«

Sinkt oft als erstes (ab Mitte/Ende 30). Ein Mangel kann innere Unruhe, Ängste, Reizbarkeit, Schlafstörungen und Zykluschaos verstärken. Progesteron beruhigt, stabilisiert den Schlaf und schützt oral zugeführt oder vaginal angewendet – bei Estradiol-Zufuhr– die Gebärmutterschleimhaut.

Estradiol (E2) – Kraft & Klarheit

Regelt u. a. Thermoregulation, Gefäße, Knochen, Haut, Schleimhäute, Gelenke, Stimmung und Konzentration. Wenn E2 fällt, häufen sich Hitzewallungen, Nachtschweiß, Gelenkschmerzen, Brain Fog und Stimmungstiefs. Bevorzugt transdermal (meist Gel, Creme, Spray, in Deutschland auch Pflaster) angewendet, weil so die Leber geschont und das Thromboserisiko günstiger beeinflusst wird.

Estriol (E3) – das Schleimhauthormon

Ein mildes Estrogen, das vor allem lokal eingesetzt wird: Es unterstützt die Regeneration von Schleimhäuten in Vagina, Harnröhre, Blase, aber auch an Augen, Nase und Ohren. Es kann Trockenheit, Schmerzen beim Sex und wiederkehrenden Harnwegsinfekten entgegenwirken und wird oft auch im höheren Alter gut vertragen.

Testosteron – Power auch für Frauen

Frauen bilden und brauchen Testosteron ebenfalls: in sehr niedriger Dosierung kann es – ärztlich begleitet – Libido, Muskelkraft, Beckenboden/Blase, Antrieb, Selbstwert und Psyche unterstützen. In Europa ist es derzeit vor allem off-label im Einsatz und wird individuell (magistral) verordnet.

Timing ist entscheidend – »Window of Opportunity«

Für viele präventive Effekte (Knochen, Herz-Kreislauf, Gehirn) scheint der Startzeitpunkt wichtig zu sein: idealerweise in der Peri- oder frühen Postmenopause, grob innerhalb von zehn Jahren nach der Menopause. Mittlerweile vermutet man: Je früher starten, desto besser – immer individuell geprüft und angepasst.

Sicherheit: so niedrig wie möglich, so wirksam wie nötig

Eine Behandlung mit bioidenten Estrogenen erfolgt nach sorgfältiger Anamnese, Laboruntersuchungen und ärztlicher Abklärung in individuell angepasster Dosierung. Bei Frauen, die ihre Gebärmutter noch haben, braucht jede Estrogentherapie, die im ganzen Körper wirkt, **einen verlässlichen Schutz der Gebärmutterschleimhaut**. Dieser Schutz wird durch die zusätzliche Gabe von Progesteron erreicht und ist notwendig, um eine übermäßige Schleimhautvermehrung zu verhindern.

Regelmäßige Kontrollen, Verlaufsgespräche und eine gute Aufklärung gehören immer zu einer sicheren Hormontherapie dazu.

Hormone wirken nie allein

Hormone wirken nie isoliert. Schilddrüse, Nebennierenrinde, Leber, Darm und Mikronährstoffe wie Selen, Eisen, Vitamin D oder B-Vitamine spielen immer mit. Eine bioidente Hormontherapie wirkt deshalb am besten, wenn sie eingebettet ist in Lebensstil, Nährstoffversorgung und Selbstfürsorge – und wenn Frauen gut informiert, ernst genommen und orthomolekular medizinisch begleitet werden.

First-Pass-Effekt – oder die Leber »umgehen«

Wie ein Hormon verabreicht wird, beeinflusst Wirkung und Sicherheit: Wird es geschluckt, gelangt es zunächst über den Darm in die Leber (First-Pass-Effekt). Dabei kann es – insbesondere bei Estradiol – zu Veränderungen im Stoffwechsel kommen, auch in der Blutgerinnung.

Deshalb wird Estradiol in den Wechseljahren häufig über die Haut angewendet, etwa als Gel, Creme oder Spray. Die Leber-Erstrunde wird umgangen, die Hormonspiegel sind gleichmäßiger, und bestimmte Risiken gelten als geringer.

Vaginale Anwendungen – vor allem mit Estriol – wirken überwiegend lokal, etwa bei Trockenheit oder Reizblase, und führen nur zu sehr geringen systemischen Spiegeln.

Derzeit wird an einer transdermalen Anwendung von Progesteron in Österreich geforscht.

Welche Form »am besten« ist, hängt von Zielen, Vorerkrankungen und Verträglichkeit ab: so niedrig wie möglich, so wirksam wie nötig – und ärztlich begleitet.

KAPITEL 5
Wichtiges Wechseljahre-Wissen
Mit Prim. a. D. Dr. Hans Concin

Vielleicht hast du dir diese Frage auch schon einmal gestellt: **Warum gibt es die Wechseljahre überhaupt?** Warum endet die weibliche Fruchtbarkeit vergleichsweise früh, während wir heute noch Jahrzehnte weiterleben?

Medizinisch lässt sich gut beschreiben, was in dieser Lebensphase passiert. Das Warum führt weiter zurück – in die Evolution des Menschen. Prim. a. D. Dr. Hans Concin nähert sich dieser Frage nicht nur gynäkologisch, sondern auch evolutionsbiologisch. Er verweist auf eine Erklärung, die seit vielen Jahren diskutiert wird: die sogenannte Großmutterhypothese.

Sie beginnt mit einer Beobachtung, die viele überrascht: Menschenfrauen gehören zu den wenigen Spezies, bei denen die Fruchtbarkeit lange vor dem Lebensende endet. Bei den meisten Säugetieren liegen Fortpflanzungsfähigkeit und Lebensende deutlich näher beieinander. Beim Menschen ist das anders. Frauen leben nach der Menopause oft noch viele Jahrzehnte weiter – ein biologisches »Luxusmodell«, das erklärt werden will.

Um das zu verstehen, lohnt sich ein Blick auf den menschlichen Nachwuchs. »Kein anderes Säugetier kommt so unreif und hilfsbedürftig zur Welt wie der Mensch. Die Vergrößerung des Gehirns im Lauf der Evolution machte eine frühere Geburt notwendig – mit einem entscheidenden Effekt: Kinder brauchen sehr lange, bis sie selbstständig sind. Genau hier setzt die Großmutterhypothese an«, erklärt Dr. Concin.

Studien aus Anthropologie, Evolutionsbiologie und Demografie zeigen, dass Kinder in frühen menschlichen Gemeinschaften bessere Überlebenschancen hatten, wenn Großmütter präsent waren – besonders mütterliche Großmütter. Sie unterstützten bei der Versorgung, halfen bei der Nahrungssuche, übernahmen Betreuung und gaben Wissen weiter. Evolutionsbiologisch zählt nicht nur, wie viele Kinder eine Frau bekommt, sondern auch, wie erfolgreich ihre Gene in der nächsten Generation weitergegeben werden. Frauen, die nach ihrer eigenen Fruchtbarkeit lange genug lebten, um ihre Enkel zu unterstützen, erhöhten so indirekt den Fortpflanzungserfolg ihrer Familie.

So könnte sich beim Menschen – im Unterschied zu fast allen Tierarten – eine lange Lebensphase nach der Fruchtbarkeit entwickelt haben. Die Wechseljahre wären demnach kein biologischer Fehler, sondern Teil einer erfolgreichen evolutionären Strategie.

Und genau hier schlägt Dr. Hans Concin die Brücke in unsere Gegenwart: Wenn die Natur uns eine so lange Lebensphase schenkt, stellt sich nicht die Frage, ob wir durch die Wechseljahre gehen, sondern wie. Wie gut wir informiert sind. Wie ernst wir unsere Symptome nehmen. Und wie viel Raum wir dieser Phase geben – medizinisch, gesellschaftlich und persönlich.

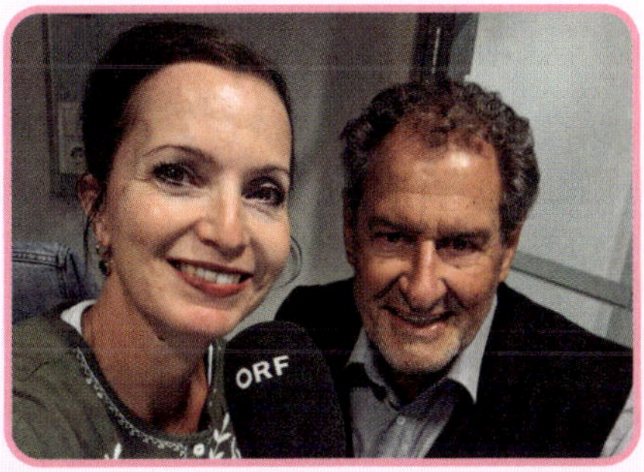

PRIM. A. D. DR. HANS CONCIN ist Facharzt für Frauenheilkunde und Geburtshilfe. Er war 29 Jahre lang Primar der gynäkologisch-geburtshilflichen Abteilung am Landeskrankenhaus Bregenz und hat dort die Versorgung von Frauen über Jahrzehnte mitgeprägt.

Seit rund 45 Jahren engagiert er sich ehrenamtlich im Arbeitskreis für Vorsorge- und Sozialmedizin (aks). Dr. Concin ist langjähriger Referent beim Menopausekongress in Wien, hält Fortbildungen für die Ärzteschaft ebenso wie Vorträge für Laien und verfasst regelmäßig Kommentare zur Frauengesundheit, unter anderem in den *Vorarlberger Nachrichten*.

Wir müssen wissen, was da passiert

Gutes Wechseljahre-Wissen ist essenziell für uns Frauen, sagt Dr. Concin. Ein Arzt, der fast so viele Jahre Berufserfahrung hat, wie Frauen im Durchschnitt alt sind, wenn sie in die Wechseljahre kommen – knapp 50 Jahre. Er ermutigt uns Frauen, offen über unsere Gesundheit zu sprechen:

»Redet darüber, mit den Freundinnen, mit der Umgebung, mit dem Arzt, sich Zeit nehmen, offen sein, ehrlich sein – und das kann eine Weichenstellung sein für viele Jahre. Weil Wechseljahre können zehn, zwanzig Jahre dauern. Und deshalb ist es wichtig, dass man initial das Richtige macht und dann jahrelang davon profitiert.«

Ich staune jedoch immer wieder, was wir Frauen doch alles zu hören bekommen auf unserem Weg durch die Wechseljahre. Wenn du eine Frauenärztin oder einen Frauenarzt hast, bei der oder dem du dich gut beraten und aufgehoben fühlst, dann darfst du dich glücklich schätzen. Denn so geht es leider noch nicht allen Frauen. Viele suchen jahrelang nach einer guten Beratung, zahlen oft wirklich viel Geld und fühlen sich in den Wechseljahren mit ihren Symptomen sehr alleingelassen.

Isabella: »Ich habe sehr starke Wechselbeschwerden – das volle Programm. Extreme Hitzewallungen, als hätte ich plötzlich 39 Grad Fieber, dazu Herzrasen oder Herzstolpern. Ich bin ständig müde, habe Konzentrationsprobleme und kaum noch Energie. Stimmungsschwankungen gehören auch dazu – und das alles neben meinem Full-Time-Job.«

Caro: »Bei mir hat alles mit 51 oder 52 begonnen. Zuerst kamen Hitzewallungen, die schnell stärker wurden. Nachts bin ich ständig aufgewacht. Ich dachte schon, ich hätte Depressionen. Auch Hüft- und Gelenkschmerzen haben mich stark belastet. Anfang 50 habe ich mir irgendwann gesagt: So will ich nicht weitermachen.«

Tanja: »Rückblickend hat bei mir alles schon mit 39 begonnen. Ich hatte schlaflose Nächte und stand manchmal um zwei Uhr auf, um den Haushalt zu machen – entsprechend erschöpft war ich am nächsten Tag. Erst Jahre später stellte sich heraus, dass ich eine starke Blutarmut hatte. Meine Menstruationen dauerten teilweise fast einen Monat. Man wollte mir Hormone geben, um die Blutungen zu stoppen, aber ich hatte große Angst davor, weil mir damals die Informationen fehlten. Später wurden die Zyklen unregelmäßig, und ich merkte: Ich komme langsam in die Wechseljahre.«

Was sich durch all diese Erzählungen zieht: Viele Frauen wissen lange Zeit schlicht nicht, was mit ihnen passiert. Die Symptome kommen schleichend, wirken widersprüchlich, passen in kein klares Bild. Erst jetzt wird offener darüber gesprochen, dass Wechseljahre viele Gesichter haben können – und dass sie Frauen mitten im Berufsleben, mit Familie, Verantwortung und hoher Belastung treffen. Für viele beginnt der Weg nicht mit einer klaren Diagnose, sondern eher mit einem ungewissen Gefühl: So wie früher ist es nicht mehr – aber niemand hat mir erklärt, warum. An diesem Punkt wirkt Wissen entlastend.

Und oft führt genau dieses Wissen zur nächsten Frage: **Brauche ich hormonelle Unterstützung?** Wenn Beschwerden klar mit dem Hormonmangel zusammenhängen, kommen bioidentische Hormone ins Spiel. Sie haben die gleiche chemische Struktur wie jene Hormone, die der menschliche Körper selbst bildet, docken an denselben Rezeptoren an und können helfen, hormonelle Ungleichgewichte abzufedern. Dr. Hans Concin bringt es aus seiner langjährigen Erfahrung so auf den Punkt: »Bioidentische Hormone sind ein Geschenk für Frauen mit Wechseljahrsbeschwerden.«

Denn Frauen kommen sehr unterschiedlich in die Wechseljahre. »Wir haben Frauen, die kommen erst mit 57, 58 in den Wechsel. Und es gibt Frauen, die kommen sehr, sehr früh in den Wechsel. Die Jüngste, die mir untergekommen ist, war 15 Jahre alt. Durchschnittlich kommt eine Frau etwa mit 50, 51 Jahren in den Wechsel – aber mit einer großen Streubreite, in erster Linie genetisch bedingt. Ein bisschen kann man sich auch an der Mutter orientieren.«

Für Frauen, die besonders früh betroffen sind, kann das gesundheitliche Folgen haben – etwa in Bezug auf Knochen, Herz-Kreislauf und Psyche. Hier können Hormone ausgleichen, was der Körper nicht mehr selbst leistet. »Wir machen da eigentlich nichts anderes, als dass wir sagen: Okay, wir bringen jetzt die Frauen in den Bereich, wo vielleicht die Freundin von Natur aus ist. Und da ist einfach kein Unterschied. Das natürliche, völlig idente Östrogen (Estradiol) kommt in die Blutbahn und wirkt dort im ganzen Körper. Der Körper kann nicht unterscheiden, kommt es jetzt aus dem Eierstock oder über die Haut ins Blut.«

Auch zur Evidenz ist Concin klar: »Die Wirksamkeit der Hormone ist mit unzähligen Studien nachgewiesen. Und wenn ich eine natürliche Substanz in einer niedrigen Dosierung richtig verabreiche und die Frau typische Symptome eines Hormonmangels hat, dann ist diese Therapie sicher, wichtig und indiziert.«

Natürlich sind bioidente Hormone kein Allheilmittel. Dr. Concin betont: »Damit

Frauen gut durch die Wechseljahre kommen und gesund in die nächsten, im besten Falle 30, 40 Jahre starten, sind bioidentische Hormone einfach ein Teil des großen Ganzen.« Dazu gehören genauso Bewegung, gesunde Ernährung, Nährstoffe – und vor allem Stressreduktion. Die Wechseljahre sieht er als Einladung, den eigenen Lebensstil ehrlich anzuschauen und, wo nötig, zu verändern.

Spannend ist, dass bei unseren Feuerfrauen-Treffen in Vorarlberg genau dieses Thema – bioidente Hormone – immer wieder große Aufmerksamkeit bekommt. Frauen tauschen sich über die richtige Anwendung, die ideale Dosierung und ihre Erfahrungen aus. Für Dr. Concin ist klar: »Warum sollen die Frauen, die enorme Wechselbeschwerden durch das Wenigerwerden der Hormone haben, leiden, wenn man dagegen eben mit bioidenten Hormonen arbeiten kann?«

Zurückhaltung beim Thema Hormone

Dass sich heute dennoch nicht alle Gynäkologinnen und Gynäkologen im Umgang mit Hormonen sicher fühlen, hat aus seiner Sicht weniger mit mangelndem Interesse zu tun als mit strukturellen Gründen. »Wenn ich etwas nicht praktiziere, fühle ich mich unsicher. Das ist wie ein Internist, der Diabetes sieht, aber nie mit Insulin behandelt – der fühlt sich auch nicht sicher.«

Hinzu kommt eine stark spitalszentrierte Ausbildung. »Kaum eine Frau kommt wegen Wechseljahrsbeschwerden ins Spital. Dort wird hervorragende High-Tech-Medizin gemacht, aber weniger Lebensqualitätsmedizin. In der Ausbildung lernen viele Ärztinnen und Ärzte operieren und andere Dinge, die sie in der Praxis später kaum brauchen – und genau diese Themen kommen zu kurz.«

So erklärt sich, warum beim Thema Hormontherapie oft Zurückhaltung spürbar ist – und warum diese Unsicherheit sich in der Beratung auch auf die Frauen überträgt. Viele Patientinnen nehmen das wahr, und nicht selten verstärkt es ihre eigenen Zweifel.

Dr. Concin spricht offen von »einer Wüste in der Hormontherapie«, die sich über Jahrzehnte entwickelt habe. Gleichzeitig betont er, dass sich gerade vieles verändert: durch Fortbildungen, durch das Engagement des Arbeitskreises für Vorsorge und Sozialmedizin und durch ein wachsendes öffentliches Interesse. Allein 2024 nahmen rund 80 Frauenärzt:innen an einer seiner Fortbildungen teil – mit sehr positiver Resonanz.

Ein weiterer Punkt spielt aus seiner Erfahrung ebenfalls eine Rolle: die Angst vieler Frauen. »Viele Kollegen hätten eigentlich das Gefühl, sie könnten Hormone anbieten, stoßen aber auf eine völlige Ablehnung. Und wenn dann Zeitmangel dazukommt, führen diese Gespräche oft zu einer Sackgasse.«

Damit wird klar: Eine Therapie braucht Offenheit auf beiden Seiten. Nur wenn Ärzt:innen sich sicher fühlen – und Frauen gut informiert und bereit sind, eine Behandlung zu prüfen, kann eine Hormontherapie ihr Potenzial entfalten.

Ein Recht auf Behandlung

Besonders eindrücklich sind seine Beispiele aus der Praxis: »Ich habe immer wieder Frauen vor mir sitzen, die nach einer langen Odyssee zu mir kommen und gleich beim Hereinkommen sagen: ›Herr Doktor, wenn

Sie mir nicht helfen, gebe ich mir die Kugel.‹« So massiv können die Beschwerden sein – körperlich wie psychisch.

Für Dr. Concin ist deshalb klar: »Frauen haben ein Recht auf Behandlung – zuerst auf eine gründliche Diagnostik und dann auf eine passende Therapie.«

Dass Wechseljahresbeschwerden eine eigenständige Diagnose sein können, ist nicht nur die Einschätzung einzelner Ärztinnen und Ärzte. Die Weltgesundheitsorganisation (WHO) führt Beschwerden rund um die Menopause als eigene Gesundheitsstörung mit einem ICD-Code.

Der ICD-Code ist ein international gültiges Klassifikationssystem für Krankheiten und Gesundheitsprobleme. Er dient Ärztinnen und Ärzten weltweit als gemeinsame Sprache – für Diagnosen, medizinische Dokumentation, Abrechnung und Forschung. Kurz gesagt: Was einen ICD-Code hat, gilt medizinisch als real, relevant und behandlungsbedürftig.

Dass Wechseljahresbeschwerden dort erfasst sind, macht eines deutlich: Diese Symptome sind weder eingebildet noch »Befindlichkeiten«. Sie sind offiziell anerkannt – und damit etwas, das ernst genommen, abgeklärt und behandelt werden darf. Medizinisch. Und gesellschaftlich.

#WISSEN STATT WUNDERN

Die WHI-Studie – warum sie für so viel Verunsicherung gesorgt hat

Im Jahr 1991 startete in den USA die Women's Health Initiative (WHI) – eine der größten Studien zur Frauengesundheit überhaupt. Mehr als 160.000 Frauen machten mit. Ein Teil davon nahm an den sogenannten Hormon-Studienarmen teil – also an jenen Gruppen innerhalb der Studie, in denen gezielt Hormontherapien mit Placebo verglichen wurden. Viele dieser Teilnehmerinnen waren allerdings schon deutlich über 50, im Durchschnitt etwa 63 Jahre alt – also oft seit vielen Jahren in der Postmenopause. Untersucht werden sollte vor allem, ob eine Hormonersatztherapie ältere Frauen vor Herz-Kreislauf-Erkrankungen schützen kann.

Das eigentliche Problem: Im Fokus standen nicht jene Frauen, die wir heute als »klassische« Zielgruppe sehen – also Frauen rund um die Menopause, die wegen starker Beschwerden eine Therapie beginnen. Außerdem wurde eine Hormon-Kombination verwendet, die heute nicht mehr dem Stand der modernen Medizin entspricht: ein orales, konjugiertes Östrogen (CEE) – ursprünglich aus dem Urin trächtiger Stuten gewonnen – kombiniert mit einem synthetischen Gestagen (Medroxyprogesteronacetat). Diese Substanzen unterscheiden sich in Struktur, Stoffwechsel und Wirkung deutlich von den heute eingesetzten humanidenten Hormonen.

Als 2002 die ersten Ergebnisse der WHI-Studie veröffentlicht wurden, wirkte das wie ein Schock: In der Gruppe mit kombinierter Hormontherapie traten mehr

Brustkrebsfälle, mehr Schlaganfälle, mehr kardiovaskuläre Ereignisse (u.a. Herzinfarkte) und auch mehr Lungenembolien auf als in der Placebogruppe. Die Studie wurde vorzeitig beendet, die Medien berichteten weltweit. Zurück blieb vor allem eine Schlagzeile: *Hormone erhöhen das Krebsrisiko.* Millionen Frauen setzten ihre Therapie ab, viele Ärztinnen und Ärzte verschrieben von einem Tag auf den anderen keine Hormone mehr.

Erst die genauere Auswertung in den Folgejahren hat gezeigt, dass man viel differenzierter hinsehen muss: Die erhöhten Risiken betrafen vor allem ältere Frauen, die schon lange nach der Menopause waren und genau diese spezielle Kombination aus konjugierten Östrogenen und synthetischem Gestagen einnahmen. Für jüngere Frauen um die 50, bei denen die Menopause gerade beginnt und die wegen starker Beschwerden eine Therapie starten, zeigt sich in späteren Auswertungen ein deutlich anderes Bild. Wird die Therapie rund um den Beginn der Menopause gestartet, fällt das Nutzen-Risiko-Verhältnis deutlich günstiger aus. WHI-Forscher:innen haben später betont, dass die Studie in erster Linie als Präventionsstudie für chronische Erkrankungen bei älteren Frauen gedacht war – nicht als allgemeine Warnung für alle Frauen in den Wechseljahren.

Wichtig ist auch: Die WHI hat nicht nur Risiken aufgezeigt. Sie konnte ebenso belegen, dass die untersuchte Hormontherapie das Risiko für Knochenbrüche senkt und das Risiko für Darmkrebs reduziert. Diese positiven Effekte sind in der ersten Aufregung über Herzinfarkte und Brustkrebs fast völlig untergegangen.

Heute lautet die Botschaft deutlich differenzierter: Eine Hormonersatztherapie ist keine Einheitslösung, sondern muss individuell geplant werden. Internationale Fachgesellschaften empfehlen, Nutzen und Risiken nach Alter, Zeit seit der Menopause, Vorerkrankungen, Art der Hormone und Darreichungsform zu beurteilen. Für viele gesunde Frauen unter 60 Jahren, die sich in den ersten zehn Jahren nach der Menopause befinden und deutliche Beschwerden haben, ist das Nutzen-Risiko-Verhältnis einer gut abgestimmten Therapie – oft mit modernen, bioidenten Hormonpräparaten – als günstig einzustufen.

Die ersten Verschiebungen: Progesteron, Östrogen & Co.

Das Erste, was sich im hormonellen Gleichgewicht verändert, ist nicht – wie oft vermutet – das Östrogen, sondern das Progesteron. »Das Östrogen ist relativ stabil bis zum eigentlichen Wechsel, also durchschnittlich bis etwa 50. Während das Gelbkörperhormon, das in der zweiten Zyklusphase im Eierstock produziert wird, schon ab 35 oder 40 deutlich abfallen kann«, erklärt Dr. Concin.

Er nennt Progesteron gerne das »Hormon des inneren Friedens« – verantwortlich für Ruhe, Ausgeglichenheit und erholsamen Schlaf. Viele Frauen berichten ab Mitte 40, dass sie weniger gelassen sind, schneller gereizt reagieren oder schlechter schlafen.

Dieser Rückgang geschieht schleichend und wird oft nicht mit den Wechseljahren in Verbindung gebracht. Anders das Östrogen: »Der Östrogenabfall ist nicht kontinuierlich, sondern von starken Schwankungen begleitet. Mal ist der Spiegel höher als in der fruchtbaren Phase, dann wieder sehr niedrig. Der Körper kann sich darauf kaum einstellen – und genau das führt zu vielen Beschwerden«, sagt Concin.

Diese hormonelle Achterbahnfahrt steht hinter typischen Symptomen wie Hitzewallungen, Schweißausbrüchen, Herzklopfen oder innerer Unruhe. Manche Frauen lassen das internistisch abklären – oft ohne Befund. »Aber die Internisten sind inzwischen sehr aufmerksam und denken daran: Das könnte ein Wechselsymptom sein.«

Daneben gibt es weniger typische Beschwerden: Kribbeln unter der Haut, Gelenkschmerzen – vor allem in den Fingern – oder Trockenheit im ganzen Körper. Haut, Augen, Nase, Mund und besonders der Urogenitalbereich reagieren sensibel auf sinkende Östrogenspiegel. »Wenn das Östrogen abfällt, verliert der Körper etwa einen Liter Flüssigkeit«, erklärt Dr. Concin. »Das zeigt sich dann in trockener Haut, trockenen Augen oder Beschwerden im Intimbereich.«

Viele dieser Symptome lassen sich durch eine Hormontherapie lindern – vorausgesetzt, man gibt ihr Zeit. »Nach drei Wochen sollte man noch kein Urteil fällen. Besser ist es, etwa sechs Wochen abzuwarten«, so Concin. Wenn die Gebärmutter noch vorhanden ist, wird Östrogen in der Regel mit Progesteron kombiniert. Es wirkt als natürlicher Gegenspieler und schützt die Gebärmutterschleimhaut vor einer übermäßigen Verdickung.

Angst vor Gedächtnisverlust

Besonders belastend ist für viele Frauen das Gefühl, dass die geistige Leistungsfähigkeit nachlässt. Wortfindungsstörungen, Konzentrationsprobleme, der berühmte »Brain Fog« – all das kann Alltag und Beruf erschweren. »Progesteron kann die Merkfähigkeit erhöhen. Aber es ist tatsächlich so, dass die intellektuellen Leistungen im Wechsel getrübt sein können.«

Und doch gilt: Es gibt Frauen, die keinerlei Probleme haben – und andere, die massiv leiden. »Es spricht nichts gegen einen Therapieversuch über drei bis sechs Monate. Auch nicht bei chronischen Erkrankungen wie Bluthochdruck, Diabetes oder Herzproblemen. Bei natürlichen Hormonen ist das völlig anders als bei der Pille mit den künstlichen hochdosierten Hormonen. Es gibt keinen Grund, nicht einen zeitlich beschränkten Therapieversuch zu machen, sich genau zu beobachten und dann zu entscheiden, ob man das weitermacht.«

Das »goldene Fenster«

Bei der Hormon-Ersatz-Therapie ist es wichtig zu unterscheiden:
Lokale Östrogene im Intimbereich – konkret Estriol (E3), etwa als Creme oder Zäpfchen, wirken vor allem dort, wo sie angewendet werden. Estriol ist ein niedrig potentes Östrogen, das nur in sehr geringem Ausmaß systemisch aufgenommen wird und gezielt an Schleimhäuten und im umliegenden Gewebe wirkt.

Diese lokale Therapie gilt als sehr sicher und kann bei trockener Haut im Intimbereich, trockenen Schamlippen, Scheidentrockenheit, Schmerzen beim Wasserlassen oder Beschwerden in der Sexualität langfristig eingesetzt werden – oft bis ins hohe Alter.

»**Diese Lokaltherapie ist absolut unbedenklich – so unbedenklich wie eine Sonnenschutzcreme**«, erklärt Dr. Concin.

Die systemische Östrogentherapie (mit Estradiol E2) – etwa als Gel über die Haut – wirkt nicht nur lokal, sondern im gesamten Körper. Genau darin liegt auch ihr großes Potenzial: Sie kann viele Beschwerden lindern und darüber hinaus präventiv wirken, etwa für Knochen, Gefäße, Gehirn und Stoffwechsel.

Entscheidend ist dabei der richtige Zeitpunkt. Beginnt die Therapie früh, idealerweise in den ersten Jahren rund um die Menopause, überwiegen die Vorteile klar. »Je früher, desto günstiger ist das Nutzen-Risiko-Verhältnis«, bringt es Dr. Concin auf den Punkt.

#WISSEN STATT WUNDERN:

Der richtige Zeitpunkt für eine Hormon-Ersatz-Therapie

Mit zunehmendem zeitlichem Abstand zur Menopause verändert sich das Nutzen-Risiko-Verhältnis einer Hormon-Ersatz-Therapie. Deshalb braucht es in späteren Jahren eine besonders sorgfältige individuelle Abwägung. Wird mehr als zehn Jahre nach der Menopause begonnen, kann – vor allem bei bestehenden Risikofaktoren oder bereits vorgeschädigten Gefäßen – das Risiko für Herz-Kreislauf-Ereignisse wie Schlaganfälle oder Thrombosen leicht ansteigen. Entscheidend ist dabei nicht das **Estradiol an sich,** sondern der Zeitpunkt des Therapiebeginns: Spät zu starten bedeutet, in ein empfindlicheres Gefäßsystem einzugreifen. Genau diese differenzierte Betrachtung macht moderne Hormontherapie heute sicher und verantwortungsvoll.

Trotzdem bleibt Raum für individuelle Lösungen, wenn Beschwerden stark sind und Aufklärung, Kontrolle und Anpassung engmaschig erfolgen: »Ein individueller Therapieversuch ist immer gestattet – gut aufgeklärt, eng begleitet, dynamisch angepasst. Wenn es hilft, ist es oft besser als jede andere Therapie.« Klar ist auch: »Bei einem frisch diagnostizierten Krebs macht man das nicht – das ist logisch«, so Dr. Concin.

Keine Menopause folgt dem Lehrbuch – und gute Medizin schon gar nicht. »In Einzelfällen habe ich Frauen auch weit nach der Menopause Hormone verschrieben«, sagt Dr. Concin. Entscheidend sei immer die sorgfältige Einzelfallprüfung: Beschwerden, Vorgeschichte und Risiken – und dann gemeinsam abwägen. »Wenn nichts dagegen spricht, ist es einen Versuch wert, um Beschwerden zu lindern oder Lebensqualität zurückzugeben.«

In seiner Laufbahn gab es sogar Patientinnen über 80, die noch eine bioidente Hormon-Ersatz-Therapie erhielten – »und es ging ihnen rasch spürbar besser«. Die Botschaft: Auch Jahre nach dem Wechsel kann eine Therapie möglich sein, wenn sie gut erklärt, eng begleitet und individuell angepasst wird. »Man muss miteinander reden, beobachten, rückmelden und anpassen – dann kann dieser Weg genau der richtige sein.«

Der Beipackzettel – eine echte »Zumutung«

Kaum ein Stück Papier sorgt für so viel Verunsicherung wie der Beipackzettel. Nicht wenige Frauen haben ihre verschriebenen Hormone – auch bioidente Präparate – nach der Lektüre direkt in die Schublade oder in den Müll befördert. Der Gedanke ist verständlich: »Dieses Teufelszeug kommt mir nicht in den Körper.« Auch Dr. Concin empfindet den Beipackzettel oft als Belastung. »Der Beipackzettel ist ja sozusagen ein amtliches Schriftwerk. Und da kriegt man wirklich Angst. Der Beipackzettel ist im Wesentlichen für alle Hormone gleich.«

Zur Verdeutlichung führt er an: »Fangen wir bei der Pille an. Wenn man das auf normale DIN-A4-Seiten mit normaler Schriftgröße überträgt, sind das acht Seiten – fast nur Nebenwirkungen. Junge Frauen lesen das meist gar nicht und lassen sich auch nicht beeindrucken. Später, wenn man vorsichtiger geworden ist, liest man das und nimmt es ernst.«

Seinen Ursprung hat diese Fülle an Nebenwirkungen in der amerikanischen Produkthaftung. Firmen sichern sich ab, indem sie alles Erdenkliche auflisten. »Damit weisen sie jegliche Verantwortung von sich ab. Den schwarzen Peter haben wir Ärzte – und die Patientinnen. Und für die natürlichen Hormone ist das, was im Beipackzettel steht, einfach absolut falsch.«

Ein Beispiel macht die Absurdität deutlich: Estriol, ein schwaches Östrogen, das als Creme oder Zäpfchen lokal in die Scheide eingeführt wird, wenn sie trocken ist. »Estriol hat exakt denselben Beipackzettel wie die Pille. Obwohl die Pille hochwirksame, künstliche, langwirksame Hormone enthält und das Nebenwirkungsprofil völlig unterschiedlich ist.«

So zeigt sich: Der Beipackzettel spiegelt nicht immer die klinische Realität wider. Er verunsichert oft mehr, als dass er Klarheit schafft – und trägt dazu bei, dass viele Frauen aus Angst eine Therapie gar nicht erst beginnen.

Caro: »Ich hatte viele Wechseljahres-Symptome und bekam schließlich Hormone verschrieben – ohne zu wissen, dass sie bioident sind. Die Packung lag trotzdem eineinhalb Monate in der Schublade, weil ich mich nicht getraut habe, sie zu nehmen. Ich hatte zu wenig Aufklärung und zu viele Ängste im Kopf. Erst bei den Feuerfrauen habe ich verstanden, wie diese Hormone wirken. Dann habe ich sie angewendet – und in dieser Nacht geschlafen wie ein Murmeltier. Nach etwa zehn Tagen merkte ich deutlich, dass sich vieles verbessert hat. Vor allem aber tut mir das Wissen gut: dass es ›einfach der Wechsel‹ ist und es Möglichkeiten gibt, etwas dagegen zu tun.«

Es tut sich was: »Black-Box«-Warnungen fallen

Die Schlagzeilen im November 2025 haben viele aufatmen lassen: Die US-Arzneimittelbehörde FDA entfernt die sogenannten »Black-Box«-Warnungen von Hormontherapien gegen Wechseljahrsbeschwerden. Viele Expert:innen sehen darin eine der wichtigsten Entwicklungen in der Frauengesundheit der letzten Jahre. Dieser Schritt könnte den Zugang zu Behandlungen erleichtern, die aufgrund von Sicherheitsbedenken lange von Patientinnen und Ärzten gemieden wurden.

FDA-Kommissar Marty Makary erklärte, die Entscheidung folge einer umfassenden Überprüfung der wissenschaftlichen Fachliteratur, der Beratung eines Expertengremiums sowie einer öffentlichen Kommentierungsphase. Viele führende Gynäkolog:innen und Expert:innen in den USA haben sich jahrelang für diese Neubewertung eingesetzt.

»Nach 23 Jahren Dogma gibt die FDA heute bekannt, dass wir die Angstmacherei beenden, die Frauen von dieser lebensverändernden, ja sogar lebensrettenden Behandlung fernhält«, sagte Makary bei der Pressekonferenz. »Wir hören auf Frauen, die sich gegen den Paternalismus in der Medizin stellen. Wir hören auf Medizinstudentinnen, die mehr Aufklärung über die Wechseljahre im Lehrplan fordern.«

In einem Fernsehinterview nannte er die Fehlinterpretation der alten WHI-Daten »einen der größten Fehler der modernen Medizin« und betonte: In keiner nachfolgenden klinischen Studie habe sich eine erhöhte Brustkrebsmortalität durch eine moderne menopausale Hormontherapie gezeigt – dafür aber zahlreiche Hinweise auf Vorteile: weniger kognitiver Abbau, weniger Herzinfarkte, weniger Knochenbrüche und möglicherweise günstigere Effekte auf weitere Erkrankungen. Auf die Frage, ob die Hormon-Ersatz-Therapie ein Durchbruch für die Frauengesundheit sei, meinte er sinngemäß: Ja – mit Ausnahme von Impfstoffen oder Antibiotika gebe es kaum ein Medikament, das die Gesundheit von Frauen auf Bevölkerungsebene so deutlich verbessern könne.

Als die Nachricht bekannt wurde, dass die FDA ihre jahrzehntelangen »Black-Box«-Warnungen zurücknimmt, war die Erleichterung auch in europäischen Fachkreisen groß. Dr. Hans Concin kommentiert diesen Schritt mit großer Genugtuung:

»Das ist äußerst erfreulich für die Gesundheit und das Wohlbefinden von Frauen. Das ist ein Sieg der Wissenschaft – und ein Sieg für Europa. Europa hat diese Linie seit jeher vertreten und war damit ständig im Clinch mit den USA. Für mich persönlich ist das eine große Befriedigung, weil ich diese Haltung über mehr als zwanzig Jahre konsequent vertreten habe.«

Er sieht in der Entscheidung der FDA ein starkes Signal über die USA hinaus: »Wir hoffen nun, dass auch die pharmazeutischen Firmen dieser neuen Linie des US-Gesundheitsministeriums folgen und ihre Beipacktexte entsprechend anpassen. Damit wäre ein großer Schritt getan, um endlich die unbegründete Angst vor der Hormontherapie zu überwinden und wieder den Blick auf das zu lenken, was wirklich zählt – die Gesundheit, Lebensqualität und das Wohlbefinden von Frauen in dieser Lebensphase.«

Diese Worte unterstreichen, was viele Expert:innen schon lange betonen: Die humanidente Hormontherapie ist – richtig eingesetzt – kein generelles Risiko, sondern eine Chance. Eine Chance auf Schutz vor Osteoporose, auf ein gesünderes Herz-Kreislauf-System, auf bessere kognitive Funktionen – und vor allem auf Lebensqualität.

Diese jüngsten Entscheidungen zu den »Black-Box«-Warnungen sind wegweisend. Plötzlich wird die Hormontherapie wieder sachlich diskutiert, statt reflexhaft beiseite gewischt. Auch Ärztinnen und Ärzte, die seit der WHI-Zeit eher zurückhaltend waren und sich mit moderner, bioidenter Therapie nicht im Detail beschäftigt haben, erhalten damit neuen Handlungsspielraum: klarere Orientierung, mehr Platz für individuelle, evidenzbasierte Entscheidungen und vielleicht einen Anreiz für Fortbildung in Sachen Hormontherapie.

Davon profitieren hoffentlich Frauen auf der ganzen Welt, deren Lebensqualität lange unter übervorsichtiger Zurückhaltung und mangelnder Aufklärung gelitten hat. Gleichzeitig gilt: Eine bioidente beziehungsweise humanidente Hormontherapie ist nicht für jede Frau der passende Weg. Wie jede wirksame medizinische Behandlung braucht sie eine sorgfältige individuelle Abwägung, fachliche Begleitung und regelmäßige Kontrolle.

Genau deshalb gehört sie in die Hände gut ausgebildeter Ärztinnen und Ärzte, die gemeinsam mit der Patientin eine fundierte Nutzen-Risiko-Abwägung treffen und Therapieform sowie Therapiedauer individuell festlegen. Und ebenso wichtig: Gesundes Altern hängt nicht ausschließlich von einer Hormontherapie ab. Bewegung, ausgewogene Ernährung, erholsamer Schlaf, ein bewusster Umgang mit Stress und tragende soziale Beziehungen sind zentrale Bausteine, die gemeinsam dazu beitragen, diese Lebensphase stabil, selbstbestimmt und lebenswert zu gestalten.

Maßarbeit statt Standardgröße

Die gute Nachricht: Bioidente Hormone können viele Wechseljahresbeschwerden deutlich lindern. »Wenn es typische Wechselbeschwerden sind und alles zusammenpasst und der Auslöser der Verlust der Eierstockfunktion ist, dann kann ich das mit natürlichen Hormonen wunderbar auffangen, behandeln – und die Erfolge sind praktisch 100 Prozent«, sagt Dr. Concin aus seiner jahrzehntelangen Praxiserfahrung. Wichtig ist ihm dabei: Hormontherapie ist Maßarbeit.

»Ein sehr berühmter Kollege von mir hat mal gesagt: Hormontherapie ist wie ein Ballkleid. Das gibt es nicht von der Stange, sondern das muss man individuell anpassen und nachjustieren.« Sein Fazit ist deutlich – und eine Botschaft, die viele Frauen aufhorchen lässt: »Unsere primäre Aufgabe als Ärzte ist es zu helfen. Und wenn das nicht geschieht, dann ist das für mich eine unterlassene Hilfeleistung.«

Und ja, manchmal braucht es etwas Geduld, bis man seine ganz persönliche Balance gefunden hat. Denn auch wenn wir uns für eine Therapie mit bioidenten Hormonen entscheiden, heißt das noch nicht, dass eine fixe Dosis für alle passt. »Ich habe extrem gute Erfahrung, wenn wir mit einer niedrigen Dosis beginnen. Zum Beispiel ein Hub (Estradiol-)Gel pro Tag, das wären sieben Hübe pro Woche«, erklärt Dr. Concin. Nach 3 bis 6 Wochen kann bei Bedarf die Dosis erhöht werden, zum Beispiel jeden 2. Tag 2 Hübe. »Es gibt ganz wenige Frauen, die mehr brauchen, etwa maximal 21 Hübe pro Woche. Und in diesem Bereich darf die Frau selbst sehr individuell steuern.«

Er betont, dass es sogar jahreszeitliche Unterschiede geben kann. Manche Frauen spüren im Sommer, wenn sie aktiver sind, dass sie weniger brauchen – während sie im Winter eher mehr benötigen. »Ein Grundsatz in der Medizin lautet: so viel wie nötig, so wenig wie möglich. Das gilt natürlich auch für die Hormone.«

Überdosierungen

Anzeichen für eine zu starke Estradiolwirkung zu Beginn einer Hormontherapie können zum Beispiel Brustspannen oder vermehrte Wassereinlagerungen sein – etwa an Knöcheln oder Füßen.

Wichtig ist deshalb eine gute Aufklärung und Selbstbeobachtung. »Je besser eine Frau weiß, welche Beschwerden von den Wechseljahren kommen können, desto klarer kann sie auch Veränderungen einordnen und sagen, was sie braucht. Und vor allem: Man muss ihr gut zuhören.«

Die aufgeklärte Patientin

Und hier liegt ein Schlüssel, den Dr. Concin besonders betont: Selbstbeobachtung und Austausch. Wenn Frauen sich selbst gut kennen, ihre Symptome wahrnehmen und das auch kommunizieren, kann eine Hormonersatztherapie viel genauer an ihre persönlichen Bedürfnisse angepasst werden. Genau deshalb seien Bücher, Podcasts, Foren und Communitys so wertvoll – und Initiativen wie die Feuerfrauen Vorarlberg.

»Das ist großartig, das ist einzigartig für Vorarlberg. Ich habe viel Erfahrung mit Selbsthilfegruppen – die sind extrem wertvoll für die Ärzte. Der kluge Arzt schätzt die Selbsthilfegruppen. In Deutschland gibt es für fast jedes Thema eine Selbsthilfegruppe, in Vorarlberg war das lange ein schwieriger Boden. Umso wichtiger ist es, dass es jetzt endlich auch eine Selbsthilfegruppe für die Wechseljahre gibt – mit enormem Einsatz und hoher Qualifikation. Das hilft den Frauen, das hilft den Ärzten.«

Für Dr. Concin steht fest: Aufklärung, Selbsthilfe und Medizin gehören zusammen. »Wenn eine gut aufgeklärte Frau zum Arzt kommt, dann ist das Ganze viel produktiver und kann viel individueller gestaltet werden. Das zeigt sich überall – bei Krebs, bei Osteoporose und auch bei den Wechselbeschwerden. Wenn Selbsthilfegruppen und Ärzte zusammenarbeiten, profitieren alle.«

Wenn der Körper zur Ruhe kommt – Abschied von PMS, Migräne und Zyklus

Viele Beschwerden, die Frauen über Jahrzehnte begleitet haben, werden mit dem hormonellen Übergang ruhiger. Dazu gehören auch Erkrankungen wie Endometriose oder Myome. Für viele Frauen ist schon das Ende der Regelblutung eine enorme Erleichterung. »Das Ausbleiben der Regel ist für etliche Frauen ein Segen«, sagt der Gynäkologe Dr. Concin. Kaum eine Frau definiere sich heute noch über ihre Fruchtbarkeit. »Die Identifikation als Frau über die Regel – das ist vorbei. Das hat es vielleicht vor hundert Jahren gegeben und gibt es in manchen Kulturen noch. Aber grundsätzlich definiert sich eine Frau heute nicht mehr über die Menstruation.«

Und tatsächlich kann der monatliche Zyklus im Laufe eines Frauenlebens zu einer erheblichen Belastung werden. Viele Frauen kämpfen schon seit der Pubertät mit starken Blutungen, Schmerzen oder einem Zyklus, der immer wieder aus dem Takt gerät.

»Die Menstruation kann massive Probleme machen«, sagt Dr. Concin. »Sie kann sehr stark sein, sie kann mit Schmerzen verbunden sein. Viele Frauen haben auch typische Beschwerden vor der Regel – das sogenannte prämenstruelle Syndrom.«

Diese Tage vor den Tagen können für manche Frauen besonders belastend sein: Stimmungsschwankungen, Reizbarkeit, körperliche Beschwerden oder starke Erschöpfung. Nicht selten treten in dieser Zeit auch Kopfschmerzen oder Migräne auf.

In der Medizin spricht man dann von **menstrueller Migräne**.

»Das bedeutet, dass sie klar mit dem Zyklus zusammenhängt«, erklärt Dr. Concin. »Sie tritt typischerweise ein bis zwei Tage vor der Regel auf oder am ersten Tag der Blutung – und wird danach meist wieder besser.«

Der entscheidende Hinweis liegt oft in der Erzählung der Patientin: Die Beschwerden treten immer wieder zum gleichen Zeitpunkt im Zyklus auf. In solchen Fällen sind häufig die starken Hormonschwankungen kurz vor der Menstruation der Auslöser. »Wenn dieser Zusammenhang eindeutig ist«, sagt Dr. Concin, »dann sind diese hormonellen Auf und Abs der Trigger – und dann kann es sinnvoll sein, dieses Hormonprofil zu glätten.«

In ausgewählten Fällen kann dafür eine spezielle Therapie eingesetzt werden: die sogenannte **Drei-Monats-Spritze**. Dieses Depotpräparat wird auch zur Verhütung verwendet und kann die starken Schwankungen im Hormonverlauf unterdrücken. »Die Drei-Monats-Spritze ist imstande, diese enormen Hormonschwankungen abzuflachen«, erklärt der Gynäkologe. »Und damit kann auch der Auslöser für diese Migräne verschwinden.«

Wichtig ist ihm dabei eine klare Unterscheidung: Hier geht es nicht um eine sanfte Hormonersatztherapie, bei der fehlende Hormone ersetzt werden. »In diesem Fall sprechen wir von einer Therapie, bei der wir die Schwankungen bewusst unterdrücken«, sagt Dr. Concin. »Dafür braucht es ein stärker wirksames, synthetisches Hormon.« Ein Therapieversuch könne in solchen Fällen durchaus sinnvoll sein – vor allem dann, wenn die Migräne Frauen über viele Jahre regelmäßig belastet hat. Und genau hier liegt für viele auch eine der stillen Erleichterungen der Wechseljahre: Wenn der Zyklus langsam zur Ruhe kommt, verschwinden oft auch die hormonellen Achterbahnfahrten, die viele Beschwerden überhaupt erst ausgelöst haben.

Was würden Sie auf ein PLAKAT schreiben, und es für unsere Meno-Revolution für mehr Aufklärung in die Höhe halten, Dr. Concin?

»Emanzipieren Sie sich.«

Reden Sie darüber, sprechen Sie mit Freundinnen – und vor allem auch mit Expert:innen. Und denken Sie daran: Zu den Wechseljahren gehören nicht nur die klassischen Symptome wie Hitzewallungen. Auch viele psychische Veränderungen können damit zusammenhängen.«

Was ich gelernt habe:

Die Wechseljahre sind nicht nur das Ende einer Phase. Sie können auch der Beginn eines Lebensabschnitts sein, in dem sich der Körper beruhigt, alte Beschwerden nachlassen und neue Freiräume entstehen. Dafür braucht es allerdings eines ganz besonders: ernst genommen zu werden – mit dem, was herausfordernd ist, und mit dem, wo Unterstützung notwendig ist.

Der Beipackzettel ist dabei oft eine echte Zumutung. Er kann Angst machen – und Frauen, die das »Kleingedruckte« lesen, von einer verschriebenen Therapie abhalten. Genau das hat viele über Jahre von Hilfe ferngehalten. Umso bemerkenswerter ist, dass selbst die FDA inzwischen anerkennt, wie viel Verunsicherung durch diese Warnlogik entstanden ist.

Ich habe auch gelernt: Frauen dürfen und sollen sich aktiv mit ihrem Körper auseinandersetzen – und eine bioidente Hormonersatz-Therapie in ärztlicher Begleitung feinjustieren. Dosierung ist keine starre Vorgabe, sondern Teil eines gemeinsamen Prozesses aus Beobachtung, Rückmeldung und Anpassung.

Und es macht einen entscheidenden Unterschied, ob Ärzt:innen sich mit Wechseljahresmedizin wirklich auskennen. Denn gute Beratung entscheidet nicht nur über Hormone – sondern über Lebensqualität.

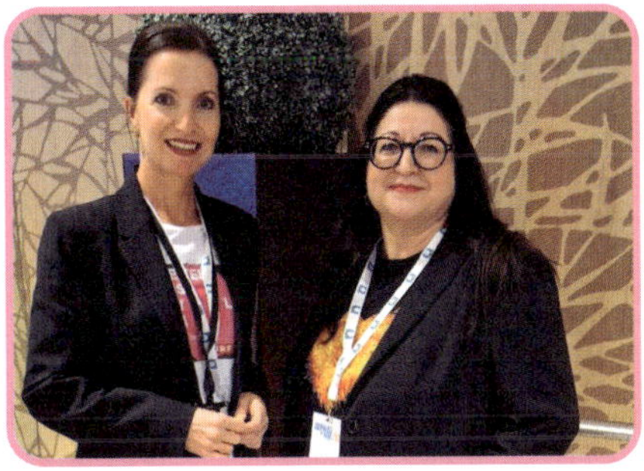

Am Menopause Kongress in Wien mit Andrea Butterweck

KAPITEL 6
Knochenstark: Osteoporose
Mit Dr. Hubert Dünser

Osteoporose – klingt nach älteren Damen, gebeugtem Rücken und einem Gehstock. Auch ich hatte dieses Bild lange im Kopf. Doch dann treffe ich Michaela. Sie hat mit nur 42 Jahren die Diagnose beginnende Osteoporose (Vorstufe/Osteopenie) bekommen – ein echter Schock. Ihr wurde schon mit Anfang 30 gesagt, dass die Eierstöcke erschöpft sind. Eigentlich hätte ihr Arzt das Thema im Auge behalten müssen. Mittlerweile hat sie den Gynäkologen gewechselt und ist wegen ihrer Osteoporose in Behandlung, nimmt bioidente Hormone und schaut gut auf ihre Ernährung und versucht, sich viel zu bewegen.. Trotzdem ist der Respekt vor der Erkrankung allgegenwärtig. Nun hat man festgestellt, dass auch ihre Mutter Osteoporose hat.

Eine Freundin, ebenfalls Anfang 40, hat sich beim Schifahren den Fuß gebrochen und ist sofort zur Osteologin geschickt worden. Das alles hat mich bewegt, genauer hinzuschauen und genauer nachzufragen, was sich bei uns Frauen in Sachen Knochengesundheit ändert.

Und seit Ende 2025 weiß ich, dass ich selbst von Osteopenie – der Vorstufe von Osteoporose, betroffen bin. Die Diagnose hat mich wirklich überrascht. Vor allem, weil ich immer dachte, dass ich mich ausreichend bewege, genug Kalzium und Eiweiß esse und sogar mit Krafttraining begonnen habe. Nach dem ersten Schock der Diagnose und der medikamentösen Zufuhr von Kalzium muss ich jetzt dranbleiben und weiter vorbeugen.

Volkskrankheit Osteoporose:

Osteoporose gehört zu den weit verbreiteten Gesundheitsrisiken des Alters. In Österreich sind etwa 370.000 Frauen und 90.000 Männer von Osteoporose betroffen. Das sind aber nur jene Menschen, die in Behandlung sind. Somit ist etwa jede 3. Frau ab 50 von Osteoporose betroffen und etwa jeder fünfte Mann ab 60.

Gerade in Österreich ist die Häufigkeit osteoporotischer Frakturen im internationalen Vergleich hoch; umso dringlicher ist es, Prävention, frühe Diagnosen und konsequente Therapien auszubauen.

Die stille Gefahr – was passiert im Körper?

Knochengesundheit gehört – gerade bei Frauen – stärker in den Fokus, ist Dr. Dünser überzeugt. Denn: »Osteoporose kommt schleichend und schmerzlos.« Und weil bis zu einem möglichen Knochenbruch oft keine Beschwerden spürbar sind, wiegen wir uns in trügerischer Sicherheit.

Besonders kritisch wird es in den Wechseljahren. Mit dem Rückgang der Östrogene verliert der Knochen einen wichtigen Schutzfaktor. Vor allem Östradiol reguliert den kontinuierlichen Auf- und Abbau von

Knochengewebe. Sinkt der Spiegel, beschleunigt sich der Abbau, während der Aufbau nicht mehr ausreichend gegensteuert.

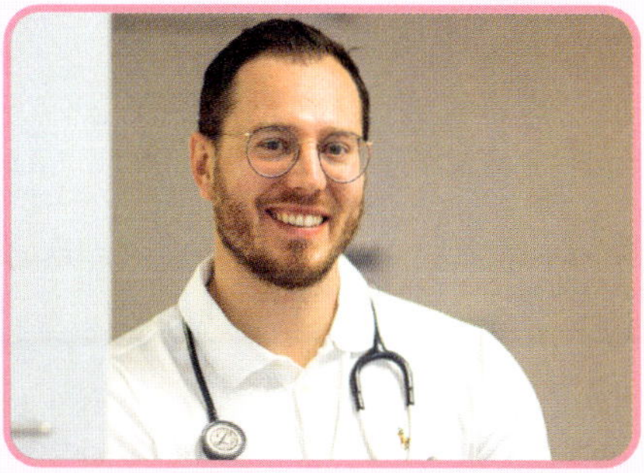

DR. HUBERT DÜNSER ist Facharzt für Innere Medizin und führt eine Ordination in Röthis. Zusätzlich ist er am LKH Hohenems und Bregenz tätig. Neben der internistischen Tätigkeit verfügt er über Zusatzqualifikationen in der Notfallmedizin sowie in der Palliativ- und Geriatrischen Medizin. Ein weiterer Schwerpunkt seiner Arbeit liegt in der internistischen Ultraschalldiagnostik, darunter Sonographien der Schilddrüse, Leber und Bauchspeicheldrüse.

https://www.vorderland-praxis.at/

Bewegung – Druck und Zug für starke Knochen

Unsere Knochen sind kein starres Gerüst, sondern ein dynamisches Gewebe. »Der Knochen ist ein lebendiges Organ. Er wird ständig auf- und abgebaut«, sagt Hubert Dünser. Um das greifbar zu machen, verwendet er ein Bild: »Ein gesunder Knochen ist wie ein Jenga-Turm. Zieht man nach und nach Bausteine heraus, bleibt irgendwann ein instabiles Gerüst. Dann reicht ein kleiner Stoß – und alles kippt.« Genau das passiert bei Osteoporose im Inneren des Knochens – leise und unbemerkt.

Osteoporose ist eine Stoffwechselerkrankung, die bei Vorsorgeuntersuchungen mitgedacht werden sollte. »Jede Frau kann betroffen sein – wenn auch unterschiedlich stark. Darum schicke ich jede Woche rund 15 Frauen zur Knochendichtemessung, vor allem in den Wechseljahren.« Denn genau hier beginnt das Risiko: »Der Schutz, den das Östrogen über Jahrzehnte geboten hat, bricht weg.«

Das Problem: Osteoporose bleibt lange unsichtbar. »Der Mensch reagiert nur auf Dinge, die er wahrnimmt. Und Osteoporose ist ein nicht wahrnehmbares Problem.« Erst ein Bruch macht sie sichtbar – oft im ungünstigsten Moment.

Knochengesundheit ist keine Selbstverständlichkeit

»Knochen brauchen Druck und Zug – nur so bleiben sie stabil«, sagt Dünser. Bewegung signalisiert dem Körper, dass der Knochen gebraucht wird. Sie fördert den Aufbau oder verlangsamt zumindest den Abbau.

»Turnen bis zur Urne«, rät Dünser deshalb. Besonders wirksam sind Belastungen für Wirbelsäule und Hüfte – etwa Gehen, Laufen, Wandern oder Skifahren. Auch Yoga oder Pilates können sinnvoll sein, weil sie Kraft, Stabilität und Körperkontrolle fördern.

Eine zentrale Rolle spielt das Krafttraining – zur Vorbeugung ebenso wie in der Therapie. Es stärkt nicht nur die Knochen, sondern auch Muskulatur, Gleichgewicht und Reaktionsfähigkeit – und senkt damit das Sturzrisiko.

Weniger knochenwirksam sind Bewegungsformen ohne Stoßbelastung. »Radfahren und Schwimmen sind gut fürs Herz-Kreislauf-System, für den Knochen bringen sie aber vergleichsweise wenig.« Bewegung bleibt dennoch immer besser als keine – entscheidend ist die richtige Belastung. »Bewegung hält den Knochen wach«, sagt Dünser.

Ich nehme mir jedenfalls vor, die Hanteln meiner Jungs beim Staubsaugen nicht mehr nur beiseitezuschieben, sondern sie tatsächlich zu benutzen. Anfangs waren es zwei, drei Wiederholungen mit den 5-Kilo-Gewichten – mittlerweile schaffe ich zehn bis zwölf. Und weil ich weiß, dass ich mich fürs Fitnessstudio nicht motivieren kann, gehört mein Hanteltraining jetzt (fast) täglich dazu.

Hüpfen für die Knochen

Wie belastbar unsere Knochen im späteren Leben sind, entscheidet sich im Wachstum. Der spielerische Bewegungsdrang von Kindern wirkt dabei wie ein natürlicher Trainingsreiz: Springen, Laufen, Klettern, Toben – der Körper wird ganz nebenbei gefordert, der Knochen bekommt genau jene Impulse, die er für seine Stabilität braucht. »Wir legen schon in der Kindheit das stabile Knochenfundament – und auch wie wir uns in der Kindheit und Jugend ernähren«, sagt Hubert Dünser.

Ab etwa dem 30. Lebensjahr beginnt der schleichende Abbauprozess, und mit dem Eintritt in die Wechseljahre, wenn das Estradiol deutlich sinkt, beschleunigt sich dieser Vorgang. Der Knochen verliert Substanz – und der Weg zur Osteoporose ist bereitet, wenn keine Gegenimpulse gesetzt werden.

Knochengesund zu leben, braucht keinen großen Aufwand. Es braucht vor allem Bewusstsein – für das, was unsere Knochen täglich stärkt oder schwächt. Hubert Dünser fasst es nüchtern zusammen: »Der Knochen braucht drei Dinge: erstens ausreichend Mineralstoffe wie Kalzium, Phosphat und Magnesium. Zweitens Vitamin D, das wir in unseren Breitengraden nur wenige Monate im Jahr ausreichend über die Sonne bilden. Drittens Bewegung.«

Zug und Druck stärken den Knochen. »Wenn man aufhört, sich zu bewegen, wird der Knochen schwach«, sagt Dünser. Wie rasch das geht, überrascht viele. »Schon nach einer Woche Bettruhe sieht man, wie schnell der Körper abbaut.«

Ernährung adaptieren – was der Knochen jetzt braucht

Auch beim Essen geht es nicht um Regeln oder Verzicht, sondern um Fürsorge für den eigenen Körper. Hubert Dünser spricht hier von einem bewussteren Blick auf das, was unsere Knochen in dieser Lebensphase brauchen. Kalziumreiche Lebensmittel wie Milchprodukte, grünes Gemüse, Mandeln, Sesam oder kalziumreiches Mineralwasser bilden dabei die Basis. Ab etwa 50 steigt der tägliche Bedarf deutlich, erklärt Dünser: Rund 1.200 bis 1.400 Milligramm Kalzium pro Tag gelten als Richtwert – eine Menge, die viele Frauen über die Ernährung allein nicht erreichen.

Gleichzeitig relativiert er gängige Mythen. »Zu viel Salz, Cola oder Alkohol lösen keine Osteoporose aus«, sagt Dünser. »Sie können aber eine bestehende Knochenschwäche verschlechtern.« Ein hoher Salzkonsum erhöht die Kalziumausscheidung über die Nieren, wodurch dem Knochen langfristig Substanz entzogen wird. Entscheidend sei nicht der einzelne Ausrutscher, sondern die Summe über Jahre.

Im Zentrum steht für ihn der Knochenstoffwechsel. In den Wechseljahren verschiebt sich die Balance zwischen Aufbau und Abbau. »Mit dem Absinken des Östrogenspiegels überwiegt der Abbau«, erklärt Dünser. Die knochenabbauenden Zellen werden aktiver, während der Aufbau nicht mehr ausreichend gegensteuert – Osteoporose entsteht nicht plötzlich, sondern als schleichender Prozess.

Teamplayer Vitamin D – warum Knochen Sonne, Kalzium und Bewegung brauchen

Vitamin D spielt eine zentrale Rolle für die Knochengesundheit. »Vitamin D ist unverzichtbar, weil es Kalzium überhaupt erst in den Knochen bringt«, betont Hubert Dünser. Fehlt Vitamin D, wird nicht nur der Knochenaufbau beeinträchtigt; auch die Muskelkraft kann nachlassen. Damit steigt das Risiko für Stürze – und in weiterer Folge für Knochenbrüche. Gerade in den Wechseljahren gehört Vitamin D für Dünser deshalb zur Basis der Vorsorge.

»In unseren Breitengraden reicht die Sonne oft nicht aus, um den Vitamin-D-Bedarf über die Haut zu decken – vor allem im Winter oder wenn wir uns wenig im Freien aufhalten«, sagt Dünser. Besonders Frauen nach den Wechseljahren sind davon häufig betroffen. Sinnvoll ist daher eine regelmäßige Kontrolle des Vitamin-D-Status, medizinisch korrekt über die Bestimmung des 25-OH-Vitamin-D-Spiegels im Blut.

Zur allgemeinen Vorbeugung werden häufig 800 bis 1.000 Internationale Einheiten (IE) Vitamin D pro Tag empfohlen. In der klinischen Praxis werden – insbesondere bei Frauen nach den Wechseljahren, bei geringer Sonnenexposition oder erhöhtem Frakturrisiko – oft Dosierungen von etwa 1.500 bis 2.000 IE täglich eingesetzt. Diese Mengen gelten für Erwachsene als sicher und haben sich im Alltag bewährt.

Bei einem nachgewiesenen Vitamin-D-Mangel kann vorübergehend eine höhere Dosierung notwendig sein. Ziel ist es, den Spiegel in einen ausreichenden Bereich anzuheben und anschließend mit einer individuell passenden Erhaltungsdosis weiterzuführen. Dabei ist eine ärztliche Begleitung mit Verlaufskontrollen wichtig, um die Dosierung gegebenenfalls anzupassen.

Entscheidend bleibt auch hier Maß und Kontrolle. Sehr hohe Dosierungen über längere Zeit können zu einem Kalziumüberschuss im Blut führen und Nieren sowie Gefäße belasten. Vitamin D sollte daher nicht dauerhaft hochdosiert auf eigene Faust eingenommen werden. Eingebettet in ein Gesamtkonzept aus Bewegung, ausreichender Kalziumzufuhr und möglichst regelmäßiger Zeit im Freien bleibt Vitamin D ein zentraler Teamplayer für stabile Knochen und mehr Sicherheit im Alltag.

Vitamin D am besten mit Vitamin K2?

Viele Vitamin-D-Präparate enthalten heute zusätzlich Vitamin K2, weil beide Vitamine im Knochenstoffwechsel zusammenwirken. Vitamin D sorgt dafür, dass Kalzium aus der Nahrung aufgenommen wird. Vitamin K2 ist an Prozessen beteiligt, die dabei helfen, Kalzium im Knochen zu nutzen.

Gerade in und nach den Wechseljahren gilt: Für gesunde Knochen braucht es ausreichend Vitamin D, Kalzium und Bewegung.

In bestimmten Situationen kann Vitamin K2 diese Basis ergänzen.

Hormone und Medikamente – und ihre Auswirkungen auf unsere Knochen

Das Absinken von Östradiol ist ein zentraler Faktor für den Knochenabbau in den Wechseljahren. Gleichzeitig wirken mehrere hormonelle Systeme gemeinsam auf die Stabilität unserer Knochen. Auch Störungen der Schilddrüse spielen dabei eine Rolle: Sowohl eine Über- als auch eine Unterfunktion können den Knochenstoffwechsel langfristig beeinträchtigen.

Hinzu kommen Medikamente, die – oft unverzichtbar – Auswirkungen auf die Knochengesundheit haben können. Hubert Dünser sagt dazu: »Es gibt Medikamente, die das Osteoporoserisiko erhöhen, etwa Kortison, Chemotherapien oder manche Herzmedikamente.« Auch gängige Präparate müssten mitgedacht werden. »Protonenpumpenhemmer können bei jahrelanger Einnahme die Kalziumresorption beeinträchtigen«, erklärt Dünser. Entscheidend sei dabei nie nur der Wirkstoff allein, sondern immer auch Dosierung und Therapiedauer. »Wichtig ist, dass Ärztinnen und Ärzte diese Risiken kennen und mitdenken.«

Aus internistischer Sicht bedeutet das: Bei bekannten Risikofaktoren – etwa bei rheumatischen Erkrankungen, Autoimmunerkrankungen oder einer längerfristigen Glukokortikoidtherapie – sollte der Knochenstatus frühzeitig erhoben werden. So lässt sich rechtzeitig entscheiden, ob begleitende knochenschützende Maßnahmen sinnvoll sind, um spätere Folgeschäden zu vermeiden.

Neben hormonellen Veränderungen und Medikamenten spielt auch die Körperzusammensetzung eine Rolle für die Knochengesundheit. Fettgewebe produziert Östrogen (Estradiol) und wirkt damit bis zu einem gewissen Grad knochenschützend. Frauen mit sehr niedrigem Körpergewicht haben deshalb ein erhöhtes Osteoporoserisiko. Besonders gefährdet sind Frauen, die über Jahre stark restriktiv gegessen oder gehungert haben. »Essstörungen wie Anorexie zählen zu den stärksten bekannten Risikofaktoren für eine früh einsetzende und ausgeprägte Knochenschwäche«, erklärt Hubert Dünser.

Blick in den Führerschein – Wie groß wir mit 18 Jahren waren

Wir werden im Alter kleiner, das ist physiologisch – weil unsere Bandscheiben im Alter Flüssigkeit verlieren und an Höhe abnehmen. Bis zu vier Zentimeter Größenverlust müssen wir einkalkulieren. »Ein Verlust von mehr als vier Zentimetern kann ein Hinweis sein – auch wenn Bandscheibenverschleiß ebenfalls eine Rolle spielen kann.« In solchen Fällen lohnt sich die genaue Abklärung, um strukturelle Veränderungen der Wirbelsäule nicht zu übersehen. Und es sei erstaunlich, wie viele Menschen deutlich kleiner werden. »Da muss man hellhörig werden, denn da könnte es schon sein, dass hier Wirbelkörper durch die Osteoporose eingesunken sind, und deshalb ein Größenverlust messbar ist«, sagt Hubert Dünser.

Ab wann zur Knochendichtemessung?

Die Knochendichtemessung ist ein wichtiges Instrument der Vorsorge. Für Frauen liegt der richtige Zeitpunkt häufig mit dem Eintritt in die Wechseljahre, für Männer ab etwa 50 Jahren, sofern zusätzliche Risikofaktoren bestehen. Hubert Dünser betont die Bedeutung dieses Schrittes: »Für mich ist ist die Knochendichtemessung ein zentraler Baustein, um Risiken frühzeitig zu erkennen – bevor es zu Brüchen kommt.«

Besonders sinnvoll ist die Abklärung »wenn andere Erkrankungen oder Lebensstilfaktoren wie Rauchen oder regelmäßiger Alkoholkonsum vorliegen oder eine Cortison-Therapie begonnen wird«, sagt Dünser. Auch Knochenbrüche, die sich nicht durch einen klaren Unfallmechanismus erklären lassen, sollten Anlass für eine Messung sein, weil sie den Verdacht auf eine bereits bestehende Knochenschwäche lenken.

Darüber hinaus gibt es Situationen, in denen eine Knochendichtemessung deutlich früher sinnvoll ist. »Frauen mit hormonellen Dysbalancen haben einen früheren Grund, zur Knochendichtemessung zu gehen«, so Dünser. Dazu zählen etwa früh einsetzende Wechseljahre, Störungen hormoneller Steuerzentren wie Hypophysen- oder Zirbeldrüsenfunktionsstörungen oder auch das PCO-Syndrom.

#WISSEN STATT WUNDERN

Die Knochendichtemessung wird auch DEXA-Messung genannt. Der Scan erfolgt in einem Röntgeninstitut und ist mit einer sehr geringen Strahlenbelastung verbunden – etwa einem Fünftel der Dosis einer Lungenröntgenaufnahme.

Knochengesundheit in der Familie

Bei der Einschätzung des Osteoporoserisikos spielt auch die familiäre Vorgeschichte eine wichtige Rolle. Aus internistischer Sicht gehört sie deshalb zur Basis jeder Abklärung. Hubert Dünser weist darauf hin, dass Osteoporose eine genetische Komponente haben kann. »Wenn die Mutter Osteoporose hatte, sollte man früher kontrollieren«, sagt er.

Besonders aufmerksam wird man, wenn es in der Familie bereits zu Knochenbrüchen gekommen ist. »Wenn Mutter oder Vater – oder beide Eltern – in nicht allzu betagtem Alter einen Schenkelhalsbruch hatten, gilt das als relevanter Risikofaktor«, erklärt Dünser. Solche Informationen fließen auch in medizinische Risikokalkulatoren ein, die das individuelle Frakturrisiko abschätzen.

Schreckgespenst Schenkelhalsbruch

Der Schenkelhalsbruch zählt zu den schwerwiegendsten Folgen der Osteoporose. Die Erholung ist oft langwierig, Beweglichkeit und Selbstständigkeit gehen verloren, und für viele Betroffene markiert er einen tiefen Einschnitt im weiteren Lebensverlauf. Was medizinisch beginnt, wirkt rasch in den Alltag hinein: Die Selbstständigkeit geht verloren, Pflegebedürftigkeit wird zum Thema – und damit verändert sich nicht nur das Leben der Patientin oder des Patienten, sondern auch das der Familie.

Dr. Dünser benennt die medizinischen Fakten klar: »Typische osteoporotische Frakturen sind der Schenkelhals und der Unterarm.« Beim Schenkelhalsbruch sind die Folgen besonders gravierend. »Die Einjahresmortalität liegt bei rund 30 Prozent«, sagt Dr. Dünser. Dabei sterben die Betroffenen nicht am Knochenbruch selbst. »Sie sterben an den Folgeerkrankungen – etwa an Lungenentzündungen, Infekten oder den Konsequenzen der Immobilität.«

Wie schaut eine Therapie bei Osteoporose aus?

»Entscheidend ist nicht der Befund allein, sondern das individuelle Knochenbruchrisiko«, sagt Hubert Dünser. Grundlage dafür sind Laborwerte, die Knochendichtemessung und eine strukturierte Risikoabschätzung. »Ich möchte wissen, wie hoch das persönliche Frakturrisiko ist – und danach richtet sich die Therapie.« Dabei hilft unter anderem der FRAX-Score. Der FRAX-Score zeigt, wie hoch das persönliche Risiko für einen Knochenbruch in den nächsten zehn Jahren ist. Er kombiniert Alter, Gewicht, Vorerkrankungen, familiäre Belastung und Lebensstil – und auch die Knochendichte mit ein.

Nicht jede Osteoporose braucht sofort Medikamente. »Die Therapie besteht aus mehreren Säulen, und eine davon ist immer die Mitarbeit der Patientin oder des Patienten.« Bewegung bleibt zentral, ebenso die Basistherapie. »Vitamin D wird in der Regel supplementiert, Kalzium möglichst über die Ernährung zugeführt – und wenn das nicht reicht, auch über Präparate.«

Ist das Risiko erhöht, kommen Medikamente ins Spiel. »Wir haben verschiedene Möglichkeiten: Bisphosphonate, Antikörpertherapien, Infusionen oder auch Hormontherapien – immer individuell abgestimmt.« Viele Patientinnen haben dabei Sorgen, vor allem wegen möglicher Nebenwirkungen. Dünser ordnet ein: »Die Angst vor der Kiefernekrose ist groß, das tatsächliche Risiko liegt unter einem Prozent.« Betroffen seien vor allem Menschen mit gleichzeitigen Zahnoperationen. »Wenn man das berücksichtigt und die Therapie gut begleitet, ist sie sicher und gut durchführbar.«

#WISSEN STATT WUNDERN

Bisphosphonate & Kiefernekrose

Die Kiefernekrose *(Absterben von Kieferknochengewebe)* ist eine sehr seltene Nebenwirkung von Bisphosphonaten. Sie tritt vor allem im Zusammenhang mit größeren Zahnoperationen auf. Das tatsächliche Risiko liegt unter einem Prozent. Bei guter zahnärztlicher Abklärung und ärztlicher Begleitung gilt die Therapie als sicher und wirksam.

Am LKH Hohenems gibt es ein zertifiziertes Osteoporose-Zentrum. Dr. Dünser behandelt dort vor allem schwere Verläufe, häufig bei Patientinnen und Patienten mit multiplen Brüchen. »Viele dieser Fälle wären vermutlich vermeidbar gewesen, wenn früher gescreent worden wäre«, sagt Dünser – und verweist damit auf die Bedeutung frühzeitiger Vorsorge.

Osteoporose im Alltag

Die Diagnose Osteoporose oder Osteopenie verunsichert viele Frauen zunächst. Auch mich. Schnell tauchen Fragen auf: Was halten meine Knochen noch aus? Hubert Dünser betont: »Die Diagnose soll nicht einschränken, sondern motivieren.« Ziel sei es, Mobilität, Selbstständigkeit und Lebensqualität im Alltag zu erhalten.

Dazu gehört ein bewusster Umgang mit Belastungen. »Schweres Heben mit gebeugter Wirbelsäule ist ungünstig«, erklärt Dünser. »Besser ist es, aus der Hocke zu heben – mit geradem Rücken und nah am Körper.«

Auch Bewegung bleibt wichtig. »Man soll trotz Osteoporose aktiv bleiben.« Entscheidend ist eine angepasste Belastung: Sie stärkt Muskeln, verbessert Gleichgewicht und hilft, Stürze zu vermeiden.

Nicht jeder Bruch bedeutet Osteoporose

Knochenbrüche müssen richtig eingeordnet werden. »Nicht jeder Bruch ist automatisch osteoporotisch«, sagt Hubert Dünser. Von sogenannten Fragilitätsfrakturen spricht man, wenn ein Knochen bei einem eigentlich harmlosen Ereignis bricht – etwa beim Stolpern aus dem Stand. Je banaler der Auslöser, desto eher sollte an eine Knochenschwäche gedacht und eine Knochendichtemessung erwogen werden.

Auch regelmäßige Kontrollen sind wichtig: Bei unauffälligem Befund meist etwa alle fünf Jahre, bei Osteopenie häufiger, bei diagnostizierter Osteoporose in der Regel alle ein bis zwei Jahre.

Was würden Sie auf ein PLAKAT schreiben und es für mehr Aufklärung in die Höhe halten Dr. Dünser?

»Osteoporose bedeutet Anpassung – nicht Rückzug.«

Empfohlen werden zwei bis dreimal pro Woche Bewegung und Krafttraining.

Vorbeugung mit Hormonen – Östrogene in den Osteoporose-Leitlinien

»Die gute Nachricht: Man kann mit bioidentem Östrogen Osteoporose vorbeugen«, bestätigt **Professor Johannes Ott**, Facharzt für Frauenheilkunde und Geburtshilfe sowie stellvertretender Leiter der Klinischen Abteilung für Gynäkologische Endokrinologie und Reproduktionsmedizin an der Medizinischen Universität Wien.

Die Datenlage dazu ist gut belegt. Konkret geht es um 17-Beta-Estradiol, das transdermal – etwa als Gel oder Pflaster – oder auch oral angewendet werden kann. Estradiol zählt zu den antiresorptiven Substanzen, also zu jenen Wirkstoffen, die den Abbau von Knochensubstanz hemmen.

»Bioidentes Östrogen (Estradiol) führt zu einer guten Prävention osteoporotischer Knochenbrüche und wirkt antiresorptiv – es bremst also den Knochenabbau«, erklärt Ott. In seiner Wirksamkeit ist Estradiol mit etablierten antiresorptiven Therapien wie den Bisphosphonaten vergleichbar: Es erhöht die Knochendichte und senkt das Frakturrisiko, was sich auch in radiologischen Messwerten zeigt. Frauen unter menopausaler Hormontherapie profitieren dabei deutlich gegenüber Frauen ohne hormonelle Unterstützung. Aus Sicht von Ott ist die transdermale Anwendung besonders günstig: »Vom Nutzen-Risiko-Profil ist die Gabe über die Haut am besten. In Österreich steht dafür vor allem ein Gel zur Verfügung, in anderen Ländern auch Pflaster.« Bei Frauen mit intakter Gebärmutter ist zusätzlich ein Gestagen notwendig, bevorzugt naturidentes Progesteron.

Vor Beginn einer Therapie ist eine Knochendichtemessung sinnvoll – besonders bei postmenopausalen Frauen, aber auch bei Frauen mit frühem oder vorzeitigem Wechsel. Liegt bereits eine Osteoporose vor, sollte zusätzlich eine umfassende internistische Abklärung erfolgen.

Die große Frage: Wann beginnen – und wie lange fortsetzen?

»Nach internationalem Konsens ist die Osteoporose derzeit keine alleinige Hauptindikation für eine Hormonersatztherapie«, sagt Ott. »Aber: In den aktuellen Osteoporose-Empfehlungen im DACH-Raum – und damit auch in Österreich – ist die menopausale Hormontherapie als anerkannte Option verankert, insbesondere für jüngere postmenopausale Frauen, wenn zusätzlich klimakterische Beschwerden bestehen und keine Kontraindikationen vorliegen.«

Empfohlen wird ein früher Beginn, idealerweise nahe am Zeitpunkt der letzten Regelblutung, bei internistisch gesunden Frauen ohne erhöhtes Brustkrebsrisiko – immer nach ausführlicher Aufklärung über Nutzen und Risiken.

»Man muss die Literatur sehr gut kennen, um eine faire Nutzen-Risiko-Abwägung vermitteln zu können. Das braucht Wissen – und Zeit«, betont Ott.

Die Dauer der Einnahme ist individuell zu beurteilen. »Es braucht eine jährliche Neubewertung der Situation«, sagt Ott. Nach derzeitigem Wissensstand gelten Estradiol in Kombination mit naturidentem Progesteron über etwa acht bis zehn Jahre als sicher, insbesondere in Bezug auf das Brustkrebsrisiko. Danach sollte – abhängig vom individuellen Verlauf, vom Beschwerdebild und von Begleiterkrankungen – gemeinsam über ein Fortführen oder Beenden entschieden werden.

Für Ott ist klar: Die Rolle von Hormonen in der Prävention wird weiter wachsen. »Osteopenie und Osteoporose sind bereits Teil der Leitlinienempfehlungen. Mit zunehmender Datenlage könnten in Zukunft auch weitere präventive Aspekte stärker in den Fokus rücken – etwa im Bereich der kognitiven Gesundheit.«

Die Kraft der Gemeinschaft – Selbsthilfe macht stark

Und wenn es doch passiert – »kein Beinbruch«. Es gibt sehr engagierte Selbsthilfegruppen in Österreich, z. B. Gesunde Knochen Vorarlberg. Ich durfte **die Präsidentin der Selbsthilfe Osteoporose Österreich, Christine Oberforcher** aus Bregenz, kennenlernen. Sie ist mit Ende 70 fitter denn je. Jeden Morgen steht Bewegung auf ihrem Programm: Lauftraining, Trampolin, gezielter Sport. Ihre Botschaft ist klar: »**Von nix kommt nix. Ein gewisses Maß an Bewegung muss man einfach machen.«** Sie appelliert an die **Eigenverantwortung** – ohne Angst, aber mit Klarheit: »Jetzt habe ich Osteoporose, und jetzt muss ich damit leben. Das ist zum Glück ja keine Krankheit, bei der man im Bett liegen muss.«

Stattdessen: Therapie ernst nehmen, in Bewegung bleiben, Ernährung anpassen – und sich selbst nicht aufgeben. Denn: **»Ich bin für meinen Körper verantwortlich – und das ist mir eine ganz wichtige Botschaft.«** Selbsthilfegruppen, sagt Christine Oberfocher, sind dabei eine wichtige Unterstützung. Der Austausch mit anderen

Betroffenen macht Mut – und hilft, informierter und sicherer mit der Diagnose umzugehen: »Dort sitzen die Fachleute – die Betroffenen selbst. Jeder und jede, die neu dazu kommt, merkt: Er ist nicht allein mit der Krankheit.« In den Gruppen geht es nicht nur um die Krankheit – sondern auch um Lebensfreude. Es wird diskutiert, gelacht, spaziert, gewandert, sogar gemeinsam geturnt. Das gemeinsame Tun macht stark – und zeigt: Man muss keine Angst vor der Diagnose haben.

Mündige Patienten werden

»Es gehört halt ein bisschen mehr dazu als nur die Therapie. Aber je besser ich Bescheid weiß, desto besser kann ich mit der Krankheit umgehen – und auch beim Arzt gezielte Fragen stellen.« Christine Oberfocher ist der lebende Beweis: Selbst mit Osteoporose lässt sich das Leben aktiv, bewusst und erfüllt gestalten. Wer offen bleibt, sich informiert, und Unterstützung annimmt, hat die besten Voraussetzungen – für starke Knochen und ein starkes Leben.

Was ich gelernt habe:

Ich habe meine Knochen viel zu lange für selbstverständlich gehalten. Sie tragen mich durchs Leben, seit ich denken kann – und es ist an der Zeit, dass ich etwas zurückgebe. Bewusste Bewegung ist mein täglicher Beitrag zur Stabilität. Ich achte auf meine Eiweiß- und vor allem meine Kalzium-Zufuhr, supplementiere täglich mein Vitamin D mit Vitamin K – für stabile Knochen und gute Laune. Ich stemme täglich meine Hanteln, manchmal tut es auch der volle Wäschekorb. Ich hüpfe wieder öfters von der untersten Treppenstufe und ich nehme in Absprache mit meiner Ärztin bioidente Hormone – darunter auch das knochenwichtige Östradiol. Bewegung ist für mich als Osteopenie-Patientin ohnehin jetzt essenziell. An langen Sitz-Tagen suche ich mir Treppen zum Hüpfen. Ich bin froh, dass ich durch die Knochendichtemessung jetzt weiß, dass ich gut auf mich achten muss. Und die gute Nachricht: Es ist nie zu spät, etwas für die Knochengesundheit zu tun. Ausgangspunkt ist die Knochendichtemessung bei der Vorsorge. Bewegung, Ausdauertraining und Krafttraining. All das hilft!

KAPITEL 7
Schutzschild Schilddrüse
Mit Dr. Nicole Weirich

Die Schilddrüse ist ein kleines Organ mit verblüffend großer Wirkung. Sie liegt vorne am Hals, direkt unterhalb des Kehlkopfes, nur durch Haut, eine dünne Muskelschicht und etwas Bindegewebe geschützt – in unmittelbarer Nähe zu Luftröhre, wichtigen Blutgefäßen und den Stimmbändern. Anatomisch unscheinbar, funktionell ein echtes Kraftwerk: Die Schilddrüse steuert, wie viel Energie wir zur Verfügung haben, wie warm wir es haben, wie klar wir denken können und wie stabil unsere Stimmung ist. Viele Frauen stellen erst in der Lebensmitte fest, wie sehr dieser »Schmetterling am Hals« ihr Wohlbefinden mitprägt.

Gerade in den Wechseljahren wird dieses Zusammenspiel besonders sensibel. Wenn Östrogene und Progesteron ins Schwanken geraten, Schlafstörungen zunehmen und der Stresspegel steigt, gerät auch die Schilddrüse leichter aus dem Takt. Die weiblichen Geschlechtshormone sind eng mit der Schilddrüsenfunktion verknüpft – und dieses feine Zusammenspiel sorgt dafür, dass verborgene Schilddrüsenprobleme in der Perimenopause häufig erstmals sichtbar oder spürbar werden.

Schilddrüsenpatientinnen haben oft einen langen Leidensweg hinter sich. Hinter jeder Diagnose steht eine Geschichte – mit Zweifeln, vielen Arztterminen, Hoffnungen und manchmal auch Enttäuschungen. Eine dieser Geschichten gehört Anita.

Anita, 51: »Bei mir ging es schon Anfang 40 mit ersten Veränderungen los. Trotzdem hörte ich immer wieder: Sie sind viel zu jung für Wechseljahre. Mit Mitte 40 hat mich dann alles auf einmal erwischt: Herzrasen, Gehirnnebel, massive Schlafprobleme. Ich habe mich selbst kaum wiedererkannt und mich oft nur durch den Tag gekämpft. Besonders belastend waren die Gelenkschmerzen und die extreme Hitze.

Irgendwann begann ich, mir selbst Wissen zu holen, habe mich intensiv mit den Wechseljahren beschäftigt und die Austauschgruppe der Feuerfrauen gefunden. Das hat mir sehr geholfen. Parallel wurden mehrere Knoten an der Schilddrüse entdeckt, später auch eine überaktive Nebenschilddrüse. Ich entschied mich für eine Operation – die überaktive Drüse und problematische Knoten wurden entfernt. Drei Tage später war ich wie ein neuer Mensch.

Diese Jahre waren eine harte Schule. Heute weiß ich: Ich darf mir Hilfe holen – und dranbleiben, bis Diagnose und Behandlung wirklich passen.«

Das Thema Schilddrüse liegt mir auch persönlich besonders am Herzen. Seit vielen Jahren lebe ich mit einer Schilddrüsenunterfunktion und nehme täglich Medikamente. Lange dachte ich, damit sei alles gut eingestellt. Erst ein neuer Internist entdeckte im Ultraschall Hinweise auf Hashimoto –

eine Autoimmunerkrankung, bei der der Körper die eigene Schilddrüse angreift.

Das hat mich überrascht, aber auch vieles erklärt: Phasen von Müdigkeit, Erschöpfung, Haarausfall und wenig Energie. Und wie wir in diesem Kapitel sehen werden, stehen Schilddrüse und Geschlechtshormone in engem Zusammenhang.

Schilddrüsenprobleme und Wechseljahre

Wenn man verstehen möchte, warum Schilddrüsenerkrankungen Frauen so häufig betreffen, hilft ein genauer Blick auf die Wechselwirkungen von Hormonen, Immunsystem und Stoffwechsel. Univ.-Prof. DDr. Johannes Huber, Gynäkologe, Hormonexperte, langjähriger wissenschaftlicher Leiter des Menopause-Kongresses in Wien und Leiter des »Endokrinen Kreises«, beobachtet seit Jahrzehnten, wie eng die Schilddrüse mit dem weiblichen Hormonsystem verflochten ist.

Schon ein Blick auf die Verordnungsstatistiken zeigt ihm: Frauen sind deutlich häufiger betroffen. »Man braucht sich ja nur die Statistik zur Medikamentenverschreibung für die Schilddrüse anschauen. Da sehen Sie den Gender-Unterschied schwarz auf weiß.«

Ein zentraler Faktor ist der Östrogenabfall in den Wechseljahren, der die Entzündungsbereitschaft des Körpers verändert. Eine unterschwellige, chronische Entzündung – die Silent Inflammation – kann dadurch zunehmen und den Stoffwechsel zusätzlich belasten. Die Schilddrüse reagiert darauf besonders sensibel. »Die Schilddrüse ist besonders sensitiv, wenn durch den Östrogenabfall eine Entzündung ausgelöst wird.« Mit dem Östrogenabfall verliert der Körper einen natürlichen Entzündungsregulator. Die Folge kann eine stille, unterschwellige Entzündung sein – und genau auf diese reagiert die Schilddrüse sehr sensibel.

Hinzu kommt eine anatomische Besonderheit, die vielen nicht bewusst ist: »Die Schilddrüse hat anatomisch und histologisch eine gewisse Ähnlichkeit mit dem Eierstock.« Am Eierstock läuft im Rahmen jedes Eisprungs ein natürlicher Entzündungsprozess ab – ein physiologischer Teil des Zyklus. »Am Eierstock findet Monat für Monat eine notwendige Entzündung statt – und das kann, so vermutet man, auf die Schilddrüse übergreifen«, so Professor Huber.

Wie stark Frauen betroffen sind, zeigt sich im klinischen Alltag deutlich. »Wenn Sie in eine Schilddrüsenambulanz hineingehen, glauben Sie, Sie sind auf einer Gynäkologie. Das sind fast nur Frauen«, beobachtet Professor Huber. Frauen neigen insgesamt eher zu Autoimmunerkrankungen, und die Schilddrüse gehört zu den Organen, die besonders empfindlich auf solche immunologischen Attacken reagieren. Wird das Gewebe angegriffen, nimmt die Hormonproduktion ab – eine Unterfunktion entsteht.

An der Schilddrüse lässt sich gut zeigen, wie fein Hormone und Nährstoffe zusammenspielen. Eine Schlüsselrolle spielt dabei Selen – ein Spurenelement, das wie eine Art Schutzschild für dieses empfindliche Organ wirkt. »Die Schilddrüse speichert besonders viel Jod, weil sie daraus ihre Hormone T3 und T4 bildet. Jod ist aber chemisch sehr reaktiv. Diese Reaktionsfreudigkeit ist nötig, damit Hormone entstehen können, sie kann das Gewebe aber auch belasten«, sagt der Mediziner.

Der Schutzmechanismus ist fein austariert – und auch hier wirken die Geschlechtshormone mit. Östrogen unterstützt unter anderem antioxidative Prozesse im Körper und beeinflusst damit, wie gut dieser Schutzschirm funktioniert. Sinkt der Östrogenspiegel in den Wechseljahren, kann das System anfälliger werden. »Selen und Östrogen hängen zusammen. Wenn es zu einem dauerhaften Selenmangel kommt, ist die Schilddrüse besonders gefährdet«, sagt Prof. Huber. Für viele Frauen bedeutet das: Gerade in einer Lebensphase, in der Hormone ohnehin in Bewegung sind, lohnt sich ein genauer Blick darauf, ob die Schilddrüse genug von diesem Schutzfaktor zur Verfügung hat.

Wie weitreichend die Folgen einer gestörten Schilddrüsenfunktion sind, zeigt sich an den Mitochondrien – den »Kraftwerken« unserer Zellen. »Die Schilddrüse ist jenes Organ, das die Aktivität der Mitochondrien steuert.«

Wenn dieser Antrieb fehlt, wird die Energieproduktion gedrosselt. Brain Fog, Müdigkeit, Konzentrationsprobleme, Gewichtszunahme – all das kann entstehen, wenn die Schilddrüse nicht optimal arbeitet. »Dann haben die Kraftwerke unserer Zellen zu wenig Wasser, um die Turbinen zu betreiben. Das Fett wird nicht in ATP (Adenosintriphosphat, der zentrale Energieträger unserer Zellen; ohne ihn läuft im Körper buchstäblich weniger) umgesetzt – es bleibt als weißes Fett liegen und wird nicht in braunes Fett konvertiert«, erklärt Professor Huber.

So wird sichtbar: Die Schilddrüse arbeitet nicht isoliert, sondern ist Teil eines hochsensiblen Zusammenspiels aus Hormonen, Immunsystem und Stoffwechsel. Und die Wechseljahre sind genau jene Phase, in der diese Balance besonders leicht ins Wanken gerät.

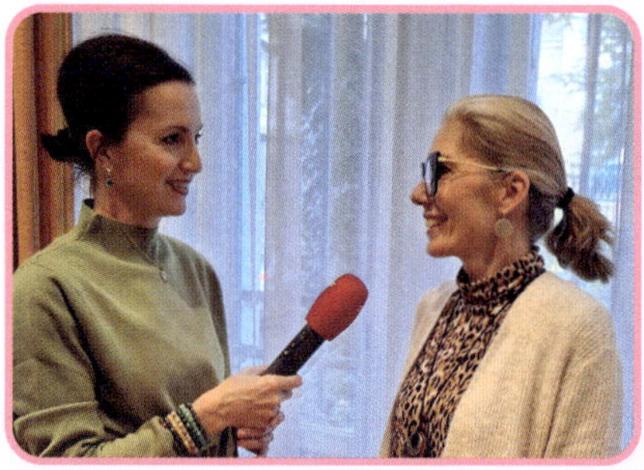

DR. NICOLE WEIRICH ist Fachärztin für Urologie und arbeitet in Gotha in Thüringen. Sie leitet dort die Praxis *Lebenswandel*, in der sie klassische Urologie mit einem ganzheitlichen Zugang zur Frauengesundheit verbindet.

Ein Schwerpunkt ihrer Arbeit liegt auf der Begleitung von Frauen in den Wechseljahren. Dr. Weirich arbeitet dabei unter anderem mit bioidenter Hormonersatztherapie und gezielter Nährstofftherapie. Auch die vaginale Lasertherapie gehört zu ihren spezialisierten Behandlungsfeldern.

Neben ihrer ärztlichen Tätigkeit engagiert sie sich intensiv in der Aufklärung rund um die Wechseljahre. Auf Social Media teilt sie ihr Wissen regelmäßig in Expert:innen-Talks und macht komplexe medizinische Zusammenhänge verständlich und praxisnah zugänglich.

https://www.nicole-weirich.de/
praxis_lebenswandel

Ein kleines Organ im Zentrum eines großen Regelkreises

Dr. Nicole Weirich denkt Frauengesundheit immer im Zusammenhang. Sie sieht Frauen in der Lebensmitte, bei denen Müdigkeit, Herzklopfen, Gewichtszunahme, Gereiztheit oder Schlafstörungen selten *nur* eine Ursache haben. Menopause, Schilddrüse, Stress und Lebensumstände greifen ineinander – häufig ist es ein sowohl-als-auch.

Die Schilddrüse sitzt wie ein kleiner Schmetterling vorne am Hals, direkt unterhalb des Kehlkopfes – geschützt nur durch Haut, eine dünne Muskelschicht und etwas Bindegewebe. Kaum ein anderes wichtiges Organ liegt so nah an der Oberfläche. Bei jedem Schlucken, bei jeder Drehung des Kopfes bewegt sie sich mit. Ihre Nähe zu Atemwegen, Blutgefäßen und den Stimmbändern macht verständlich, warum die Schilddrüse so eng mit unserem Atem, unserer Stimme und unserer Energie verknüpft ist.

Dr. Weirich erklärt die Schilddrüse bewusst bildhaft, damit dieser komplizierte Regelkreis leichter zu verstehen ist: »Die Schilddrüse ist ein vergleichsweise kleines, unscheinbares Organ mit zwei Lappen, die über einen Isthmus verbunden sind – und dennoch Teil eines hochkomplexen hormonellen Regelkreises. Gesteuert wird sie, wie alle Hormone, letztlich vom Gehirn.«

Der Hypothalamus gibt mit dem TRH – dem Thyreotropin-Releasing-Hormon – das Startsignal an die Hypophyse, die daraufhin das TSH ausschüttet, das »thyreoidea-stimulierende Hormon«. Erst dieses Signal weist die Schilddrüse an, ihre eigenen Hormone zu produzieren: T4 und T3. Um das verständlich zu machen, greift sie zu einem humorvollen Bild: »Der Hypothalamus und die Hypophyse geben mit ihren Botenstoffen den Takt vor – man könnte salopp sagen: Es gibt einen »Oberregler« und einen darunterliegenden »Regler«, die gemeinsam bestimmen, wie viel die Schilddrüse arbeitet.«

T4 ist dabei die »Rohform«, die inaktive Speicherform. Erst wenn der Körper T4 über spezielle Enzyme in T3 umwandelt, entsteht das aktive, stoffwechselwirksame Hormon. Und genau dieses T3 ist es, das antreibt: Energie, Wärme, Aktivität, Klarheit im Kopf.

Damit dieser Kreislauf funktioniert, braucht die Schilddrüse bestimmte Nährstoffe, Dr. Weirich nennt sie die »Freunde« der Schilddrüse: **Jod**, **Selen**, **Eisen**, **Tyrosin**. Fehlt einer dieser Bausteine, kann die Umwandlung von T4 zu T3 ins Stocken geraten. Die Schilddrüse steuert den gesamten Stoffwechsel: Haut, Haare, Temperatur, Energie, mentale Stabilität – überall mischt sie mit. Zu wenig Schilddrüsenhormon macht müde, antriebslos und kälteempfindlich. Zu viel führt zu innerer Unruhe, Herzrasen, Gereiztheit – »wie ein aufgezogenes Eichhörnchen«, wie Dr. Weirich sagt.

Der TSH-Wert – wichtig, aber nicht genug

Bei Blutkontrollen wird meist nur der TSH-Wert bestimmt. Er zeigt, wie stark die Hypophyse die Schilddrüse anregt, sagt aber nur begrenzt etwas über ihre tatsächliche Aktivität aus. »Leider wird in der klassischen Schulmedizin oft nur dieses TSH bestimmt – und das sagt relativ wenig über die Aktivität der Schilddrüse aus«, erklärt Dr. Nicole Weirich. Für sie gehört die Schilddrüse deshalb bei entsprechenden Wechseljahressymptomen immer mit in die Diagnostik.

Sie plädiert dafür, die Schilddrüse umfassender anzuschauen. **»Wenn wir die Schilddrüsendiagnostik wirklich richtig machen wollen, müssen wir nicht nur das TSH messen, sondern eben auch das FT3 und das FT4 – und auch die »Freunde« der Schilddrüse.«**

Mit FT4 ist die Speicherform des Hormons gemeint, aus der im Körper das aktive FT3 gebildet wird. FT3 ist jenes Hormon, das unseren Stoffwechsel tatsächlich in Gang bringt. Und dann kommen die »Freunde der Schilddrüse« ins Spiel – die Basisbausteine, die dieses System überhaupt erst arbeitsfähig machen: Selen, Eisen (in Form eines gut gefüllten Ferritin-Speichers), Jod und Tyrosin. Selen unterstützt das Enzym, das T4 in das aktive T3 umwandelt. Tyrosin bildet das Grundgerüst der Schilddrüsenhormone; an dieses Gerüst werden Jodatome angehängt. Im T4 sind es vier Jodatome, im T3 drei. Fehlt Jod, kann der Körper diese Hormone nicht ausreichend bilden. Fehlt Eisen, läuft der gesamte Prozess nur auf halber Kraft.

#WISSEN STATT WUNDERN

Die Freunde der Schilddrüse

Selen

Schützt das empfindliche Schilddrüsengewebe und hilft bei der Umwandlung von T4 in T3.

Jod

Grundbaustein der Schilddrüsenhormone – ohne Jod kein T3 und T4.

Eisen/Ferritin

Nötig, damit Enzyme und Schilddrüsenhormone richtig arbeiten können.

Tyrosin

Nicht-essenzielle Aminosäure; Grundgerüst der Schilddrüsenhormone. Erst wenn Jodatome an dieses Gerüst angehängt werden, entstehen die Hormone T4 (mit vier Jodatomen) und T3 (mit drei Jodatomen). Fehlt Tyrosin, kann die Schilddrüse ihre Hormone trotz ausreichender Jod- und Selenversorgung **nicht in ausreichender Menge bilden.**

Zink & Vitamin D (zusätzlich wichtig)

Unterstützen Immunsystem, Enzyme und Entzündungsbalance.

Beim Thema Jod mahnt Dr. Weirich zu Differenzierung statt Angst. Lange Zeit galt die Empfehlung, bei jeder Form von Schilddrüsenerkrankung Jod streng zu meiden – vor allem bei Autoimmunerkrankungen wie Hashimoto oder Morbus Basedow. Heute schaut sie genauer hin. Viele Frauen haben ihre akute Autoimmunphase längst hinter sich, die Schilddrüse ist »ausgebrannt«, die Antikörper nur noch leicht erhöht. »Wenn die Autoimmunantikörper nicht mehr stark erhöht sind und die Schilddrüse bereits weitgehend ruhiggestellt ist, müssen wir Jod zuführen – denn ohne Jod kann die Schilddrüse ihre Hormone nicht bilden.«

Entscheidend ist also, die Situation individuell zu beurteilen und Nährstoffmängel gezielt abzuklären. Die Schilddrüse arbeitet nicht isoliert vor sich hin, sie ist eingebettet in ein Netzwerk aus Hormonen und Stoffwechselwegen. Ohne Selen, Eisen, Tyrosin und Jod kann sie ihre Aufgabe nur eingeschränkt erfüllen – selbst wenn der TSH-Wert noch »im Normbereich« liegt.

Wenn die Schilddrüse zu wenig arbeitet

Produziert die Schilddrüse zu wenig Hormone, macht sich das oft deutlich bemerkbar: Müdigkeit, Antriebslosigkeit, Gewichtszunahme trotz unveränderter Lebensweise, Stimmungsschwankungen, Kältegefühl, trockene Haut oder Haarausfall können Hinweise auf eine Unterfunktion sein. »Viele Frauen berichten, dass ihr Gewicht stetig zunimmt, obwohl sie eigentlich nichts anders machen. In solchen Fällen muss man die Schilddrüse unbedingt mit anschauen«, erklärt die Medizinerin.

Ist die Schilddrüse in der Unterfunktion, verlangsamt sich der Stoffwechsel. Der Körper gerät unter Stress, der Cortisolspiegel steigt, viszerales Bauchfett kann zunehmen – und genau das verstärkt wiederum hormonelle Dysbalancen. Häufig kommen auch mentale Symptome hinzu: Ängstlichkeit, Stimmungsschwankungen oder der bekannte Brain Fog.

Die Schilddrüse steht in engem Zusammenhang mit der Stressachse und den Geschlechtshormonen – ein Zusammenspiel, das gerade in den Wechseljahren besonders spürbar werden kann.

»**Der Hypothalamus produziert nicht nur das Schilddrüsen-Signal TRH, sondern auch ein zweites Schalthormon, das sogenannte GnRH.«** Dieses GnRH aktiviert in der Hypophyse die Hormone FSH und LH, die wiederum den Eierstöcken signalisieren, wie viel Östrogen und Progesteron gebildet werden sollen.

Gerät die Schilddrüse aus dem Gleichgewicht, kann das den Zyklus beeinflussen. Und wenn der Zyklus unregelmäßig wird – wie es in der Perimenopause so oft passiert – hat das wiederum Auswirkungen auf die Schilddrüse: »Progesteron spielt hier eine zentrale Rolle, weil es den Schilddrüsenstoffwechsel stabilisiert und gleichzeitig das Immunsystem moduliert. Ein Progesteronmangel bedeutet für die Schilddrüse erheblichen zusätzlichen Stress.« Durch seltenere Eisprünge sinkt in der Perimenopause der Progesteronspiegel – und die Schilddrüse gerät zusätzlich unter Druck. Steigt der Stresspegel, steigt Cortisol. Und Cortisol blockiert die Umwandlung des inaktiven T4 in das aktive T3, das wir für einen funktionierenden Stoffwechsel brauchen.

Auch Östrogene mischen in diesem System mit. In der frühen Perimenopause kann es vorübergehend zu hoch sein – eine sogenannte Östrogendominanz. »Wenn das Östrogen zu hoch ist, beeinflusst es das thyroxinbindende Globulin. Dadurch wird mehr T4 gebunden – und es bleibt weniger freies, aktives T4 für uns übrig. Das schreit dann nach einem Mangel.«

Stress, Schlaf und Reverse T3 – wenn der Stoffwechsel auf die Bremse tritt

In der Perimenopause geraten oft mehrere Prozesse gleichzeitig ins Wanken: Hormonschwankungen, Schlaf, Stresshaushalt und nicht selten auch das Essverhalten. Dr. Nicole Weirich fasst es so zusammen: »Durch die hormonellen Schwankungen der Perimenopause haben viele Frauen vermehrt Schilddrüsenprobleme. Kommen Stress, Schlafmangel und ein erhöhter Cortisolspiegel hinzu, wird das System zusätzlich belastet.«

Viele Frauen beginnen in dieser Zeit zudem intensiver Kalorien zu zählen oder Fastenkuren zu probieren. »Auch das geht auf die Schilddrüse.« Unregelmäßige Zyklen, Schlafmangel und Dauerstress verstärken den Druck weiter.

Erhöhtes Cortisol bremst das Schilddrüsen-Signal aus dem Gehirn. »Erhöhtes Cortisol hemmt das Thyreotropin-Releasing-Hormon, das wiederum das TSH steuert.« Wenn dieser Impuls abgeschwächt wird, verändert sich die Aktivität der Schilddrüse – selbst wenn die Laborwerte auf den ersten Blick noch »normal« erscheinen.

Besonders kritisch ist die Umwandlung der Hormone. FT4 ist die Speicherform, FT3 das aktive Hormon, das wir für Energie, Stoffwechsel, klaren Kopf und Temperaturregulation brauchen. Doch Stress verändert genau diesen Prozess.

»Wenn wir so viel Stress haben, Cortisol, Schlafmangel und diese ganzen Faktoren, baut der Körper FT4 nicht sauber in FT3 um, sondern in ein Zwischenprodukt – das Reverse T3«, erklärt Dr. Weirich.

Reverse T3 (rT3) ist die »verkehrte« Variante des Hormons: »Reverse T3 ist ein inaktives Stoffwechselprodukt, das die Rezeptoren blockiert. Der Körper hat dann das Gefühl einer Unterfunktion – obwohl formal noch ausreichend Hormone vorhanden sind«, erklärt die Medizinerin.

Steigt der rT3-Anteil, fühlt sich das für viele Frauen wie eine klassische Unterfunktion an – mit Müdigkeit, Antriebslosigkeit und verlangsamtem Stoffwechsel, obwohl die Laborwerte auf den ersten Blick unauffällig wirken.

Vereinfacht gesagt lässt sich das auch so einordnen: rT3 ist ein inaktives Stoffwechselprodukt, das die Wirkung des aktiven T3 im Körper abschwächen kann – häufig als Reaktion auf Stress, Schlafmangel oder Überlastung.

»Das ist kein klassisches Schilddrüsenproblem, sondern Ausdruck eines überlasteten Systems. Viele Frauen ahnen gar nicht, wie still und leise die Schilddrüse im Hintergrund mitläuft.«

Autoimmun – wenn das Immunsystem die Schilddrüse angreift

Viele Autoimmunerkrankungen der Schilddrüse beginnen leise, oft viele Jahre bevor erste Symptome auftreten. Autoimmun bedeutet, dass sich das Immunsystem gegen das eigene Gewebe richtet – als wäre es ein Fremdkörper. Passiert das immer wieder, wird das Schilddrüsengewebe zunehmend dünner, stiller, verletzlicher. Irgendwann kann das Organ nicht mehr ausreichend Hormone produzieren.

Die häufigste Form heißt Hashimoto-Thyreoiditis. Dr. Nicole Weirich beschreibt sie so: »Hashimoto ist eine Autoimmunerkrankung, bei der Antikörper gebildet werden, die das eigene Schilddrüsengewebe angreifen und schrittweise zerstören.«

Am Beginn steht oft eine entzündliche, aufgelockerte Schilddrüse. Manche Frauen haben in dieser frühen Phase sogar vorübergehend Symptome einer Überfunktion. »Anfangs kann die Schilddrüse entzündet und aufgelockert sein, später vernarbt das Gewebe – und genau dann rutscht sie in die Unterfunktion.« Dieser Prozess kann sich über viele Jahre ziehen und unbemerkt bleiben, weil die Beschwerden so unspezifisch sind.

Gerade in der Perimenopause treten Autoimmunerkrankungen häufiger auf oder werden sichtbarer. Der Grund ist das enge Zusammenspiel zwischen Hormonen und Immunsystem. Dr. Weirich achtet deshalb nicht nur auf die klassischen Schilddrüsenwerte, sondern auch auf das Entzündungsgeschehen im Körper. »Ich schaue bei der Schilddrüse auch auf die Entzündungsmarker. Ich nehme CRP (ein Eiweiß, das ansteigt, wenn im Körper eine Entzündung vorhanden ist) ab, ich schaue auf den Omega-3-Index, und alles, was die Immunität in Schuss hält – Zink, Selen, Vitamin D3.«

Neben der Unterfunktion gibt es auch das andere Extrem: die Überfunktion. Eine bekannte Ursache dafür ist Morbus Basedow, ebenfalls eine Autoimmunerkrankung.

»Morbus Basedow ist eine Autoimmunerkrankung der Schilddrüse, bei der stimulierende Autoantikörper (TRAK) die Schilddrüse dauerhaft aktivieren und so eine Überfunktion auslösen.«

Die Erkrankung kann zu einer vergrößerten, druckempfindlichen Schilddrüse führen, die sichtbar wird und Beschwerden verursacht: Schluckprobleme, Hustenreiz, Heiserkeit.

»Man kann das oft auch von außen sehen: Die Schilddrüse ist vergrößert und kann ein Druck- oder Engegefühl im Hals verursachen. Beim Morbus Basedow kann zusätzlich eine sogenannte endokrine Orbitopathie auftreten – dabei werden die Augäpfel nach vorne verdrängt, es kann zu Doppelbildern, Druckgefühl oder Sehstörungen kommen. Das ist für die Betroffenen sehr belastend.«

Auch gutartige knotige Veränderungen der Schilddrüse – die sogenannte Struma nodosa oder Struma multinodosa – kommen häufig vor. »Diese Knoten kann man im Ultraschall sehr gut sehen oder in der Szintigrafie.« Szintigrafie ist eine nuklearmedizinische Untersuchung, bei der mithilfe einer schwach radioaktiven Substanz sichtbar wird, wie aktiv das Gewebe arbeitet.

»Kalte Knoten sind hormonell inaktiv, heiße Knoten produzieren autonom Schilddrüsenhormone und können zu einer Überfunktion führen. Größere knotige Veränderungen oder Autoimmunprozesse können langfristig auch die Gesamtfunktion der Schilddrüse beeinträchtigen.

Jodmangel spielt bei knotigen Veränderungen häufig eine Rolle. Bei stabiler Stoffwechsellage empfehle ich nicht primär jodiertes Speisesalz, sondern gut bioverfügbares Jod, etwa aus schottischem oder irischem **Kelp** (Braune Seealge). Bei aktiver Überfunktion oder Morbus Basedow ist Jod jedoch kontraindiziert.«

Was braucht die Schilddrüse, um wirklich gut arbeiten zu können?

Zentral sind dabei jene vier Basisbausteine, die sie »die Freunde der Schilddrüse« nennt: Selen, Jod, Tyrosin und Eisen. »Viele Frauen bluten in der Perimenopause sehr stark und haben dadurch massive Eisenmängel. Genau deshalb lasse ich diese vier Nährstoffe immer mitbestimmen.«

Dabei geht es nicht nur um die Schilddrüse selbst, sondern auch um die Rückkopplung im Gehirn. Der TSH-Wert ist Teil dieses Regelkreises. »Wenn ich nur T3 und T4 messen würde, würde der Bezug zum Gehirn fehlen. Der Hypothalamus und die

Hypophyse achten genau darauf, wie viel Schilddrüsenaktivität vorhanden ist und melden das zurück.«

TSH muss also nicht nur »irgendwo im Normbereich« liegen, sondern sinnvoll eingeordnet werden. »Ein niedriger TSH-Wert allein ist kein Grund zur Panik, wenn FT3 und FT4 optimal sind. In solchen Fällen würde ich niemals unreflektiert Hormone absetzen.«

In anderen Situationen wiederum achtet sie besonders streng auf einen optimalen Wert. »Bei Frauen mit Kinderwunsch strebe ich einen TSH-Wert um eins an, da wir wissen, dass dies die Voraussetzungen für eine stabile Schwangerschaft verbessert.«

Viele Frauen unterschätzen, wie abhängig die Schilddrüse von diesen Basisbausteinen ist – und wie schnell sie aus dem Gleichgewicht gerät, wenn Schlaf, Stress oder Ernährung nicht stimmen. »Bei der Schilddrüse geht es nie nur um Laborwerte. Alles, was uns stresst, den Schlaf stört oder das Nervensystem überlastet, wirkt sich letztlich auch auf dieses Organ aus.«

Darum schaut Dr. Weirich immer auch über den Tellerrand hinaus – auf die Stressachse, die Nebennieren und den Schlaf. Progesteron, vor allem in niedriger Dosierung und oral, wirkt am GABA-Rezeptor beruhigend und verbessert den Schlaf. Gleichzeitig müssen Östrogenspiegel, Östrogendominanzen und Zyklusmuster berücksichtigt werden, weil sie die Schilddrüse zusätzlich unter Druck setzen können.

Auch Ernährung spielt eine enorme Rolle. Eine entzündungshemmende, hormonfreundliche Kost kann die Lage deutlich entspannen. »Glutenfrei ist ideal – nicht nur weizenfrei. Zucker ist einer der größten Stressoren für den Stoffwechsel, ebenso wie Koffein, der den Cortisolspiegel zusätzlich erhöht.«

Bewegung baut Stress ab, bringt den Stoffwechsel in Schwung, verbessert die Insulinsensitivität und entlastet die Leber, die wiederum eine zentrale Rolle bei der Umwandlung von T4 in T3 und beim Hormonabbau spielt.

Einnahme von Schilddrüsenhormonen – kleine Details, große Wirkung

Für viele Frauen ist die Einnahme von Schilddrüsenhormonen Teil des täglichen Alltags – und doch gibt es dabei ein paar Punkte, die entscheidend darüber bestimmen, wie gut sie wirken.

Schilddrüsenhormone sollten die ersten Hormone sein, die wir morgens einnehmen. »Ideal ist die Einnahme direkt nach dem Aufwachen mit etwas Wasser, anschließend sollten 20 bis 30 Minuten bis zum Frühstück oder Kaffee vergehen.« Wenn ein Selenmangel vorliegt, darf Selen gleichzeitig mit dem Schilddrüsenhormon genommen werden – und dann wieder warten, bevor gegessen wird.

Wenn die Schilddrüse auf die Seele schlägt

Nicht zu unterschätzen sind die Auswirkungen der Schilddrüse auf unsere Psyche. Eine Unterfunktion bleibt selten »nur« körperlich. »Eine unbehandelte Unterfunktion macht müde, matt und abgeschlagen. Es fühlt sich an wie: Lasst mich alle in Ruhe. Ich will niemanden sehen, komme kaum aus dem Bett. Das ist fast wie eine Depression – und ja, eine Unterfunktion kann Depressionen machen«, erklärt Weirich.

Für manche Frauen sind diese Belastungen so stark, dass sie ihren Job reduzieren oder aufgeben. Viele sprechen nicht darüber – aus Angst, es könnte ein persönliches Versagen sein.

»Ich wünsche mir, dass wir dieses Thema enttabuisieren und Frauen besser darüber aufklären, dass solche Symptome Teil der Wechseljahre sein können«, so die Medizinerin.

Was gehört auf das PLAKAT für mehr Aufklärung, Dr. Weirich?

»Lasst euch die relevanten Nährstoffe bestimmen und ein vollständiges Schilddrüsenprofil machen.

»Jede Frau sollte wissen, wie ihre Schilddrüse arbeitet und wo sie steht.«

Diese Klarheit zieht sich durch alles, was wir in diesem Kapitel gelernt haben. Die Schilddrüse arbeitet nur dann zuverlässig, wenn Hormone, Nährstoffe und Stressachsen zusammenspielen. Eine sorgfältige Diagnostik umfasst daher nicht nur den TSH-Wert, sondern auch FT3, FT4 und jene Spurenelemente, ohne die das System nicht funktionieren kann. Ebenso gehören Schlaf, Ernährung, Stressregulation und die individuelle Hormonlage dazu. Die Schilddrüse reagiert sensibel – auf Überlastung, auf Mängel, auf hormonelle Veränderungen und auf die Anforderungen des Alltags.

Und noch ein Tipp der Urologin:

»Jod wird in der Regel im **Urin** und nicht im Blut gemessen. Das hat einen einfachen Grund: Rund 90 Prozent des Jods, das wir aufnehmen, scheidet der Körper über den Urin wieder aus. Der Urin zeigt daher viel besser als ein einmaliger Blutwert, wie gut du in den letzten Stunden und Tagen tatsächlich mit Jod versorgt warst.«

Was ich gelernt habe:

Für mich persönlich hat dieses Kapitel eine besondere Bedeutung: Erst durch die genauere Diagnostik wurde klar, dass meine langjährige Unterfunktion tatsächlich auf eine Hashimoto-Erkrankung zurückgeht. Vieles, was ich über Jahre nur als Müdigkeit oder Erschöpfungsphase abgetan habe, bekam plötzlich eine Erklärung – vielleicht auch meine Osteopenie.

Viele Frauen, die im Alltag noch »funktionieren«, laufen vielleicht längst auf Sparflamme. Müdigkeit und Erschöpfung werden oft als normal hingenommen, dabei sind sie Symptome, die man ernst nehmen sollte.

Die Schilddrüse ist kein Nebenschauplatz der Frauengesundheit. Sie ist ein zentrales Steuerorgan – für Energie, Stoffwechsel, Körper und Psyche unverzichtbar.

KAPITEL 8
Testosteron bei Frauen: Das Leben ist anstrengend genug!
Mit PhDr. Katharina Maria Burkhardt

Wenn wir über Hormone sprechen, denken die meisten von uns zuerst an Estradiol oder vielleicht noch an Progesteron. Doch da gibt es ein drittes Hormon, das bei Frauen oft unterschätzt wird: **Testosteron**. Es ist nicht nur das Männerhormon, auch wir Frauen brauchen es. Es schenkt uns Kraft, Energie, Lust und ein Stückchen innere Power. Die Hormonexpertin **PhDr. Katharina Burkhardt** sagt: »Stress frisst Testosteron.« Und Hand aufs Herz: Stress haben wir alle genug. Genau deshalb stellt sich die Frage, ob nicht viel mehr Frauen als bisher gedacht einen Mangel an Testosteron haben. Sicher ist: Dieses kleine Hormon hat eine große Wirkung auf unser Wohlbefinden – gerade in den Wechseljahren.

#WISSEN STATT WUNDERN

Testosteron bei Frauen

Testosteron hat auch im weiblichen Körper wichtige Funktionen. Wir brauchen deutlich kleinere Mengen, die haben aber eine große Wirkung.

Produktion: Testosteron entsteht bei Frauen vor allem in den Eierstöcken und in der Nebennierenrinde. Schon ab Mitte 30 sinkt die Menge langsam, in den Wechseljahren noch deutlicher.

Funktion: Es gibt uns Muskelkraft, Energie, Konzentration, Motivation – und es ist wesentlich für unsere Lust und unser sexuelles Erleben.

Stressfaktor: Dauerstress führt zu einer vermehrten Ausschüttung von Cortisol. Dieses Hormon nutzt die gleichen Vorstufen wie Testosteron. Wenn also viel Cortisol gebildet wird, bleibt weniger »Baumaterial« für Testosteron. So kann Stress das Gleichgewicht empfindlich stören.

Mangel oder nicht? Viele Frauen berichten über typische Beschwerden wie Müdigkeit, sinkende Libido oder weniger Muskelkraft bis hin zu depressiven Verstimmungen.

Therapie: Testosteron kann bei Frauen in besonderen Fällen ärztlich verschrieben werden, laut Leitlinien vor allem bei ausgeprägtem Libidoverlust. Es wird meist transdermal als Gel oder Creme in sehr niedriger Dosierung angewendet – je nach Ziel auf geeignete Hautareale (z. B. Unterarm oder Oberschenkel) oder bei sexuellen Beschwerden auch lokal im Genitalbereich, immer nach genauer Diagnose und in sorgfältiger ärztlicher Begleitung.

Testosteron ist das zentrale männliche Geschlechtshormon. Es begleitet Männer von der Pubertät an durchs Leben und nimmt im Alter wieder ab. In der Pubertät sorgt es dafür, dass die Stimme tiefer wird, Bart und

Körperbehaarung wachsen und sich Muskulatur entwickelt. Gleichzeitig regt es die Spermienproduktion an und legt damit die Grundlage für die Fortpflanzungsfähigkeit.

Doch Testosteron wirkt nicht nur auf den Körper, sondern auch auf die Psyche: Es beeinflusst Antrieb, Motivation, Risikobereitschaft und die Lust auf Sexualität. Gerade in der Pubertät steigt der Spiegel stark an und wirkt gleichzeitig auf Körper und Gehirn. Während Testosteron Energie und Neugier verstärkt, ist der präfrontale Cortex – zuständig für Impulskontrolle – noch nicht vollständig ausgereift. Diese Kombination erklärt die enorme Dynamik dieser Lebensphase. Jede Mama von Jungs weiß, was ich meine.

Und jetzt lohnt sich der Blick auf uns Frauen. Denn auch wenn wir kein Stimmbruch-Drama und keinen Bartwuchs erleben, begleitet uns Testosteron von klein auf – nur eben leiser und subtiler. Produziert wird es in unseren Eierstöcken und in der Nebennierenrinde. Und auch in dieser kleinen Menge spielt es eine große Rolle: Es schenkt uns Kraft, Energie, Lust und ein Stück innere Power. Gerade in den Wechseljahren, wenn die Hormonproduktion nachlässt, spüren viele Frauen, wie sehr dieses unscheinbare Hormon unser Wohlbefinden prägt: Müdigkeit, weniger Lust oder nachlassende Muskelkraft.

Ich kann davon ein Lied singen. Meine Frauenärztin ruft mich im Herbst 2024 an und sagt: Dein Testosteron ist im »Nirvana«. Das erklärt wirklich einiges. Und mich wundert, wenn ich so genau darüber nachdenke, ehrlich gesagt, gar nichts. Darum kann ich wahrscheinlich so schlecht für mich einstehen, bin wenig durchsetzungsfähig oder entscheidungsfreudig. Auch mit der Konzentrationsfähigkeit und der psychischen Stabilität steht es nicht immer zum Besten. Seit Dezember 2024 nehme ich jetzt Testosteron und ich merke sehr wohl, wie es mir guttut. Ich hab (meistens) mehr Energie, kann Vorhaben besser angehen, besser für mich einstehen, stecke in Konflikten nicht mehr zurück und bin – so sagt man – schlagfertiger und mutiger geworden. Auch die Muskeln an den Oberarmen sind besser definiert und eine Belohnung für mein tägliches Hantelstemmen.

Meine Frauenärztin arbeitet bei ausgewählten Patientinnen bereits erfolgreich mit Testosteron. Meistens sei es so, dass sie Frauen mit Beschwerden in der Peri- oder in der Postmenopause, je nach Blutbild, Estrogene und Progesteron verschreibt und nach etwa drei, vier Monaten noch einmal nachfragt, wie es den Frauen damit geht. Wenn keine Besserung eintritt, die Beschwerden entsprechend sind, dann kann durchaus ein Versuch mit Testosteron gestartet werden. Meistens sind es Beschwerden wie Libidoverlust, seltener Gewichtsprobleme und Bauchfett oder Muskelschmerzen, und die Erfolge sind durchwegs positiv, erzählt sie mir aus der Praxis.

Karin, 48: »Jahrelang habe ich mich antriebslos, kraftlos und ständig müde gefühlt. Konzentration und Motivation waren schwierig, selbst kleine Entscheidungen haben mich überfordert. Es ging nicht nur um fehlende sexuelle Lust – mir fehlte generell die Energie für Dinge, die mir früher Freude gemacht haben, wie Sport oder Unternehmungen.«

Irgendwann habe ich begonnen, meine Beschwerden mit den Wechseljahren in Verbindung zu bringen. Meine Hausärztin hat ein großes Blutbild gemacht – dabei zeigte sich neben einigen Nährstoffmängeln auch ein deutlich zu niedriger Testosteronwert.

Nach etwa zehn Wochen mit einer sehr niedrigen Testosterongabe hat sich vieles verändert: Ich fühle mich stabiler, ruhiger und wieder freudvoller. Ich habe wieder Antrieb und Entscheidungsfreude – und wieder Lust aufs Leben.«

Einen Selbstversuch mit Testosteron hat auch Carmen, die Gründerin der Feuerfrauen Steiermark, bereits gemacht.

Carmen, 56: »Trotz Östrogen- und Progesterontherapie blieb ich extrem müde, kraftlos, und meine Libido war praktisch verschwunden. Es war eher Eis im Bett statt Feuer. Als ich meinen Arzt fragte, ob mir vielleicht Testosteron fehlt, sagte er nur: Das spielt sich alles im Kopf ab – eine Frau braucht das nicht. Ich solle meditieren. Hab ich versucht. Hat nichts genutzt. Ich habe mir eine zweite Meinung geholt. Dabei zeigte sich: Mein Testosteron, aber auch Magnesium, Kalium und Vitamin D3 waren stark im Mangel. Ich bekam Nährstoffe, DHEA-Kapseln und eine individuell hergestellte Testosteroncreme. Schon nach wenigen Wochen ging es deutlich bergauf. Ich habe wieder Energie, mein Kopf ist klarer, und ich bin tagsüber nicht mehr ständig müde – erst am Abend, wenn man eben müde sein darf. Ich habe wieder Kraft, bekomme viel mehr erledigt und fühle mich insgesamt stabiler. Und das Schönste: Auch die Libido ist zurück. Dieses Nähe-zulassen-Wollen, dieses Verlangen. Es fühlt sich wieder nach Leben an. Darum kann ich nur sagen: Lasst euch das Testosteron auch anschauen.«

Die Hormonexpertin PhDr. Katharina Burkhardt ordnet Testosteron als zentrales Kraft- und Energiehormon auch für Frauen ein.

Testosteron bei uns noch kaum verschrieben

In den USA und in Australien ist man mit der Verschreibung von Testosteron für Frauen schon deutlich weiter, bei uns braucht es noch viel Aufklärungsarbeit. Darum bildet die Hormonexpertin Katharina Burkhardt laufend ÄrztInnen und ApothekerInnen aus. Sie sieht, dass sich in den letzten Jahren schon sehr viel getan hat – aber trotzdem ist der Weg noch ein langer.

Sie erklärt sehr anschaulich, wie eng unsere Hormone miteinander verwoben sind: »Das DHEA ist der Vater, das Progesteron ist die Mutter, das Pregnenolon ist die Großmutter. Aus DHEA entstehen die Androgene – und da ist auch das Testosteron dabei. Und daraus wiederum werden die Estrogene gebildet.«

Dieses Bild macht deutlich: Testosteron ist Teil eines fein abgestimmten Baukastens, in dem ein Hormon aus dem anderen entsteht. Wenn einer dieser Bausteine fehlt, geraten auch die anderen ins Wanken. Besonders DHEA, der direkte Vorläufer von Testosteron, spielt dabei eine wichtige Rolle. Dauerstress führt zu einer verstärkten Ausschüttung von Cortisol – und Cortisol nimmt den gleichen Stoffwechselweg wie unsere Geschlechtshormone. Wenn Cortisol in Massen produziert wird, bleibt weniger »Baumaterial« für DHEA und damit auch für Testosteron.

»Deswegen haben, ich würde sagen, 80 Prozent aller Frauen einen Testosteronmangel. Das ist gewaltig!«, so die Expertin. Ob diese Zahl nun exakt so hoch ist oder nicht – sicher ist: Viele Frauen spüren den Rückgang. Sie fühlen sich antriebsloser, müder, verlieren ein Stück Muskelkraft oder bemerken eine abnehmende Libido.

Bevor wir gleich tiefer ins Thema Testosteron eintauchen, schauen wir uns einmal genauer an, wie unsere Steroid-Hormone gebildet werden und woraus. Steroide sind körpereigene Hormone, die aus Cholesterin entstehen und zentrale Funktionen wie Stoffwechsel, Stressantwort, Fruchtbarkeit, Libido, Schlaf, Stimmung und Muskelkraft steuern:

#WISSEN STATT WUNDERN

Die Hormon-Werkstatt

Unser Körper baut (vereinfacht erklärt) viele Hormone aus derselben »Grundsubstanz« auf – Schritt für Schritt, wie in einer kleinen Werkstatt. Diese Ursubstanz heißt Pregnenolon. Von ihr aus entstehen unterschiedliche Hormone, je nachdem, was der Körper gerade braucht.

Ein Teil des Pregnenolons wird zu DHEA (Dehydroepiandrosteron) umgewandelt, und daraus entstehen Androgene wie Testosteron. Dieses Testosteron kann durch ein wichtiges Enzym, die Aromatase – ein Umbau-Enzym, das männliche Hormone in weibliche Estrogene verwandelt – in Estron (E1) oder Estradiol (E2) umgewandelt werden. So hängen Testosteron und Estradiol enger zusammen, als wir oft denken – sie sind Teil derselben Hormonfamilie.

Progesteron entsteht ebenfalls aus Pregnenolon, allerdings direkt und ohne Umwege. Es wirkt beruhigend, unterstützt Schlaf und Nerven, stabilisiert den Zyklus und schützt die Gebärmutterschleimhaut.

Pregnenolon kann aber auch in eine andere Richtung genutzt werden: Über 17-OH-Progesteron entstehen Cortisol – wichtig für Stressregulation und Energie – sowie Aldosteron, das den Salz- und Wasserhaushalt steuert.

Der Körper entscheidet also laufend und sehr fein abgestimmt, in welche Richtung er Pregnenolon weiterverarbeitet – abhängig von Stress, Alter, Enzymaktivität und Stoffwechsellage. So wird aus einem einzigen Ausgangsstoff alles gebaut, was wir brauchen: Progesteron, DHEA, Testosteron, Estrogene und sogar Stresshormone. Und die Aromatase bestimmt dabei, wie viel Testosteron in Estrogene umgewandelt wird.

Testosteron ist also nicht nur **ein Männerhormon**, sondern auch für uns Frauen ein ganz entscheidender Energie- und Kraftspender. Und genau hier beginnt unsere Spurensuche, warum gerade in den Wechseljahren so viele Frauen den Eindruck haben, ihre innere Power gehe ihnen verloren.

Powerhormon Testosteron

Die Hormonexpertin Katharina Burkhardt nennt Testosteron das Muskel-, Power- und Selbstwerthormon: »Testosteron macht schöne Muskeln, es macht eine tolle Haut, es sorgt für Kraft, Leistungsfähigkeit, Ausdauer, Standfestigkeit – und es gibt ganz viel Selbstvertrauen.« In ihrer Praxis hat sie erlebt, dass gerade besonders zurückhaltende Frauen, die sich immer wieder entschuldigten oder klein machten, häufig die schwersten Mängel aufwiesen.

Doch was tun? Wir wissen: DHEA ist eine direkte Vorstufe von Testosteron. »In der Regel arbeiten wir mit DHEA und schauen, dass wir damit den Testosteronspiegel ein bisschen anheben. Das funktioniert bei Frauen oft sehr gut.«

Schon eine DHEA-Gabe kann helfen, Motivation und Energie zu verbessern – und unterstützt den Körper dabei, über Bewegung wieder eigenes Testosteron zu bilden. Reicht das nicht aus, werden in manchen Fällen sehr geringe Mengen Testosteron ergänzt. »Das wirkt stimmungsaufhellend und sogar antidepressiv – dazu gibt es eine gute Studienlage«, betont Burkhardt.

DHEA wirkt zudem als Gegenspieler des Stresshormons Cortisol. »Das DHEA kann unser Stresshormon Cortisol ein bisschen in Schach halten, ist also quasi der Aufpasser.« Den Höchststand erreichen wir in unseren Zwanzigern, danach sinkt der Spiegel kontinuierlich. Besonders bei chronischem Stress oder nach Traumata kann DHEA deutlich abfallen – und damit auch die Produktion von Testosteron und in weiterer Folge von Estradiol.

»Dann geht's weiter: Dann ist zu wenig Testosteron da. Und dann ist auch zu wenig Estradiol vorhanden. Und das Allerletzte, das Estriol – unser Schleimhauthormon – wird überhaupt nicht mehr bedient. Das heißt, alles ist trocken – zum Beispiel die Schleimhäute«, beschreibt Burkhardt.

Bevor Frau gleich zu Testosteron greift, lohnt sich ein Blick ins Blutbild. Oft reicht DHEA aus, manchmal kombiniert mit einem Pflanzenstoff wie Maca. »Für Frauen funktioniert vor allem rotes Maca sehr gut. Es wirkt stimmungsaufhellend, gibt Energie und kann die Testosteronproduktion anregen«, sagt Katharina Burkhardt.

Nicht immer braucht es also sofort Testosteron. Auch Mikronährstoffe und Pflanzen können die körpereigene Produktion unterstützen – etwa Zink, Vitamin D3 oder die rote Maca-Knolle aus Peru.

#WISSEN STATT WUNDERN

Maca

Maca ist eine **Knolle** aus den **peruanischen Anden** (»peruanischer Ginseng«).
Besonders **rotes Maca** wird für Frauen empfohlen: Es kann stimmungsaufhellend wirken, Energie geben und die körpereigene Testosteronproduktion sanft unterstützen.
Maca ist ein **pflanzliches Nahrungsergänzungsmittel** – kein Hormon.

Auch heimische Pflanzen können Energie und Hormonbalance unterstützen, etwa **Bockshornklee, Leinsamen, Brennnesselsamen, Hafer oder Rote Bete**.

Testosteron wird bei Frauen vor allem in den Eierstöcken und in der Nebennierenrinde gebildet – über seinen Vorläufer DHEA. »Wir gehen davon aus, dass auch andere Gewebe Hormone produzieren können, nicht nur klassische Drüsen. Beim Progesteron wissen wir zum Beispiel, dass es auch im Gehirn gebildet wird«, erklärt die Hormonexpertin.

In Europa ist Testosteron für Frauen bislang nur bei **Libidoverlust** offiziell zugelassen. Andere Anwendungen gelten als

Off-Label-Use und erfordern erfahrene Ärztinnen und Ärzte. »Bei Frauen arbeiten wir mit sehr niedrigen Dosierungen, damit es zu keiner Vermännlichung kommt«, sagt Burkhardt.

Testosteron gehört zu jenen Hormonen, deren Wirkung man häufig erstaunlich schnell bemerkt – je nachdem, wie stark der Mangel ist. Katharina Burkhardt erklärt: »Es gibt Frauen – oder auch Männer –, die schmieren sich DHEA auf die Haut und sagen nach einer halben Stunde, dass sie einen Energieschub verspüren. Andere merken es erst nach ein bis zwei Wochen. Aber Testosteron wirkt eigentlich relativ schnell – wenn man feinfühlig ist und der Mangel nicht allzu schwer«, so Katharina Burkhardt.

Anwendung

Wenn eine Frau mit starkem Leidensdruck Testosteron verschrieben bekommt, wird die Creme in der Apotheke individuell hergestellt – denn ein zugelassenes Präparat für Frauen gibt es in Europa nicht, nur in Australien. Wie sie angewendet wird, hängt vom Ziel ab. »Wenn wir es konstitutionell einsetzen, damit es in allen Körperbereichen wirkt, schmieren wir zum Beispiel auf Unterarm- oder Oberarminnenseiten, Kniekehlen oder Leisten. Wenn wir es für die Libido einsetzen, dann **paraklitoral** – also direkt rund um die Klitoris, etwa eine halbe Stunde vor dem Verkehr. Dann wirkt es sehr stark libidofördernd. Die Amerikaner nennen das Scream Cream«, schmunzelt Burkhardt.

Anders als beim Progesteron muss bei Testosteron nicht streng auf den Zyklus geachtet werden. »Wir empfehlen nur, während der Blutung, wenn sie nicht länger als fünf Tage dauert, zu pausieren. Ansonsten kann man Testosteron entweder kontinuierlich oder sequenziell anwenden – etwa fünf Tage auftragen, zwei Tage Pause machen oder drei Wochen auftragen, eine Woche pausieren«, so die Hormonexpertin.

Wichtig ist immer eine sorgfältige ärztliche Begleitung: Anamnese, Nutzen-Risiko-Abwägung, Vorsorgeuntersuchungen und bei Bedarf auch ein Gefäßcheck, etwa per Carotis-Scan. »Testosteron gibt es nur auf Rezept – und das ist auch gut so«, betont Burkhardt.

Bei der Dosierung ist Vorsicht geboten. Zu hohe Mengen über längere Zeit können Überdosierungszeichen auslösen, etwa vermehrte Körper- oder Gesichtsbehaarung, Hautunreinheiten, Haarausfall am Kopf oder in seltenen Fällen eine tiefere Stimme. Deshalb arbeiten erfahrene Ärztinnen und Ärzte bewusst mit sehr niedrigen, physiologischen Dosierungen.

Die Co-Faktoren entscheiden mit

Bevor jedoch gleich Hormone eingesetzt werden, rät sie zu einem Blick auf die Grundlagen: »Es ist wichtig, dass die Co-Faktoren aufgefüllt sind – Vitamine, Mineralstoffe und Nährstoffe, die der Körper braucht, um Hormone überhaupt bilden zu können.« Für die Progesteronproduktion sind das Vitamin B6, Zink und Magnesium. Damit in den Mitochondrien aus LDL-Cholesterin überhaupt Pregnenolon – die »Großmutter« der Hormone – entstehen kann, braucht es Q10, Magnesium, B12 und Vitamin B3. Für die Androgenachse, also den Weg Richtung DHEA, sind Vitamin C, Vitamin B5 (Pantothensäure) und

Zink entscheidend. »Das sind die allerwichtigsten Co-Faktoren für die Hormonsynthese. Achtet auf eure Co-Faktoren!«, so ihr klarer Rat.

#WISSEN STATT WUNDERN

Co-Faktoren für unsere Hormone

Damit unser Körper überhaupt Hormone bilden kann, braucht er bestimmte Vitamine und Mineralstoffe – die »Co-Faktoren«. Ohne sie läuft in den Mitochondrien nichts.

Für Progesteron: Vitamin B6, Zink, Magnesium

Für Pregnenolon (»Großmutter der Hormone«): Q10, Magnesium, Vitamin B12, Vitamin D3 und B2

Für die Androgenachse (Richtung DHEA/Testosteron): Vitamin C, Vitamin B5 (Pantothensäure), Zink

Diese Mikronährstoffe sind die stillen Helfer im Hintergrund – kleine Bausteine, ohne die die Hormonproduktion ins Stocken geraten kann.

Katharina Burkhardt empfiehlt: »Ein großes Blutbild mit einer Vollblutdiagnostik, bei dem auch Vitamine und Mineralstoffe geprüft werden – und dann gezielt ersetzen und zuführen. Dann sind wir schon auf dem richtigen Weg.« Gerade bei einer Erschöpfung der Nebennierenrinde rät sie, zusätzlich zu humanidenten Hormonen bestimmte Mikronährstoffe einzusetzen: »Vitamin C, Pantothensäure und Zink sind da besonders wichtig.«

Und noch ein moderner Ansatz kann uns unterstützen: **Adaptogene**. Das sind natürliche Pflanzen- und Pilzstoffe, die dem Körper helfen, besser mit Stress umzugehen. »Adaptogene sind in der ayurvedischen und traditionell chinesischen Medizin seit Jahrhunderten im Einsatz. In den Wechseljahren können etwa Ashwagandha, Rhodiola rosea – die Rosenwurz –, die Schwarze Johannisbeere, die Ulme oder Tulsi, das Heilige Basilikum, hilfreich sein. Auch aus dem Bereich der Heilpilze gibt es wertvolle Begleiter, wie Cordyceps oder Reishi«, erklärt Burkhardt. Entscheidend ist dabei die richtige Auswahl: Die Wahl des Adaptogens sollte immer zu den individuellen Beschwerden passen.

#WISSEN STATT WUNDERN

Adaptogene

Adaptogene sind Pflanzen- und Pilzstoffe, die dem Körper helfen können, besser mit Stress umzugehen. Sie wirken regulierend und ausgleichend – sie sind nicht anregend wie Koffein und auch nicht beruhigend wie ein Schlafmittel, sondern unterstützen den Körper dabei, auf Belastungen ausgeglichener zu reagieren.

Ashwagandha: bekannt aus der ayurvedischen Medizin, kann beruhigen und den Schlaf verbessern.

Rhodiola (Rosenwurz): fördert Energie und Ausdauer, wirkt stimmungsaufhellend.

Schwarze Johannisbeere: heimisches Adaptogen, unterstützt die Stressresistenz.

Tulsi (Heiliges Basilikum): traditionell gegen innere Unruhe und Nervosität.

Reishi & Cordyceps (Heilpilze): stärken das Immunsystem und können Energie spenden.

Adaptogene sind kein Ersatz für Hormone, können aber eine wertvolle Ergänzung sein – am besten gezielt und passend zu den individuellen Beschwerden ausgewählt.

Altersvorsorge mit Hormonen

Eine Therapie mit bioidenten Hormonen kann auch Altersvorsorge sein. Das klingt nach Sparbuch, trifft aber den Kern: Wenn wir Hormone, die im Laufe der Jahre weniger werden, gezielt ausgleichen, können wir vorbeugen.

Vor allem Testosteron spielt dabei eine wichtige Rolle. Es wirkt nicht nur auf die Muskulatur, sondern auch auf Herz und Gehirn. »Wenn wir vorsorgen wollen – Herzgesundheit, Demenz, Osteoporose – da brauchen wir Testosteron. Bei den Estrogenen ist die Studienlage besser, aber wir wissen, wie Testosteron wirkt und sehen auch präventive Effekte. Ich bin sehr dafür, dass das besser erforscht wird – und dass Frauen stärker berücksichtigt werden.«

Die Forschungslage ist hier noch dünn. Dieses Ungleichgewicht nennt man **»Gender-Data-Gap«** – die Geschlechterlücke in der Medizin. Viel zu lange wurden Frauen in Studien zu wenig berücksichtigt. Die Folge: Generationen von Frauen haben mit Beschwerden gelebt, ohne dass sie richtig eingeordnet oder behandelt wurden.

Es ist höchste Zeit, dass sich das ändert. »Wir haben Bedürfnisse, wir haben Beschwerden, wir haben schwere Erkrankungen durch Hormonmängel. Das sind keine Befindlichkeiten – und wir müssen uns Gehör verschaffen«, sagt Katharina Burkhardt.

Denn es geht um mehr als ein langes Leben. Es geht darum, gesund älter zu werden. Ein Blick in Pflegeheime zeigt: Frauen leben oft länger als Männer – aber nicht unbedingt gesünder.

Anti-Stress Mittel

Stress spielt in dieser Lebensphase eine zentrale Rolle – und er wirkt direkt auf unser Hormonsystem. Umso wichtiger ist die Frage: Was hilft dem Körper eigentlich, mit Stress besser umzugehen?

Katharina Burkhardt muss nicht lange überlegen und sagt lachend: »Magnesium – ich liebe Magnesium. Es ist an über 600 Stoffwechselprozessen beteiligt, ohne Magnesium läuft gar nichts.« Und sie ergänzt: »Das zweite Antistress-Vitamin ist Vitamin C – ganz wichtig. Und bitte Q10 nicht vergessen, das ist ein echtes Anti-Stress-Mittel. Und dann die B-Vitamine, allen voran B12, weil sie die Nerven stärken. Viele haben hier einen Mangel.« Am Ende geht es um Balance: »Ein gut eingestellter Vitamin- und Mineralstoffhaushalt ist die Basis. Wenn alles ausbalanciert ist, stimmt auch die Stressresistenz.«

Wir werden mündiger

Die Frauen beginnen, mehr einzufordern. Man spürt deutlich: Wir sind mündiger geworden, besser aufgeklärt und wir fordern ein, was uns zusteht – nämlich nichts weniger als eine gute Gesundheit. Burkhardt spürt die Bewegung: »Die Macht kommt von unten, von der Basis. Von den Frauen. Alles, was Ihr einfordert, in Apotheken, bei den Ärztinnen, bei euren Therapeuten, wenn ihr mit euren Freundinnen darüber sprecht, das bringt die Veränderung, die wir ganz, ganz unbedingt brauchen.«

Und diese Veränderung ist dringend nötig. Denn viel zu lange war über die Wechseljahre nur im Verborgenen die Rede.

Was kommt auf Ihr PLAKAT für mehr Aufklärung in den Wechseljahren?

Wir Frauen sind nicht mehr bereit, unsere Gesundheit zu verschweigen oder zu bagatellisieren.

»Schnabel auf – raus aus der Tabuzone.«

Warum ältere Frauen oft »männlicher« wirken

Katharina Burkhardt beobachtet in ihrer Praxis, dass viele Frauen zu wenig Testosteron haben – eine Aussage, die oft überrascht. Denn viele glauben: Mit dem Alter müsse Testosteron steigen, schließlich wirken manche Frauen später kantiger.

Tatsächlich passiert das Gegenteil. Testosteron sinkt bei Frauen bereits ab etwa 30 langsam ab. In den Wechseljahren fällt vor allem das Estradiol stark. Dadurch verschiebt sich das hormonelle Gleichgewicht: Nicht ein Zuviel an Testosteron verändert das Erscheinungsbild, sondern ein relativer Estrogenmangel. Diese Veränderungen betreffen nicht nur die Hormone, sondern auch Haut, Gewebe und Fettverteilung.

»Es geht darum, Frauen ihre Lebenslust, ihre Libido und ihre Kraft zurückzugeben«, sagt Katharina Burkhardt.

Was ich gelernt habe:

Antriebslosigkeit, Müdigkeit und Lustlosigkeit gehören für viele Frauen zu den Wechseljahren – und manchmal steckt ein zu niedriger Testosteronspiegel dahinter. Entscheidend ist, genau hinzuschauen: Eine gründliche ärztliche Abklärung mit Blutbild schafft die Grundlage, um sinnvoll zu entscheiden, ob ein hormoneller Ausgleich helfen kann.

Wenn Testosteron eingesetzt wird, dann sehr niedrig dosiert und meist transdermal als Creme oder Gel. Der eigene Körper wird dabei aufmerksam beobachtet, die Dosis gemeinsam mit der Ärztin oder dem Arzt fein angepasst. Genauso wichtig ist das Fundament: Vitamine, Mineralstoffe und andere Nährstoffe. Auch Stress spielt eine wichtige Rolle: Sinkt DHEA – die Vorstufe von Testosteron und Gegenspielerin von Cortisol –, gehen Energie, Antrieb und Spannkraft verloren, manchmal fühlt sich sogar die Haut oder die Schleimhaut »trocken« an. Bevor Testosteron selbst eingesetzt wird, kann es sinnvoll sein, mit DHEA zu arbeiten oder mit Pflanzen zu unterstützen.

Am Ende bleibt ein klares Ziel: Wieder mehr Energie für unsere fordernden Aufgaben – und mehr Lebensfreude. Und das gute Gefühl, den eigenen Körper informiert und selbstbestimmt zu begleiten. Und ich habe in vielen Interviews immer wieder gehört, wie stark Testosteron zur psychischen Stabilität und Gesundheit von Frauen beiträgt. Darum braucht es hier dringend noch mehr Aufklärung und Weiterbildung!

KAPITEL 9
Andropause – die Wechseljahre der Männer
Mit Dr. Markus Letsch und Coach Bernhard Dünser

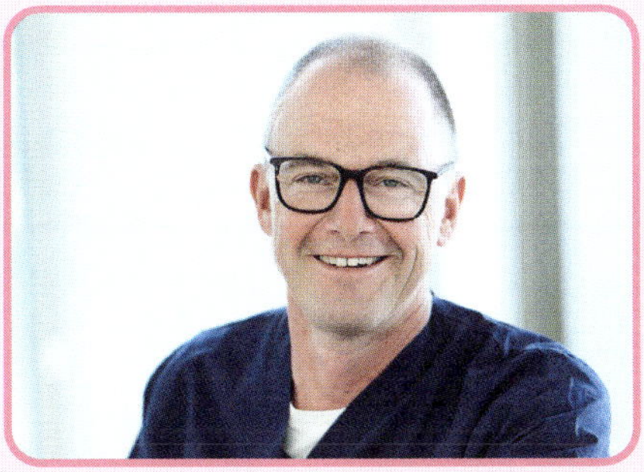

DR. MARKUS LETSCH ist Facharzt für Urologie und Andrologie mit Wahlarztpraxis in Lustenau. Seine Schwerpunkte liegen auf der Männergesundheit, hormonellen Veränderungen beim Mann, sexueller Gesundheit, Prostataerkrankungen sowie Inkontinenz- und Beckenbodenmedizin. Zusätzlich ist er als medizinischer Gutachter tätig und engagiert sich in Vorträgen sowie auf YouTube in der Aufklärung rund um Männergesundheit.

https://www.urologieletsch.at

Haben auch Männer Wechseljahre?

Diese Frage taucht fast zwangsläufig auf, wenn man sich intensiv mit den Wechseljahren der Frauen beschäftigt. Mit all den körperlichen und psychischen Veränderungen, mit den vielen Symptomen, die lange nicht eingeordnet wurden, mit den Umwegen durch Arztpraxen, mit dem Gefühl, nicht ernst genommen zu werden. Zu oft galten Beschwerden als Übertreibung, als Hysterie, manchmal sogar als Einbildung – bis klar wurde: Das hat einen Namen. Und eine hormonelle Ursache.

Bei Männern scheint es auf den ersten Blick anders zu laufen. Und doch passiert auch hier vieles im Hintergrund. Ab der Lebensmitte verändert sich der Körper, die Energie, die Belastbarkeit, die Libido, der Schlaf, das Selbstbild. Begriffe wie Andropause, Aging Male oder PADAM versuchen diese Phase zu fassen – und zeigen gleichzeitig, wie schwer greifbar sie noch immer ist. Der Begriff **PADAM** steht für *Partial Androgen Deficiency of the Aging Male* – also ein partielles Androgendefizit des alternden Mannes. Klingt wenig schmeichelhaft, wie so vieles, was mit dem Älterwerden zu tun hat. Auch über die hormonellen Veränderungen beim Mann wird kaum gesprochen. Oft wird diese Lebensphase vorschnell als Midlife-Crisis etikettiert, als Laune des Älterwerdens, als humorvoller Seitenhieb auf neu angeschaffte Motorräder und neue verrückte Ideen.

Dabei geht es um viel mehr. Um Leistung, um Attraktivität, um Rollenbilder, um die Frage, wie viel Kraft noch da ist – im Job, in Beziehungen, im eigenen Körper. Und auch darum, ob Männer sich Hilfe holen, ob sie Symptome einordnen können und ob hormonelle Veränderungen überhaupt als solche erkannt werden. Die Fragen, die Männer bewegen, sind jenen der Frauen gar nicht so unähnlich: Bin ich noch attraktiv? Kann ich noch meine Leistung bringen? Im Job, für die Familie, im Sport oder vielleicht auch im Bett? Was kommt noch oder war das schon alles?

Dieses Kapitel richtet den Blick bewusst auf den Mann in der Lebensmitte. Neugierig und differenziert. Weil Wissen auch hier entlasten kann. Männergesundheit ist viel mehr ist als Penis, Bauch und Prostata und auch wir Frauen dürfen mehr über Männergesundheit wissen, um ihnen als Partnerinnen gut zur Seite stehen zu können.

Also, was denken Männer übers Älter werden, wie geht es ihnen und gibt es die Wechseljahre überhaupt in ihrem Mindset? Ich habe nachgefragt – und gleich einmal festgestellt, auch den Männern geben runde Geburtstage zunehmend zu denken.

Thomas König, Sportchef beim ORF Vorarlberg und seit Jahrzehnten die vertraute Stimme bei sportlichen Großereignissen im Radio und Fernsehen, spricht ganz offen über das, was sich mit dem Älterwerden verändert.

»Mit Ende 50 merke ich schon: Der Körper stellt andere Anforderungen – und die muss man ernst nehmen. Mir ist zum Beispiel aufgefallen, dass ich meinen Alltag ein bisschen anpassen muss. Bewegung bleibt wichtig, aber vielleicht eher Fahrradfahren oder schwimmen gehen. Früher war Joggen für mich ein guter Ausgleich, aber in meiner Gewichtsklasse hat es irgendwann geheißen: nicht ganz ideal, dieser Spaß.

Auch beim Essen ist mir aufgefallen: Eigentlich braucht man gar nicht mehr so viel. Selbst wenn es schmecken würde – der Körper sagt irgendwann: weniger ist genug. Früher habe ich mir darüber weniger Gedanken gemacht, heute achte ich bewusster darauf. Das sind diese kleinen Anpassungen, die mit zunehmendem Alter einfach dazugehören.

Beim Schlaf beobachte ich, dass sich der Rhythmus verändert . Man wird nachts öfter kurz wach. Mir passiert es inzwischen öfter, dass ich früher ins Bett gehe – einfach weil ich merke, dass mir das guttut. Ich sehe das inzwischen als eine Art Selbstfürsorge.

Runde Geburtstage bringen einen natürlich schon kurz ins Nachdenken. Beim 50er denkt man sich: puh, 50. Und jetzt ist der nächste der 60er. Da fragt man sich schon einmal: Bin ich jetzt wirklich schon alt?

Aber ganz ehrlich: Mich stört das nicht besonders. Ich sehe das eher pragmatisch. Man kann das Rad der Zeit ohnehin nicht zurückdrehen. Also freundet man sich mit den neuen Verhältnissen an. Mir gelingt das ganz gut. Ich habe einen großartigen Job, gesundheitlich geht es mir gut – und ich habe für mich einen ganz brauchbaren Weg gefunden.«

Tabuthema Andropause

Dr. Markus Letsch ist Urologe und Androloge – oder, wie er selbst sagt, schlicht »Männergesundheitsarzt« und sagt: »Ja, ein Teil der Männer haben Wechseljahre. Aber es ist ein großes Tabuthema.«

Sein Fachgebiet, die männliche Sexual- und Hormonmedizin, ist nach wie vor stark schambesetzt. »Es zeigt sich schon, dass sich die Patienten bei uns gar nicht trauen zu sagen, was sie eigentlich für ein Problem haben – nicht mal bei der Anmeldung.« Ein Satz, der tief blicken lässt. Denn obwohl wir wissen, dass auch Männer mit zunehmendem Alter hormonelle Veränderungen erleben, wird darüber kaum offen gesprochen. Es scheint sogar ein noch größeres Tabu zu sein als die Wechseljahre bei Frauen.

Ein Grund dafür liegt laut Dr. Letsch in unserer Erziehung: »Wir alle sind so aufgewachsen, dass man über Sexualität per se nicht spricht. Am Stammtisch vielleicht, ein paar anzügliche Witze, aber wenn es um die eigene Sexualität geht, herrscht plötzlich Stille.« Besonders wenn es um »Störungen« oder Veränderungen der Sexualität geht, wird geschwiegen – aus Angst, aus Scham, aus Unsicherheit.

Dabei ist es wichtig, zu betonen: Die Wechseljahre des Mannes – also der altersbedingte, langsame Rückgang des Testosteronspiegels – sind keine Krankheit, sondern ein natürlicher Prozess. »Natürlich können damit Beschwerden einhergehen, aber der Wechsel selbst ist nichts Pathologisches«, sagt der Facharzt. Genau wie bei den Frauen beginnt auch beim Mann ab einem gewissen Alter eine hormonelle Umstellung, die sich auf verschiedene Lebensbereiche auswirken kann – körperlich, psychisch, sexuell. Ein gesundes, zufriedenes Älterwerden braucht Information, Kommunikation und manchmal auch ein bisschen Enttabuisierung.

Intimität im Alter

Das Thema Sexualität im Alter – noch immer ein Tabu. Dabei zeigen Zahlen etwas ganz anderes: Die Lust bleibt. Und zwar lange.

Mich hat interessiert: Wie oft haben eigentlich die Österreicherinnen und Österreicher Sex? Laut Statistik genießen die 40- bis 49-Jährigen rund 106,6-mal im Jahr körperliche Nähe. Die 50- bis 59-Jährigen sogar noch ein kleines bisschen öfter: 107,9-mal im Jahr, also gut neunmal im Monat.

Ehrlich gesagt: Das ist mehr, als viele vielleicht vermuten würden. Erst ab 60 geht es – zumindest statistisch – leicht bergab: In dieser Altersgruppe wird durchschnittlich 64-mal im Jahr geliebt, rund fünfmal im Monat. Auch das ist doch recht beachtlich, finde ich.

Und dennoch, sobald wir das Wort Sexualität mit Alter kombinieren, werden viele still. Dr. Markus Letsch kennt diese Scham aus seiner Praxis nur zu gut – und bricht eine Lanze für mehr Ehrlichkeit. Besonders wenn es um alte Menschen geht, wird es absurd: »Dass der 80-Jährige vielleicht noch irgendetwas hat wie Sexualität – wohl in den wenigsten Pflegeheimen wird darauf Rücksicht genommen.« Stattdessen herrsche gesellschaftlich nach wie vor die Vorstellung: »Mit 60 sind wir ja quasi, was das betrifft, tot. So sind wir erzogen.«

Liebe und auch körperliche Nähe werden z. B. im Film oft mit Jugend verknüpft – ältere Paare oder späte Romanzen werden dagegen immer noch als Besonderheit wahrgenommen und gelten teilweise als Tabu. Doch das Bild verändert sich langsam. Sexualität im Alter ist real, vielfältig und ein wichtiger Teil der Lebensqualität.

Wenn die Hormone sinken

Der Rückgang der Hormone in der Lebensmitte trifft auch die Männer. Bei den Frauen geht der Hormonrückgang meist schon früher los, manchmal schon ab Mitte 40, mitunter sogar noch früher. Bei Männern klopfen die Veränderungen etwas später an die Tür – aber auch sie bleiben nicht verschont. »Beim Mann ist es eher ein langsamer, schleichender Prozess«, erklärt Dr. Markus Letsch. Anders als bei Frauen kommt es nicht zu einem abrupten hormonellen Einschnitt, sondern zu einem allmählichen Rückgang – vor allem des Testosterons. Dieser beginnt oft schon ab dem vierten Lebensjahrzehnt und verläuft über Jahre. Genau deshalb bleiben Veränderungen lange unbemerkt oder werden dem normalen Älterwerden zugeschrieben. Darum lohnt sich ein regelmäßiger ärztlicher Check.

Ab etwa dem 45. Lebensjahr empfiehlt Letsch regelmäßig zur Prostatavorsorge zu gehen. »Wenn Vater oder Bruder betroffen waren, dann auch schon mit 40.« Das ist medizinisch gut begründet. Prostatakrebs ist die häufigste Krebserkrankung beim Mann. Etwa jeder achte Mann erkrankt im Laufe seines Lebens daran. Gleichzeitig sind die Heilungschancen sehr gut, wenn der Tumor früh erkannt wird: In frühen Stadien liegt die 5-Jahres-Überlebensrate bei über 90 Prozent.

Parallel dazu rückt mit zunehmendem Alter der Testosteronmangel stärker in den Fokus. Studien zeigen, dass in der Altersgruppe zwischen 60 und 80 Jahren rund 20 Prozent der Männer erniedrigte Testosteronwerte aufweisen, bei den über 80-Jährigen etwa ein Drittel. Der Rückgang der Hormone macht sich auf unterschiedliche Weise bemerkbar. »Die Muskelmasse nimmt ab, die Knochendichte ebenfalls, und das sogenannte viszerale Fett – also das gefährliche Fett im Bauchraum – nimmt zu.« Auch die generelle Leistungsfähigkeit kann nachlassen.

Im Unterschied zu Frauen bleibt die Fruchtbarkeit beim Mann oft länger erhalten. »Die Spermienqualität bleibt bei vielen Männern vergleichsweise lange gut – auch wenn natürlich auch sie mit dem Alter abnimmt.« Die Testosteronproduktion sinkt dabei kontinuierlich, im Durchschnitt um etwa ein Prozent pro Jahr. Die Wechseljahre der Männer verlaufen damit langsamer, fast in Zeitlupe – aber sie sind real. Und wie bei Frauen gilt auch hier: Wer informiert ist und Veränderungen frühzeitig einordnet, kann viele Prozesse gezielt begleiten und abfedern.

In Bewegung bleiben

»Fit bleiben – auch im Alter, um die Gesundheit zu erhalten«, sagt Dr. Markus Letsch. Der langsame hormonelle Wandel betrifft nicht nur die Libido oder den Bizeps, sondern den gesamten Organismus. Spätestens in der Lebensmitte wird klar, wie wichtig es ist, den eigenen Alltag bewusst gesund und aktiv zu gestalten. Bewegung und Muskelarbeit helfen, Muskel- und Knochensubstanz zu bewahren, den Stoffwechsel zu stabilisieren und der Zunahme des viszeralen Bauchfetts entgegenzuwirken – gerade in einer Phase, in der sich der Hormonhaushalt allmählich verändert. Energie, Leistungsfähigkeit, Stimmung und Belastbarkeit sind davon ebenso betroffen. Wer aktiv bleibt, kann diese Veränderungen gut begleiten und gesund älter werden – körperlich wie seelisch.

Vorsorge – Fehlanzeige

Dass Männer ungern zum Arzt gehen, ist bekannt. »Der Mann ist so lange gesund, bis er tot umfällt«, sagt Dr. Markus Letsch pointiert. In seinem Fachgebiet gehe es oft um hochsensible Themen wie Libidoverlust, Erektionsprobleme oder Hormonveränderungen – Themen, bei denen viele Männer nicht nur zögern, sondern lieber schweigen.

Wenn es Männern schon bei der Anmeldung schwerfällt, ihre Anliegen überhaupt in Worte zu fassen, braucht es im Behandlungszimmer besonderes Feingefühl. Doch Letsch hat Strategien entwickelt, um das Eis zu brechen. »Ich frage ganz direkt: Wie geht es Ihnen mit der Erektion? Wie erleben Sie Ihre Sexualität? Wenn Männer merken, dass sie ernst genommen werden und man das Thema nicht ins Lächerliche zieht, dann öffnen sie sich schnell.« Und dann passiert oft das, was in der medizinischen Versorgung so kostbar ist: ein echtes Gespräch. »Mit sehr wenig kann man sehr viel erreichen – und dieses Wenige ist oft einfach Zuhören«, weiß Dr. Letsch.

Erektionsprobleme gehören abgeklärt

Was den erfahrenen Urologen besonders ärgert, ist der Umgang mit dem Thema in der Werbung. »Diese Potenzmittel-Spots machen das Thema Erektionsprobleme lächerlich. Sie locken die Männer lieber in die Apotheke oder ins Internet – statt dorthin, wo man wirklich helfen kann: in die Arztpraxis.«

Dr. Letsch kritisiert deutlich, wie sehr Werbung für Potenzmittel Klischees und Leistungsdruck befeuert: »Das treibt die Leute weiter ins Tabu – und weg vom Arzt.«

Diese Werbespots für rezeptfreie Potenzmittel findet er ziemlich männerfeindlich und ich persönlich finde, auch wir Frauen kommen dabei nicht wirklich gut weg – nach dem Motto: Nur wenn er eine Erektion hat, macht das Leben mit ihm wieder Spaß. Dabei geht es nicht darum einen ständig standhaften Mann an seiner Seite zu haben, sondern einen gesunden Partner.

Denn Erektionsstörungen sind kein Lifestyleproblem, sondern können Vorboten ernster Erkrankungen wie Diabetes oder Herz-Kreislauf-Störungen sein. Darum sei es so wichtig, darüber zu sprechen – nicht nur mit dem Arzt, sondern auch zuhause.

»Viele Männer denken, sie müssten eine Leistung erbringen, um ihrer Partnerin zu genügen. Aber eine liebende Partnerin sorgt sich eher: Was ist mit meinem Mann los? Und wenn man beginnt, miteinander zu reden, wird vieles leichter.«

Dr. Letsch setzt sich seit über 20 Jahren für Aufklärung ein – mit Vorträgen, Videos und mittlerweile auch mit YouTube. Der Fortschritt? Eher langsam. »Ich habe nicht das Gefühl, dass sich wirklich viel tut. Aber solche Formate wie Podcasts oder YouTube geben den Männern einen niedrigschwelligen Einstieg. Sie können sich informieren, anonym und ohne Scham.« Das kann Leben retten.

Der Penis ist die Antenne des Herzens

Erektionsstörungen sind oft mehr als ein sexuelles Problem. Was viele Männer als isoliertes Potenzproblem abtun, ist medizinisch oft ein Hinweis auf eine gestörte Durchblutung – und damit auf ein Risiko für Herz und Gefäße. »Eine Erektionsstörung kann ein frühes Warnzeichen sein – oft ein bis zwei Jahre vor einem Herzinfarkt.« Der Hintergrund: »Im Penis sitzen die feinsten Blutgefäße. Wenn da der Blutfluss nachlässt, merken es Männer oft zuerst bei der Erektion – auch wenn sie sonst noch sportlich und leistungsfähig sind«, warnt der Urologe.

Doch statt zur Untersuchung zu gehen, endet der Weg vieler Betroffener unkompliziert und schnell in der Apotheke oder beim Online-Shop für Potenzmittel. »Das ist brandgefährlich. Solche Männer müssen ärztlich abgeklärt werden. Wenn ein 50-Jähriger plötzlich Erektionsprobleme bekommt – ohne andere Erkrankungen – dann ist das ein Fall für den Arzt, nicht für die Versandapotheke.« Dr. Letsch ist es ein echtes Anliegen, den Männern zu zeigen: »Wir sind Ansprechpartner. Wir sind ein Ort, wo man darüber reden kann. Offen, wertschätzend, ohne Scham. Dafür sind wir da!«

Ja, die Männergesundheit braucht mehr Öffentlichkeit. Und sie braucht Stimmen wie seine. Solange noch geschwiegen, gelacht oder ignoriert wird, bleibt es umso wichtiger, weiter aufzuklären.

Keine Tastuntersuchung bei der Vorsorge mehr

Vorsorge ist bei Männern noch immer ein sensibles Thema. Obwohl Prostatakrebs die häufigste Krebserkrankung beim Mann ist und früh erkannt sehr gute Heilungschancen hat, nehmen viele Männer empfohlene Untersuchungen nicht regelmäßig wahr. Daten von Statistik Austria zeigen, dass weniger als die Hälfte der Männer im empfohlenen Alter Vorsorgeuntersuchungen in Anspruch nehmen – deutlich seltener als Frauen.

Ein Grund dafür: Viele Männer haben noch immer Respekt vor der Prostatavorsorge – vor allem wegen der früher üblichen Tastuntersuchung. Diese Art der Untersuchung haben viele als unangenehm und peinlich empfunden. Hier kommt aber die gute Nachricht: Die digital-rektale Untersuchung (DRU) gehört laut aktuellen Leitlinien nicht mehr zur Standardvorsorge.

»Man hat gesehen, dass die Tastuntersuchung extrem ungenau ist. Das Problem ist, dass dadurch viele Männer unnötig biopsiert wurden – obwohl eigentlich gar nichts da war«, erklärt Letsch.

Die moderne Prostatavorsorge ist heute deutlich schonender.

Im Mittelpunkt stehen ein Bluttest zur Bestimmung des PSA-Werts, eine Urinuntersuchung und ein Ultraschall. Dieser Ultraschall wird über die Bauchdecke durchgeführt.

»Ich schaue mir dabei die Nieren an, die Blase und von oben die Prostata«, erklärt Dr. Letsch. »So kann ich die Größe der Prostata gut einschätzen und den PSA-Wert besser einordnen.«

Ein transrektaler Ultraschall gehört nicht zur Routinevorsorge. »Den brauche ich nur für ganz spezielle Fragestellungen«, sagt Letsch. »Für die normale Vorsorge ist er nicht notwendig.«

Für Männer bedeutet das: Es gibt keinen Grund mehr, sich vor der Vorsorge zu fürchten. Die Abklärung erfolgt heute ohne schmerzhafte oder invasive Maßnahmen. Medizin entwickelt sich weiter – und die aktuellen Leitlinien tragen diesem Wandel Rechnung.

Die Prostata im Fokus der Vorsorge

Im Zentrum der urologischen Vorsorge steht die Prostata – aus zwei ganz unterschiedlichen Gründen. Zum einen geht es um die gutartige Vergrößerung, die viele Männer mit zunehmendem Alter betrifft. Sie macht sich durch häufigeren Harndrang oder nächtliche Toilettengänge bemerkbar. »Das ist nichts Gefährliches, das kann man leicht behandeln«, erklärt Dr. Markus Letsch.

Zum anderen geht es um den Prostatakrebs. Er verursacht in frühen Stadien meist keine Schmerzen und bleibt deshalb lange unbemerkt. »Der tut nicht weh«, sagt Letsch – und genau das mache ihn so tückisch. Nicht selten komme die Einsicht erst später. »Die Patienten sagen dann: Wenn ich bloß früher gekommen wäre. Früher bedeutet: Ab dem 45. Lebensjahr zum ersten Check, insbesondere wenn familiäre Vorbelastungen bestehen.

Die Prostata-Vorsorgeuntersuchung ist für Männer so wichtig wie der Pap-Abstrich oder die Mammografie für uns Frauen. Und doch gehen viele Männer viel zu spät zum Arzt. Ein paar Minuten Mut können Jahre Gesundheit bedeuten. Vorsorge bedeutet auch sich eine Chance auf eine rechtzeitige Behandlung sichern.

Wenn die Lust nachlässt

Auch die Libido ist ein zentrales Thema in der urologischen Praxis. »Libido entsteht im Kopf – nicht in den Hoden«, stellt Dr. Markus Letsch klar. Lustlosigkeit kann viele Ursachen haben: Stress, Diabetes, Nierenerkrankungen oder ein Hormonmangel. Um das einzuordnen, braucht es eine strukturierte Abklärung über einen Hormonstatus. »Wir nehmen einfach Blut ab – und zwar vor 11 Uhr vormittags«, erklärt Letsch. Der Grund ist medizinisch: »Der Körper hat einen Tagesrhythmus – und die Hormonspiegel sind morgens am höchsten.« Wichtig ist dabei die Absicherung. »Wenn ich zweimal niedrige Werte bestätigt habe, dann legen wir los.«

Bestätigt sich ein Testosteronmangel, gibt es sanfte therapeutische Möglichkeiten. »Testosteron kann man nicht schlucken – sondern als Gel auf Oberschenkel oder Oberarm auftragen oder alle drei Monate spritzen.« Das zeige oft Wirkung: »Die Männer spüren, wie Energie und Lust, auch Lebenslust zurückkommen. Ein unglaublicher Gewinn für die Lebensqualität«.

Depressionen bei Männer – die Hormone könnten schuld sein

Psychische Gesundheit ist bei Männern und Frauen noch immer ein Tabuthema. Wenn Erschöpfung, Antriebslosigkeit oder depressive Verstimmungen auftreten, können hormonelle Veränderungen eine Rolle spielen. »Ich habe schon Patienten gehabt, die wurden jahrelang mit Depressionen behandelt – und die hatten den schwersten Testosteronmangel.«

Dr. Markus Letsch beschreibt etwas, das er in seiner Praxis immer wieder sieht: Auch bei Männern können hormonelle Ursachen hinter Erschöpfung, Antriebslosigkeit, Libidoverlust oder depressiver Verstimmung stecken – und nicht immer ist ein Antidepressivum die Lösung. »Das heißt jetzt nicht, dass jeder Depressive einen Testosteronmangel hat. Aber es lohnt sich, danach zu schauen.«

Ein einfacher Hormonstatus kann Klarheit schaffen. Wird ein Mangel festgestellt, kann mit einem Gel oder einer Spritze sanft substituiert werden – mit oft erstaunlich positiver Wirkung auf Stimmung, Energie und Lebensfreude.

Darüber reden

Wenn wir Dr. Markus Letsch zum Botschafter für mehr Verständnis zwischen den Geschlechtern machen, fällt sein Appell ganz klar aus:

»Verständnis füreinander – das ist das Einzige, was man hoffen kann. Einfach zueinander schauen, das wäre gut.« Gerade beim Thema Sexualität wünscht er sich mehr Offenheit.

»Bitte redet über sexuelle Gesundheit – es lohnt sich. **Die Leute haben keine Vorstellung, was das für eine Einschränkung der Lebensqualität ist, wenn das nicht mehr funktioniert.**« Zu viele Männer schweigen aus Scham, versuchen ihre Probleme zu verstecken. Dabei ist Zärtlichkeit oft viel wichtiger als Leistung.

»Man muss ja nicht immer performen, sondern einfach nur für den anderen da sein.«

Aus medizinischer Sicht geht es bei Sexualität um weit mehr als um Funktion oder Leistungsfähigkeit. Nähe, Berührung und Intimität wirken sich auf das hormonelle Gleichgewicht, auf Durchblutung, Stressverarbeitung, Schlaf und psychisches Wohlbefinden aus – bei Männern wie bei Frauen. Sexualität ist kein Beweis von Stärke und auch kein Pflichtprogramm, sondern ein Teil von Beziehung, von Verbundenheit und auch von Gesundheit und nicht zuletzt Wohlbefinden.

Ein offenes Gespräch in der Beziehung oder ein Arztbesuch kann oft der erste Schritt zurück zur Lebensqualität sein. Und wenn es um Sexualität im Alter geht, bringt Dr. Letsch es auf den Punkt:

»Use it or lose it.« Ein gesunder Lebensstil heißt auch, Nähe, Lust und Intimität nicht aus dem Leben zu verbannen. Gerade mit den Jahren darf das Thema nicht verstummen – sondern sollte genauso gepflegt werden wie jede andere Form der Gesundheit.

Was kommt auf Ihr PLAKAT für mehr Aufklärung, Dr. Letsch?

> **»Nehmt euren Körper ernst und horcht auf ihn. Er sagt euch genau, was er braucht.«**

Denn Körper und Psyche senden früh genug Signale. Und Liebe heißt auch, unsere Männer und Partner an den die nächste Vorsorge-Untersuchung zu erinnern.

Wie geht es unseren Männern?

Diese Frage möchte ich nicht nur von ärztlicher Sicht beleuchten sondern auch in der Therapie oder im Coaching. **Bernhard Dünser** ist systemischer Coach, Lebensberater und dreifachen Vater. Die Frage, wie es den Männern geht, beschäftigt ihn seit Jahren und hat ihn zu seinem Beruf geführt. In Hittisau hat er sein ganz eigenes Refugium für Männer geschaffen: Das »Café am Waldrand« – so heißt seine Praxis, in der Männer auftanken, sich öffnen und auch mal loslassen dürfen. Sein Weg dorthin war alles andere als geradlinig – aber vielleicht gerade deshalb so echt.

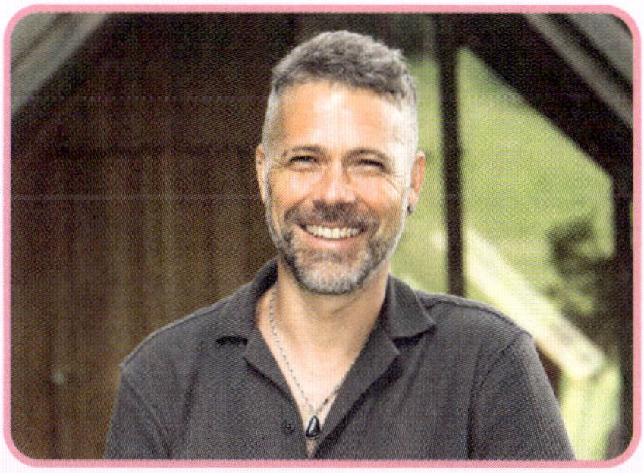

BERNHARD DÜNSER, BEd, MA arbeitet als systemischer Männerberater und Supervisor. Er begleitet Männer in unterschiedlichen Lebensphasen, etwa bei persönlichen Umbrüchen, Fragen zu Rollenbildern, Partnerschaft, Vatersein oder beruflichen Veränderungen. Seine Arbeit ist im psychosozialen Bereich angesiedelt und fokussiert auf Gespräche, Reflexion und die Einordnung individueller Lebenssituationen. Zusammen mit der Austauschgruppe Feuerfrauen bietet er Gruppen-Paarabende an unter dem Motto »Feuergespräche«. Seine Praxis befindet sich im *Cafe am Waldrand* im Bregenzerwald.

https://www.cafeamwaldrand.at/
cafeamwaldrand_lebensberatung

Männer brauchen Räume

»Ich bin durch Höhen und Tiefen gegangen als Mann.«

Bernhard Dünser weiß, wovon er spricht. Vom Schulabbrecher zum Tischler, vom Käser zum Pädagogen – das Leben hat ihn immer wieder herausgefordert. Doch es waren die Begegnungen mit anderen Männern, mit Mentoren, mit Menschen, die ihm zugehört und ihre eigenen Geschichten erzählt haben, die ihn nachhaltig geprägt haben:

»Das hat bei mir Schritt für Schritt dahin geführt, dass ich das auch selber versuche, in meinem Leben umzusetzen.«

Heute bietet er nicht nur Coaching, sondern auch etwas ganz Besonderes an: Geburtsvorbereitungskurse für Männer – gemeinsam mit einer Hebamme. Und ja, das Angebot wird angenommen. Weit über 100 werdende Väter haben bereits teilgenommen, in verschiedenen Kommunen wird das Programm gefördert.

Sein Antrieb ist klar: Männer stärken, bevor sie straucheln. Nicht erst, wenn alles brennt. Seine Zeit in Schlins in der sozialpädagogischen Schule hat Bernhard Dünser sehr geprägt. »Ich habe in meiner Laufbahn gesehen, wie schön es ist, wenn man Kinder unterstützt – aber eigentlich müsste man die Eltern unterstützen, damit es gar nicht so weit kommt.«

In der Männerberatung geht es darum, die Männer mit ihren Themen ernst zu nehmen und in Worte zu fassen. Bernhard Dünser sieht seine Aufgabe darin zuzuhören, Zusammenhänge sichtbar zu machen und neue Handlungsspielräume zu eröffnen – auch bei Themen, über die viele Männer sonst schweigen.

Männer an der Seite von Frauen in den Wechseljahren

Wer über Männergesundheit in Beziehungen spricht, kommt an den Wechseljahren der Frauen nicht vorbei. Denn Partnerschaften altern gemeinsam – körperlich, hormonell und emotional. Umso bemerkenswerter ist es, wenn sich Männer nicht nur am Rand damit beschäftigen, sondern sich bewusst und vertieft in dieses Thema einarbeiten.

Was für ein Zeichen der Wertschätzung: Während seines Urlaubs in Italien hat sich Männercoach Bernhard Dünser nicht etwa mit Krimis oder Ratgebern zur Persönlichkeitsentwicklung beschäftigt – sondern mit einem Buch, das für viele Frauen eine Offenbarung war: »Woman on Fire« von Frauenärztin Dr. Sheila de Liz – die sogenannte *Wechseljahresbibel*. Die Zusammenhänge rund um den Hormonrückgang haben auch ihm die Augen geöffnet. »Ich kenne Hormone aus der Geburtsvorbereitung – da bereiten sie den Körper der Frau auf die Geburt vor. Jetzt habe ich gelernt, was passiert, wenn diese Hormone fehlen.«

Diese neue Perspektive war für ihn ein Aha-Moment. Denn bei der Geburt begleiten ihn hormonelle Themen schon lange. Doch was Hormone im Rückzug mit Körper, Psyche und Lebensqualität einer Frau machen können – das war für ihn in dieser Tiefe neu.

»Mir sind beim Lesen ganz konkrete Frauen eingefallen, mit denen ich gearbeitet habe. Ihre Stimmungsschwankungen, das Erschöpftsein, die Ängste – das könnte auch der Hormonmangel in den Wechseljahren gewesen sein.«

Bernhard Dünser nimmt aus der Lektüre nicht nur Wissen, sondern auch einen klaren Auftrag mit:

»Ich möchte Frauen in meinen Beratungen in Zukunft sensibler auf dieses Thema ansprechen und auch die Männer verstehen, deren Partnerinnen gerade durch die Wechseljahre gehen.«

Aus seiner Praxis weiß er: Wenn Männer über Beziehungsprobleme sprechen, lohnt sich oft ein Blick auf die Wechseljahre – bei beiden Partnern. Hormonelle Veränderungen betreffen nie nur eine Person. Sie verändern Nähe, Kommunikation, Sexualität und Belastbarkeit – und damit das gesamte Beziehungssystem.

Hier schließt sich der Kreis zur Andropause. Während viele Männer beginnen, die Veränderungen ihrer Partnerinnen besser zu verstehen, geraten die eigenen Prozesse oft erst spät in den Blick. Dabei laufen beide Entwicklungen parallel – unterschiedlich im Tempo, aber eng miteinander verbunden. Wechseljahre und Andropause sind keine Gegensätze, sondern zwei Seiten derselben Lebensphase.

»Natürlich geht es um Kommunikation, Nähe und Distanz. Aber wenn Männer erzählen, dass sich zu Hause etwas verändert hat, dass ihre Partnerin emotionaler, reizbarer oder zurückgezogener ist, habe ich auch die hormonelle Ebene im Hinterkopf.«

Er sieht es als seine Aufgabe, achtsam hinzuhören – und behutsam darauf hinzuweisen, dass es manchmal sinnvoll ist, auch medizinisch hinzusehen. »Wenn Männer sagen: ›Ich erkenne meine Frau nicht mehr wieder‹, ist es wichtig, mit Empathie nachzufragen – nicht mit Vorwürfen. Und: Nicht alles ist ein Beziehungsthema. Manches ist auch ein körperliches.« Der Coach plädiert für ein offenes, wertschätzendes Miteinander: »Die Wechseljahre gehen selten spurlos an einer Beziehung vorbei – sie fordern, können aber auch neue Nähe schaffen, wenn man einander wirklich zuhört.«

Die Midlife-Crisis – ein Weckruf

Sie wird von Rainhard Fendrich besungen, in Filmen oft actionreich und witzig dargestellt und gerne als kurze »Laune« oder Phase belächelt. Dabei steckt oft viel mehr dahinter als ein Ausrutscher auf der Suche nach verlorener Jugend. »Hier liegt das eigentliche Problem – dass wir die Midlife-Crisis so schnell abtun.«

Männerberater Bernhard Dünser sieht darin ein größeres Thema. Wenn Männer mit 50 ein Motorrad kaufen, sich ein Cabrio zulegen oder aus Beziehungen ausbrechen, wird das oft als Marotte gewertet – statt als das, was es häufig ist: ein Ruf nach Veränderung, nach Sinn, danach, wieder gesehen zu werden. Auch Männer wollen sich wieder spüren.

»Schon bei schwangeren Frauen hört man oft: ›Das sind halt die Hormone‹. Aber das hilft niemandem, wenn es als Ausrede verwendet wird. Die Hormone stehen dann zwischen dem Paar, statt dass gemeinsam hingeschaut wird, was wirklich los ist.«

Das gilt genauso für Männer. Auch sie erleben hormonelle und psychische Turbulenzen – und haben Bedürfnisse, Fragen und Gefühle, die ernst genommen werden sollten. »Wenn wir sagen: ›Jetzt hat er halt eine Phase‹, dann tun wir das ab. Und damit schauen wir nicht hin. Das Problem wird dadurch nicht kleiner.«

Dünser zieht einen anschaulichen Vergleich: »Wenn mein Auto plötzlich ein Geräusch macht, das es vorher nie gemacht hat, steige ich aus und schaue nach. Und wenn ich nichts finde, gehe ich zum Mechaniker. Wir lassen es ja auch nicht einfach stehen und hoffen, dass es von allein wieder verschwindet.«

Sich Hilfe zu holen bedeutet, Verantwortung zu übernehmen. Gerade in der Lebensmitte, wenn Fragen nach Sinn, Beziehung, Leistungsfähigkeit und Identität lauter werden, braucht es Räume zum Reden – und Menschen, die zuhören. Gerne auch professionell, in einer Therapie oder Männerberatung.

Reden ist Gold

Männern sagt man gern nach, dass sie nicht reden. Sie machen vieles mit sich selbst aus, sagen wenig und wechseln das Thema, wenn es persönlich wird. Dieses Bild begegnet uns im Alltag genauso wie in Beziehungen – und wird selten hinterfragt. »Ich höre nicht gern, dass Männer nicht reden. Ich glaube, auch viele Frauen tun sich schwer.«

Bernhard Dünser hält wenig von solchen Zuschreibungen. Es geht weniger ums Wollen als ums Lernen. »Frauen müssen es oft lernen – schon in der Schwangerschaft. Sie sprechen über Schmerzen, Überforderung oder andere Zustände. Männer kommen viel seltener in solche Situationen.«

So ziehen sich viele Männer in Krisen eher zurück, stürzen sich in Arbeit oder suchen das Alleinsein – manchmal auch die Flucht von zu Hause. Nicht selten wird Alkohol zum vermeintlichen Problemlöser. Reagiert wird oft erst, wenn Schlaf- oder Konzentrationsprobleme zunehmen oder der Job leidet. »Dann merken sie: Jetzt geht nichts mehr«, berichtet Dünser.

Dabei sendet der Körper meist früher Signale – Magenschmerzen, Rückenschmerzen, zunehmende Reizbarkeit. Leise Hinweise, die leicht übergangen werden, weil sie nicht dramatisch wirken und viele gelernt haben, weiterzumachen. »Wenn der Stress zu viel wird, meldet sich der Körper – das ist sicher. Aber wir haben oft nicht gelernt, darauf zu hören. Darum ist es wichtig, sich mit sich selbst und der eigenen Gesundheit auseinanderzusetzen«, sagt Dünser. In seiner Praxis sieht er immer wieder dasselbe Muster: Männer halten viel aus – oft zu lange. Nicht aus Ignoranz, sondern weil sie gewohnt sind, Probleme zu lösen statt sie auszusprechen. Genau hier könnte ein anderer Umgang beginnen.

Sein Plädoyer: »Wir müssen nicht alles alleine aushalten. Männer dürfen reden – nicht erst, wenn nichts mehr geht.« Denn Reden kann ein Anfang sein. Für Gesundheit. Für Veränderung. Für ein besseres Miteinander – mit der Partnerin und mit sich selbst.

Die größte Herausforderung der Männer in der Lebensmitte

Die größte Herausforderung für Männer zwischen 35 und 55 ist oft, dass sie bis dahin gut funktioniert haben.« Viele Männer dieser Altersgruppe haben beruflich längst Fuß gefasst, vielleicht sogar Karriere gemacht, das Haus ist abbezahlt, die Kinder flügge – von außen scheint alles im Lot. »Die äußeren Dinge stehen gut da – aber innerlich merken viele Männer: Die Energie geht zurück.« Es ist nicht mehr wie früher: »Ich vertrage den Alkohol nicht mehr so gut. Früher konnte man bis fünf Uhr früh feiern, dann arbeiten gehen. Heute geht das nicht mehr.« Da kommen die Männer einfach irgendwann an ihre Grenzen.

Mit der nachlassenden Leistungsfähigkeit kommt bei vielen die Verunsicherung – »Was passiert da mit mir?« – und nicht selten der Rückzug. »Wenn Männer nicht drüber reden können, dann verschließen sie sich. Und das ist gefährlich.«

Dünser verweist auf beunruhigende Zahlen: Etwa 600.000 Menschen in Österreich leiden an Depressionen – etwa ein Drittel davon sind Männer. Doch bei den Suiziden liegt der Männeranteil bei rund zwei Drittel. Für ihn ein deutliches Signal: »Frauen holen sich einfach eher Hilfe. Männer ziehen sich zurück – und ihre Reaktion ist oft leider eine Kurzschlusshandlung.«

Doch es muss nicht so weit kommen. Wichtig sei, frühzeitig zu merken, wann man an Grenzen stößt – sei es beruflich, körperlich oder emotional. Und das gelte auch in Phasen der Frustration, etwa wenn es »auf der Karriereleiter nicht mehr weitergeht oder sich die private Situation festgefahren hat.«

Um dieses innere Spannungsfeld zu beschreiben, bedient sich Dünser eines einprägsamen Bildes: »Ich vergleiche Männer oder die Seele oft mit einem Druckkochtopf. Der hat ein Sicherheitsventil. Wenn ich das nicht betätige, baut sich der Druck auf – und irgendwann explodiert er.«

Diese Explosion zeigt sich dann in Gereiztheit, Rückzug, Wut – oder, schlimmer noch, in depressiven Verstimmungen bis hin zur Verzweiflung(stat). Auch Bernhard Dünser verspürt Wut und Frustration – fragt sich dann aber: Was brauche ich gerade?

Sein persönliches Ventil: ein Spaziergang in der Natur. »Ich gehe hinaus, bewege mich in der Natur, rege mich ab – und komme wieder zufrieden nach Hause.«

Wenn Nähe fehlt, verstummt auch die Lust

In vielen Beziehungen verändert sich Sexualität nicht wegen fehlender Lust, sondern wegen fehlender Verbindung. Wenn Gespräche ausbleiben, wenn das Gegenüber fremder wird oder Konflikte keinen Raum mehr haben, verliert auch Intimität ihren Boden. Nähe entsteht nicht zufällig – sie braucht Aufmerksamkeit, Zeit und das ehrliche Interesse am anderen. »Wenn ein Paar nicht mehr miteinander reden kann – warum sollen sie denn dann noch Sex haben?« Für Männercoach Bernhard Dünser führt das Thema Libido in der Männerberatung immer wieder zurück zu einem zentralen Punkt: die Beziehungsebene. Erotik entsteht nicht im Körper allein. Sie wächst aus Begegnung, aus Gespräch – und aus dem Gefühl, gesehen zu werden. Dass Männer und Frauen dabei oft unterschiedlich ticken, beschreibt Dünser mit einem Bild, das hängen bleibt:

»Mir hat einmal jemand gesagt: Du musst eine Frau zuerst über das Gesicht berühren. Du musst ihr in die Augen schauen. Und du musst sie über die Ohren berühren.«

Gemeint ist: zuhören. Reden. In Verbindung treten. Sich füreinander interessieren. Sich zeigen.

»Dann kann ich einen Stock tiefer gehen – zum Herzen. Wenn ich das Herz berühre, dann darf ich weitergehen – bis zur Körpermitte, zum Eros.«

Für Dünser ist das kein Konzept, sondern ein natürlicher Weg. Nähe entsteht Schritt für Schritt. Aber dieser Weg bricht ab, wenn die emotionale Verbindung verloren geht.

»Wenn keine Gespräche mehr stattfinden, wenn sich ein Paar emotional nicht mehr erreicht – dann ist Nähe kaum mehr möglich. Dann wird Sex zur Maschinerie. Die Begegnung fehlt, die Nähe fehlt, es ist eine leere Handlung.«

Was es braucht, ist die zwischenmenschliche Ebene: das Spüren, das Hinhören, das Verstehen. Erst sie hält die körperliche Verbindung lebendig. Darum rät Dünser Paaren, die zu ihm kommen und wirklich etwas verändern wollen, zu einem einfachen, aber oft herausfordernden Schritt:

»Wenn sie zu mir kommen und wirkliches Interesse haben, einander zu begegnen, dann rate ich ihnen, einfach mal über ihre Bedürfnisse zu sprechen.«

Solche Gespräche sind nicht immer bequem. Manchmal führen sie zu Reibung, zu Enttäuschung, zu Streit. Das gehört dazu – und muss ausgehalten werden. Denn unausgesprochene Wünsche verschwinden nicht.

»Unerfüllte, ungehörte Bedürfnisse fördern Konflikte. Und wenn wir diese unausgesprochenen Wünsche und Sehnsüchte nicht aufdecken, werden sie uns immer wieder auf Umwegen begegnen.«

Manchmal braucht es also vor der Libido erst Klarheit. Oder, wie Dünser es unausgesprochen mitschwingen lässt: einen klärenden Streit, der den Weg zurück zur Nähe überhaupt erst wieder frei macht. Versöhnungssex ist nicht umsonst oft gut, weil davor Dinge geklärt werden und das befreite Gefühl die ersehnte Leichtigkeit mit sich bringt. Dünser macht Mut, diesen ersten Schritt zu wagen. »Manchmal beginnt Nähe nicht mit Berührung, sondern mit einem ehrlichen Satz.«

Auf der Hochzeit eines befreundeten Paares vor über 20 Jahren hat der Pfarrer den beiden einen wunderbaren Rat mitgegeben, den ich nie vergessen werde: »Streicht die Wörter *immer* und *nie* aus eurem Wortschatz – und ihr habt eine gute Ehe«. Und es stimmt. Die Ehe der beiden hat, im Gegensatz zu meiner, bis heute gehalten. Bernhard Dünser gefällt dieser einfache Rat. »Dieser kluge Satz ist eine wunderbare Einladung, wie man besser miteinander spricht – und besser miteinander lebt. Oft befeuern genau diese Worte: ›du machst immer, du bist nie, …‹ einen Konflikt«.

Sein Rezept: Bedürfnisse aussprechen – aber in Ich-Botschaften. Das klingt banal, ist aber hocheffektiv:

»Ich wünsche mir, dass du mich heute an der Schulter berührst – weil ich genau dort merke, dass es mir heute gut tun würde.«

Oder:

»Wenn du das so sagst, dann ärgert mich das – weil ich mich dann nicht verstanden fühle.«

»So entsteht ein ehrlicher Austausch. Weg von der Anklage hin zu einer Verbindung mit dem Gegenüber. Das ist lösungsorientiert. Das mögen Männer. Weil ich dann nachfragen kann: Wie hätte es denn für dich gepasst?« Und bevor jemand einwirft, man müsse jetzt alles »zerreden«, winkt Dünser ab:

»Nein, müssen wir nicht. Aber es gibt Dinge in der Partnerschaft, die dürfen – und die müssen – besprochen werden. Damit das Feuer bleibt. Die Libido. Der Eros.«

Damit Nähe, Lust und Beziehung lebendig bleiben können, braucht es aber noch etwas anderes – etwas, das im Alltag von Frauen wie Männern oft zu kurz kommt: Selbstfürsorge. Wer ständig über die eigenen Grenzen geht, wer erschöpft ist oder sich selbst aus dem Blick verliert, verliert auch den Zugang zur eigenen Lust.

Auf die Frage, wie Frauen Männer in dieser Lebensphase unterstützen können, verweist Dünser auf einen oft übersehenen Zusammenhang: Wer gut für sich sorgt, entlastet auch die Beziehung. Seine Antwort ist deshalb eindeutig:

»Lerne endlich, dich um dich selbst zu kümmern.«

Wie wir schon von Dr. Markus Letsch gehört haben, ist Vorsorge immer auch Selbstfürsorge. Neben den empfohlenen Vorsorgeuntersuchungen beginnt dieses gut auf sich Schauen aber viel früher – im Alltag. Darauf weist Männercoach Bernhard Dünser immer wieder hin. Es geht um kleine, machbare Schritte, nicht um radikale Veränderungen.

»Beweg dich. Geh jeden Tag 20 Minuten spazieren – morgens und abends. Wenn's dir guttut, mach 25 Minuten draus.«

Bewegung versteht Dünser dabei nicht als sportliche Leistung, sondern als Möglichkeit, wieder in Kontakt mit dem eigenen Körper zu kommen und den Kopf freizubekommen. Und er weiß aus seiner Praxis: Viele Männer glauben, keine Zeit dafür zu haben. »Wer meint, keine Zeit für eine Pause zu haben«, sagt Dünser, »der soll sich gleich eine ganze Stunde nehmen.« So ein altes Sprichwort. Nur wer Pausen macht, auf sich achtet, sich bewegt der bleibt aktiv und fit – körperlich wie mental.

Zur Selbstfürsorge gehört für ihn aber noch etwas anderes, das vielen Männern schwerfällt: sich selbst anzunehmen, mit sich und seinen Makeln ins Reine kommen: »Nimm dich an, wie du bist. Und ja, mit 45 ist man kein 20-jähriger Jungspunt mehr.

Wir dürfen unsere Grenzen akzeptieren.«

Nicht als Rückschritt, sondern als Entwicklung. Als Möglichkeit, den eigenen Umgang mit sich selbst neu zu justieren. Als Chance.

»Denn wenn ich meine Grenzen annehme, kann ich neue Wege finden, um gut mit mir zu sein. Und dann auch gut mit meinem Gegenüber.« Selbstfürsorge heißt in diesem Verständnis nicht Rückzug oder Selbstoptimierung. Sie ist eine Voraussetzung dafür, gesund, präsent und in Beziehung zu bleiben – mit sich selbst und mit anderen.

Keine Chance für den »Pensionsschock«

»Bleib neugierig. Probier neue Sachen.« Das ist der Rat, den Männercoach Bernhard Dünser all jenen mitgibt, die langsam auf das Pensionsalter zugehen. Denn wer sich erst am letzten Arbeitstag fragt, wie es jetzt weitergeht, erlebt womöglich ein böses Erwachen. »Viele Männer entwickeln nach dem Ausscheiden aus dem Arbeitsleben binnen kürzester Zeit ernsthafte gesundheitliche Probleme«, berichtet Dünser. Sein Tipp: »Überlege dir mit 50 Jahren schon, was du im Ruhestand machen willst.«

Ein Hobby. Ein Ehrenamt. Etwas, das Sinn gibt – und Struktur.

Doch auch in Beziehungen kommt es oft zu Turbulenzen, wenn sich der Alltag zu sehr »eingenistet« hat – und sich neue Lebensumstände durch die Wechseljahre der Frau ergeben.

»Wenn eine Partnerin im Hormonwechsel ist und z. B. plötzlich resoluter wird – was der Mann nicht gewohnt ist – und sie ihm das »Messer« ansetzt mit Dingen wie: »Entweder du tust jetzt was. Oder ich gehe.«

Und das trifft viele Männer wie ein Blitzschlag, weil es sie überrascht – es fehlt ja der Kontakt und die Ahnung aus Gesprächen. Das hinterlässt Spuren. »Mir tut es dann weh für diese Männer, wenn ich merke: Jetzt ist es fast zu spät. Da bleibt oft so eine ganz tiefe Wunde.«

Um dem zuvorzukommen, hilft eine gemeinsame Vision. Dünser lädt Paare dazu ein, sich eine Szene auszumalen:

»Stellt euch vor, ihr sitzt als 80-Jährige nebeneinander auf einer Bank. Was würdet ihr euch erzählen? Wie seid ihr durch diese Jahre gegangen? Was habt ihr zusammen geschafft?«

Diese einfache Vorstellung kann helfen, aktuelle Konflikte zu relativieren – und sich (wieder) auf das große und vor allem gemeinsame Ganze zu besinnen.

Und statt den Männern das Messer anzusetzen kann auch die Aussage helfen: »Ich mache mir Sorgen um dich, dir geht es nicht gut – Was können wir gemeinsam machen?«, rät Dünser. Dieser Perspektivenwechsel verändert alles. Denn er öffnet einen Raum für Nähe statt für Distanz.

»Wenn wir auf Augenhöhe bleiben und uns wirklich begegnen, kann auch Veränderung entstehen – ohne Drohung, sondern mit ehrlichem Interesse.«

3 Tipps, damit die Männer gesund durch ihre Wechseljahre kommen.

»Beweg dich, geh raus in die Natur, geh in die Stille, fürchte die Stille nicht und rede über deine Gefühle«, gibt der Coach den Männern mit auf ihre Reise.

Was würden Sie auf ein PLAKAT schreiben und es für mehr Aufklärung in die Höhe halten?

»Reden hilft – fang jetzt damit an!«

Ein kraftvoller Aufruf an alle Männer, die sich im Umbruch befinden.

»Und ich hätte gern ein paar mutige Männer an meiner Seite, die diesen Weg schon gegangen sind – als Mentoren, als Wegweiser, als Stütze.« Denn Vorbilder helfen, wenn das eigene Bild von Männlichkeit wackelt. Und was er sich zusätzlich wünscht?

»Eine Mutspritze für den kleinen Schubs, damit der erste Schritt leichter fällt.« Diese Mutspritze finde ich wunderbar und würde sie großzügig verteilen. Dann würde es vielleicht viel mehr »Mutausbrüche« geben und damit wahrscheinlich viel mehr Zufriedenheit.

Mit einem Augenzwinkern und viel Herz plädiert Bernhard Dünser für mehr Offenheit, weniger Scham und einen bewussten Umgang mit der eigenen Männlichkeit.

Feuergespräche

Und es tut sich etwas. Die Feuerfrauen Vorarlberg gehen einen neuen Schritt – gemeinsam mit Männerberater Bernhard Dünser. Eigentlich sind die Feuerfrauen eine Initiative und Austauschgruppe rund um die Wechseljahre der Frauen. *For women only*, bewusst als geschützter Raum gedacht. Doch nun wird dieser Rahmen punktuell geöffnet: Zweimal im Jahr dürfen auch die Partner zu den Treffen kommen – zu den sogenannten Feuergesprächen.

Die Leiterin der Feuerfrauen, **Andrea Butterweck**, zieht aus den ersten gemeinsamen Treffen ein positives Fazit. »Wir wollen einen Raum bieten, in dem auch die Männer sich zu den Wechseljahren austauschen können. Denn Reden ist das Allerwichtigste«, sagt sie.

Nur wenn Paare miteinander sprechen, Informationen und Gefühle teilen, könne gegenseitige Unterstützung gelingen. »Wie geht es mir gerade? Was brauche ich? Dann können beide Partner richtig reagieren und sich gegenseitig unterstützen«, beschreibt Butterweck den Kern dieser Gespräche.

Viele Männer könnten sich kaum vorstellen, warum sich ihre Frau plötzlich verändert – emotional, körperlich oder im Rückzug. Genau hier setzen die Feuergespräche an. Sie helfen, Veränderungen einzuordnen, statt sie persönlich zu nehmen. »Das sind ganz wichtige Schritte, die da gemeinsam gegangen werden«, sagt Butterweck.

Und sie betont auch die gesellschaftliche Dimension dieses Formats. Es gehe nicht nur um einzelne Paare, sondern um ein größeres Umdenken. »Es ist unglaublich wichtig, dass die Männer da mitziehen und in dieser neuen öffentlichen Wahrnehmung über das Thema Wechseljahre mitreden«, sagt sie.

Was ich gelernt habe:

Auch bei den Männern gibt es viele Tabus, die noch aufgebrochen werden müssen. Auch sie werden mit ihren Beschwerden nicht immer richtig verstanden. Ich denke, der offenere Umgang mit den Wechseljahren der Frau und die Aufklärung, die hier gerade im Gange ist, helfen auch der Männergesundheit. Im Idealfall sprechen wir irgendwann über seelische – oder sagen wir intime – Probleme und Beschwerden ganz offen. Denn wenn wir Knieschmerzen haben, gehen wir selbstverständlich zum Arzt und holen uns Hilfe. Genauso selbstverständlich sollte dieser Umgang auch bei psychischen Belastungen sein – und bei besonders schambehafteten Themen wie der Libido.

Ich denke, wir Frauen erwarten gar nicht, dass Männer immer »ihren Mann stehen« – auch nicht im Bett. Denn auch dort kommt es, wie wir in diesem Kapitel gehört haben, zunehmend auf Intimität, Nähe und Vertrautheit an und nicht darauf, performen zu müssen. Und eine liebende Partnerin würde bei Potenzproblemen wohl kaum sagen: »Es macht nur Spaß, wenn im unteren Stock alles passt.« Vielmehr würde sie ihn unterstützen und ermutigen, sich das medizinisch anschauen zu lassen.

Reden ist wichtig in der Partnerschaft. Es geht um Ehrlichkeit und Ernsthaftigkeit – nicht um oberflächliches Stammtischgeplauder. So wie wir Frauen eine wohlwollende Schwesternschaft ohne Stutenbissigkeit brauchen, sind auch gute, offene Gespräche unter Männern wichtig. Besonders berührend fand ich die Erzählungen von Bernhard Dünser, wie er als junger Mann Männer in seinem Umfeld hatte, die ihm zugehört und ihn geprägt haben.

Wäre das nicht eine wunderbare Vision: dass wir Älteren – und wir werden ja mit den Jahren zunehmend weiser – für jüngere Menschen verständnisvolle Mentor:innen sein können? Dass sie von uns lernen, wie wichtig es ist, gut auf sich zu schauen? Auch wir Frauen, als Partnerinnen oder Mütter von Jungen, haben hier eine wichtige Rolle für mehr Verständnis untereinander.

Darüber zu reden hilft – das haben wir gelernt. Und wir dürfen über alles reden. Vielleicht ist genau das eines der größten Geschenke dieser Reise hin zu einem weisen Ich. Reden hilft. Also fangen wir jetzt damit an.

KAPITEL 10
Wie erklären wir den Männern die Wechseljahre

Dieses Kapitel ist unseren Partnern gewidmet – mit der Einladung, es zu lesen, um besser zu verstehen, was im Körper einer Frau in den Wechseljahren passiert und wie wir diese herausfordernde Zeit gemeinsam gut durchleben können

Als ich Anfang 2024 begonnen habe, mich in das Thema Wechseljahre einzurecherchieren, war mir die Dimension und Tragweite dieser Lebensphase für die Frauengesundheit noch nicht wirklich bewusst. Egal, wo ich bin – selbst auf Veranstaltungen ohne jeden Bezug zur Frauengesundheit – stehe ich am Ende oft mit einer Podcast-Hörerin da, und wir reden über Symptome oder über Erfahrungen mit Ärztinnen und Ärzten. Für diese Begegnungen mit den Frauen und ihren ehrlichen Stimmen bin ich unendlich dankbar. Sie zeigen, wie groß das Bedürfnis ist, dieses Tabu endlich zu brechen.

Und sie führen direkt zu einer Frage: **Wie machen wir unseren PartnerInnen die Wechseljahre verständlich?** Wie erklären wir, was im Körper einer Frau in dieser fordernden Lebensphase tatsächlich passiert, wenn Hormone aus dem Takt geraten, Zyklen sich umstellen und sich vieles anders anfühlt?

Diese Veränderungen wirken auf das körperliche Wohlbefinden – Schlaf, Temperatur, Energie, Sexualität – und sie berühren auch die Seele: Stimmung, Belastbarkeit, Nähe. Weil all das die Beziehung mitprägt, braucht es Aufmerksamkeit und Fingerspitzengefühl. Jahrzehntelang war das Thema tabuisiert. Jetzt holen wir es Schritt für Schritt auf den Tisch.

Viele Symptome der Wechseljahre – Müdigkeit, Schmerzen, Vergesslichkeit, Brain Fog – können wir selbst kaum in Worte fassen. Oft verstehen wir nicht genau, was gerade mit uns passiert und warum wir uns plötzlich so anders fühlen. Natürlich merkt auch unser Umfeld diese Veränderung – allen voran Familie, Kinder und (Ehe-)Partner: Warum reagiert sie plötzlich anders? Warum begeistert sie sich nicht mehr für Dinge, die früher selbstverständlich waren? Warum zieht sie sich zurück oder lässt weniger Nähe zu?

Und genau da liegt das Problem: Wie erklären wir etwas, das wir selbst erst langsam begreifen? Wie erklären wir unseren Männern und Partnern oder Partnerinnen die Wechseljahre, wenn wir selbst noch nach Sprache suchen für das, was uns da überrollt? Weil es einen Unterschied macht, ob wir in dieser Phase nebeneinander her leben – oder ob wir lernen, als Team hinzuschauen.

Belinda, 42: »Erst durch deinen Podcast habe ich verstanden, wie stark Hormone unsere Gefühlswelt beeinflussen. Mir ist dabei klar geworden, wie wenig wir Frauen selbst oft darüber wissen – und wie schwer es deshalb auch für Männer ist, das zu verstehen. Wenn wir besser begreifen, was im Körper passiert, können wir es auch besser erklären. Dann entsteht in einer Beziehung Raum für Verständnis statt Missverständnisse.«

Wechseljahre – was ist da los?

Das Erstaunliche an den Wechseljahren: Sie beginnen früher, als viele denken. Gemeint ist nicht erst die Zeit nach der letzten Regelblutung, sondern bereits die Jahre davor. Oft kündigt sich diese Phase schon Ende 30, Anfang 40 an – auch dann, wenn der Zyklus noch regelmäßig ist.

Was im Hintergrund passiert, ist entscheidend: Progesteron, unser sogenanntes »Chill-Hormon«, beginnt langsam zu sinken. Es sorgt normalerweise für innere Ruhe, guten Schlaf und emotionale Stabilität. Parallel dazu gerät Estradiol – das zentrale Leithormon der Frau – zunehmend ins Schwanken.

Diese hormonelle Achterbahn hat Folgen: Der Schlaf wird unruhiger, Nerven liegen schneller blank, die Belastbarkeit sinkt. Von außen ist davon oft noch nichts zu sehen – im Inneren aber beginnt bereits eine Phase tiefgreifender Veränderung.

Wenn die Menopause erreicht ist – also ein Jahr nach der letzten Blutung –, verlieren wir rund 90 Prozent (!) unserer Geschlechtshormone. Kein Mensch geht mit einem Handy aus dem Haus, dessen Akku nur noch zehn Prozent anzeigt. Wir wissen: Das hält nicht lange. Und genauso wenig würden wir akzeptieren, dass die Heizung in unserem Haus oder in unserer Wohnung nur noch auf zehn Prozent läuft. Die Räume werden nicht mehr richtig warm. Genau so verhält es sich auch im Körper. Die weiblichen Geschlechtshormone fahren drastisch herunter. Kein Wunder also, dass sich das bemerkbar macht. Körperlich wie mental. Energie fehlt, Systeme geraten aus dem Gleichgewicht, vieles fühlt sich anstrengender an als früher.

Feuerfrauen-Gründerin Andrea Butterweck weiß aus eigener Erfahrung, wie verwirrend diese Lebensphase sein kann. »Wenn sich Ende 30, Anfang 40 die Hormone verändern und Frauen selbst nicht wissen, was los ist – mit Schlafstörungen, Reizbarkeit oder depressiven Verstimmungen – müssen sie überhaupt erst die Verbindung zu den Hormonen herstellen. Und wie schwer ist es dann erst für Partner, die nicht verstehen, warum sich ihre Partnerin verändert.«

Andrea beschreibt die Lebensrealität vieler Frauen: Jobdruck, Kinder – oft in der Pubertät –, Mental Load und manchmal auch die Sorge um die eigenen Eltern. »In langjährigen Beziehungen sprechen Paare oft weniger miteinander. Der Alltag ist stressig, die Kommunikation leidet – und vielen Frauen geht es in dieser Phase nicht gut.«

Was Andrea in zwei Jahren Feuerfrauen immer wieder hört: wachsende Distanz in Beziehungen, weniger Nähe und weniger Sexualität – getragen von Beschwerden, Erschöpfung und Unsicherheit.

»Das ist oft die Phase, in der Frauen vieles infrage stellen: den Partner, den Job oder die eigene Lebenssituation.« Gleichzeitig beobachtet Andrea noch etwas anderes: Viele Frauen reden lange nicht darüber. »Viele leiden still«, sagt sie. Und wenn sie schließlich Hilfe suchen, heißt es zu oft: Schlafmittel, Antidepressiva, Schmerzmittel. »Deshalb ist Information so wichtig. Es gibt Podcasts, es gibt die Feuerfrauen, es gibt wunderbare Bücher. Wenn Frauen verstehen, was in ihrem Körper passiert, können sie auch Hilfe finden.« Und: »Bewusstseinsänderung und Sensibilisierung beginnen mit dem Partner oder der Partnerin. Kommunikation ist so wichtig.«

Und ja – oft wissen wir selbst am Anfang nicht, was mit uns passiert. Wir halten lange durch, reagieren vielleicht zuhause über, gehen schließlich wegen Herzklopfen, Gelenkschmerzen, Migräne oder Schlaflosigkeit zum Arzt – und werden von Station zu Station geschickt, bis endlich jemand das große Ganze erkennt. Genau deshalb sind Stimmen wie die von Andrea so wichtig. Sie geben Orientierung, holen Scham aus dem Schatten – und machen Mut, das Gespräch zu suchen, Wissen einzuholen und Hilfe anzunehmen. Denn wenn wir verstehen, was in unserem Körper passiert, können wir es auch erklären.

Andrea Butterweck bringt mit den Feuerfrauen die Wechseljahre auch in Betriebe, Kommunen und Institutionen. Sie bietet Vorträge und Workshops an. Noch kommen aber keine oder nur sehr wenige Männer. »Mein Wunsch wäre, dass noch mehr Männer diese Angebote nützen. Denn wer informiert ist, kann wirklich verstehen und unterstützen – und Bewusstsein in Teams und Führungskreisen verankern.«

Wenn die Hormone aus dem Takt geraten

Der renommierte Gynäkologe und Hormonexperte **Professor Johannes Huber** beschreibt die Wechseljahre als das Ergebnis mehrerer fein verzahnter Regelkreise, die sich gegenseitig beeinflussen. Nicht jede Frau ist gleich stark betroffen – doch viele erleben diese Phase, als würde der Körper plötzlich aus dem Takt geraten. Genau hier wünscht sich Huber einen wachen, vernetzten Blick auf das Ganze.

»Der weibliche Körper arbeitet mit einem komplexen hormonellen Zusammenspiel. Wenn sich dieses Gleichgewicht nach der fruchtbaren Phase verändert, kann das viele Bereiche beeinflussen – etwa Stimmung, Gehirn, Herz-Kreislauf-System oder Immunsystem. Nicht jede Frau entwickelt Beschwerden, aber bei etwa 60 Prozent sind die Veränderungen deutlich spürbar.«

Für Huber gleicht gute Medizin einer kriminalistischen Spurensuche. Ärzt:innen müssten zuhören, Hinweise sammeln und Symptome miteinander in Beziehung setzen – erst wenn aus vielen Einzelbeobachtungen ein Gesamtbild entsteht, werden die Zusammenhänge klar. »Gelenksbeschwerden, Gedächtnisprobleme, Gewichtszunahme, erhöhte Infektanfälligkeit, Wassereinlagerungen, Haarausfall, trockene Haut – auch aus dermatologischer Sicht ist das hochrelevant. Das Beschwerdebild ist breit und wird oft nicht als hormonell erkannt.« Damit wird deutlich, wie vielfältig die Symptome sein können – und wie leicht der hormonelle Zusammenhang übersehen wird. Professor Huber kennt die Verzweiflung vieler Frauen. Nicht selten kommen sie nach einer langen Ärzteodyssee zu ihm, oft als eine der letzten Anlaufstellen. Es ist ein Appell an die Medizin – und zugleich ein Mutmacher für Patientinnen, Fragen zu stellen und dranzubleiben. »Das sind verlorene Lebensjahre, wenn man nichts dagegen macht.«

Hormone sind mächtig

Zwischen Blase, Schleimhäuten und Beckenboden zeigt sich besonders deutlich, wie stark Hormone unseren Alltag mitsteuern. Die Urologin und Wechseljahresexpertin **Dr. Nicole Weirich** begegnet in ihrer Praxis täglich den typischen urogenitalen Beschwerden der Lebensmitte – und behandelt dabei immer die Frau als Ganzes. Denn hinter Schmerzen beim Sex, Inkontinenz oder wiederkehrenden Infekten steht oft ein hormonelles Zusammenspiel, das weit über einzelne Organe hinausgeht.

»Hormone sind mächtig – und wir Frauen verändern uns in dieser Zeit, oft ohne es vielleicht selbst zu merken.« Was zuhause ankommt, sind dann manchmal Etiketten wie »zickig«, »unerträglich« oder »unempathisch«. Oder der Vorwurf, Nähe und Lust seien plötzlich verschwunden.

»Die Kinder sind aus dem Haus, eigentlich könnte jetzt als Paar eine schöne Zeit beginnen – und trotzdem fühlt es sich an, als sei alles kaputt, weil sich die Partnerin verändert.« Wenn beide nicht wissen, was hinter diesen Veränderungen steckt, entsteht leicht Distanz. Zwei Menschen, die sich lieben, rutschen in eine stille Verunsicherung. »Der Partner kann vorsichtig ansprechen, ob Hormone eine Rolle spielen – und vorschlagen, gemeinsam jemanden zu suchen, der das einordnet oder die Werte überprüft.« Niemand trägt Schuld an diesen Veränderungen. Aber beide können dazu beitragen, dass Verständnis entsteht.

Die Vielfalt der Symptome

In ihrer Ordination sieht Dr. Weirich täglich Beschwerden, die viele Frauen zunächst gar nicht mit Hormonen in Verbindung bringen. »Herzrhythmusstörungen, Herzklopfen und plötzlich auftretende Panikattacken – das erleben viele Frauen in dieser Phase.«

Oft beginnt alles mit einem sinkenden Progesteronspiegel. »Progesteron geht häufig schon Anfang 40 zurück.« Fehlt dieses beruhigende Hormon, reagiert das Nervensystem empfindlicher. Gedanken können plötzlich anspringen, als hätte jemand eine innere Alarmanlage aktiviert. »Komische Gedanken, die aus dem Nichts kommen und Angst machen – oft nachts.«

Am Tag zeigt sich diese Veränderung häufig als Energielosigkeit. »Viele Frauen beschreiben es, als würden sie mit angezogener Handbremse durchs Leben fahren.« Dazu kommen körperliche Veränderungen, die auf den ersten Blick nichts mit Hormonen zu tun haben: Haarausfall, trockene Haut, trockene Augen oder auch Verdauungsprobleme wie Blähungen.

Natürlich betrifft diese Phase auch die Intimität. »Libido ist ein großes Thema. Viele Partnerschaften leiden darunter.« Trockene Schleimhäute, Schmerzen beim Sex oder Stimmungsschwankungen können Nähe erschweren – obwohl beide sich eigentlich danach sehnen.

Als Urologin sieht Dr. Weirich außerdem häufig Veränderungen der Harnwege. »Harnwegsinfektionen fühlen sich in dieser Lebensphase oft anders an.« Nicht immer brennt es – häufig steht ein ständiger Harndrang im Vordergrund. Dahinter steckt oft eine östrogenarme Schleimhaut, die empfindlicher geworden ist.

Viele dieser Veränderungen sind typisch für diese Lebensphase – und in den meisten Fällen gut behandelbar.

Die Gynäkologin, Erfolgsautorin und

Medical-Influencerin **Dr. Judith Bildau** erlebt in ihrer Praxis täglich, wie überraschend vielfältig die Folgen sinkender Hormone sein können. Viele Beschwerden, die zunächst ganz andere Fachrichtungen betreffen, haben in der Lebensmitte einen hormonellen Hintergrund.

Wenig bekannt ist, dass ein sinkender Östrogenspiegel auch Gehör und Gleichgewichtssinn beeinflussen kann. Tinnitus, Schwindel oder Veränderungen des Hörens treten in den Wechseljahren häufiger auf – vielen Frauen ist dieser Zusammenhang jedoch nicht bewusst.

»Oft bin ich dann die letzte Anlaufstelle«, erzählt Bildau. »Die Frauen haben schon alles durch – Neurologie, HNO, Bildgebung – und dann kommen sie zu mir.«

Nicht selten berichten sie von stärkerer Migräne, auch mit Aura, von Kribbeln unter der Haut oder seltsamen neurologischen Empfindungen. »Sexualhormone sind auch für die Nerven und die Weiterleitung von Impulsen mitverantwortlich.«

Viele Frauen sind deshalb zutiefst verunsichert. »Sie sagen dann: Ich werde verrückt. Sie werden auf MS untersucht – und am Ende sind es in Anführungszeichen ›nur die Hormone‹.«

Was von außen oft unerklärlich wirkt – Tinnitus, Schwindel, Migräne, Brain Fog, Kribbeln oder Schlaflosigkeit – folgt häufig einer hormonellen Logik. Wenn Partner, Familie oder Kolleg:innen das wissen, verändert sich auch der Blick darauf: Symptome werden verständlicher und verlieren etwas von ihrem Schrecken.

Viele Frauen erzählen mir von einer monatelangen, manchmal jahrelangen Suche nach einer Diagnose bis jemand das große Ganze sieht. Das Problem: Wechseljahre waren im Studium lange Randthema, und im Praxis-Alltag fehlt oft die Zeit fürs ausführliche Gespräch.

Alle Fachrichtungen betroffen

Die Wechseljahre betreffen weit mehr als nur die Gynäkologie. Viele Symptome landen zunächst bei ganz anderen Fachrichtungen, erklärt Urologin **Dr. Nicole Weirich**: »Es betrifft den Psychiater – wegen Angst- und Panikattacken, die oft fehlgedeutet werden. Es betrifft den Augenarzt mit trockenen Augen, den Zahnarzt mit Veränderungen im oralen Milieu. Es betrifft den Urologen – mit Stressinkontinenz, Scheidentrockenheit oder Schmerzen beim Geschlechtsverkehr. Und es betrifft den Hausarzt: Frauen kommen und sagen: ›Ich fühle mich nicht gut‹. Das Blutbild ist unauffällig – und doch geht es ihnen schlecht.«

Der Weg führt dann oft durch mehrere Ordinationen. »Zum Gynäkologen – ›Sie sind in der Menopause‹ –, vielleicht noch zum Endokrinologen: ›Die Werte sind im Referenzbereich‹. Und genau das ist das Problem.«

Denn viele Laborwerte liegen zwar noch im sogenannten Normbereich – für die betroffene Frau fühlen sich die Veränderungen im Körper aber längst deutlich an. Dr. Weirichs Fazit ist zugleich ein Appell an die Medizin: »Wir Ärztinnen und Ärzte müssen lernen, diese Symptome richtig zu interpretieren.«

Für Außenstehende – Partner, Familie oder Kolleg:innen – wirken viele dieser Beschwerden zunächst schwer erklärbar: Konzentrationsprobleme, der sogenannte Brain Fog, nachlassende Merkfähigkeit oder depressive Verstimmungen. In meinen Gesprächen mit betroffenen Frauen habe ich immer wieder erlebt, wie belastend diese Phase sein kann. Manche erzählen unter Tränen, dass sie zeitweise sogar suizidale Gedanken hatten. Lange wurden solche Beschwerden ausschließlich psychisch eingeordnet und mit Psychopharmaka behandelt – ohne die hormonellen Veränderungen mitzudenken.

Wer akut mit Suizidgedanken kämpft, braucht rasch Hilfe. In Österreich über den **Notruf 112** oder **133** oder über die **Telefonseelsorge 142**, die fast rund um die Uhr erreichbar ist. Hilfe zu holen ist ein Zeichen von Stärke.

Auch die Gynäkologin **Dr. Judith Bildau** erlebt solche Situationen immer wieder. »In psychosomatischen und psychiatrischen Kliniken sehen wir viele Frauen, bei denen ich den Eindruck habe: Wären sie hormonell gut betreut worden, hätte ihnen manches erspart bleiben können – genauso wie Antidepressiva oder starke Schlafmittel.«

Ihr Appell richtet sich an beide Seiten des Sprechzimmers: »Wissen ist Macht. Frauen sollten diese Themen beim Arzt oder bei der Ärztin ansprechen und jemanden suchen, der sich mit den Wechseljahren auskennt. Und wir Kolleginnen und Kollegen müssen die Hormone mitdenken, wenn eine Frau über 40 mit psychischer Symptomatik kommt.«

Dass diese Phase auch die Psyche beeinflussen kann, zeigen Studien deutlich. »Das Risiko für eine Depression ist in den Wechseljahren um etwa 40 Prozent erhöht«, sagt Bildau. Besonders gefährdet sind Frauen, die früher bereits depressive Episoden oder Wochenbettdepressionen erlebt haben. Sie spricht in diesem Zusammenhang von einem »Fenster der Vulnerabilität« – einer Phase hormoneller Umstellung, in der viele Frauen seelisch verletzlicher sind.

Natürlich wirken auch andere Faktoren mit: Beziehungen verändern sich, Kinder ziehen aus, neue Lebensfragen tauchen auf. Und doch spielen die hormonellen Veränderungen eine entscheidende Rolle. Hormonschwankungen in der Perimenopause und der Hormonrückgang nach der Menopause können Denken, Schlaf, Stimmung und Nerven spürbar verändern – und damit auch das Miteinander.

Hilfe mit Hormonen

Als Therapie kann – sofern keine medizinischen Gründe dagegensprechen – eine Hormonersatztherapie mit humanidenten Hormonen in Betracht gezogen werden. Für viele Frauen bedeutet sie eine deutliche Verbesserung der Lebensqualität, weil sie den hormonellen Mangel ausgleicht und damit zentrale körperliche und seelische Funktionen stabilisiert: Schlaf, Konzentration, emotionale Balance und Leistungsfähigkeit. Richtig eingesetzt kann sie nicht nur Beschwerden lindern, sondern auch langfristig präventiv wirken – etwa für Knochen, Herz-Kreislauf-Gesundheit und den Erhalt der Selbstständigkeit im Alter.

Die Urologin **Dr. Nicole Weirich** ermutigt Frauen, früh hinzuschauen und sich mit ihren Beschwerden ernst zu nehmen. »Wenn Sie merken, dass etwas nicht mehr stimmt, bitte so früh wie möglich zur Ärztin oder zum Arzt gehen – und sich nicht sagen lassen: Das ist normal, da müssen Sie durch.«

Hinter dieser Empfehlung steht auch der Hinweis auf ein therapeutisches Zeitfenster von etwa zehn Jahren, in dem sich hormonelle Veränderungen besonders gut stabilisieren lassen.

Wenn eine Hormontherapie passt, setzt sie auf **humanidente Hormone**, also Substanzen, die im Labor so hergestellt werden, dass sie den körpereigenen Hormonen entsprechen und den Mangel gezielt ausgleichen.

In ihrer Erfahrung lindert das nicht nur Beschwerden wie Schlaflosigkeit, Stimmungstiefs oder urogenitale Probleme. Für sie ist es auch ein wichtiger präventiver Ansatz, denn nach der Menopause beschleunigt sich der Alterungsprozess vieler Körpersysteme.

Herzgesundheit im Fokus

»Das Problem fängt oft erst richtig nach der Menopause an«, sagt **Dr. Weirich** – und meint damit weit mehr als Schlafstörungen oder Stimmungsschwankungen. Mit dem Rückgang der weiblichen Hormone, insbesondere von Estradiol, verändern sich zentrale Regulationssysteme im Körper. Gefäße verlieren an Elastizität, arteriosklerotische Prozesse können sich beschleunigen, und auch der Stoffwechsel reagiert sensibler. Körpergewicht verschiebt sich leichter in Richtung Bauchfett, Knochen verlieren an Stabilität, Gelenke werden anfälliger für Schmerzen oder Steifheit. Gleichzeitig reagiert auch das Nervensystem empfindlicher: Konzentration, Gedächtnisleistung und Stressverarbeitung können nachlassen, während Haut und Schleimhäute trockener und verletzlicher werden.

Besondere Aufmerksamkeit verdient aus ihrer Sicht die Herzgesundheit. **»Postmenopausal überholen wir Frauen die Männer beim Herzinfarktrisiko«**, warnt Dr. Weirich. Hinzu kommt, dass Herzinfarkte bei Frauen häufig später erkannt werden, weil sie sich oft nicht klassisch äußern, sondern mit Übelkeit, Oberbauchdruck, Erschöpfung oder Kurzatmigkeit – Symptome, die leicht fehlgedeutet werden. Für Dr. Weirich ist deshalb klar: Die Jahre nach der Menopause sind ein wichtiges Fenster für Prävention und medizinische Begleitung.

Nicht persönlich nehmen

Der Endokrinologe und Gynäkologe **Professor Johannes Ott** von der MedUni Wien beschreibt die Wechseljahre mit dem wachen Blick des Klinikers und Menschenbeobachters. Frauen erleben dabei zwei Arten von Veränderungen – und auch Partnerinnen und Partner nehmen diese von außen wahr. Zunächst sind da die plötzlich spürbaren Symptome:

»Das sind diese Hitzewallungen, Schweißausbrüche, diese Art und Weise, wie sich die Emotionalität verändert.« Viele Patientinnen sagen ihm: »Ich bin grantig oder verstimmt, aber ich will es gar nicht sein – und ich kann nicht anders.« Sein Rat an das Gegenüber ist deshalb schlicht und hilfreich:

»Das zu akzeptieren und es nicht so sehr auf sich selber zu beziehen, ist ein sehr hilfreicher Hinweis.«

Daneben sieht Professor Ott Veränderungen, die sich eher über den Stoffwechsel zeigen. Männer hätten hier mitunter einen kleinen Vorsprung, weil ihr Hormonabfall langsamer verläuft und sie sich über Jahre anpassen können. »Männer können ab 33 bis 35 lernen, dass sie jedes Jahr ein bisschen weniger essen müssen, wenn sie fit bleiben wollen.« Bei Frauen hingegen komme vieles gleichzeitig:

»Sie müssen das Training umstellen – von Ausdauer auf Kraft. Sie müssen ganz schnell den Alkoholkonsum reduzieren. Sie dürfen am Abend plötzlich nichts mehr essen – was familiär ein Problem ist – und so weiter und so fort.« Der Wechsel bedeutet daher nicht nur medizinisch, sondern auch organisatorisch eine Umstellung im Alltag – und in der Partnerschaft.

Für das Miteinander empfiehlt er vor allem Gelassenheit:

»Der Wechsel ist etwas, wo man ein bisschen mitleben muss, zuhören kann, sich als Mann vielleicht nicht selber zu viel ärgern sollte und vor allem es nicht so auf sich selber beziehen sollte – vor allem, was die emotionalen Dinge betrifft.« Kommunikation sei dabei eine wichtige Brücke:

»Bei Frauen ist wichtig: zuhören. Frauen denken angeblich beim Reden darüber nach und entwickeln die Gedanken. Männer ziehen sich vorher in die Höhle zurück und sagen dann meist auch nur sehr spärlich, worüber sie nachgedacht haben.«

Die Richtung ist klar: Geduld, Zuhören und die Bereitschaft, Veränderungen gemeinsam zu tragen. So kann aus einer herausfordernden Phase eine Zeit werden, die man als Team meistert.

Selbstfürsorge als Anker

Die Wechseljahre sind für viele Frauen ein Weckruf: Der Körper meldet sich deutlicher, Energie und Belastbarkeit verändern sich, Ruhe und Regeneration werden wichtiger. Die Hormonexpertin **PhDr. Katharina Burkhardt** erinnert daran, wie zentral Selbstfürsorge in dieser Zeit ist:

»Selbstfürsorge heißt, achtsam zu sein, Pausen zu machen und sie uns selbstverständlich zu nehmen – ohne zu zweifeln, ob wir das dürfen. Wenn ich so fühle, dann hole ich mir das.«

Selbstfürsorge ist dabei kein Egoismus. Sie hilft uns, klarer zu spüren, was wir brauchen – und darüber zu sprechen. Wenn sich unser Rhythmus verändert, verändert sich oft auch das Zusammenleben in Familie und Partnerschaft. Gerade dann kann Selbstfürsorge zu einem wichtigen Anker werden: für mehr Verständnis, Geduld und ein gutes Miteinander.

Veränderungen ansprechen

Diese Erfahrung teilt auch **Rüdiger**, Ehemann und Vater von zwei Kindern. Wir kennen uns seit über 20 Jahren als Arbeitskollegen und genau so lange sind wir auch befreundet. Er sagt, es braucht eine gute Kommunikation, vor allem bei diesem sensiblen Thema Wechseljahre. »Man muss es ansprechen und einen Weg finden, behutsam damit umzugehen«, sagt er. »Leicht ist es für die Frau ja selbst nicht.« Schuldzuweisungen seien dabei eine Sackgasse. »Wenn man ihr den Schwarzen Peter zuschiebt und sagt: *Du hast dich verändert, jetzt tu gefälligst was* – so funktioniert das nicht.«

Viel hilfreicher sei ein gemeinsamer Zugang: wahrnehmen, benennen, miteinander ins Gespräch kommen. »Lieber sagen: *Du, ich glaub, da hat sich etwas verändert. Was können wir tun, damit es uns allen besser geht?*«

Vielleicht berührt mich seine Perspektive deshalb besonders. Weil sie zeigt, wie viel Halt entstehen kann, wenn Veränderungen nicht gegen jemanden gerichtet werden – sondern als gemeinsamer Weg verstanden werden.

Er beschreibt die Lebenswirklichkeit vieler Familien in dieser Phase: Teenager mit überschäumenden Gefühlen, eine Partnerin in den Wechseljahren – und ein Mann, der selbst spürt, dass Älterwerden manchmal weh tut, körperlich und seelisch. »Diese Gemengelage auszubalancieren ist nicht einfach«, sagt er. Gerade deshalb sei Zugewandtheit so wichtig. Nicht selten geraten Beziehungen genau in dieser Zeit ins Wanken.

Was ihm und seiner Frau besonders geholfen hat, war das Gefühl, nicht allein zu sein. »Wenn man durch deinen Podcast hört: Hey, andere erleben das auch – und finden Wege damit umzugehen – dann fällt plötzlich viel Druck ab. Für mich war das ein echter Schlüssel.« Seine Frau habe dort vor allem eines gefunden: Worte für das, was gerade passiert – und Expertinnen und Experten, die zeigen, dass es Hilfe gibt.

»Es geht uns Männer genauso an wie unsere Frauen. Wir müssen das gemeinsam lösen«, fasst Rüdiger zusammen. »Wir sind dran, und wir haben schon Dinge gefunden, die Beschwerden lindern. Ich sehe das als ein *Wir*, auch wenn meine Frau die Hormone nimmt.«

Für mich steckt darin eine leise, starke Botschaft: Wenn wir einander zuhören, vieles vielleicht nicht persönlich nehmen – so wie wir es vielleicht auch mit dem Umgang mit Teenagern wissen – und Hilfe als Team annehmen, wird aus einer schwierigen Zeit wieder gemeinsame Zeit.

Die Familie von Rüdiger ist auf dem richtigen Weg und ich finde es schön und so beruhigend, wie viele Familien auch in dieser Lebensphase zusammenhalten. Mich persönlich bringen die vielen Veränderungen, die diese Zeit mitbringt, oft an den Rand meiner Kräfte. Meinen Söhnen oder meinem 86-jährigen Vater die Bedeutung von Mental Load oder das Bedürfnis nach mehr Ruhe und Harmonie zu erklären ist mitunter ein Ding der Unmöglichkeit. Gerade wenn man als »ständig nörgelnde Mutter« mit zwei Teenagern allein in einem Haushalt lebt und eigentlich für alle »nur das Beste« will, kann das phasenweise etwas frustrierend sein. Jedenfalls kostet es unglaublich viel Energie und zusätzlich schlaflose Nächte.

Reden hilft

Dass Gespräche vieles verändern können, erlebt **Männercoach und psychosozialer Berater Bernhard Dünser** in seiner Arbeit immer wieder. In seinen Coachings hört er oft Sätze wie:

»Was passiert mit meiner Frau? Ich verstehe sie nicht mehr.« Gerade zwischen Mitte vierzig und Mitte fünfzig geraten viele Beziehungen unter Druck. Wenn Veränderungen plötzlich auftreten und niemand sie einordnen kann, entstehen schnell Unsicherheit und Distanz.

Dünser beobachtet dabei immer wieder, dass hinter scheinbar unerklärlichen Krisen hormonelle Veränderungen stehen können. Manche Frauen seien zuvor sogar in psychiatrischer Behandlung gewesen. Für ihn zeigt das vor allem eines: Wie wichtig Aufklärung und Gespräche sind.

Darum organisiert er gemeinsam mit den **Feuerfrauen** sogenannte *Feuergespräche* für Paare. Dort passiert genau das, was vielen Beziehungen guttut: zuhören, verstehen, Fragen stellen und gemeinsam Worte finden.

»Wenn wir offen über diese Themen reden, stellt sich oft ganz viel Klarheit ein«, sagt Dünser. Viele Männer bringen dabei große Sorgen mit: Wenn die Partnerin plötzlich von Trennung spricht, erschöpft wirkt oder sogar suizidale Gedanken äußert, löst das Angst aus – für die Beziehung, für die Familie, für das gemeinsame Leben. Deshalb lädt er Männer ausdrücklich ein, sich zu informieren und zuzuhören. Denn Verständnis verändert die Perspektive – und oft auch die Beziehung.

Darüber reden und sich gut informieren. Dieser Ansicht ist auch der langjährige **Gerichtspsychiater und Psychotherapeut Professor Reinhard Haller**, der für seine messerscharfen Analysen aus wissenschaftlicher Sicht bekannt ist. Er sagt, das Allerschwierigste für die Männer sei es, solch heikle Dinge wie zum Beispiel die Wechseljahre anzusprechen.

»Es ist für die Männer nicht einfach, das Wesen der Frau zu erkennen und ein Stück weit auch zu akzeptieren. Allzu rasch«, sagt er, »greifen wir dann zu Etiketten. Man ist dann gleich mit stigmatisierenden und verdrängenden Worten zur Hand wie: Das ist hysterisch, das ist launisch.«

Haller setzt dem ein einfaches, aber tiefes Gegenmittel entgegen: Verstehen. »Wenn auch die Männer zur Kenntnis nehmen, dass es nicht nur die DNA gibt und nicht nur das berühmte Adrenalin, sondern auch andere Hormone, die einen ganz wesentlichen Einfluss auf die Psyche, auf das Verhalten haben, dann kann man ihnen ein Stück weit entgegenkommen.« Wissen schafft Abstand zum Affekt – und macht gelassener. »Es gilt immer noch der alte Grundsatz: Wissen ist Macht. Wenn man über die Abläufe Bescheid weiß, dann stehen wir ein Stück weit über den Dingen und nehmen sie nicht mehr so persönlich. Dann sind sie nicht mehr so zermürbend, nicht mehr so scharf.«

Mich beeindruckt, wie klar er die Kommunikationslücke benennt, ohne zu verurteilen. »Das zweite Problem ist, dass die Männer in der Regel für psychische Probleme nicht so zugänglich sind. Sie haben also nicht diese emotionale Kompetenz, die Frauen haben. Darum greifen sie auch häufig zu ganz primitiven, zu kurzschlüssigen Reaktionen. Damit kann man sich sehr vieles erklären. Sehr viele Partnerschaftskonflikte bis hin zu Femiziden.« Er betont, er wolle erklären, nicht anklagen: »Da sage ich nichts gegen die Männer. Ich will nur deren Probleme erklären.« Zu dieser Erklärung gehört auch, dass Hilfe oft ungleich verteilt gesucht wird. »Ein Mann ist zum Beispiel viel weniger bereit, zur Psychotherapie zu gehen. Es ist so, dass Frauen viel eher auch mit ihren Freundinnen solche Dinge besprechen können. In einer Männerrunde wird man über sehr vieles sprechen können, aber nicht über solche partnerschaftlichen Probleme und gar nicht über solche intimen Dinge wie die Wechseljahre oder auch die Zyklus-Veränderungen einer Frau.«

Sein Fazit ist ein doppelter Appell – an Paare und an uns selbst: reden, einordnen, Hilfe nutzen. »Frauen haben hier oft das höhere Talent, diese Dinge in sich selbst zu reflektieren. Allerdings sollte man das nicht übertreiben. Irgendwann braucht man auch die Ansicht eines anderen Menschen, manchmal sogar professionelle Hilfe.«

Wir sehen es: Genau darum ist Aufklärungsarbeit so wichtig. Wenn Männer und Frauen die hormonellen Hintergründe kennen und Worte für das finden, was passiert, wird das Persönliche leichter. Dann geht es nicht mehr um »Schuld«, sondern um Verständnis – und um den gemeinsamen, machbaren Weg durch die Wechseljahre. Darum ist es so wichtig dranzubleiben und die Wechseljahren aus der Tabuzone zu ziehen.

Zum Glück bekommen die Wechseljahre langsam endlich, was sie verdienen: Mehr Aufmerksamkeit.

Je besser wir verstehen, wie tief diese Phase Körper und Psyche verändern kann, desto eher bleiben Beziehungen stabil – Wissen kann Ehen und Familien retten.

Darum schreibe ich in diesem Kapitel selbst ein PLAKAT:

»Mission: aufgeklärt durch die Wechseljahre.«

Was ich gelernt habe:

Die meisten Ärztinnen und Mediziner, mit denen ich sprechen darf, wünschen sich vorinformierte Patientinnen. Das spart Zeit – und letztlich auch Geld. Aber vor allem bedeutet es, dass wir Frauen ernst genommen werden und selbstbestimmt mitreden können.

Ich wünsche mir, dass ich mit diesem Kapitel auch viele Männer erreichen konnte. Vielleicht hat dir deine Partnerin mein Buch heute aufgeklappt hingelegt mit der Bitte: Schatz, lies das doch bitte mal! Danke, dass ihr euch für dieses Thema interessiert – es betrifft euch genauso.

Und an uns Frauen möchte ich richten: Du bist nicht allein. So wie dir geht es vielen anderen auch. Hol dir Hilfe – bei Ärztinnen und Ärzten, bei Expertinnen und Experten, bei Coaches. Sei hartnäckig und mündig. Stärke dich durch die vielen Vorträge, die es inzwischen rund um die Wechseljahre gibt. Such den Austausch bei den Feuerfrauen oder komm zu einem der Paarabende, die die Feuerfrauen teilweise schon anbieten. Und rede darüber, damit das Tabu Wechseljahre verschwindet.

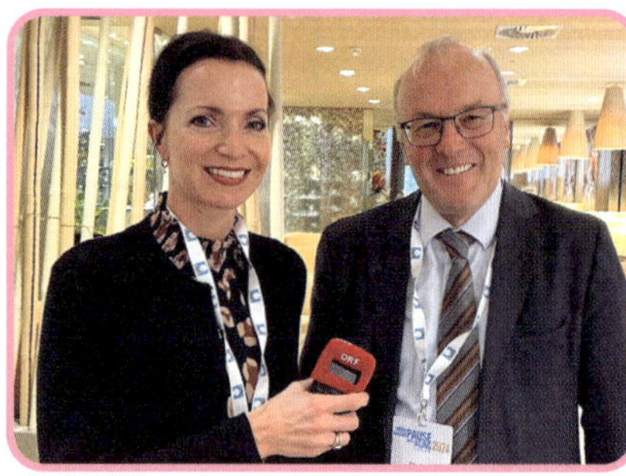

Interview mit Professor Haller beim Menopause Kongress in Wien

KAPITEL 11
Libido
Mit Sexualpädagogin Barbara Balldini

Mit dem Alter ändert sich vieles. Auch die Libido. Und weil es nicht einfach ist, über dieses Thema zu sprechen, habe ich mir gedacht: Humor hilft. Das zeigt Barbara Balldini seit Jahren öffentlichkeitswirksam mit ihren ausverkauften Kabarettprogrammen. Sie erzählt in ihren Programmen entweder aus eigener Erfahrung, auch aus ihrem Unterricht oder aus ihrer Praxis. Hosen runter – und auf geht's.

Was müssen wir wissen über Sexualität ab der Lebensmitte, Frau Balldini?

»**Es wird ruhiger**. Es wird auf jeden Fall ruhiger, und es wird kuscheliger, und es wird liebevoller. Nicht so brachial ratatatata, sondern es wird auch persönlicher. Man hat das Gefühl: Der andere *meint* einen wirklich.«

Wie verändert sich also die Libido rund um die Wechseljahre? Viele Frauen bedauern, dass die Lust davonflattert. Andere entdecken ihre Leidenschaft neu. Sicher ist: Körperliche Liebe ändert sich mit den Jahren. Darum gibt's in diesem Kapitel ein bisschen Bettgeflüster.

»Wir sind in einer Metamorphose. Wir sind andere, wir haben die zweite Pubertät. Das finde ich großartig!«, lacht Barbara Balldini.

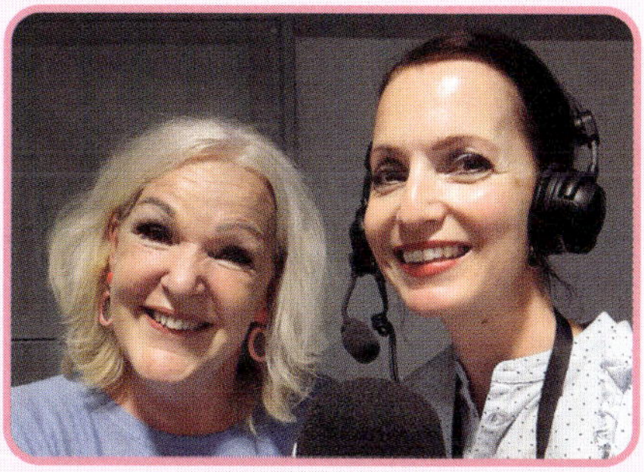

BARBARA BALLDINI ist Sexualpädagogin, Autorin und Kabarettistin. Sie beschäftigt sich seit vielen Jahren mit Sexualität, Partnerschaft und Beziehungskommunikation und vermittelt dieses Wissen in Vorträgen, Workshops, Büchern und auf der Bühne. Mit ihrem humorvollen, direkten Zugang spricht sie auch über Themen, die oft tabuisiert werden – verständlich, alltagsnah und mit einem klaren Blick auf die Lebensrealitäten von Frauen und Paaren. Ihre Arbeit bewegt sich bewusst an der Schnittstelle von Aufklärung, Unterhaltung und gesellschaftlicher Debatte und erreicht damit ein breites Publikum.

https://www.balldini.com/
barbara_balldini

Die Sache mit der Lust

Damit wir Frauen in Stimmung kommen, müssen oft – zugegeben – viele Faktoren passen. Und das wird mit zunehmendem Alter leider nicht unbedingt einfacher. Aber wie wir hier lernen werden: Mit Humor lässt sich vieles leichter nehmen. »Es wird ja nicht besser, wenn man nicht drüber redet«, sagt Barbara Balldini. Also: Wir müssen reden. Offen. Und bitte auch tabulos.

Ich finde, in der Intimität geht es um unseren Körper, um das Wahrgenommen werden vom Partner oder von der Partnerin. Es sind intime Momente, in denen wir uns im wahrsten Sinne des Wortes entblößen – und auch im übertragenen Sinn nackt zeigen: mit all unseren vermeintlichen Makeln. Und damit meine ich jene Dinge, die uns an uns selbst stören, vielleicht besonders ab 50, wenn sich ein paar Speckröllchen mehr wölben, die Lieblingsjeans nicht mehr passt, der Busen oder der Hintern vielleicht einen Stock tiefer hängen, der Hals nicht mehr ganz so viel Spannkraft hat und sich zu den Lachfältchen noch andere Unebenheiten ins Gesicht eingraben.

Barbara Balldini fällt es als Sexualpädagogin leicht, über intime Dinge zu sprechen. Ein Teil dieser Selbstverständlichkeit hat mit ihrer Kindheit zu tun, erzählt sie. »Ich kann mich erinnern, dass ich mich schon als Kind sehr für Körperlichkeit interessiert habe. Ich bin im Kloster aufgewachsen, ich hatte keine Eltern – das klassische Bild von Mann, Frau, Mama, Papa habe ich nie erlebt. Ich war immer sehr unbedarft und bin fröhlich in die Welt marschiert. Alles, was mit Körper, Sexualität, Leidenschaft, Lust und Liebe zu tun hatte, fand ich wahnsinnig spannend.«

Für Barbara Balldini war Offenheit kein bewusster Regelbruch – es gab schlicht kein Verbot. Aufgewachsen ohne das »Darüber spricht man nicht« sprach sie von Anfang an frei über Körper, Lust und Liebe. Manchmal zum Schreck der Umwelt, oft zur Erleichterung der Zuhörer:innen. Ihr Zugang ist geprägt von Neugier statt Scham. »Ich musste mir nie ein Blatt vor den Mund nehmen – niemand hat mir je gesagt, dass man darüber nicht reden darf.« Diese Unbefangenheit macht Sexualität in ihren Gesprächen zu dem, was sie sein darf: natürlich, lernbar und heilsam normal.

Dass viele Menschen – gerade öffentlich – ungern über Intimität sprechen, überrascht sie deshalb wenig. Auch die Wechseljahre sind lange Zeit ein Tabuthema (gewesen). Manchmal, so scheint es, fassen wir alles, was damit zu tun hat, nur mit der sprichwörtlichen Kneifzange an.

Auch Barbara Balldini war anfangs nicht begeistert von der Idee, in ihrem Programm über die Wechseljahre zu sprechen. Der Impuls kam von einer Frau nach einer Aufführung. Damals, Anfang 40, dachte sie noch: »Wen soll das interessieren? Da steigen mir ja die Leute aus. Das hat mit Altwerden zu tun, mit Lustlosigkeit, mit Verwelken. Die Frauen tragen Schürzen, Lockenwickler, Stützstrümpfe und Gesundheitsschuhe.«

Um dieses Bild zu überprüfen, machte sie einen Selbstversuch auf Online-Partnerbörsen: »Bis 49 schreiben dir viele – auch jüngere Männer. Ab 50 ist es vorbei. Gleiches Foto, gleicher Text – und plötzlich ist man als Frau weg vom Markt. Out of order.«

Aber keine Sorge – das stimmt natürlich nicht. Das werden wir gleich noch sehen. Gesundheitsschuhe erleben ja seit einigen Jahren einen regelrechten Hype. Früher hätten wir uns als Teenager damit nie in der Öffentlichkeit gezeigt – heute tragen Männer und Frauen sie ganz selbstverständlich.

Vielleicht ist das ein gutes Bild für die

Libido: Früher haben wir uns nächtelang in unbequeme High Heels gezwängt, heute greifen viele lieber zu bequemen Sneakers. Ein kleiner Befreiungsschlag.

Mit dem Sex ist es wie mit Schuhen – es wird mit den Jahren bequemer

Vielleicht ist es mit dem Sex ab 45, 50 auch so: lieber bequem und angenehm. Was aber nicht so angenehm ist: Mit den Wechseljahren gehen auch einige sehr unangenehme Situationen einher – zum Beispiel Hitzewallungen in den unangebrachtesten Momenten, etwa in einem wichtigen Meeting vor den Arbeitskolleginnen und Kollegen, oder massive Blutungen, schon fast Sturzblutungen, zum Beispiel an der Supermarktkasse. Alles Dinge, die man in dieser Situation nicht mehr verheimlichen kann, weil sie nicht zu Hause im Bad, sondern in der Öffentlichkeit passieren. Sehr peinlich – und oft auch wirklich beschämend.

Aber das ist Ansichtssache, sagt Barbara Balldini: »Man kann es auch mit Humor nehmen. Wenn die Hitzewallung kommt: Ich bin ein heißes Mädchen!« Auch mit unangenehmen Momenten geht sie offensiv um: »Mir ist das einmal auf der Bühne passiert – während der Show eine Sturzblutung. Alle haben es gesehen. Es war die schlimmste Situation meines Lebens. Und dann habe ich gesagt: Ich bin ein kleines Auslaufmodell! Ich musste reagieren – es war ja nicht zu übersehen.« Für sie ist klar: Wir werden älter, wir sind im Umbruch. »Es ist wie eine zweite Pubertät – eine Metamorphose. Wir Frauen verwandeln uns.« Ja, man müsste wohl so schlagfertig sein wie Barbara Balldini.

Genau das ist mir wichtig: Frauen sollen sehen, dass wir mit unseren Erlebnissen und Gefühlen nicht allein sind. Jede von uns kennt solche peinlichen Momente. Barbara Balldini hat ihren 60er bereits hinter sich – und dachte lange: Wechseljahre? Passiert mir nicht. »Man sagt ja: Ein Drittel der Frauen spürt nichts, ein Drittel so lala und ein Drittel volle Pulle. Und gierig, wie ich bin, habe ich mich natürlich für volle Pulle entschieden.«

Dann kamen Stimmungsschwankungen, fast depressive Phasen – und das konnte sie kaum glauben: »Eine Barbara Balldini ist eigentlich sehr fröhlich, schon am Morgen. Ich habe die Fähigkeit, aus Dramen etwas Gutes zu machen. Und plötzlich konnte ich das nicht mehr. Da waren Depressionen und Heulanfälle, ohne zu wissen warum. Ich dachte: Irgendwas stimmt nicht mit mir.« Heute beobachtet sie sich anders: »Früher war ich die Hauptdarstellerin meiner Dramen. Jetzt schaue ich drauf und denke: spannend, was es nicht alles gibt.«

Mit dem Älterwerden verschiebt sich der Fokus. »Wir wissen genauer, was wir wollen – und vor allem, was wir nicht mehr wollen.« Sexualität werde dadurch nicht schlechter, sondern oft klarer und ehrlicher. »Sie kann sogar noch intimer und schöner werden. Und ich sage bewusst Intimität statt Sexualität. Weil wir Frauen Nähe brauchen. Wir wollen Berührung, wir wollen gesehen werden.«

In ihrer Arbeit erlebt sie immer wieder, dass genau diese Sehnsucht unterschätzt wird. »Viele glauben, es geht nur um Penetration. Aber oft geht es um Berührung, ums Dasein, ums Gesehenwerden.« Dieses Bedürfnis bleibt – und wird manchmal sogar stärker, gerade wenn sich der Körper verändert und das Vertrauen in sich selbst ins Wanken gerät.

Balldini bringt es auf ihre eigene Art auf den Punkt: **»Der Appetit kommt beim Essen. Man muss erst einmal anfangen – und plötzlich ist sie wieder da, die Lust.«** Nicht als Leistung, nicht als Pflicht, sondern als Einladung.

Sex im Alter? Ja, sicher!

Sobald es um Sex ab 50 geht, werden die Vokabeln plötzlich andere – schon einmal aufgefallen? Da heißt es dann »Intimität in reifen Jahren«. Ein Begriff, der mir überhaupt nicht gefällt. Ich bin ja kein Fallobst. Balldini findet dafür treffendere Bilder: »Golden-Girl-Sex zum Beispiel. Oder noch besser: Silver Sex – wegen den Haaren«, lacht sie.

Sichtbarkeit und Sinnlichkeit

Und natürlich: Wir wollen gesehen werden und wahrgenommen werden – darum geht es doch auch in der Intimität. Aber manchmal fühlt es sich so an, als ob Erotik etwas ist, das wir nur mit jungen Menschen in den Zwanzigern und Dreißigern in Verbindung bringen. Schöne, knackige Körper, vollbusige, sinnliche Frauen, muskulöse Männer. Alles ist straff und im Glow. Es kommt mir oft so vor, als wären in der Werbung nur die Jüngsten angesprochen. Die älteren Semester – in unserem Fall die Frauen, sagen wir ab 45, 50 – machen Werbung für vaginale Feuchtcremes, Abführmittel oder Inkontinenzeinlagen. Im besten Fall noch für Anti-Aging-Cremes. Fehlen da nicht die Role Models, also die Vorbilder? Wo sind die lässigen Frauen in den 40ern, 50ern?

»Ja, die fehlen absolut«, stimmt mir Barbara Balldini zu. »Also ich finde: Die Boomer-Generation – das ist ja die größte Generation überhaupt in Österreich, die zwischen 1946 und 1968 Geborenen –, da gibt es wirklich zu wenige Role Models.«

Jedenfalls bis jetzt. Denn gerade verändert sich sehr viel. Wir Frauen über 40 sind auch eine kaufkräftige Zielgruppe. Das zeigt sich zum Beispiel bei Ü-40-Partys: Dieses Publikum füllt ganze Clubs und Tanzflächen. Wir wollen ausgehen, wir wollen tanzen – vielleicht etwas früher am Abend und nicht mehr ganz so lange –, aber wir bevölkern mit Begeisterung 80er-Clubbings, Depeche-Mode-Events und Revival-Partys.

Es ist manchmal faszinierend zu sehen, dass dort noch immer dieselben Gesichter, Freundinnen und Freunde tanzen wie früher – zwar mit weniger oder grauen Haaren, mit Brille und ein paar Kleidergrößen mehr –, aber mit genau derselben Leidenschaft für die Musik, fürs Tanzen, fürs Ausgehen und fürs Gesehenwerden. Ich liebe das, denn es zeigt: Manche Dinge ändern sich nie!

Zu seinen Makeln stehen

Wir dürfen – ja, wir müssen – zu unseren Makeln stehen und uns mit unseren Problemzonen versöhnen. In Barbara Balldinis Programmen erkennt sich irgendwie jede und jeder wieder. »Ich mache schon viel Blödsinn auf der Bühne, zum Beispiel über meinen Truthahnhals oder meine Wackelwinkearme. Aber trotzdem: Wir wollen – und wir haben Sex.«

Und dann wird Balldini wieder ganz die Sexualpädagogin: »Spannend ist, dass die junge Generation am wenigsten Sex hat in der gesamten Menschheitsgeschichte.« Der Grund dafür sei ein paradoxes Überangebot. »Sie sind einfach so oversexed and underfucked, wie Kabarettist Dr. Bernhard Ludwig schon gesagt hat. Vor lauter Pornos haben die keine Lust mehr auf Sex – weil sie übersättigt sind.«

Neustart im Bett mit 60? Warum nicht!

Ältere Menschen hingegen, beobachtet Barbara Balldini, freuen sich oft wieder neu auf Körperlichkeit und Intimität. »Ganz viele Frauen fangen plötzlich mit 60 an, sich etwas Neues zu suchen und ihre Sexualität neu zu entdecken.« Sie erzählt von einer Schlagzeile, die ihr kürzlich begegnet ist: Jede ältere Frau braucht einen jüngeren Liebhaber. Und ja, schmunzelt sie, da sei etwas dran. »Um uns wieder wachzuküssen, wie Dornröschen. Aber man darf ja nicht vergessen: Männer lassen mit zunehmendem Alter auch nach.«

Gleichzeitig gehe ich davon aus, dass die meisten Frauen sich wünschen, dass Intimität mit dem Partner oder der Partnerin, die sie bereits an ihrer Seite haben, wieder gut funktionieren darf. Nicht als Rückkehr zu früheren Zeiten – sondern als Weiterentwicklung, die beiden gerecht wird.

Hormone und Libido – was sich in den Wechseljahren verändert

Wenn sich die Hormone verabschieden, verschwindet die Libido oft gleich mit. Vor der Zeit der Wechseljahre spüren wir Frauen ja oft rund um den Eisprung so ein Hochgefühl. Da geht es uns gut, der Blick in den Spiegel ist vielversprechend. In dieser Zeit, rund um den Eisprung, fühlen wir uns wahrscheinlich einfach am wohlsten in unserer Haut.

Nach der Menopause fehlt dieser zyklische Kick: Der Eisprung bleibt aus, und mit ihm oft auch die hormonelle Zündschnur für spontane Lust. Das heißt nicht, dass Sexualität endet. Sie verändert sich – und braucht manchmal mehr Zeit, mehr Zuwendung oder gezielte Unterstützung, ist Barbara Balldini überzeugt.

#WISSEN STATT WUNDERN

Libido & Hormone – ein sensibles Zusammenspiel

Mit dem Absinken von Östrogen, Progesteron und auch Testosteron verändert sich bei vielen Frauen in den Wechseljahren die sexuelle Lust. Ein Östrogenmangel kann dazu führen, dass die Scheidenschleimhaut dünner, trockener und weniger gut durchblutet wird. Geschlechtsverkehr kann dadurch unangenehm oder schmerzhaft werden – und das wirkt sich auch auf die Lust aus.

Auch Testosteron, ein wichtiges Androgen für sexuelles Verlangen, nimmt im Laufe der Jahre ab. Mit dem Wegfall des Eisprungs fehlt zudem der hormonelle Impuls in der Zyklusmitte, der Libido, Energie und Selbstvertrauen kurzfristig steigern kann.

Sinkt zusätzlich Progesteron, können Schlafprobleme, innere Unruhe oder Stimmungsschwankungen auftreten – Faktoren, die die Lust weiter beeinflussen können.

Dazu kommen Stress, Erschöpfung, hohe Alltagsbelastung oder ein verändertes Körpergefühl.

Tauscht euch aus – nicht nur euch geht es so

Wir sehen also: Die Lust bei Frauen ist ein fragiles Zusammenspiel aus Hormonen, Psyche, Körperbild und Beziehung. Gerät ein Teil aus dem Gleichgewicht, spüren wir das auch im Bett. Der Austausch kann helfen, ist Barbara Balldini überzeugt: »Sprecht mit euren Freundinnen über eure Lustlosigkeit. Nicht nur euch geht es so.«

Barbara Balldini lässt dabei selbst die Hosen runter: »Ich gebe es gerne zu: Auch bei mir hat die Lust nachgelassen. Obwohl ich immer sehr lustvoll war. Ich konnte mir überhaupt nicht vorstellen, dass Sex irgendwann weniger wird.«

Heute erlebt sie Sexualität anders. »Statt Action ist es mehr Intimität, mehr Körperlichkeit, mehr riechen, schmecken, fühlen.« Entscheidend sei dabei auch das Gegenüber: »Es ist schön, wenn man einen Partner hat, der das versteht – der nicht immer nur Penetration will, sondern auch massiert, küsst, atmet.«

Ihr Tipp für Aufgeschlossene: »Geht in ein Tantraseminar. Da geht es um Genuss am Körper. Oder lasst euch massieren. Darum gehen wir Frauen ja so gerne wellnessen – weil wir dort massiert werden«, sagt Balldini schmunzelnd.

Vielleicht müssen wir auch unsere Vorstellung von Sex verändern. »Wir müssen uns nicht mehr aufführen wie 20-Jährige.« Eine Frau Mitte 40 bewege sich auch im Alltag anders, sagt sie. »Wir rennen nicht mehr – wir schreiten.«

Balldini bringt es augenzwinkernd auf den Punkt: »Es verändert sich dahingehend, dass es nicht mehr so wild ist. Ich persönlich schätze die Löffelchenstellung sehr – auch ganz praktisch bei Rückenschmerzen. Dann muss ich nur noch das Bein heben.«

Die Lust verändert sich – das Bedürfnis nach Nähe bleibt

Was bleibt, ist das Bedürfnis nach Nähe und Berührung. »Wir brauchen es so dringend wie Essen: gestreichelt zu werden, angefasst zu werden.« Oft entstehe jedoch ein Missverständnis in Beziehungen: »Wenn Frauen um eine Massage bitten, erwarten viele Männer danach Geschlechtsverkehr. Aber danach streben wir gar nicht immer – wir streben nach Berührung.«

Viele Frauen sprechen deshalb offen mit ihrer Frauenärztin oder ihrem Frauenarzt über nachlassende Libido. Doch nicht selten hören sie: »Das ist im Alter halt so.« Solche Reaktionen sind keine Ausnahme – das zeigen viele Gespräche mit Betroffenen. Dabei wird sexuelle Lust schnell zur Nebensache erklärt, statt sie medizinisch oder therapeutisch ernst zu nehmen.

Barbara Balldini sieht darin eine klare Schieflage: »Wenn ein Mann mit Erektionsproblemen zum Arzt geht, verlässt er die Ordination oft mit einem Rezept für die blaue Pille. Die sexuellen Bedürfnisse von Frauen werden dagegen noch immer viel zu wenig gesehen – auch weil das Bild einer älteren Frau, die lustvoll Sex hat, in unserer Gesellschaft kaum vorkommt.«

Genau deshalb spricht sie auf der Bühne offen darüber. »Deshalb rede ich über den Wechsel – und über Körperlichkeit.« Auch sie selbst hat sich schließlich Hilfe geholt: »Erst nach sechs Jahren. Ich habe mir gedacht: Warum leide ich so lange, wenn es doch gute Mittel gibt?« Mit einer Hormontherapie kam auch die Libido zurück.

Das Vorspiel beginnt nicht erst im Bett

Und wenn wir heute lernen, dass Intimität und Körperlichkeit wichtiger werden, dann müssen wir auch über das Vorspiel reden. Und das beginnt bei uns Frauen oft nicht im Schlafzimmer, sondern davor. Ein Klaps auf den Po im Vorbeigehen. Ein inniger Abschiedskuss. Ein sanftes Streicheln über die Wange. Oder auch mal ungefragt den Müll rausbringen (echt!) oder den Geschirrspüler ausräumen. All das kann erstaunlicherweise auch libidofördernd sein – nur wissen das viele Männer leider nicht. Barbara Balldini lacht: »Ich sag es doch jedes Mal auf der Bühne – und das wusste schon Dr. Bernhard Ludwig: Der Orgasmus fängt beim Ohr an. Darum: Untertags einfach schöne Dinge sagen. Oder wenn ihr WhatsApp schreibt, liebe Männer, schreibt immer den Namen eures Schätzchens dazu. Versucht es mal – es wirkt doppelt, wenn man seinen eigenen Namen in einer schönen Nachricht liest. Zum Beispiel: Ich denke an dich, Antonia. Das fährt sowas von ein bei den Frauen – das ist wirklich ein Türöffner. Wir Frauen, wir liegen flach, wir sind total glücklich.«

Viele Männer wissen gar nicht, was schöne Dinge ins Ohr geflüstert alles Wunderbares bewirken können. Ganz nach meinem Lieblingsmotto (ich bin ja auch Radiomoderatorin): »Wer fühlen will, muss hören.« Da können zum Beispiel erotische Literatur oder Geschichten sehr anregend wirken. Und warum nicht einmal eine Geschichte gemeinsam erfinden oder ein Rollenspiel inszenieren? Da darf man dann mit Ü 40 plötzlich die Prinzessin sein, die von einem tapferen Ritter erobert werden will.

Und während die junge Generation, so beobachtet Balldini, vor lauter Reizüberflutung oft den Zugang zur eigenen Körperlichkeit verliert, wächst bei vielen Frauen in der Lebensmitte die Sehnsucht nach echter Verbindung – nach Berührung und Sinnlichkeit.

Das Vorspiel ist damit kein Programmpunkt mehr, sondern eine Haltung. Eine Einladung. Und manchmal beginnt sie ganz unspektakulär – mit einem ausgeräumten Geschirrspüler oder einem liebevollen Satz zur richtigen Zeit.

Wir müssen uns zeigen

Unsere Gesellschaft muss begreifen, dass Älterwerden mehr ist als Falten und Vorsorge – es umfasst auch Sexualität. Wenn wir uns zeigen, erzählen und neue Bilder zulassen, fällt das Tabu Schritt für Schritt. »Wir müssen selber rausgehen und uns präsentieren – auch in unserer Weiblichkeit.«
»Ich habe Freundinnen, die schon 70 sind – die sind dermaßen attraktiv, sexy, agil und freudvoll.«

Und dann erzählt sie von einer berührenden Erinnerung an ihre Großmutter, die ihr einen Satz mitgegeben hat, der nachwirkt: »Krümelchen, ich habe 60 Jahre alt werden müssen, bis ich erfahren habe, dass Sex schön sein kann.« Das ist lange – aber sie durfte es noch erleben. Genau darum sprechen wir heute lauter: Damit Frauen erfahren, wie gut sich gelebte Lust auch jenseits der 50 anfühlen kann. Sexualität hat kein Ablaufdatum; sie verändert sich – und sie darf und soll bleiben.

Ein gutes Körpergefühl

Nach meiner bescheidenen Erfahrung braucht es für schönen Sex auch ein gutes Körpergefühl. Und das habe ich erst mit Mitte 40 bekommen. Davor habe ich oft nur meine Makel gesehen: Kleine Brüste, flacher, aber breiter Hintern. Natürlich liegt es an uns, uns selbst zu akzeptieren und im besten Fall zu lieben, wie man ist. Aber das ist schwer – in der Pubertät genauso wie in der Peri- oder Menopause. Was hilft: Wenn man gesehen wird – und wenn einem der Partner, die Partnerin das Gefühl gibt: Ich begehre dich so, wie du bist. In meiner Ehe habe ich mich sehr bald nicht mehr gesehen gefühlt, schon gar nicht begehrt. Nach der Scheidung war es unglaublich schwer, mich wieder auf etwas Neues einzulassen, mich zu zeigen, auszuziehen – mich hinzugeben. Mein neuer Partner hat mir vom ersten Moment an das Gefühl gegeben, dass ich genauso richtig und begehrenswert bin, wie mich Gott geschaffen hat – und wie mich das Leben gezeichnet hat: mit Kaiserschnittnarben, Schwangerschaftsstreifen, Falten und Cellulite.

Aber natürlich sind wir auch ein Stück weit für unser Körpergefühl selbst verantwortlich. Etwas für seinen Körper zu tun, ihn zu fordern, auf sich zu schauen, in Bewegung zu bleiben. Auch Barbara Balldini ist dafür, sich nicht mit allem abzufinden und zufriedenzugeben. Sondern wirklich etwas dafür zu tun. »Sich selbst schön finden, ins Fitnessstudio gehen, Sport machen, sich gut anziehen, auch sexy anziehen und auch mal ein bisschen flirten. Dann kann auch Lust entstehen.«

Das Erotik-Projekt

Barbara Balldini plädiert dafür, die Libido bewusst lebendig zu halten – und das Ganze ruhig als gemeinsames »Projekt« zu betrachten. Der erste Schritt ist Kommunikation. »Schatz, wir müssen etwas tun«, sagt sie augenzwinkernd. Auch ein Liebesabend darf ganz unromantisch im Kalender stehen, einfach damit dieser Abend als Zeit für das Paar reserviert ist.

Im Hause Balldini gehört dazu auch die Bereitschaft, Neues auszuprobieren. »Wir sind zum Beispiel einmal gemeinsam in einen Swingerclub gegangen – einfach nur zum Schauen. Wir sind keine Swinger, aber wir wollten diese Erfahrung zusammen machen«, erzählt sie. Manchmal bedeutet dieses Projekt auch, schöne Dessous zu kaufen oder sich in einem Erotikshop beraten zu lassen, welche Möglichkeiten es gibt.

Entscheidend ist für sie vor allem die Haltung dahinter. »Man darf das alles nicht zu ernst nehmen. Eher als humorvolles Projekt sehen. Wenn es schwer wird, passt das nicht zur Sexualität.« Schon der gemeinsame Besuch in einem Erotikshop kann etwas Prickelndes und Aufregendes haben – und wenn es für beide stimmig ist, wird daraus mitunter ein sehr freudvolles Vorspiel.

Oft ringen wir in den Wechseljahren vor allem mit uns selbst: Wir fühlen uns nicht wohl in unserem Körper, sind müde und ausgelaugt von Schlafstörungen – und fühlen uns alles andere als sexy. Der Partner kann dafür meist gar nichts. Die zwei oder drei Kilo mehr, die uns diese Lebensphase manchmal beschert, fallen ihm womöglich gar nicht auf. Viele Männer sind sogar dankbar, wenn das Thema einmal offen angesprochen wird.

Barbara Balldini kann davon ein Lied singen: »Der Wechsel war wahnsinnig großzügig zu mir – der hat mir einfach razzfazz 25 Kilo geschenkt, ohne mit mir darüber zu sprechen.« Und dann stellt sich plötzlich eine ganz grundlegende Frage: Wie fühle ich mich jetzt als Frau in meinem Körper? Balldinis Erfahrung ist dabei durchaus tröstlich: »Die meisten Männer sind sehr gnädig und stören sich nicht daran, wenn die Frau ein bisschen zunimmt – seien wir uns ehrlich.«

Am Ende läuft vieles auf eine zentrale Frage hinaus: Wie komme ich wieder zu einem guten Körpergefühl? Für Barbara Balldini beginnt dieser Weg oft mit Berührung. Sie erzählt, was in ihrer eigenen Partnerschaft einen festen Platz bekommen hat:

»Wir gönnen uns gerne entspannende Massagen. Wir geben warmes Öl in eine Babyflasche – aufgewärmt im Flaschenwärmer – und gießen es beim Massieren auf den Körper: auf die Wangen, auf die Vulva, und verwöhnen uns damit. Und zwar ohne Hintergedanken – es geht nicht ums Penetrieren. Solche speziellen Massagen kann man lernen, etwa in einem Tantrakurs oder auch über Videos. Natürlich geht es um Lust, aber auch um Intimität und Sinnlichkeit. Und dafür sind Frauen total zu haben – egal in welchem Alter. Glaubt mir: Ich bin in einem Altersheim groß geworden.«

Barbara Balldini beschreibt, wie kraftvoll berührte Präsenz sein kann: Wenn man Menschen die Füße, Waden oder Hände massiert oder sanft über das Gesicht streicht, reagieren sie oft mit tiefer Entspannung – manchmal so intensiv wie bei Sexualität. Der Schlüssel liegt nicht in der Technik, sondern in der Zuwendung: »Ich bin ganz bei dir, ich erwarte nichts – ich schenke dir Nähe.« Diese Form der Berührung nimmt den Druck aus der Intimität, verwandelt »Leistung« in Zuwendung und erlaubt Lust, Wärme und Geborgenheit ohne Zielvorgaben wieder spürbar zu werden. »Das ist der Trick.«

Auch Männer haben ihre Themen

Auch für Männer bringt das Älterwerden Veränderungen mit sich. Viele sind selbst erleichtert, wenn darüber einmal offen gesprochen wird – nicht erst im Schlafzimmer, sondern schon davor. Barbara Balldini erlebt das in ihrer Praxis in Wien immer wieder: »Die Männer sind durchaus dankbar, wenn sie einmal über ihre Standfestigkeit sprechen können, über Prostatabeschwerden – die haben ja auch ihre Erektionsstörungen. Und die Männer haben auch oft keine Lust mehr. Also es ist schon ein Thema, das beide betrifft, bin ich draufgekommen.« In ihrer Arbeit als Sexualpädagogin beobachtet Balldini häufig, dass Lustlosigkeit keineswegs nur ein Frauenthema ist. »Ganz oft sind es die Männer, die sich zurückziehen. Die Frauen hätten eigentlich Lust, aber die Männer schauen Pornos, machen Autoerotik – also beschäftigen sich mit sich selbst – und haben dann gar keine Lust mehr, sich auf eine Frau einzulassen.«

Solche Dynamiken begegnen ihr in Gesprächen mit Paaren immer wieder. Manche Männer suchen auch außerhalb der Beziehung nach sexueller Bestätigung oder gehen zu einer Prostituierten. »Auswärts gehen ist nicht liebesfördernd und schon gar nicht beziehungsfördernd – man muss darüber reden.«

Der entscheidende Punkt ist: Solche Ausweichlösungen überdecken meist das eigentliche Problem. Sie verhindern echte Intimität und können langfristig Vertrauen beschädigen. Manche Paare entscheiden sich deshalb sehr bewusst für andere Wege. Manche vereinbaren klare Regeln für mehr Freiheit, andere entdecken gemeinsam neue Formen von Nähe – etwa in Tantra-Seminaren oder beim Erlernen erotischer Massagen. Wichtig ist dabei immer: Beide müssen diesen Weg wollen, offen darüber sprechen können und die Freiheit haben, Vereinbarungen jederzeit wieder zu verändern.

Die einen Frauen klagen über Libidoverlust, die anderen erleben ein ganz neues Erwachen. Viele berichten sogar, dass ihnen Sex plötzlich mehr Freude macht als früher. Sie werden selbstbewusster, wissen klarer, was ihnen guttut – und auch, worauf sie im wahrsten Sinne des Wortes keine Lust mehr haben. Etwa auf einen Quickie am Sonntagabend während der Werbepause. Oder früh am Morgen nach einer kurzen Nacht mit Schlafstörungen – nur weil man ohnehin im Bett liegt und sich beim Partner gerade die morgendliche Erektion meldet.

Ich persönlich finde, dass man sich über den Tag verteilt durchaus aufeinander einstimmen kann – mit kleinen Gesten, liebevollen oder auch ein bisschen frechen Worten. Warum nicht ein wenig inszenieren? Diese Idee findet auch Barbara Balldini grundsätzlich gut.

Nur holt sie mich zugleich auf den Boden der Tatsachen zurück. »Wenn Frauen im Bett neu erwachen, dann ist das oft mit neuen Partnern«, sagt sie. »Ich kenne Frauen, die im Alter komplett aufblühen. Ich habe sieben Freundinnen, die das alles mit neuen Partnern erlebt haben. Die haben sich aufgeführt wie 17-Jährige – mit allem drum und dran: Aufregung, Dessous, Sexspielzeug, Briefe, SMS«, erzählt sie lachend. »Die Kunst ist es, das mit demselben Partner zu schaffen.«

Und genau das sei auch für sie selbst manchmal eine Herausforderung, gibt sie offen zu. »Nach 30 Jahren kennt man sich einfach sehr gut.« Deshalb nimmt sie sich immer wieder selbst an der Nase und sagt sich: »Barbara, lass dir etwas Nettes einfallen und geh deinen Mann verführen.« Dann kündigt sie zum Beispiel augenzwinkernd an: »Schatz, ich habe eine Überraschung für dich!«

Barbara Balldinis pragmatische Erkenntnis aus vielen Gesprächen und Erfahrungen lautet: »Männer haben im Bett oft weniger Fantasie als wir Frauen.« Ihr Rat ist deshalb ebenso einfach wie klar: »Nicht jammern, dass nichts passiert – lieber selbst dafür sorgen, dass etwas passiert. Oder den Liebsten einmal mit schönen Dessous überraschen. Das funktioniert eigentlich immer.«

Tageszeit-Libido

Manchmal spielt auch die Tageszeit eine Rolle. Ich persönlich bin ein furchtbarer Morgenmuffel. Barbara Balldini tickt ganz anders:

»Ich bin zum Beispiel keine Abend- und Nacht-Erotikerin, sondern eine Untertags-Erotikerin. Ich liebe es, ihn tagsüber zu überraschen. Ich füttere ihn zum Beispiel gern mit Erdbeeren. Oder ich nehme ihn mit in mein Zimmer und sage: Ich muss dir etwas zeigen. Und wenn er dann kommt, schmeiße ich ihn aufs Bett und sage: Jetzt bist du fällig. Damit hast du nicht gerechnet!«

Ein Erfolgsrezept ihrer Ehe sind getrennte Schlafzimmer, erzählt Barbara Balldini.

»Seit unserem 28. Liebesjahr schlafen wir nicht mehr im gleichen Zimmer: Erstens schnarche ich, zweitens schwitze ich in der Nacht, und drittens habe ich einen anderen Schlafrhythmus als er. Er will lesen, ich will Filme schauen – oder umgekehrt. So ist die Liebe tatsächlich noch einmal interessanter geworden.«

Das bringt auch spielerische Momente in den Alltag. »So kann ich ihn morgens beim Zähneputzen fragen: Zu dir oder zu mir? Untertags habe ich einfach mehr Zeit – und vor allem mehr Lust. Manchmal nehme ich ihn auch nach dem Mittagessen an der Hand und sage: So, jetzt gehen wir Liebe machen. Und er freut sich natürlich, wenn ich so aktiv bin.« Da bekommt das Mittagstief plötzlich eine ganz andere Bedeutung.

Getrennte Schlafzimmer – für manche Paare undenkbar, für andere genau das Richtige. Wenn die Kinder aus dem Haus sind, entsteht im Zuhause oft neuer Raum: ein Büro, ein begehbarer Kleiderschrank. Warum nicht auch ein Liebeszimmer? Die Idee gefällt Barbara Balldini:

»Da ist dann schon alles gemütlich vorbereitet: Kerzen, Bilder, Massageöl. Und an der Tür hängt vielleicht ein Schild – offen oder geschlossen. Wenn der Mann vorbeigeht, weiß er gleich, was Sache ist. Also durchaus eine Einladung zum Liebesspiel.«

Nicht mehr performen

Viele Frauen erzählen mir, dass sie mit den Lebensjahren auch keine Lust mehr haben, ständig gefallen oder gar performen zu müssen. Genau das beobachtet auch Barbara Balldini in ihrer Arbeit: »Wir wollen ankommen und uns einfach wohlfühlen. Fakt ist ja auch, dass wir bis zum letzten Atemzug sexuelle Wesen sind – auch wenn sich unsere Bedürfnisse im Lauf der Jahre verändern.«

Mit den Jahren verändert sich auch der Zugang zur Sexualität. Nicht mehr Leistung steht im Vordergrund, sondern Genuss. »Ich liege jetzt einfach gerne gemütlich am Rücken. Früher war ich eine, die lieber aktiv ist. Heute ist es manchmal einfach nur schön, wenn mein Mann auf mir liegt, mich ein bisschen schaukelt und mir etwas ins Ohr flüstert oder summt – das ist auch ganz etwas Intimes.«

Ja, auch die Stellungen verändern sich im Lauf der Zeit. Der klassische »Seestern« oder die Löffelchenstellung machen nach einem langen Tag oft am meisten Freude – oder zumindest am wenigsten Arbeit.

Glow durch Sex – Sex macht freundlich

Barbara Balldini ist überzeugt, dass man Menschen ansieht, ob sie Sex gehabt haben. Sie habe ein Auge dafür, sagt sie. »Die Menschen haben dann eine ganz andere Ausstrahlung. Sie haben eine andere Haut. Sie sind fröhlicher, sie lächeln. Sex macht schön und Sex macht freundlich. Menschen, die erfüllten Sex haben, wirken oft offener und entspannter. Es macht einen zu einem gesünderen, fröhlicheren, freieren Menschen. Und ich glaube, Menschen leben länger, wenn sie schönen Sex haben.«

Klartext über Libido – lieber nicht im Bett ansprechen

Wie bringt man ein Gespräch über Lust oder Lustlosigkeit in Gang? Im Schlafzimmer eher nicht. Und auch nicht mit dem Satz: »Schatz, wir müssen reden.« Damit schlägt man die meisten eher in die Flucht. Barbara Balldini hat einmal zu ihrem Mann gesagt: »Schatz, ich muss dir etwas sagen.« Seine Antwort: »Das ist auch nicht besser.«

Also: Wie spricht man an, was einem wirklich am Herzen liegt? »Vielleicht beim Spazierengehen, händehaltend. Oder bei unserem Paarabend, den wir regelmäßig zelebrieren.« Einmal pro Woche bewusst zusammensitzen, Kerzen anzünden, ein Glas Rotwein – und sich fragen: Wie geht es dir? Und wie geht es uns als Paar? Was hat sich verändert?

Solche Gespräche öffnen Türen. Man spürt, ob der eine gerade mehr Raum braucht oder sich nach Nähe sehnt. Ein Paarabend kann sich anfühlen wie ein warmer Reset-Knopf für die Beziehung. Kleine Rituale helfen dabei: ein gemeinsames Bad, ein Saunabesuch oder etwas Neues zusammen ausprobieren – tanzen, massieren.

Wichtig ist auch, wie wir sprechen. Viele haben nie gelernt, sich über intime Themen zu öffnen. »Wir Frauen tun uns da oft etwas leichter.« Wer sich mit Worten schwertut, kann schreiben. »Ein Brief hilft, die Gedanken zu sortieren – und zeigt: Ich nehme mir Zeit für uns.«

Konflikte sollten ohne Vorwürfe angesprochen werden – mit Ich-Botschaften statt Du-Attacken. So kann der andere zuhören. Und am Ende steht idealerweise ein Wunsch: »Ich würde mir wünschen …« oder »Ich fühle mich nicht wohl, wenn …«

Die Sorge »Er wird böse« hört Barbara Balldini oft – und erlebt dann meist das Gegenteil. Ein bewusst geplanter Paarabend senkt die Hürde: reden, zuhören, kleine Schritte setzen. Mit der Zeit wird auch das Gespräch über Nähe und Lust selbstverständlicher.

Intimität macht verletzlich

Bei Intimität entblößen wir uns im wahrsten Sinne des Wortes. Man steht da mit nichts außer der eigenen Haut und zeigt viel von sich. Genau deshalb gibt es auch diese Angst: dass der andere lacht, etwas lächerlich findet – oder uns im schlimmsten Fall zurückweist.

Barbara Balldini versucht hier zu beruhigen: »Wir unterschätzen die Männer. Die sind oft gnädiger, als wir glauben. Männer mögen selbstsichere, lustvolle, fröhliche, entspannte Frauen – dann ist ihnen jedes Röllchen egal.«

Humor kann helfen, Druck herauszunehmen und Nähe entstehen zu lassen. Balldinis persönlicher Trick: »Ich lasse im Bett inzwischen öfter den BH an – mein Zauberflöten-BH. Wenn der weg ist, geht jeder Zauber flöten!« Dazu trägt sie gern leichte, durchsichtige Nachthemdchen – einfach, weil sie sich darin wohlfühlt. Genau darum geht es: Wohlgefühl schafft Entspannung. Und Entspannung macht Lust möglich.

Was ist das Schöne an den Wechseljahren, Barbara Balldini?

»Dass wir endlich die sind, die wir immer schon sein wollten.« Für Barbara Balldini beginnt hier eine gelassenere, wahrhaftigere Phase des Lebens. »Ehrlich, authentisch, rund und schön genug.« Altern bedeutet für sie: sich mit sich selbst anzufreunden statt ständig mit sich zu hadern. Freiheit entsteht, wenn wir Dinge nicht mehr so persönlich nehmen. »Wer nicht älter werden will, stirbt früher. Und wenn man nicht mehr alles persönlich nimmt, ist man ein sehr freier Mensch. Und das ist das Schönste am Älterwerden. Man reißt sich nicht mehr so wahnsinnig den Hintern auf und hat weniger Bedenken, wie man jetzt rüberkommt – weil es jetzt einfach ist, wie es ist. Punkt.«

Ihr Lieblingsritual für ein bisschen Selbstwert mit Augenzwinkern: »Ich sage mir morgens vor dem Spiegel: Barbara, du bist ein Siegersamen. Gegen 600 Millionen Spermien hast du dich damals durchgesetzt.«

In unserer kleinen Revolution für mehr Aufklärung in den Wechseljahren: Was würde Barbara Balldini auf ein PLAKAT schreiben und in die Höhe halten?

»Ich bin, wie ich bin!«

Und da würde ich schon etwas anziehen, wo man sieht, dass ich im Wechsel bin und dass ich rund bin. Also nicht unbedingt das Heißeste – eher vielleicht einen Pyjama.« Doch ein einzelnes Bild von Weiblichkeit reicht Balldini nicht. »Wir Frauen schlüpfen ja in viele Rollen. Wir sind die Göttin, wir sind die Diva, wir sind die Hausfrau, wir sind aber auch manchmal die Schlampe, wir sind auch manchmal die Verzweifelte. Das darf alles sein.«

Tipps to go zum Wohlfühlen

Wohlfühlen beginnt mit Zuwendung – zu sich selbst und zueinander, ist Barbara Balldini überzeugt. »Schaut auf euren Körper, pflegt ihn, habt ihn lieb. Zieht euch schön an – gern auch sexy –, zeigt euch, lebt Sinnlichkeit und berührt einander.«

Ein Streichen über den Oberarm, eine sanfte Handberührung, ein ehrliches Kompliment: kleine Gesten mit großer Wirkung, sagt sie.

Was ich gelernt habe:

Im Bett verändert sich vieles – und einiges zum Guten. »Es wird ruhiger, kuscheliger, liebevoller – dafür persönlicher«, meint Barbara Balldini. Genau darin liegt die neue Qualität von Intimität in dieser Lebensphase.

Und natürlich darf der Humor nicht zu kurz kommen – deshalb war Barbara Balldini genau die Richtige für dieses sensible Thema. Sie ermutigt uns, Neues auszuprobieren – vom Rollenspiel bis hin zum Besuch in einem Erotikgeschäft. Und wenn es »nur« ein Dessous-Geschäft ist.

Mit 17 haben wir uns mit unserem Taschengeld verstohlen die erste sexy Unterwäsche gekauft. Kratzig, unbequem, oft aus billigem Synthetikstoff – Hauptsache aufregend.

Heute darf es anders sein. Hochwertiger. Bequemer. Und genauso verändert sich auch die Intimität: weg vom Beweisen und Performen, hin zum Spüren und Genießen. Und auch dazu, den Mut zu haben, zu sagen, was man möchte – und was nicht mehr.

Ich hoffe, wir konnten euch ein Lächeln ins Gesicht zaubern – und Lust auf die Lust machen. »Macht euch nicht zu viele Gedanken, feiert die Sinnlichkeit«, rät Barbara Balldini – auch im »Alter«. Und fangt einfach an: »Wir müssen rausgehen und uns zeigen – auch in unserer Weiblichkeit.«

KAPITEL 12
Was Hormone alles bewirken
Mit Univ. Prof. DDr. Johannes Huber

In jungen Jahren, auf Reisen mit meinen Eltern, wollte ich Reiseleiterin werden. Heute sehe ich mich ein bisschen als Reiseleiterin durch die Wechseljahre. Diese Zeit der oft massiven Veränderungen können wir nicht umschiffen – aber wir können lernen, nicht auf Grund zu laufen. Und als Proviant brauchen wir vor allem eines: Wissen.

»Macht euch schlau!«, sagt auch Professor Johannes Huber. Sein Engagement beim Menopausekongress der Ärzteschaft in Wien habe ich schon mehrmals erlebt. Wenn es darum geht, Symptome der Wechseljahre aufzuspüren, ist er für mich ein erfahrener Kapitän auf rauer See – und ein echter Detektiv.

Bevor wir über Gedächtnis und Gehirn sprechen, möchte ich kurz innehalten. Viele Frauen beschreiben diese Zeit nicht nur als körperliche Umstellung, sondern als etwas, das an der eigenen Identität rüttelt. »Ich erkenne mich nicht mehr«, höre ich oft. Manche sagen sogar: »Ich habe das Gefühl, ich werde verrückt.«

Ich kenne das Gefühl selbst: irritierendes Staunen, wenn Gedanken wegdriften, Dinge plötzlich vergessen werden oder die Geduld dünner wird als früher. Deshalb ist mir wichtig zu sagen: Was du erlebst, ist real. Es ist nicht eingebildet und nicht »nur Stress«. Viele von uns teilen diese Erfahrung – und genau diese Geschichten sind ein wichtiger Antrieb für meine Arbeit.

Zum Thema Vergesslichkeit habe ich selbst eine Geschichte, die mich bis heute fassungslos macht. Eines Tages bekam ich einen Brief von einer Wiener Rechtsanwältin: Ich hätte in Dornbirn getankt – und einfach nicht bezahlt. Kennzeichen: meines. Betrag: 30 Euro. Zuerst dachte ich an einen Betrugsversuch. Doch als ich meine Kontoauszüge überprüfte, wurde mir klar: Es gab tatsächlich keine Abbuchung. Ich hatte getankt, war ins Auto gestiegen – und einfach weggefahren. Mir blieb nichts anderes übrig, als die Rechnung samt Rechtsanwaltskosten zu bezahlen – am Ende das Vierfache des ursprünglichen Betrags. Peinlich? Absolut. Aber auch ein ziemlich eindrückliches Beispiel dafür, was Vergesslichkeit in den Wechseljahren anstellen kann.

Dass solche Erfahrungen kein Einzelfall sind, zeigen auch Zahlen. Ich habe beim GEO Magazin nachgeschaut: Bis zu 60 Prozent der Frauen berichten in den Wechseljahren von Gedächtnisproblemen, Verwirrtheit oder Konzentrationsstörungen. Termine werden vergessen, Namen entfallen, und manchmal fällt es schwer, sich länger auf eine Aufgabe zu konzentrieren.

Die Wechseljahre betreffen also nicht nur die Fortpflanzungsorgane – sie wirken auch auf unser Gehirn.

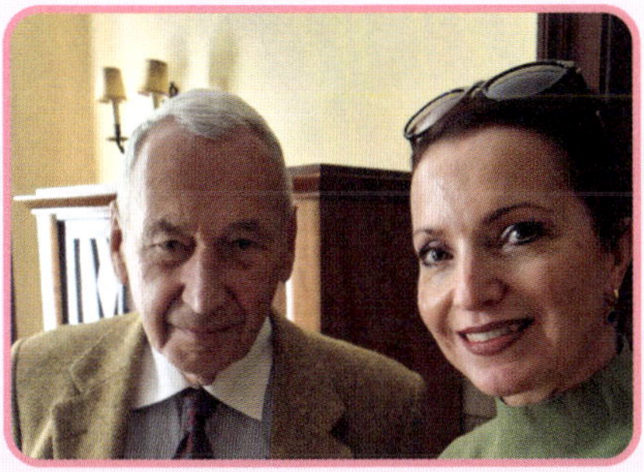

UNIV.-PROF. DDR. JOHANNES HUBER ist Facharzt für Frauenheilkunde und Geburtshilfe mit Schwerpunkt gynäkologische Endokrinologie mit eigener Praxis in Wien. Er ist wissenschaftlich und klinisch tätig und beschäftigt sich seit Jahrzehnten mit dem Einfluss von Hormonen auf den weiblichen Körper – besonders rund um Perimenopause und Menopause. Er ist Mitbegründer und langjährig im Organisationsteam des Wiener Kongresses »Menopause – Andropause – Anti-Aging« engagiert. Zusätzlich ist Huber Theologe und Autor zahlreicher Bücher; im öffentlichen Diskurs wird er wegen seiner starken Präsenz und klaren Positionen zur Hormontherapie oft als »Hormonpapst« bezeichnet. Er ist Meno-Award-Preisträger – eine Auszeichnung für besondere Verdienste für Frauen in den Wechseljahren, verliehen beim Meno Day, einem Wechseljahre-Event der wechselweise.net-Redaktionin Wien, für seinen lebenslangen Einsatz für die Gesundheit der Frauen sowie besondere Verdienste um Aufklärung und Enttabuisierung. Und er bleibt bei einer Forderung, die sich wie ein roter Faden durch seine Arbeit zieht: »Es würde dringend einen Lehrstuhl für die Wechseljahre brauchen.«

https://www.drhuber.at/

Tamara, 55, Feuerfrauengründerin Niederösterreich: »Ich hatte diesen Brain Fog – Konzentrationsprobleme bis hin zu Wortfindungsstörungen. Das hat mich wirklich erschreckt, weil ich so etwas vorher nicht kannte. Dazu kam eine Phase, in der ich mich wie in einer Bubble gefühlt habe: keine Tiefen, keine Spitzen, einfach antriebslos und gleichgültig. Gerade in einer Zeit, in der ich mich selbstständig machen wollte, hatte ich plötzlich das Gefühl, in ein Loch zu fallen. Ich konnte mir nicht erklären, was mit mir los ist.

Erst später habe ich verstanden, dass das mit dem massiven Hormonabfall zusammenhing. Aus dieser Erfahrung heraus habe ich die Feuerfrauen Niederösterreich gegründet. In unseren Austauschtreffen sprechen wir über alles, was Frauen in dieser Phase helfen kann – von Ernährung und Mikronährstoffen über Muskeltraining und Knochengesundheit bis hin zur Demenzprävention. Was ich den Frauen immer sage: Wir können die Wechseljahre nicht aufhalten, aber wir können viel dafür tun, gut durch diese Zeit zu kommen. Tut euch zusammen, stärkt euch gegenseitig – gemeinsam ist vieles leichter.«

Der Frauenkörper: Eine komplizierte Angelegenheit

Unsere weiblichen Geschlechtshormone sind bei Weitem nicht nur für die Fruchtbarkeit zuständig – sie steuern viel mehr, als uns oft bewusst ist. Professor Johannes Huber erklärt, warum Hormone einen so großen Einfluss auf unsere Gesundheit haben:

»Der weibliche Körper hat drei Hormonsysteme, die sehr kompliziert arbeiten. Wenn in der Lebensmitte die reproduktive

Zeit endet und diese Systeme heruntergefahren werden, kann das überall dort spürbar werden, wo Hormone mitregeln – im Gehirn, in der Stimmung, im Herz-Kreislauf-System oder im Immunsystem.« Der Hormonrückgang betrifft also nicht nur ein einzelnes Organ, sondern zentrale Regelkreise unseres Körpers. Genau deshalb fühlen sich viele Frauen in dieser Zeit, als würden sie aus dem Gleichgewicht geraten. Huber beschreibt das Zusammenspiel dieser Systeme so:

»Die drei Hormonsysteme im Körper der Frau funktionieren sehr komplex. Sie tasten sich gegenseitig ab, oszillieren – also schwanken – und sind für das Gleichgewicht des Körpers von großer Bedeutung.«

Im Vergleich dazu sei die Hormonlage beim Mann deutlich gleichmäßiger. »Beim Mann kommt das Testosteron nur so heraus wie das Wasser aus dem Gartenschlauch.«

In der Lebensmitte verändert sich dieses fein austarierte Zusammenspiel. Die Hormonproduktion nimmt ab oder fällt teilweise weg – und genau dann können Beschwerden entstehen, die für Außenstehende manchmal schwer zuzuordnen sind, für die betroffenen Frauen aber sehr real sind.

»Wenn diese Systeme reduziert sind oder fehlen, kann das überall dort Probleme machen, wo Hormone wirken – im Gehirn, bei der Stimmung, im Herz-Kreislauf-System oder im Immunsystem. Das muss nicht immer sein, aber in etwa 60 Prozent der Fälle sehen wir deutliche Beschwerden.«

Für Huber ist deshalb klar: Wenn die Lebensqualität leidet, sollte man diese Phase nicht einfach aussitzen. Sonst entstehen, wie er sagt, »verlorene Lebensjahre«.

Die Frau als komplexes System mit 1.000 Genen mehr

Um zu verstehen, warum der weibliche Körper so vielschichtig organisiert ist, lohnt sich ein Blick zurück – ein paar Millionen Jahre. Professor Huber erklärt es über die Entwicklung der Fortpflanzung: Bei Säugetieren entsteht neues Leben nicht »außen«, sondern im Körper der Frau. Damit verändern sich mehrere zentrale Anforderungen gleichzeitig.

Schwangerschaft bedeutet, dass das Immunsystem ein Kind tolerieren muss, das genetisch zur Hälfte vom Vater stammt – ohne die eigene Abwehr auszuschalten. Gleichzeitig passt sich das Herz-Kreislauf-System an, weil der Körper in dieser Zeit mehr Leistung erbringt. Stoffwechsel, Reparatur- und Entzündungsprozesse werden so reguliert, dass Wachstum, Schutz und Stabilität parallel möglich sind. »Das erklärt, warum hormonelle Steuerung beim weiblichen Körper auf mehreren Ebenen gleichzeitig wirken muss«, sagt Huber.

Wichtig ist auch: **Frauen haben etwa tausend Gene mehr.** Viele Prozesse sind im weiblichen Körper anders verschaltet oder reguliert als beim Mann. Frauen tragen zwei X-Chromosomen, und über dieses »zweite X« sowie über epigenetische Mechanismen wird die Immun- und Entzündungsantwort oft anders gesteuert. Huber fasst es so zusammen: »Bei der Frau wird etwa ein Drittel aller Gene von den Eierstöcken mitreguliert – im Dienste der Reproduktion.«

Wenn die Eierstöcke in der Lebensmitte ihre Aktivität zurückfahren und die Geschlechtshormone weniger werden, fehlen damit wichtige Taktgeber, die zuvor viele Regelkreise mitgesteuert haben – im

Gehirn, im Herz-Kreislauf-System, im Stoffwechsel und im Immunsystem.

Die Hormone sind ein ausgefeiltes Informationssystem unseres Körpers. Professor Johannes Huber vergleicht es so: »Die Nerven sind beispielsweise mit einer Telefonleitung zu vergleichen. Die Hormone dagegen sind sozusagen das Wireless-Infosystem.« Wenn dieses System mit den Jahren schwächer wird, zeigt sich das in ganz unterschiedlichen Beschwerden – von Stimmungsschwankungen über Hitzewallungen bis hin zu Herz-Kreislauf-Erkrankungen.

Eine zentrale Rolle spielt dabei das **17-Beta-Östradiol (E2)**, das wichtigste natürliche Östrogen im weiblichen Körper. Mit dem Eintritt in die Menopause sinkt es stark ab – und das kann Folgen haben. Ein Beispiel ist der Cholesterinstoffwechsel und damit das Risiko für Herz-Kreislauf-Erkrankungen.

Huber erklärt: »Das Östrogen hat die Aufgabe, unter anderem den Cholesterintransport in der Schwangerschaft zu unterstützen. Es macht das über LDL-Rezeptoren. Wenn das Östrogen in der Lebensmitte abfällt, werden diese LDL-Rezeptoren weniger aktiv – das Cholesterin wird schlechter ›entsorgt‹, und es kommt zu einem Anstieg. Durch eine Östrogengabe kann man diese LDL-Rezeptoren wieder normalisieren.«

Vereinfacht gesagt: Östrogen wirkt in vielen Geweben so, dass Blutfette günstiger verarbeitet werden können – und wenn dieser Einfluss wegfällt, verschieben sich Werte bei manchen Frauen messbar.

Mit den Wechseljahren sinkt der Estradiolspiegel. Dieses Hormon trägt wesentlich zum natürlichen Schutz der Frau vor Herz-Kreislauf-Erkrankungen bei – mit seinem Rückgang steigt deshalb auch das Risiko.

#WISSEN STATT WUNDERN

LDL-Rezeptoren

LDL-Rezeptoren sind Andockstellen an Zellen, über die LDL-Cholesterin aus dem Blut aufgenommen und weiterverarbeitet wird – besonders wichtig sind sie in der Leber, wo ein Großteil des Fettstoffwechsels gesteuert wird. Sinkt ihre Aktivität, bleibt mehr LDL-Cholesterin im Blut – und das erhöht langfristig das Risiko für Gefäßverkalkungen und Herz-Kreislauf-Erkrankungen.

Der sinkende Östrogenspiegel ist also nicht nur eine Frage von Hitzewallungen oder Stimmungsschwankungen. Er beeinflusst auch den Fettstoffwechsel – und damit die Herzgesundheit.

Wer diesen Zusammenhang kennt, kann Veränderungen besser einordnen – und gemeinsam mit Ärztinnen und Ärzten überlegen, welche Maßnahmen dem Körper in dieser Lebensphase helfen können.

Estradiol – ein stiller Helfer im Zuckerstoffwechsel

Huber nennt Estradiol auch ein »insulinfreundliches« Hormon. Gemeint ist: Solange genug Östrogen im Körper ist, reagieren Zellen bei vielen Frauen besser auf Insulin – und das kann vor Stoffwechselentgleisungen schützen. Er formuliert es so: »Man weiß, dass Östrogen den Zucker senken kann.« Und er beschreibt den Mechanismus so: »Östrogen dockt in der Zelle an und aktiviert Enzyme, damit Zucker in der Zelle verarbeitet werden kann. Wenn er nicht verarbeitet wird, steigt er im Blut.« Einfach gesagt: Östrogen hilft dabei, dass Glukose besser verarbeitet wird. Fällt dieser Einfluss weg, kann die Stoffwechsellage bei manchen Frauen instabiler werden.

Östrogen spielt außerdem eine wichtige Rolle für die Durchblutung und wirkt direkt auf das Herz-Kreislauf-System. Professor Johannes Huber erklärt: »Östrogen fördert die Freisetzung von Stickmonoxid, weil es die NO-Synthase anregt. Dadurch wird mehr NO gebildet.« Stickmonoxid – kurz NO – ist ein kleines Molekül mit großer Wirkung: Es sorgt dafür, dass sich Blutgefäße weiten, das Blut besser fließt und Organe sowie Gewebe optimal versorgt werden. Vereinfacht gesagt: Östrogen hält Gefäße elastischer und die Durchblutung in Schwung.

Er nennt auch eine Kehrseite:

»Es begünstigt bei manchen Frauen auch Krampfadern oder Besenreißer, weil sich Venen weiten.« Gleichzeitig betont Huber, dass die »hellen Seiten« – die bessere Durchblutung und Gefäßfunktion – gesundheitlich für viele Frauen deutlich überwiegen.

Das Wechseljahre-Gehirn

Nicht alle Frauen leiden unter Hitzewallungen oder Gelenkschmerzen. Doch viele berichten, dass mit den Jahren die Gedächtnisleistung nachlässt, dass sie unter Vergesslichkeit oder »Brain Fog« leiden und sich nicht mehr so gut konzentrieren können.

Huber verweist auf die Forschung: »Die Wirkung der Hormone im Gehirn der Frau ist vielfältig.« Er beschreibt, dass Progesteron Einfluss auf Strukturen hat, die Nervenleitungen unterstützen, und er betont die Rolle des Östrogens im Gedächtniszentrum Hippocampus. »**Bei Östrogenmangel kann man zuschauen, wie der Hippocampus kleiner wird – und wenn man Östrogen gibt, wird er wieder normaler in Größe und Aktivität.«**

Viele Frauen beschreiben das in seiner Praxis oft so: »Ich hatte früher ein wunderbares Gedächtnis. Und jetzt muss ich mir alles aufschreiben, sonst vergesse ich es!«

Frauen sind von Alzheimer und Demenz insgesamt häufiger betroffen als Männer. Ein Teil dieser Unterschiede lässt sich durch die höhere Lebenserwartung erklären – doch die Forschung ist sich einig, dass das nicht die ganze Antwort ist. In den vergangenen Jahren richtet sich der Blick deshalb immer stärker auf biologische Besonderheiten des weiblichen Gehirns und auf die Frage, welche Rolle Hormone dabei spielen. Dabei zeigt sich ein scheinbarer Widerspruch: Frauenhirne altern in manchen Bereichen langsamer, gleichzeitig tritt Alzheimer bei Frauen häufiger auf.

Professor Johannes Huber verweist in diesem Zusammenhang auf die wissenschaftliche Auswertung von **María Branyas Morera,** einer 117-jährigen Frau aus Spanien, die als eine der ältesten Menschen der Welt galt. Ihre biologischen Daten wurden nach ihrem Tod detailliert analysiert und liefern wertvolle Hinweise darauf, wie Alterungsprozesse – insbesondere im Gehirn – bei Frauen ablaufen können. Die Daten dieser Frau wurden international publiziert und geben wichtige Hinweise darauf, wie Alterungsprozesse, Entzündung und Hormonwirkung zusammenhängen.

Huber betont dabei besonders einen

Aspekt: »Man hat gesehen, dass der Estrogen-Response ein ganz wichtiger Faktor ist – und der ist bei der Frau stärker ausgeprägt als beim Mann.« Das heißt: Östrogen beeinflusst das weibliche Gehirn auch im hohen Alter – und zwar auf eine Weise, die offenbar Schutzmechanismen aktivieren kann.

Gleichzeitig weist Huber auf eine zweite Ebene hin, die ebenfalls berücksichtigt werden muss. Frauen tragen zwei X-Chromosomen, und dieses zweite X spielt eine Rolle in der Immunregulation. »Das zweite X-Chromosom kann in der Immunsituation überschießend sein«, erklärt er. Diese stärkere Immunreaktivität könnte mit ein Grund sein, warum Alzheimer bei Frauen häufiger vorkommt als bei Männern. Auch hier zeigt sich: Was in jüngeren Jahren schützt, kann im höheren Alter unter veränderten hormonellen Bedingungen zur Herausforderung werden.

Für Huber ist das ein klarer Auftrag an die Wissenschaft. Die Verbindung zwischen weiblichem Gehirn, Menopause, Hormonen und Demenz ist komplex – und bislang noch unzureichend erforscht. Gerade deshalb plädiert er dafür, Menopause und Gehirn viel stärker gemeinsam zu denken und diesen Themen in Forschung und medizinischer Ausbildung endlich den Stellenwert zu geben, den sie verdienen.

Östrogene schützen uns vor Infektionen

Östrogene spielen auch im Immunsystem eine zentrale Rolle. Darauf hat während der Pandemie eine viel beachtete Auswertung aus China hingewiesen. Prof. Huber verweist in diesem Zusammenhang auf Daten aus Wuhan, die zeigten, dass Frauen unter Hormon-Ersatz-Therapie besser vor COVID-19 geschützt waren und im Durchschnitt einen milderen Krankheitsverlauf hatten als Frauen ohne hormonelle Unterstützung.

Östrogene wirken immunmodulierend: Sie unterstützen die antivirale Abwehr und dämpfen überschießende Entzündungsreaktionen. Auch das macht verständlich, warum der hormonelle Rückgang in den Wechseljahren nicht nur spürbar, sondern medizinisch relevant ist – weit über das Fortpflanzungssystem hinaus.

»Östradiol ist ein antiinflammatorisches Hormon.« Und Professor Huber verbindet das mit einem größeren Bild: Entzündung ist nicht nur Teil von Infektionen, sondern auch Teil von Alterungsprozessen.

Östrogen wirkt bekanntlich an mehreren Stellen: Es dämpft Entzündungsprogramme im Körper und hat – so beschreibt er es – auch Einfluss auf das Knochenmark, wo wichtige Zellen für Abwehr und Regeneration gebildet werden. Huber sagt: »Östrogen kann im Knochenmark die Bildung bestimmter Immunzellen mit beeinflussen.«

Und er leitet daraus eine Haltung ab, die in seinen Worten deutlich wird: »Bioidente Hormone sind auch präventiv zu sehen, absolut.« Also nicht nur behandeln, wenn es brennt, sondern auch verstehen, was langfristig schützt.

Viele Frauen kennen dieses Gefühl. Es gibt im Zyklus Tage, an denen der Körper »empfindlicher« wirkt. Professor Huber beschreibt dazu einen biologischen Rhythmus, der tatsächlich messbar ist.

Er erklärt, dass im normalen Zyklus der entzündungshemmende Effekt von Östradiol zweimal kurz abnimmt: vor dem

Eisprung und vor der Menstruation. Er sagt es sinngemäß so: »Eisprung und Menstruation sind inflammatorische Prozesse – physiologische Entzündungen, die kurz sein dürfen und dann wieder abklingen.«

Diese kurze »gute« Entzündung ist Teil der Funktion: »Wenn in der Menopause kein Östrogen mehr da ist, fehlt dieser antiinflammatorische Schutz – dann kann Entzündung mitunter dauerhaft werden.«

#WISSEN STATT WUNDERN

Silent Inflammation

»Silent Inflammation« beschreibt eine niedriggradige, chronische Entzündungsaktivität im Körper – nicht mit Fieber oder akuten Schmerzen, sondern im Hintergrund. Genau diese dauerhafte Belastung von Gewebe und Stoffwechsel gilt heute als ein möglicher Schlüsselmechanismus des Alterns.

Deshalb rückt das Thema auch rund um die Menopause stärker in den Fokus. Huber formuliert es bewusst zugespitzt: »Die Menopause ist eine Silent Inflammation – bedingt durch Östrogenmangel und letztlich auch durch Progesteronmangel.« Diese stille Entzündung spüren viele Frauen, die berichten, dass sich manches plötzlich »dauerentzündet« anfühlt: warum Gelenke schmerzen, Haut und Schleimhäute empfindlicher werden, warum Erschöpfung und diffuse Beschwerden zunehmen können. Ein gutes Beispiel dafür ist aus Hubers Sicht die Schilddrüse: »Wenn Entzündung dauerhaft wird, können Teile des Körpers – auch die Schilddrüse – in ihrer Aktivität reduziert werden.«

Brennpunkt Schilddrüse

Die Schilddrüse ist ein Thema, das besonders oft Frauen betrifft. Huber formuliert es mit einem Satz, der hängen bleibt: »Wenn man in eine Schilddrüsenambulanz hineingeht, glaubt man, man ist auf einer Gynäkologie – das sind fast nur Frauen.« Er verbindet das mit der Beobachtung, dass Frauen zu Schilddrüsenentzündungen besonders neigen – und genau das zeigt, wie eng Immunregulation, Hormone und Lebensphase miteinander verknüpft sind. Denn Entzündung und Immunsystem wirken nicht isoliert auf einzelne Organe. Ein zentraler Schauplatz dieser Regulation ist der Darm – genauer gesagt das Mikrobiom. Es beeinflusst, wie unser Immunsystem reagiert, wie gut Schleimhäute geschützt sind und wie stabil entzündliche Prozesse im Körper gehalten werden.

#WISSEN STATT WUNDERN

Das Mikrobiom

Das Mikrobiom ist die Gesamtheit der Mikroorganismen, die auf und in unserem Körper leben – besonders im Darm, aber auch auf der Haut und im Urogenitaltrakt. Es unterstützt Verdauung und Stoffwechsel, stärkt die Barriere gegen Krankheitserreger und ist eng mit dem Immunsystem verknüpft.

Bei Frauen spielt auch Östrogen eine wichtige Rolle: Im Intimbereich fördert es ein saures Milieu, das meist von Lactobazillen geprägt ist. Sinkt der Östrogenspiegel in den Wechseljahren, steigt häufig der vaginale pH-Wert, und das Keimmilieu kann sich verändern – was Trockenheit, Reizungen und eine höhere Infektanfälligkeit begünstigen kann.

Auch für den Darm gibt es Hinweise, dass die Menopause mit Veränderungen der Darmflora und der Schleimhautbarriere einhergehen kann. Wie stark sich das bemerkbar macht, ist individuell sehr unterschiedlich. Dieses Wissen hilft zu verstehen, wie eng Hormone, Darmgesundheit und Immunsystem miteinander verwoben sind – und warum Beschwerden in den Wechseljahren manchmal an ganz anderen Stellen auftreten, als wir es erwarten würden.

Bioidente Hormon-Ersatz-Therapie

In der modernen Hormonersatztherapie kommen – je nach Definition und ärztlicher Schule – häufig bioidente Hormone zum Einsatz, also Wirkstoffe, die strukturell den körpereigenen Hormonen entsprechen. »Man verwendet in der Hormonersatztherapie Estradiol und Progesteron – und manchmal auch Testosteron oder DHEA. Das bekommt man auch in Österreich über die E-Card.«

Seine Botschaft dahinter ist klar: Das ist keine Luxustherapie – sie soll für alle Frauen zugänglich sein.

Wenn wir uns all die Bereiche ansehen, in denen Geschlechtshormone schützen – Herz, Kreislauf, Blase, Gedächtnis, Knochen oder Zuckerstoffwechsel – dann liegt die Frage nahe, wie sehr sich die moderne Medizin in Sachen Hormonersatztherapie auch an den Langzeitfolgen des Hormonmangels orientiert. Huber sagt: »Man kann sich bei der Knochendichte orientieren, beim Cholesterin, bei der Gedächtnisleistung. Der Körper muss den Eindruck haben, dass ein Benefit da ist. Ohne Benefit braucht man nicht unbedingt Hormone.« Damit macht er klar: Nicht jede Frau braucht automatisch Hormone. Denn auch nach der Menopause produziert der Körper noch bestimmte Mengen an Hormonen – in der Nebenniere, im Fettgewebe oder in Muskeln. Huber betont: »Der weibliche Körper ist schon in der Lage, Steroide zu synthetisieren. Das ist nicht nur eine Funktion der Eierstöcke. Man muss es an den Beschwerden orientieren.«

Professor Huber – wie macht man aus Ihrer Sicht die bioidente Hormon-Ersatz-Therapie richtig?

Huber erklärt: »Man orientiert sich an der Natur, an den Eierstöcken. Man nimmt die Hormone des Eierstocks: nicht Medroxyprogesteronacetat, sondern Progesteron; nicht Ethinylestradiol wie in der Pille, sondern 17-Beta-Estradiol.« Für ihn gehört zur »richtigen« Therapie nicht nur, was man gibt, sondern auch wie. Er sagt es so: »Man verwendet es in der Zyklizität, wie der weibliche Körper das macht. Östrogen durchgehend, Progesteron nach dem Eisprung.« Und selbst wenn es in der Peri- oder Postmenopause keinen Eisprung mehr gibt, hält er die Rhythmik weiterhin für bedeutsam. Seine praktische Konsequenz beschreibt er so: »Etwa 14 Tage im Monat kann man Progesteron dazu nehmen, das Östrogen durchgehend.«

Darum betont Huber: »Progesteron auch nach der Menopause weiterhin zyklisch.« Seine Begründung folgt einem biologischen Prinzip: »Der Körper braucht die Pausen, um Gene ein- und abzuschalten.« In seiner Erfahrung zeigt sich zudem häufig ein bestimmter Verlauf: »Wenn man

Progesteron kontinuierlich gibt, spürt man anfangs oft einen Vorteil. Nach längerer Zeit verträgt man es manchmal plötzlich nicht mehr so gut oder der Vorteil wird geringer.«

Auch der Zeitpunkt der Einnahme spielt für ihn eine Rolle: Progesteron empfiehlt er eher am Abend, weil es schlaffördernd wirkt – noch stärker als Östrogen. Und natürlich zählt die richtige Dosis, allerdings nicht als starres Vorgehen, sondern als Bereich, der sich an Natur und Befinden orientiert: »Die Befindlichkeit ist nach wie vor der beste Parameter.«

Gleichzeitig ist Huber bewusst, dass es dazu in der Medizin unterschiedliche Auffassungen gibt; manche Kolleginnen und Kollegen sehen Progesteron nicht zwingend zyklisch. Er vergleicht das mit der Kunst: verschiedene Schulen, verschiedene Richtungen. Entscheidend sei am Ende, dass die Therapie zur Frau passt, ihre Beschwerden ernst genommen werden und sie spürbar davon profitiert.

Für uns Frauen bedeutet das: Eine Hormonersatztherapie folgt keinem festen Schema, sondern wird individuell angepasst – an Beschwerden, Lebensphase und persönliche Befindlichkeit.

Kriminalfall Wechseljahre

Der weibliche Körper verändert sich auf vielen Ebenen. Manchmal treten Beschwerden auf, bei denen man nicht sofort an Hormone denkt. Huber sagt: »Der weibliche Körper ist ein Buch mit sieben Siegeln.« Und er ergänzt: »Eine Frau kann Probleme haben, bei denen man früher nicht gedacht hätte, dass sie mit Hormonen zusammenhängen.«

Gerade deshalb vergleicht er die Arbeit der Ärztinnen und Ärzte mit der eines Kriminalinspektors: »Jeder Fall ist ein Kriminalfall.« Für ihn bedeutet das: Ärztinnen und Ärzte müssen sehr genau zuhören – denn ein Hormontest allein reicht nicht. »Das Wichtigere ist, was die Frau erzählt und berichtet. Der Arzt muss wie ein Kriminalinspektor handeln.«

Gute Medizin in dieser Lebensphase heißt, dass unsere Geschichten gehört werden – und dass Ärztinnen und Ärzte bereit sind, genau hinzusehen und Zusammenhänge zu erkennen.

Wie lange Hormone nehmen?

In vielen Gesprächen mit Expertinnen und Experten fällt mir auf, dass es bei der Frage nach der Dauer einer Hormonersatztherapie unterschiedliche Ansichten gibt. Dr. Judith Bildau, Gynäkologin und Medical Influencerin, beobachtet, dass sich die Haltung verschiebt – immer mehr Frauen entscheiden sich dafür, die Hormonersatztherapie länger fortzusetzen. Professor Huber hat hier einen anderen Ansatz: »Wir können uns an den Amerikanern orientieren – die machen einmal im Jahr Holiday.«

Er meint damit eine bewusste Pause, in der man den Körper »fragt«, wie es ohne Hormone geht. Und er formuliert es so bildhaft, dass man es sofort versteht: »Der beste Arzt in Sachen Hormone ist der eigene Körper.« Wenn es ohne Hormone genauso gut geht wie mit, kann das ein Zeichen sein, dass man sie gerade nicht braucht. »Wenn der Körper aber wieder ruft und schreit und es verlangt, dann soll man es wieder nehmen.«

Abgesehen von der Hormonersatztherapie gibt es viele weitere Faktoren, die uns

Frauen dabei unterstützen, gesund älter zu werden. Professor Johannes Huber fasst es aus seiner langen Erfahrung so zusammen: »Ab Lebensmitte versuchen, ab und zu vom Teller die Hälfte wieder zurückzuschicken und weniger zu essen. Kalorienrestriktion ist ein wichtiges Mittel.«

Auch der Insulinspiegel spielt eine Rolle: »Der Insulinspiegel ist in der Früh am höchsten und am Abend am niedrigsten. Das heißt, man soll am Abend am wenigsten und in der Früh am meisten essen.« Hinzu kommen Zurückhaltung beim Alkohol und regelmäßige Bewegung. Und er erklärt, warum kleine Herausforderungen den Körper stärken können: »Fasten, Kälte, Bewegung – das, was den Körper bis zu einem gewissen Grad herausfordert, rettet ihn auf der anderen Seite auch.«

Und schließlich: »Eine Hilfe sind zweifellos Hormone. Eine andere Hilfe sind Waldspaziergänge, Meditation, Yoga. Aber das muss jede Frau in die Hand nehmen.« Gesund älter zu werden ist damit eine Mischung aus klugen Gewohnheiten und liebevoller Selbstverantwortung.

Die Angst vor Brustkrebs

Für viele Frauen ist diese Sorge sofort präsent, wenn es um Hormonersatztherapie geht. Sie begegnet mir in Gesprächen immer wieder – und auch in diesem Buch greife ich sie mehrfach auf. Deshalb stelle ich sie Professor Huber ganz direkt: Wie berechtigt ist diese Angst?

Professor Johannes Huber verweist auf die Datenlage: »Seit der WHI-Studie weiß man, dass Östrogen allein das Karzinomrisiko der Brust nicht erhöht, sondern sogar reduziert.«

Anders sieht es bei bestimmten synthetischen Gestagenen aus. »In der WHI-Studie war das künstliche Medroxyprogesteronacetat verantwortlich für das erhöhte Mammakarzinomrisiko«, erklärt Huber. Entscheidend seien deshalb die Unterschiede zwischen den verwendeten Präparaten und Kombinationen. Für ihn ist dabei auch die Haltung in der Medizin wichtig: »Man muss sich am Beschwerdebild orientieren. Das ist personalisierte Medizin.«

Was daraus deutlich wird: Die Angst ist nachvollziehbar – doch sie sollte nicht auf veralteten Pauschalannahmen beruhen. Eine moderne Einordnung bedeutet, genau hinzuschauen, zu differenzieren und jede Therapie individuell abzuwägen und zu begleiten.

Was würden Sie auf ein PLAKAT schreiben, um in unserer Wechseljahre-Revolution mehr Aufklärung zu fordern, Professor Huber?

»Die Zeit zum Lesen verwenden und Informationen sammeln.«

»Die beste Information ist nach wie vor Lesen. Und Merksätze handschriftlich niederschreiben – weil Schreiben fürs Gehirn eine gute Funktion hat.« Für ihn beginnt gute Medizin beim eigenen Interesse am Körper und beim Verstehen von Zusammenhängen. Wissen ist das Fundament, auf dem Frauen in den Wechseljahren sichere Entscheidungen treffen können.

Die vorinformierte Patientin

Heute ist es zum Glück leichter sich zu informieren – Bücher, Podcasts und soziale Medien machen das Thema sichtbarer. Professor Johannes Huber betont deshalb die Rolle der informierten Patientin: »Je vorinformierter eine Patientin ist, desto besser kann man mit ihr diskutieren und das Gespräch führen.«

Gleichzeitig sieht er eine strukturelle Lücke in der Medizin. Die Menopause spiele in der Ausbildung bis heute kaum eine Rolle: »Die gynäkologische Endokrinologie wird reduziert. Das Gespräch ist die am schlechtesten bezahlte Leistung.« Darum fordert er mehr Gewicht auf dieses Thema: »Ich glaube, man müsste einen eigenen Lehrstuhl für die Menopause schaffen.« Mehr Forschung, mehr Aufmerksamkeit und mehr Raum für Gespräche – das ist seine Botschaft.

Am Ende gibt er Frauen noch einen einfachen Rat mit: »Den eigenen Körper immer wieder zu befragen und hineinzuhorchen in den eigenen Organismus. Wenn man ihm zuhört, bekommt man meistens das Richtige angeregt.«

Was ich gelernt habe:

Unsere Beschwerden in den Wechseljahren haben eine klare biologische Grundlage. Professor Huber zeigt, wie stark Hormone als fein abgestimmtes Informationssystem im ganzen Körper wirken – im Gehirn, in der Stimmung, im Stoffwechsel, in den Gefäßen und sogar im Immunsystem. Auch Gedächtnislücken, Konzentrationsprobleme oder dieses Gefühl, plötzlich den Faden zu verlieren, lassen sich oft hormonell erklären. Zu wissen, dass dahinter biologische Prozesse stehen lässt uns aufatmen. Gute Medizin in den Wechseljahren ist oft Detektivarbeit – zuhören, Zusammenhänge erkennen, Symptome nicht isoliert betrachten. Wir brauchen Ärztinnen und Ärzte, die genau hinschauen. Gleichzeitig erinnert Huber daran, auch dem eigenen Körper zuzuhören: hinspüren, Pausen zulassen, beobachten, was guttut.

Und ein Gedanke bleibt als roter Faden: Wissen sammeln, lesen, verstehen – weil informierte Frauen die besseren Entscheidungen treffen. Und immer wieder: Selbstfürsorge.

Jeden Tag eine gute Tat – für uns selbst

Wir dürfen uns auch im Alltag etwas Gutes tun. Kleine Rituale reichen oft schon: ein warmes Bad vor dem Schlafengehen, ein paar Seiten im Buch auf dem Nachtkästchen, der Lieblingssong beim Aufräumen der Küche oder ein paar tiefe Atemzüge draußen in der Mittagspause. Solche Momente sind kleine Inseln im Alltag – Erinnerungen daran, dass Fürsorge nicht erst am Wochenende beginnt. Und manchmal steht die beste Erinnerung daran sogar auf einem Geschirrtuch: *Kitchen is for dancing.* Stimmt doch.

KAPITEL 13
Bei der Sexualmedizinerin
Mit Dr. Andrea Kottmel

Kennen wir Frauen unseren eigenen Körper wirklich gut genug? Warum widmen wir uns unserem Gesicht so pflegend, vergessen aber oft den empfindlichen Bereich zwischen unseren Beinen? Und wie bringt man das Thema Sexualität oder Libidoverlust überhaupt zur Sprache? Das lernt man ja nicht. Aber die Wechseljahre gehen tief – auch dorthin.

Wir klären in diesem Kapitel wichtige Begriffe und Funktionen der weiblichen Geschlechtsorgane. Spätestens jetzt ist es Zeit, sich mit dem eigenen, sich verändernden Körper bewusst auseinanderzusetzen und Dinge anzusprechen, die früher vielleicht keine Rolle gespielt haben – oder selbstverständlich waren. Schließlich geht es um unsere Gesundheit und um den Spaß am eigenen Körper, den wir möglichst bis ins hohe Alter behalten wollen.

Ich finde es im Sinne unserer Gesundheit unverzichtbar, offen darüber zu sprechen. Immerhin liegt rund ein Drittel unseres Lebens nach der Menopause. In dieser Phase stellen wir die Weichen dafür, dass wir in allen Bereichen – auch in sexueller Hinsicht – gesund bleiben. Darum geht es heute auch um das Wunderwerk Klitoris, diesen Power-Punkt unseres Körpers, und um den Orgasmus.

Wenn es um sexuelle Gesundheit geht, sind wir Frauen auf einfühlsame Ärztinnen und Ärzte angewiesen. Die Leidensgeschichte von Anja, 53, hat mich dazu gebracht, in Sachen Intimgesundheit genauer hinzuschauen. Sie musste einen Sommer lang einen wahren Albtraum erleben. Nicht weniger als sechs Ärztinnen und Ärzte hat sie aufgesucht – in Vorarlberg und in Wien – bis sie endlich adäquate Hilfe bekam. Ein Einzelfall? Eher nicht. Immer wieder berichten Frauen, dass sie Beschwerden haben, sich nicht gut fühlen – und trotzdem oft monatelang auf Hilfe warten.

Ich lerne Anja Ende Sommer 2024 kennen – mitten auf ihrem Leidensweg und auf der Suche nach der Ursache für ihre Schmerzen im Intimbereich. Ein halbes Jahr später bekommt sie endlich die Hilfe, die sie braucht, und es geht ihr deutlich besser. Hier erzählt sie mutig und offen von ihrem »Sommer der sechs Ärzte«.

Anja, 53: »Es begann mit Brennen und Jucken im Bereich der Vulva und Scheide – permanent. Ich dachte zuerst, es sei eine Infektion. Insgesamt war ich bei sechs Ärztinnen und Ärzten, aber immer wieder hieß es nur: Da ist nichts. Für mich war es der pure Horror. Ganz normale Dinge im Alltag waren plötzlich nicht mehr möglich – Radfahren zum Beispiel, und von Sex brauche ich gar nicht sprechen.

Besonders belastend war, dass ich mich oft nicht ernst genommen fühlte. Mehrmals wurde mir vermittelt, meine Beschwerden seien nicht real oder ich würde übertreiben. Man wird schnell als hysterisch hingestellt. Ein Arzt reagierte sogar herablassend, als ich ihn bat, die Vulva genauer zu untersuchen. Das war für mich sehr beschämend. Ich war insgesamt bei 6 verschiedenen ÄrztInnen.

Mein Wohlbefinden war in diesem Sommer massiv beeinträchtigt. Selbst Unterwäsche auf der Haut war manchmal kaum auszuhalten.

Erst später habe ich schließlich Professor Johannes Huber aufgesucht. Er war der erste, der mir erklärte, was wirklich dahintersteckt: ein massiver Hormonmangel – und infolgedessen eine ausgeprägte vaginale Atrophie. Heute bekomme ich eine bioidente Hormonersatztherapie, und es geht mir wieder gut.

Und eines habe ich gelernt: Wenn sich eine Frau in ihrem Körper wieder wohlfühlt, dann tut das auch einer Beziehung gut. Dann kann auch Sexualität wieder etwas Schönes sein.«

Was sagen Anjas Erfahrungen mit so vielen Ärzt:innen über den Umgang mit Frauen in den Wechseljahren? Vielerorts wurde ihr vermittelt, lästig oder sogar hysterisch zu sein. Dabei schränken solche Beschwerden die Lebensqualität massiv ein – körperlich wie psychisch.

Dass eine Frau mit so klaren Symptomen eine solche Ärzte-Odyssee durchlaufen muss, zeigt: In der Versorgung von Frauen in den Wechseljahren besteht weiterhin deutlicher Verbesserungsbedarf.

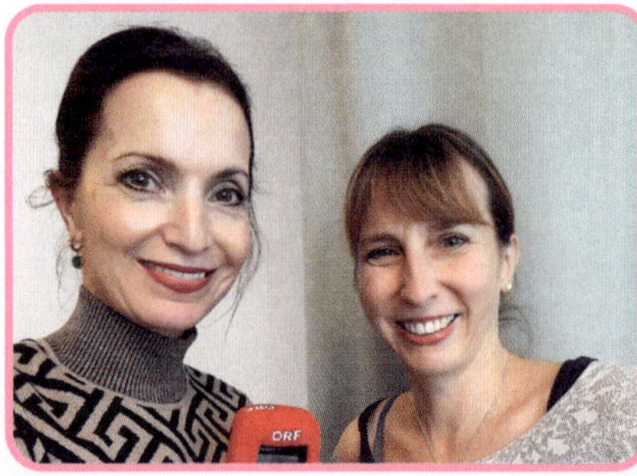

DR. ANDREA KOTTMEL ist Fachärztin für Gynäkologie und Geburtshilfe und hat sich auf Sexualmedizin und Vulvaerkrankungen spezialisiert – ein Bereich, der in der gynäkologischen Versorgung oft zu wenig Beachtung findet. Sie ist Wahlärztin in ihrer gynäkologischen Praxis in Wien-Gasometer, wo sie Frauen und Paare begleitet. Ihre medizinische Ausbildung und Spezialisierung führten sie u.a. in die Schweiz und nach San Diego (Institut für Sexualmedizin), ergänzt durch Fortbildungen in Sexualmedizin, psychosomatischer Medizin und medizinischer Hypnose.

https://www.gynpraxisgasometer.at/

Kennen wir uns »da unten« eigentlich aus?

Vieles, was unsere Vulva und Vagina betrifft, läuft sprachlich noch immer unter dem Begriff Scham – und das wirkt sich auch darauf aus, wie vertraut wir mit unserer eigenen Anatomie sind.

Dr. Andrea Kottmel hat sich bewusst für die Sexualmedizin entschieden – mit dem Anspruch, einen medizinischen blinden Fleck sichtbar zu machen. Früh wurde ihr klar, wie wenig Raum die weibliche Perspektive lange hatte. Auch ihr zweiter Schwerpunkt, die Vulvaerkrankungen, entwickelte sich aus dieser Erfahrung: ein Bereich, der lange wenig Aufmerksamkeit bekam und in der Versorgung oft zu kurz kam.

Dr. Andrea Kottmel bestätigt sofort, als ich Scham und Unwissenheit rund um den Intimbereich anspreche. Ja, sagt sie, das sei ein weitverbreitetes Phänomen – und keineswegs nur ein Thema der Menopause. »Das fängt an bei Mythen über weibliche Sexualität, über Erregungsfähigkeit, über Orgasmusfähigkeit, Beckenboden, Fruchtbarkeit …«, die Liste ist lang. Auch wenn Beschwerden oder Fragen auftauchen, herrscht oft große Unsicherheit.

Viele Frauen googeln, vergleichen Bilder und haben dann doch keine klare Vorstellung davon, was genau wo liegt – und wie individuell all das eigentlich aussieht.

Der Blick in den Spiegel

In ihrer Praxis setzt Dr. Kottmel auf eine einfache, wirkungsvolle Methode: Sie gibt ihren Patientinnen einen Spiegel und geht mit ihnen Schritt für Schritt durch die eigene Anatomie. Wenn sie etwa eine Creme »für das Vestibulum«, also den Scheidenvorhof, verschreibt, soll auch klar sein, wo genau dieser Bereich liegt – nur so kann die Therapie wirken.

Dabei begegnet sie ihren Patientinnen mit viel Fachwissen und Geduld. Sie ermutigt, ohne Scham hinzusehen, Fragen zu stellen und nachzufragen. Denn wer den eigenen Körper kennt, kann gezielter für ihn sorgen.

#WISSEN STATT WUNDERN

Vulva oder Vagina?

Viele Frauen sagen »Vagina«, wenn sie eigentlich die »Vulva« meinen.

Vulva: Das ist alles, was du von außen sehen kannst – also die äußeren und inneren Schamlippen, die Klitoris, der Scheideneingang und die Harnröhrenöffnung. Auch der Bereich rund um die Klitoris und der sogenannte Scheidenvorhof gehören dazu.

Vagina: Das ist der innere, dehnbare Muskelschlauch, der vom Scheideneingang bis zum Gebärmutterhals führt. Er ist etwa 8 bis 12 cm lang und spielt u. a. beim Sex oder bei der Geburt eine Rolle.

Vulva ist außen, Vagina ist innen.

Beides gehört zum Wunderwerk weiblicher Körper – und beides verdient Aufmerksamkeit und Pflege.

Schon kleine Mädchen hören oft Sätze wie: »Fass dich da unten nicht an.« Während bei Buben in vielen Fällen eher geschmunzelt wird, wenn sie sich im Genitalbereich berühren, ist das Thema bei Mädchen schnell mit Scham behaftet. Auch Sexualmedizinerin Dr. Andrea Kottmel kennt diesen Unterschied aus ihrer täglichen Arbeit: »Die Erfahrung mache ich auch – dass es bei Mädchen nicht so offensichtlich wahrgenommen wird. Aber es ist nicht so, dass sie ihren Genitalbereich nicht erforschen. Die Sexualentwicklung ist da, sie findet statt. Sie ist vielleicht nicht so nach außen orientiert und damit für andere weniger sichtbar.« Die eigene Neugier wäre also oft da, nur wird sie bei Mädchen gesellschaftlich schneller sanktioniert – manchmal subtil, manchmal direkt.

Diese frühe Prägung kann dazu führen, dass viele Frauen auch als Erwachsene Hemmungen haben, sich mit ihrem eigenen Körper – und ganz besonders mit ihrer Vulva – wirklich vertraut zu machen. Dabei wäre genau das so wichtig für das eigene Körpergefühl, für die Intimgesundheit und auch für eine erfüllte Sexualität.

Wunderwerk Klitoris

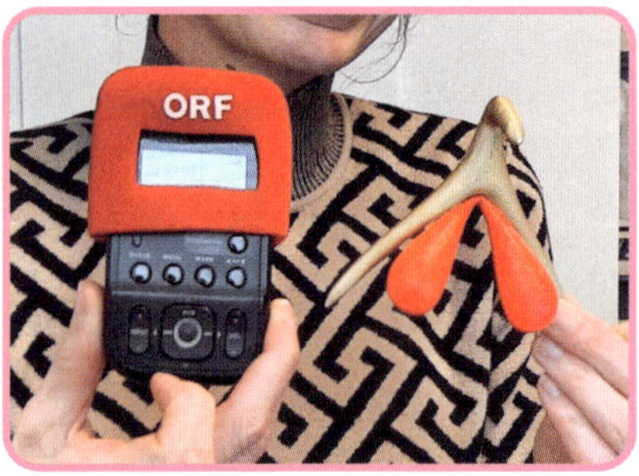

Klitorismodell in Originalgröße

Im Zuge meiner Aufklärungsmission habe ich immer wieder Aha-Erlebnisse. Zum Beispiel lerne ich gerade, dass die Klitoris in unserem Körper einzig und allein für die sexuelle Erregung und den Orgasmus zuständig ist – ein wirklich einzigartiges Merkmal in der Anatomie. Und dieses Wunderorgan ist größer, als viele von uns vielleicht denken.

Das, was wir sehen oder ertasten können, ist nämlich nur die Spitze. Die Klitoris ist immerhin handtellergroß. »Das, was wir sehen von der Klitoris, ist ja nur das Köpfchen. Das ist ja nur dieses am weitesten nach außen kommende, erbsengroße Ende des Klitoriskomplexes. Und die restliche Klitoris ist in der Tiefe recht versteckt und hat Schenkel, die so um die 10 Zentimeter lang sein können.« Mit einem Klitorismodell in Originalgröße wird erst sichtbar, wie viel größer sie tatsächlich ist – und wie wenig davon nach außen sichtbar wird.

Das Erstaunliche: Die Klitoris hat, so schätzt man, über 8.000 Nervenzellen – etwa doppelt so viele wie die Eichel des Penis. Damit ist sie eines der empfindlichsten Organe im menschlichen Körper. »Die Wissenschaft hat festgestellt – und dazu gibt es neue Studien –, dass die Nervendichte im Klitorisbereich höher ist als in allen anderen körperlichen Regionen. Aber vielleicht kennen Sie das vom Gehirnvolumen: Der Neandertaler hatte mehr davon als wir. Es ist nicht immer nur so, dass mehr automatisch besser ist. Es braucht die Nutzung. Das Verständnis, wie man nutzen kann, was man hat«, schmunzelt die Sexualmedizinerin.

Im Gegensatz zu anderen Geschlechtsorganen hat die Klitoris keine direkte Funktion für die Fortpflanzung. Sie dient dem Lustempfinden. Eigentlich gut zu wissen, welchen Schatz wir da mit uns tragen, oder?

Was Frauen in die Praxis bringt

»Die einen kommen sehr konkret«, erzählt Dr. Andrea Kottmel. »Sie sagen: Ich habe Beschwerden rund um die Wechseljahre, mir geht es nicht gut, ich fühle mich mit meinem Anliegen nicht richtig gehört – und ich suche jetzt gezielt Hilfe.«

Und dann gibt es die andere Gruppe: Frauen, die gar nicht mit dem Thema Wechseljahre kommen, sondern wegen anderer Beschwerden. Erst im Gespräch wird klar, dass da noch viel mehr dranhängt. Dann ist es oft Dr. Kottmel selbst, die das Thema behutsam aufgreift: Wie geht es Ihnen sonst?

Wie erleben Sie die Veränderungen Ihres Körpers? Gibt es Beschwerden, über die wir sprechen sollten?

»Das Schwierige an den Wechseljahren ist, dass vieles, was ganz natürlich passiert, sich trotzdem nicht gut anfühlt.« Genau da liegt die Herausforderung: Nicht jede Veränderung muss behandelt werden – aber Beschwerden dürfen auch nicht verharmlost oder übergangen werden, wenn sie die Lebensqualität beeinträchtigen.

»In der Gynäkologie ist das wie bei der Geburt. Auch ein natürlicher Prozess – und trotzdem wird genau hingeschaut, Risiken werden besprochen, begleitet, betreut.« Diese Haltung wünscht sie sich auch für die Wechseljahre: Aufklärung, Ernstnehmen, Begleitung.

Frauen leiden bei Beschwerden im Intimbereich oft lange still. Dabei ist es wichtig, sich Hilfe zu holen, wenn sich etwas unangenehm anfühlt. »Ich kann ganz viel helfen.« Oft beginnt es schon damit, dass Frauen erfahren: Sie müssen sich nicht einfach alles gefallen lassen. Nicht alles, was »natürlich« ist, ist auch gut oder muss ausgehalten werden. »Wenn Sie merken, dass es da Probleme gibt, kommen Sie auf mich zu.«

Lebensqualität unter Druck

Zwei Symptomfelder begegnen Dr. Kottmel besonders häufig – weil sie sehr schnell viel Lebensqualität rauben. Das erste sind systemische Beschwerden, allen voran Hitzewallungen. »Da wird unglaublich viel Lebensenergie abgesaugt«, erklärt sie. Vor allem dann, wenn auch der Schlaf leidet. Es entsteht ein Teufelskreis aus Erschöpfung, geringerer Belastbarkeit und dem Gefühl, im Alltag und im Beruf ständig exponiert zu sein. »Man fühlt sich dann nicht mehr richtig wohl im eigenen Körper.«

Der zweite große Bereich betrifft lokale Beschwerden im Intimbereich. Auch hier ist für sie klar: Das muss nicht hingenommen werden. »Das ist grundfalsch.« Denn viele dieser Beschwerden – vaginale Trockenheit, Schmerzen beim Sex, Juckreiz, Brennen oder wiederkehrende Blasenentzündungen – haben einen klaren hormonellen Hintergrund: einen lokalen Östrogenmangel. Und genau dieser lässt sich in den meisten Fällen gezielt behandeln. »Das ist kein unvermeidlicher Alterungsprozess. Es ist ein hormonelles Thema – und wir haben heute gute Möglichkeiten, damit umzugehen.«

Schreckgespenst vaginale Atrophie

Die Wechseljahre machen uns nicht nur mental oft dünnhäutig, sondern auch im Intimbereich. Der Rückgang der Hormone führt dazu, dass die Schleimhaut empfindlicher wird.

»In der Haut gibt es überall Östrogenrezeptoren. Gerade im Scheidenvorhof und in der Vagina ist die Haut stark auf Östrogen angewiesen«, erklärt Dr. Kottmel. Fehlt dieses Hormon, wird das Gewebe dünner, weniger elastisch, schlechter durchblutet – und damit anfälliger für Beschwerden.

Ein anschaulicher Vergleich: »Auch Mädchen vor der Pubertät haben eine sehr zarte, empfindliche Vaginalhaut – weil kaum Östrogen im Spiel ist. Genau das sehen wir auch bei Frauen nach der Menopause.«

Typische Beschwerden sind Brennen, Trockenheit oder Schmerzen beim Sex, beim Einführen von Tampons oder beim Wasserlassen. Die gute Nachricht: »Gerade hier hilft sehr schnell und einfach das Estriol.« Lokal angewendet – als Creme oder Ovulum – wirkt es genau dort, wo die Beschwerden entstehen.

»Man sieht richtig, wie sich die Haut wieder aufbaut – sie wird robuster, elastischer, besser durchblutet und kann mehr Feuchtigkeit speichern.«

Gerade im Bereich des Scheideneingangs sind viele Frauen besonders empfindlich. Kleine Risse, Schmerzen oder Brennen werden oft fälschlich als Blasenentzündung interpretiert – obwohl die Ursache ein Hormonmangel ist. »Die Frauen sagen mir: Ich war eh schon mehrmals beim Arzt – aber die Harnprobe war immer unauffällig.«

Ein häufiger Fehler: Beschwerden werden hingenommen. »Nein – das ist ein Östrogenmangelsymptom. Das muss man nicht aushalten.«

Auch bei der Therapiedauer hat sie einen pragmatischen Ansatz: »Fangen wir intensiv an – und wenn die Beschwerden weg sind, schauen wir weiter. Vielleicht reicht dann eine Pflege zur Erhaltung. Aber zuerst braucht es oft eine konsequente Anwendung.«

Ein Punkt, der viele verunsichert, ist die Packungsbeilage. »Das hat einen totalen Logikfehler!«, sagt sie. »Die Estriol-Salbe ist wie ein Düngeeffekt. Wenn ich nach zwei, drei Wochen aufhöre, geht es wieder zurück.« Darum braucht es oft individuelle Lösungen – und auch eine Erhaltungstherapie, um die gewonnene Lebensqualität zu sichern.

Beckenboden fit?

Wenn es um Inkontinenz geht, spielt der Beckenboden eine zentrale Rolle. Und wie bei allen Muskeln gilt: Wer ihn nicht benutzt, verliert ihn.

Dr. Andrea Kottmel erklärt, dass der Beckenboden bei Frauen durch Schwangerschaften und Geburten besonders gefordert ist. Und in den Wechseljahren wird das nicht einfacher. Viele Frauen wissen allerdings gar nicht, wie sie ihren Beckenboden überhaupt aktivieren sollen.

»Dann heißt es: Trainieren Sie den Beckenboden – aber wie denn, wenn ich nicht einmal weiß, wo genau der ist?« Deshalb macht sie in ihrer Praxis bei fast jeder Frau einen kleinen »Beckenboden-Check«: »Finger in den Scheideneingang und schauen, ob man den einzwicken kann.« Wenn das gelingt, ist das ein guter Anfang. Auch wenn es sich noch nicht kräftig anfühlt – entscheidend ist, dass man weiß, wohin man steuern muss. Und trainieren kann man immer.

»Bei jeder sportlichen Tätigkeit sollte der Beckenboden ganz selbstverständlich mitgedacht werden«, sagt sie. Denn mit jeder Lebensdekade steigt das Risiko für Inkontinenz – rechtzeitig aktiv werden lohnt sich.

Was die Vulva wirklich braucht

Dr. Andrea Kottmel weiß, worauf es bei der Pflege »da unten« wirklich ankommt – und das ist oft weniger, als gedacht. Es muss nicht gleich eine Hormontherapie sein, betont sie. »Sehr viel lässt sich bereits durch gute Pflege und das Weglassen von irritierenden Produkten erreichen.« Heißt konkret: keine parfümierten Duschgels oder »fancy« Intimprodukte, die angeblich Frische versprechen, in Wahrheit aber oft nur reizen. »Alles, was gut riecht, ist wahrscheinlich problematisch«, sagt sie deutlich. Stattdessen empfiehlt sie fetthaltige, neutrale Salben für die Scheideneingangshaut und bei Bedarf hyaluronsäurehaltige Produkte für die vaginale Schleimhaut.

Und noch etwas kann helfen – vorausgesetzt, es bereitet keine Beschwerden: Sex. Studien zeigen, dass regelmäßige sexuelle Aktivität die Durchblutung fördert und sich positiv auf die Gesundheit des Intimbereichs auswirkt. Man könnte also sagen: Lust ist auch Pflege – für Körper und Seele.

Wenn die Lust schwindet

Ein heikles Thema, das viele Frauen in der Lebensmitte betrifft, aber nur wenige offen ansprechen: der Verlust der sexuellen Lust. Auch in der Praxis von Dr. Andrea Kottmel ist das ein wiederkehrendes Thema – und eines, das sehr komplex ist. »Weibliche Lust ist ein unglaublich vielschichtiges Einflussgebiet«, sagt sie. »Da spielen viele Faktoren mit.«

Ein Teil davon ist natürlich hormonell bedingt – und hier zeigt sich: Nicht nur die sinkenden Östrogene in den Wechseljahren haben Einfluss. »Der Wegfall der Östrogenproduktion ist sicher kein Vorteil – entscheidender ist oft, dass die lokale Robustheit abnimmt«, erklärt Dr. Kottmel. Gemeint ist: Wenn die Scheidenhaut empfindlicher wird, Trockenheit oder Schmerzen auftreten, kann das allein schon die Lust dämpfen.

Aber auch andere Hormone sind wichtig. »In Wirklichkeit ist für das Thema Lust wohl eher der Rückgang der Androgene – also der männlichen Hormone wie Testosteron – relevant«, so Kottmel. Frauen produzieren zwar deutlich weniger Testosteron als Männer, aber auch diese kleineren Mengen spielen eine große Rolle für die motivationale Ebene der Lust. Und leider nimmt auch die Androgenproduktion mit den Jahren kontinuierlich ab.

Doch es sind nicht nur körperliche Faktoren, die die Lust beeinflussen. Auch das Leben selbst schreibt mit. Dr. Kottmel sagt: »In dieser Lebensphase kommt viel zusammen: Die Kinder ziehen vielleicht aus, es gibt berufliche Veränderungen oder erste eigene medizinische Herausforderungen.« Und nicht zu vergessen: die Langzeitbeziehung. »Die meisten Langzeitpaare sagen, wir haben weniger Sex – aber es ist okay so. Die Frequenz ist einfach direkt mit der Dauer der Beziehung verbunden.«

Lust ist also nichts, was sich »einfach so« wieder einstellt – aber es ist auch nichts, worüber man stillschweigen sollte. Denn wer offen darüber spricht, kann herausfinden, was fehlt, was stört und was helfen könnte.

Lustlosigkeit ist ein Thema, das viele Frauen nur zögerlich ansprechen – auch weil Reaktionen oft mehr verunsichern als helfen. Eine 51-jährige Frau erzählte, ihr Arzt habe nur gesagt: »Da müssen Sie halt Ihrem Mann sagen, das wird im Alter weniger.« Solche Sätze zeigen, wie wenig sensibel mit diesem intimen Thema umgegangen wird. Gerade hier braucht es Gespräch, Zuwendung – und kein Abtun.

Dr. Andrea Kottmel sieht das differenzierter: »Sich dem einfach zu ergeben, ist nicht der Auftrag.« Veränderungen in Langzeitbeziehungen sind normal. Entscheidend ist, ob daraus ein Problem wird oder ein neues Kapitel. »Viele Paare haben seltener Sex – und das ist oft völlig in Ordnung. Es ist eine Entwicklung, die auch glückliche Beziehungen kennen.«

Sie unterscheidet zwischen **spontaner und responsiver Lust**. Die spontane Lust nimmt oft ab. Dafür kann sich etwas anderes entfalten: Lust als Reaktion auf Nähe, Berührung und Zuwendung. Gerade in vertrauten Beziehungen liegt darin eine große Stärke.

Wenn die Unlust belastet – etwa aus Sorge, den Partner zu verlieren –, wird Offenheit zentral. Dr. Kottmel bezieht dann oft den Partner mit ein. »Ich finde dich immer noch sexy, mein Körper verändert sich doch auch« – solche Sätze fallen häufiger, als man denkt. Und plötzlich wird aus einem Tabu ein gemeinsamer Weg. »Sexuelle Lust darf sich verändern. Aber man darf neugierig bleiben – am besten gemeinsam.«

Hormone bei Lustlosigkeit – manchmal ein Anfang

Wenn Frauen mit dem Thema Lustlosigkeit in Dr. Andrea Kottmels Praxis kommen, ist ihr Zugang pragmatisch und empathisch zugleich. »Ich bin grundsätzlich offen für Hormontherapien«, sagt sie, »auch wenn es wissenschaftlich gesehen nicht die einzige Stellschraube ist. Aber manchmal hilft es einfach, etwas auszuprobieren – und zu schauen, wie es der Frau damit geht.«

Oft merken Patientinnen nämlich erst durch die Behandlung, wie schlecht es ihnen eigentlich vorher ging. »Sie sagen dann: Ich habe das alles immer dem Jobstress zugeschrieben. Aber es war nicht der Job – es waren die Hitzewallungen in der Nacht, die mich ständig wachgehalten haben.« Das vegetative System der Frauen ist mit den vielen Wechselbeschwerden oft in Daueralarm.

Gerade bei Lustlosigkeit gehe es oft auch um Beziehungsthemen. »Viele Frauen sagen mir: Ich selbst hätte ja kein Problem – aber ich glaube, meinem Partner oder meiner Partnerin fehlt etwas.« In solchen Fällen betont Dr. Kottmel, dass man auch den Mann mit einbeziehen sollte – denn wenn sich plötzlich im Schlafzimmer etwas verändert, ohne dass man gemeinsam darüber gesprochen hat, kann das mehr Verunsicherung als Lösung bringen. Und es gibt auch die Frauen, die ganz klar sagen: »Ich will das für mich.« Weil sie merken, dass mit der sexuellen Lust auch ein Stück Lebensfreude verschwunden ist. »Dann ist das wieder ein anderes Setting – und dann suchen wir gemeinsam Wege, wie man genau dieses Stück Lebenslust zurückholen kann.«

Hautveränderungen im Intimbereich

Die Haut wird in den Wechseljahren nicht nur im Gesicht oder an den Schienbeinen trockener – auch im Intimbereich spüren viele Frauen Veränderungen.

»Eine Erkrankung, die nach der Menopause deutlich häufiger wird, ist **Lichen sclerosus**«, sagt Dr. Andrea Kottmel. Dabei handelt es sich um eine Autoimmunerkrankung der Haut, die sich durch starken Juckreiz und eine zunehmende Verletzlichkeit äußert. »Die Haut wird weniger robust, reißt leichter – vor allem beim Sex – und viele Frauen leiden still unter diesen Beschwerden.« Lichen sclerosus ist nicht heilbar, aber sehr gut behandelbar. Mit der richtigen Therapie können Beschwerden deutlich gelindert und ein Fortschreiten verhindert werden. Entscheidend ist eine frühzeitige Diagnose und die konsequente Anwendung der verordneten Therapie.

Als Erstlinientherapie gelten hochpotente Cortison-Cremes, die helfen, Entzündungen einzudämmen und das Gewebe zu schützen. Ergänzend können pflegende, parfümfreie Fettcremes, lokale Östrogene – besonders bei bestehendem Östrogenmangel – sowie Beckenbodentherapie oder in ausgewählten Fällen Laserbehandlungen unterstützen.

Ein weiteres Thema, das Dr. Kottmel häufig in ihrer Praxis begegnet, ist **Vaginismus** – eine sexuelle Funktionsstörung, die vielen Frauen gar nicht bekannt ist. »Das äußert sich oft mit dem Gefühl: Ich möchte zwar Sex haben, aber es geht einfach nicht. Da ist eine Sperre, da ist eine Wand.«

Dahinter steckt meist eine unwillkürliche Verspannung des Beckenbodens, die das Eindringen unmöglich oder sehr schmerzhaft macht. »Gerade wenn bereits Schmerzen da sind oder waren, kann der Körper in eine Art Schutzspannung gehen. Und dann lässt sich schwer sagen, was zuerst da war – die Schmerzen oder die Verspannung. Deshalb trennt man das in der modernen Sexualmedizin auch nicht mehr so streng, sondern schaut sich das Zusammenspiel an.«

Was hilft? Zunächst müsse die Vaginalhaut gut versorgt sein, betont Dr. Kottmel – etwa bei trockener oder atrophischer Schleimhaut mit lokalem Östrogen. »Wenn es keine Schmerzen mehr gibt, fällt der erste Stressfaktor oft schon weg.«

Der zweite Baustein ist der Beckenboden. »Egal ob zu schwach oder zu verspannt – mit spezialisierten Physiotherapeut:innen lässt sich hier sehr gut arbeiten. Das ist ein Bereich, wo richtig viel Hilfe möglich ist – wenn man die Beschwerden ernst nimmt und die richtige Unterstützung bekommt.«

Orgasmus – oft spät, aber doch

Es ist nie zu spät, den eigenen Körper neu kennenzulernen – und für viele Frauen ist die Lebensmitte genau der Moment, um mit alten Mythen aufzuräumen. Lust, Freude an Sexualität und Orgasmus haben kein Ablaufdatum. Und wenn auf der Praxistür »Sexualmedizin« steht, dann dürfen genau diese Themen selbstverständlich ihren Platz haben.

Dr. Andrea Kottmel erlebt es häufig, dass Frauen – manchmal erst rund um die Menopause – ganz bewusst beginnen, sich mit dem Thema Orgasmus auseinanderzusetzen. »Da gibt es keine Altersobergrenze«, betont sie. Viele kommen mit dem Wunsch, endlich auch im partnerschaftlichen Setting einen Orgasmus zu erleben – und nicht nur bei der Selbstbefriedigung.

Die gute Nachricht: Das ist möglich. Oft steckt keine »Störung« dahinter, sondern schlicht fehlende Information oder Erfahrung. »Es ist keine Krankheit, wenn eine Frau keinen Orgasmus hat, nur weil es bei der Penetration allein nicht funktioniert«, erklärt Dr. Kottmel. Der sogenannte »klassische Sex« – Penis in Vagina – reicht für viele Frauen einfach nicht aus. »Da braucht es oft zusätzliche klitorale Reize – und das ist völlig normal.«

Mit Aufklärung, Entspannung und einem offenen Blick auf die eigenen Bedürfnisse kann daraus sogar eine neue Form von sexueller Freiheit entstehen. Viele Frauen entdecken in dieser Phase, dass da noch eine ganze Welt an Lust auf sie wartet – allein und gemeinsam.

Was viele in den Wechseljahren beobachten: Der Weg zum Höhepunkt dauert länger. »Das ist zum Teil ein hormoneller

Effekt«, sagt Dr. Kottmel. Die Reaktionsfähigkeit wird langsamer, aber sie verschwindet nicht. Der Körper braucht mehr Anlauf – und oft einfach mehr Zeit. Das kann schön sein, wenn das Setting passt. Manche Paare entdecken darüber eine neue, bewusstere Intimität. Andere merken: Unsere Routine von früher passt nicht mehr. Dann geht es, so Dr. Kottmel, weniger um Medikamente, sondern darum, Neues auszuprobieren, Gewohntes zu hinterfragen und gemeinsam andere Wege zu erkunden. Nicht jede Veränderung braucht eine Hormontherapie – manchmal genügt schon eine kreative Neugestaltung des Liebeslebens.

Und der Orgasmus bleibt – auch in der zweiten Lebenshälfte – ein echtes Gesundheitsplus: gut für Durchblutung, Beckenboden, Hormone und das Gefühl von Verbundenheit.

HPV & Prävention: Was ab 40 (noch) sinnvoll ist

Wenn wir über Sexualität sprechen, gehört ein Thema unbedingt dazu: Prävention. Dazu zählt die HPV-Impfung – ein echter Meilenstein in der sexuellen Gesundheit. HPV steht für Humane Papillomviren, eine weit verbreitete Virusgruppe, die über sexuelle Kontakte übertragen wird. Bestimmte HPV-Typen können Zellveränderungen und in weiterer Folge Krebserkrankungen auslösen, unter anderem Gebärmutterhalskrebs. Die Impfung schützt vor den wichtigsten dieser Hochrisiko-Typen.

Junge Menschen haben heute die Chance, sich frühzeitig impfen zu lassen und sich so unter anderem vor Gebärmutterhalskrebs zu schützen. Aktuell gilt in Österreich: Die HPV-Impfung ist regulär bis zum 21. Geburtstag kostenlos.

Doch wie ist das für Frauen, die nicht mehr in die Zielgruppe der Gratisimpfung fallen? Ist eine Impfung mit 40 oder 50 noch sinnvoll?

Dr. Andrea Kottmel sagt dazu: »Die Studiendaten sind zwar begrenzt – die meisten schließen Frauen über 45 aus –, aber das heißt nicht, dass es keine Wirkung mehr gibt.« Sie begrüßt, dass die Impfung heute viel präsenter ist als noch vor einigen Jahren, vor allem durch das Gratis-Angebot für junge Menschen.

In ihrer Praxis schaut Dr. Kottmel genau auf die Lebenssituation: »Ich sage jetzt nicht jeder 55-jährigen Patientin, die seit 30 Jahren in einer monogamen Beziehung lebt, dass sie sich um 600 Euro impfen lassen soll. Aber«, und hier lächelt sie verschmitzt, »wenn eine Frau zu mir sagt: ›Wissen Sie, jetzt lasse ich's krachen. Unter drei Männern im Monat läuft da nichts‹, dann ist die HPV-Impfung definitiv ein Thema.«

Fazit: Vorsorge ist keine Frage des Alters, sondern der Lebensrealität. Auch mit 50 kann die HPV-Impfung noch sinnvoll sein – wenn sie zur individuellen Situation passt. Sexuelle Gesundheit begleitet uns ein Leben lang, und Aufklärung hört nicht mit 20 auf.

Was würden Sie auf ein PLAKAT schreiben und es für mehr Aufklärung in den Wechseljahren in die Höhe halten, Frau Dr. Kottmel?

»Sexualität hat keine Altersgrenze!«

Und gleich noch ein zweiter, wichtiger Satz, den sie uns mitgeben möchte:

»Vulvabeschwerden sind nichts, was man aushalten muss. Es gibt so gute und einfache Hilfe!«

Was Dr. Andrea Kottmel Frauen besonders ans Herz legt, lässt sich in einem Satz zusammenfassen: »Keine Angst vor lokaler Hormontherapie«, sagt sie. »Die darf man auch nach Brustkrebserkrankungen als individuelle Therapie wählen.« Und selbst Frauen, die lieber ohne Hormone auskommen möchten, müssen nicht verzweifeln. »Es gibt auch gute, hormonfreie Pflegemöglichkeiten – das lässt sich medizinisch alles gut lösen.«

Was ich gelernt habe:

Ein gutes Körpergefühl ist in jedem Alter wichtig. Anjas Geschichte zeigt, wie lang und kräftezehrend der Weg sein kann, bis Frauen mit Wechseljahrsbeschwerden die richtige Hilfe finden – besonders, wenn es um den intimsten Bereich geht. Sie hat uns vorgelebt, wie wichtig es ist, informiert zu sein, dranzubleiben und sich nicht mit einem »Da ist nichts« zufriedenzugeben. Wissen, Aufklärung und gute Unterstützung sind unsere stärksten Verbündeten.

Umso wertvoller sind Ärztinnen wie Dr. Andrea Kottmel, die sich auf Sexualmedizin und Vulvabeschwerden spezialisiert haben und Frauen genau dort abholen, wo sie häufig jahrelang alleine unterwegs waren. Sie nimmt die Anliegen ihrer Patientinnen ernst, schafft einen geschützten Rahmen für schwierige Themen und zeigt sehr konkret, welche Möglichkeiten es heute gibt, Beschwerden zu lindern und Sexualität wieder als etwas Positives zu erleben.

Mein Besuch bei Dr. Andrea Kottmel war eine dieser Begegnungen, nach denen man sich denkt: Warum habe ich das nicht schon früher gewusst? So viel Klarheit, so viel Offenheit – und so viel praktische Hilfe für Themen, die viele von uns lange mit sich selbst ausmachen. Jetzt wissen wir: Für vieles gibt es gute, oft einfache und wirksame Lösungen, vorausgesetzt, wir trauen uns, darüber zu sprechen.

Dass weibliche Sexualität kein Ablaufdatum hat, dass Lust bleiben darf (und soll) und dass wir unsere Vulva spätestens jetzt besser kennenlernen sollten – all das nehme ich aus diesem Gespräch mit. Und ich wünsche mir, dass jede Frau daraus etwas mitnimmt: mehr Wissen, mehr Entlastung – und den Mut, den eigenen Körper neu zu entdecken.

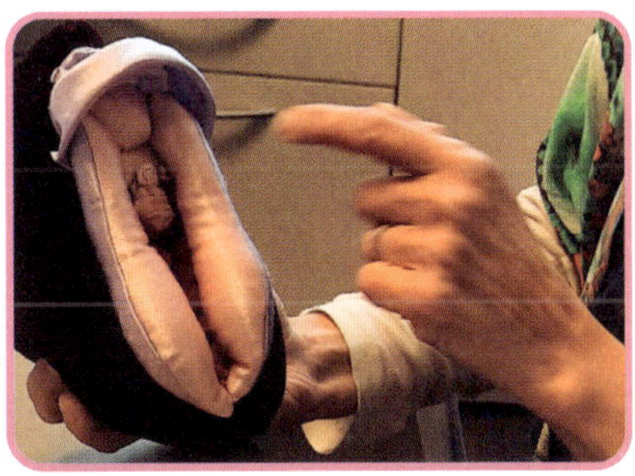

Plüsch-Vulva zur anschaulichen Aufklärung

KAPITEL 14
Untenrum in den Wechseljahren – urogenitales Menopausensyndrom UMS
Mit Dr. Nicole Weirich

Frausein ist wirklich nichts für Weicheier. Die Kindheit endet durch den Beginn der ersten Regel ziemlich abrupt. Ab dann stehen uns gut 450–500 Zyklen bevor, zum Glück auch Schwangerschaften mit allem, was da eben dazugehört, und wenn die Eizellen-Reserven dann langsam erschöpft werden, wird es auch nochmal richtig intensiv und anstrengend. Und ich bin ja ziemlich unwissend in das Thema Wechseljahre gestolpert. Aber was der Wegfall der Hormone, in diesem Fall der Östrogene, mit uns anstellt, das hätte ich mir im Leben nicht vorstellen können. Das urogenitale Menopausensyndrom – das Wort klingt so, wie es sich dann irgendwann untenrum anfühlen wird. Höchst unangenehm.

#WISSEN STATT WUNDERN

Urogenitales Menopausensyndrom

Mit den hormonellen Veränderungen in den Wechseljahren verändert sich nicht nur der Zyklus. Auch die Schleimhäute im Intimbereich reagieren auf den sinkenden Östrogenspiegel: Sie werden dünner, trockener und verletzlicher. Medizinisch spricht man vom urogenitalen Menopausensyndrom.

Betroffen sind nicht nur die Scheide, sondern auch Harnröhre und Blase. Viele Frauen spüren das ganz konkret: Trockenheit, Brennen oder Juckreiz, Schmerzen beim Sex oder ein häufiger Harndrang. Auch wiederkehrende Harnwegsinfekte oder erste Formen von Inkontinenz können damit zusammenhängen.

Wenn Niesen zur Mutprobe wird

Die Urologin Dr. Nicole Weirich hat sich in ihrer Praxis unter anderem auf die Wechseljahre spezialisiert. Sie sagt: »Eine beginnende Belastungsinkontinenz zeigt sich bei vielen Frauen bereits nach Schwangerschaft und Geburt – zum Beispiel beim Husten, Niesen oder Springen. Was in jungen Jahren noch mild ist, kann sich in der Menopause deutlich verschlechtern. Deshalb ist es wichtig, früh gegenzusteuern: Je früher wir behandeln, desto besser lassen sich die Beschwerden therapieren – und desto häufiger können wir eine Operation vermeiden.«

Genau das gilt es zu verhindern. Viele Frauen sind betroffen – und leiden trotzdem still. Wenn es wehtut beim Wasserlassen, beim Sex oder beim Sitzen, wenn Beschwerden den Alltag begleiten: Bitte geht zum Arzt oder zur Ärztin. Damit die Lebensqualität zurückkommt. Und die Wechseljahre so verlaufen können, wie wir sie uns wünschen.

Wir gehen tiefer

Wie plötzlich solche Beschwerden auftauchen können, zeigt der Leidensweg von Aurelia. Sie berichtet mir sehr offen nach einem Austauschtreffen der Feuerfrauen von ihrer Odyssee.

Aurelia: »Über Jahre hatte ich immer wieder schmerzhafte Blasenentzündungen mit brennendem Harndrang. Irgendwann haben wir gemerkt: Die Beschwerden kamen meist zwei, drei Tage nach dem Sex. Jedes Mal dasselbe – Urinprobe, Antibiotika, kurze Besserung, dann ging alles wieder von vorne los. Erst ein Urologe hat mir gesagt, dass diese ständigen Antibiotika keine Lösung sind. Ich bekam ein lokales Östrogenpräparat für den Intimbereich, weil die Schleimhäute in den Wechseljahren dünner und empfindlicher werden. Ganz verschwunden waren die Infekte damit aber noch nicht. Also habe ich weiter recherchiert und bin auf D-Mannose gestoßen – ein Zuckermolekül, das verhindert, dass sich bestimmte Bakterien in der Blase festsetzen. Heute nehme ich rund um den Geschlechtsverkehr ein Präparat damit. Seit ich das konsequent mache, hatte ich keine Blasenentzündung mehr. Davor haben wir uns ernsthaft gefragt, ob Sex überhaupt noch möglich ist. Es kann doch nicht sein, dass man danach jedes Mal Antibiotika braucht. Nähe gehört schließlich dazu.

Heute habe ich das Thema gut im Griff. Aber rückblickend denke ich mir oft: Hätte früher jemand gesagt, dass das mit den Wechseljahren und dem urogenitalen Menopausensyndrom zusammenhängt, hätte ich mir viele Antibiotika und viel Verunsicherung erspart.«

Aurelia ist ihre ständigen Infektionen losgeworden. Ihre Geschichte zeigt aber auch, wie lange der Weg zur richtigen Lösung sein kann. Hätte man früher an das urogenitale Menopausensyndrom gedacht, hätte sie sich viele Antibiotika-Therapien erspart – und übrigens auch Kosten für das Gesundheitssystem.

Über die Hälfte der Frauen betroffen

Rund 60 Prozent aller Frauen entwickeln nach der Menopause Symptome des urogenitalen Menopausensyndroms, beobachtet Dr. Nicole Weirich.

Der Abfall der Östrogene betrifft dabei die Schleimhäute im gesamten Intimbereich: in der Scheide, am Scheideneingang, an der Harnröhre, an den Labien und im Bereich des Blasenausgangs. All diese Gewebe tragen Östrogenrezeptoren – und sobald diese nicht mehr besetzt sind, verlieren die Schleimhäute an Fülle, Elastizität und Durchblutung.

Was im Intimbereich passiert – wenn die Hormone sich zurückziehen

Wenn die Östrogene in der Perimenopause und Menopause sinken, verändert sich das Gewebe im urogenitalen Bereich. Die Schleimhäute werden dünner, trockener, schlechter durchblutet und verlieren einen großen Teil ihrer Fähigkeit, sich rasch zu erneuern. Diese Veränderungen spüren viele Frauen nicht nur im Alltag, sondern auch in ihrer Sexualität. Die Region ist weniger gut versorgt, braucht mehr Stimulation und reagiert schneller mit Schmerz.

»Viele Frauen merken, dass sexuelle Erregung und klitorale Stimulation mehr Zeit und Intensität brauchen, weil Durchblutung und Gewebepolster im Intimbereich abnehmen.«

Das Scheidenmilieu verändert sich

Mit dem Rückgang der Östrogene verändert sich auch die innere Umgebung der Scheide. Normalerweise sorgt ein saurer pH-Wert (zwischen 3 und 4) – aufrechterhalten durch Laktobazillen – für einen natürlichen Infektionsschutz.

Dieses fein abgestimmte System reagiert jedoch empfindlich auf hormonelle Veränderungen. Wird die Schleimhaut durch den Östrogenmangel dünner, verändert sich auch ihre Zusammensetzung: Es wird weniger Glykogen eingelagert – genau dieser Stoff ist die Nahrungsgrundlage für die schützenden Laktobazillen. Der pH-Wert steigt an – und das kann Keimen erleichtern, sich anzusiedeln, unabhängig davon, wie sorgfältig eine Frau ihre Intimhygiene betreibt.

Selbst beste Intimhygiene kann diese biologischen Vorgänge nicht ausgleichen. »Bakterien aus dem Darm oder der Umgebung sind ganz normal – aber ohne den schützenden pH-Wert können sie sich schneller vermehren«, so die Medizinerin.

Die Rolle der Harnröhre

Auch die Anatomie spielt in den Wechseljahren gegen uns. Die Harnröhre der Frau ist von Natur aus kurz – etwa zwei Zentimeter. Mit dem Östrogenmangel verliert sie zusätzlich an Länge und Spannkraft.

»Die weibliche Harnröhre ist anatomisch kurz. Wenn zusätzlich der hormonelle Schutz der Schleimhäute wegfällt, haben Bakterien es deutlich leichter, in die Blase aufzusteigen – das erklärt die Zunahme von Harnwegsinfekten in den Wechseljahren.« Die Folge: Häufigere Blasenentzündungen, Brennen, ständig schmerzhafter Harndrang, Reizblasenbeschwerden – ein Leidensweg, den viele Frauen kennen, aber nur wenige mit den Hormonen in Verbindung bringen.

Gleichzeitig verliert die Schleimhaut ihren mechanischen Schutz. Sie ist dünner, empfindlicher und reißt leichter. Besonders deutlich wird das beim Geschlechtsverkehr.

Wenn Sexualität weh tut

Gerade das Liebesleben leidet unter diesen Veränderungen – Schmerzen beim Sex sind ein echter Einschnitt in die Lebensqualität. Dr. Weirich beschreibt, was viele Frauen erleben, aber kaum jemand laut ausspricht:

»Ist die Scheide stark trocken und wenig elastisch, kann Geschlechtsverkehr schmerzhaft sein. Durch die Reibung entstehen leicht kleine Verletzungen, über die Bakterien eindringen können. Das erhöht das Risiko für bakterielle Vaginosen oder Pilzinfektionen deutlich.« Hinzu kommt die veränderte Empfindsamkeit: »Wir kommen schwerer zum Orgasmus, können schwerer stimuliert werden – und haben oft gar keine Lust, weil es weh tut.«

»Wenn Frauen Veränderungen im Intimbereich spüren, gehört das abgeklärt«, sagt die Urologin. »Es ist nicht mangelnde Pflege – und keine Frau muss da einfach durch. Es ist ein hormonell bedingter Schutzverlust, und er ist behandelbar.« Die Schleimhautveränderungen sieht man auch bei der Untersuchung: »Es ist gerötet, es tut weh, es brennt. Jeder Toilettengang ist unangenehm. Abwischen geht gar nicht, Duschen ist ein Problem.« Urogenitale Beschwerden sind häufig – und gleichzeitig stark schambehaftet. Gerade deshalb werden sie oft unterschätzt oder zu spät angesprochen.

Tabuzone Intimbereich – was wirklich gegen UMS hilft

Es gibt sehr wirksame lokale Behandlungen, die genau dort ansetzen, wo die Beschwerden entstehen. Lokale, humanidente Hormontherapien mit Estriol – als Salbe, Creme oder Vaginalzäpfchen – helfen vielen Frauen effektiv. Sie bringen das fehlende Östrogen direkt an die betroffenen Schleimhäute, also dorthin, wo es gebraucht wird. Dabei wird nur eine sehr geringe Menge in den restlichen Körper aufgenommen, was die Therapie besonders gut verträglich macht.

Estriol ist ein natürliches, sogenanntes »schwaches« Östrogen, das in niedriger Konzentration wirkt und deshalb gezielt lokal eingesetzt werden kann. Gerade für die vaginale Anwendung wird es bevorzugt, weil es – regelmäßig angewendet – zuverlässig hilft. Selbst Frauen mit Brustkrebsdiagnose dürfen diese Präparate in vielen Fällen als individuelle Therapie anwenden, bestätigen Ärzt:innen.

Dr. Weirich betont dabei einen wichtigen Punkt: »Ich empfehle immer, lokale Östrogenpräparate nicht nur intravaginal, sondern auch im äußeren Intimbereich anzuwenden. Denn auch dort verändert sich das Gewebe in den Wechseljahren und braucht Unterstützung.«

Neben hormonellen Präparaten gibt es mittlerweile auch moderne Laserbehandlungen, die gezielt die Regeneration der Schleimhäute fördern. »Ich liebe den Laser – alle zugelassenen Laser für untenrum sind Gold wert«, sagt Dr. Weirich. Die vaginale Lasertherapie kann Feuchtigkeit und Elastizität verbessern und Beschwerden lindern – besonders bei Frauen, die keine Hormone anwenden dürfen oder wollen. Die Methode ist gut untersucht und wird heute in vielen urogynäkologischen Praxen angeboten. Mehr dazu findest du im Kapitel 16 *Gynäkologische Lasertherapie*.

Darum gilt: Schmerzen beim Sex, Scheidentrockenheit, oder wiederkehrende Infekte müssen nicht einfach hingenommen werden. Mit Estriol oder nicht-hormonellen Verfahren wie dem Laser gibt es heute wirksame und gut verträgliche Möglichkeiten, das Intimwohlgefühl zurückzugewinnen.

Dr. Weirich setzt Estriolpräparate auch bei älteren Patientinnen ein: »Gerade bei stark atrophen Schleimhäuten kann es anfangs brennen. Aber wenn die Frauen diese Phase überstehen, profitieren sie oft enorm – auch in Bezug auf Inkontinenz und Lebensqualität.«

Ihr Rat ist klar: **»Bitte fragt nach der Estriol-Salbe – ihr schmiert euch damit eine lange, gute Lebensqualität.«** Die Anwendung wird damit Teil der täglichen Routine – so selbstverständlich wie Zähneputzen oder Abschminken.

Inkontinenz

Es ist ein Schock, wenn es das erste Mal passiert, dass wir einfach so Harn verlieren. Mir ist es beim Trampolinhüpfen passiert. Einer Bekannten beim Skifahren, bei einem Sturz. Viele schämen sich, wenn sie sich nicht mehr auf die Blase verlassen können.

In der Praxis von Dr. Nicole Weirich tauchen diese Themen täglich auf. Blasenprobleme gehören für sie klar zum urogenitalen Menopausensyndrom – und sie sieht, wie sehr sie das Leben von Frauen einschränken. Viele Patientinnen berichten von einem veränderten Harndrang: häufiger, plötzlicher, dringlicher. Manchmal mit dem Gefühl, es »nicht mehr rechtzeitig« zu schaffen, manchmal mit ganz realem Harnverlust.

»Wir müssen unterscheiden zwischen dem imperativen Harndrang – also dieser gereizten, gestressten Blase – und der Stressinkontinenz«, sagt sie.

Beim imperativen Harndrang meldet sich die Blase zu früh und zu heftig – oft ohne wirklich voll zu sein. »Bei Östrogenmangel verändern sich die Schleimhäute im Bereich von Blase und Harnröhre. Das kann dazu führen, dass Harndrang früher und intensiver wahrgenommen wird – selbst wenn die Blase noch nicht wirklich gefüllt ist.«

Gleichzeitig wird der Verschlussapparat weicher, die Harnröhre weniger straff, das Bindegewebe lässt nach.

Auch die Stressinkontinenz ist vielen Frauen vertraut: Harnverlust beim Husten, Lachen, Niesen, Springen oder beim Sport.

»Unser Bindegewebe ist nicht mehr so straff, wie wir es von überall kennen – und das betrifft auch die Harnröhre und die Blase«, sagt Dr. Weirich. Das hat nichts mit mangelnder Disziplin zu tun, sondern mit Strukturveränderungen im Körper. Blasenprobleme in den Wechseljahren sind also erklärbar – hormonell, anatomisch, funktionell. Und vor allem: Sie sind behandelbar.

Wenn der Beckenboden nachgibt

Der Beckenboden spielt dabei eine Hauptrolle. Er ist das muskuläre Fundament unserer Organe im Becken – und auch er reagiert empfindlich auf den Östrogenrückgang. Wird das Gewebe weicher und die Muskulatur schwächer, kann sich der Beckenboden nach unten senken.

»Dadurch, dass wir das Östrogen nicht mehr haben, kann sich der Beckenboden nach unten senken – weil er nicht mehr so straff ist«, erklärt Dr. Weirich.

Sie vergleicht ihn mit einer Schüssel aus drei Muskelplatten: vorne die Blase, in der Mitte die Gebärmutter, hinten das Rektum – alle drei mit einer Verbindung nach außen. Wenn diese Schüssel durchhängt, senken sich die Organe mit ab.

Das hat mehrere Folgen: Die Harnröhre kann abknicken, die Blase entleert sich oft nicht mehr vollständig, es bleibt Restharn zurück, der Harndrang verstärkt sich – und bei Belastung geht Urin verloren. Viele Frauen erleben das im Alltag als hoch belastend, ziehen sich zurück, meiden Bewegungen, die früher selbstverständlich waren.

»Bei ausgeprägten Senkungen reicht Beckenbodentraining allein oft nicht aus. Dann müssen wir zunächst die anatomischen Verhältnisse stabilisieren oder anheben – erst danach kann gezielte Physiotherapie ihre volle Wirkung entfalten«, sagt Dr. Weirich. »Wir müssen ihn erst wieder nach oben bringen.« Erst wenn die Strukturen wieder angehoben und stabilisiert sind, kann Training seine Wirkung richtig entfalten.

Sanfte Hilfe von innen – ein kleiner Würfel mit großer Wirkung

Eine Möglichkeit, die viele Frauen gar nicht kennen, sind Pessare – kleine medizinische Hilfsmittel, die in die Scheide eingebracht werden und von innen stützen. Besonders anschaulich ist der sogenannte Pessar-Würfel aus Silikon. »Man macht ihn nass, gibt die Creme drauf, drückt ihn zusammen und schiebt ihn dann so weit wie möglich nach oben in die Scheide.«

Dort bleibt er über den Tag, ohne zu stören. Abends kommt er wieder raus. Was von außen unsichtbar ist, spürt die Frau im Alltag deutlich: Der Würfel hebt den Beckenboden sanft an, richtet Blase und Harnröhre ein Stück auf, der Verschlussmechanismus kann wieder besser arbeiten. »Der beübt den Beckenboden, ohne dass man ihn aktiv beüben muss«, erklärt Dr. Weirich.

In Kombination mit einer lokalen Estriol-Therapie erlebt sie oft, dass sich Inkontinenz deutlich bessert – manchmal sogar ganz verschwindet.

»Das ist eine Therapie über mehrere Monate«, betont sie, »aber sie ist einfach, schmerzfrei und für viele Frauen gut machbar.« Neben solchen mechanischen Hilfen gibt es heute auch neue Möglichkeiten.

Moderne Unterstützung: Beckenbodenstuhl und Co.

Gerade für Frauen, denen Kraft oder Zeit für regelmäßige Übungen fehlen, kann technische Unterstützung sinnvoll sein. »Es gibt tolle elektromagnetische Stühle – die sind ganz neu und wunderbar«, sagt Dr. Weirich. Frauen sitzen dabei angezogen auf einem speziellen Stuhl, während elektromagnetische Impulse den Beckenboden automatisch an- und entspannen. Eine Sitzung entspricht vielen hundert Kontraktionen – ohne dass man bewusst trainiert. Mehr dazu im Kapitel »Hallo Beckenboden«.

In der ersten Stufe der Inkontinenz verliert die Frau Urin bei stärkerer Belastung – etwa beim Husten, Niesen oder Lachen. In der zweiten Stufe reicht oft schon eine kleine Bewegung. In der dritten Stufe kommt es auch im Liegen oder ohne erkennbare Belastung zum Harnverlust. »Bei Stufe 3 hilft die Creme allein oft nicht mehr«, sagt Dr. Weirich. »Da ist das Gewebe meist schon so atroph, dass eine Senkung vorliegt – dann müssen wir operativ helfen. Aber auch vor einer Operation behandeln wir mit Estriol. Sonst würden wir in ein Gewebe operieren, das gar nicht halten kann.«

Wichtig ist ihr: Keine Frau muss »einfach so« in der Inkontinenz bleiben. Ein abgesenkter Beckenboden, eine abknickende Harnröhre oder Restharnprobleme lassen sich in vielen Fällen gut behandeln. Entscheidend ist, dass das Thema überhaupt angesprochen wird.

Nie zu spät: Hilfe bei Inkontinenz – auch mit 80

Viele ältere Frauen leiden still – unter Inkontinenz, Rückzug aus dem sozialen Leben und dem Gefühl, »damit muss man sich eben abfinden«. Doch das muss nicht sein. Selbst im hohen Alter lohnt sich eine Behandlung – vor allem mit Estriol, einem milden lokalen Östrogen, das die Schleimhäute wieder aufbauen kann. »Ich habe viele Frauen mit 80 noch mit Estriol therapiert – und die waren so glücklich, weil sie nicht mehr inkontinent waren.«

Für die Therapie braucht es allerdings Geduld und ein bisschen Durchhaltevermögen. Gerade zu Beginn kann es brennen, weil das Gewebe oft stark atroph ist. Je länger der Östrogenmangel besteht, desto empfindlicher reagiert die Schleimhaut. Viele Frauen brechen deshalb frühzeitig ab, weil sie glauben, die Creme nicht zu vertragen. Dr. Weirich erklärt dann: »Das ist wie ein trockener Wüstenboden – und jetzt kommt Regen drauf. Der Wüstenboden ist erst einmal überfordert. Es braucht ein bisschen, bis die Creme einziehen und wirken kann. Darum sage ich: Halten Sie durch. Nach zwei bis drei Wochen wird es definitiv besser.« Es gibt kein »zu alt« für diese Therapie. »Es profitiert jede Frau – auch wenn sie erst mit 60, 70 oder 80 beginnt.«

Vorbeugen

Mit Beginn der Menopause und dem Einsetzen des urogenitalen Menopausensyndroms geht mitunter viel Lebensqualität verloren. Darum die Frage an die Urologin: Wie können wir uns möglichst lange Schmerzen und Inkontinenz vom Leib halten? Ihr wichtigster Rat:

»Bitte früh reagieren. Sobald sich im Intimbereich etwas verändert oder unangenehm anfühlt, sollte man sich urologisch oder gynäkologisch vorstellen. Je früher wir behandeln, desto einfacher und effektiver ist die Therapie.«

Zwischen Müdigkeit und Mikronährstoffen – was Frauen in der Menopause wirklich fehlt

Urologin Dr. Nicole Weirich hat sich neben der Hormonmedizin auch auf Nährstofftherapie spezialisiert. Gerade in den Wechseljahren zeigt sich oft, wie sehr der Körper auf bestimmte Bausteine angewiesen ist.

Ein Thema, das derzeit viel Aufmerksamkeit bekommt, ist Kollagen. »Wir haben bereits Kollagenverlust – ab dem 25. Lebensjahr.« Spätestens rund um die Menopause seien viele Frauen unterversorgt, sagt Dr. Weirich: Das Gewebe wird schlaffer, die Haut trockener, Schleimhäute verlieren an Feuchtigkeit und auch der Beckenboden an Spannkraft.

Kollagen – was wirklich wirkt

Kollagen ist in den letzten Jahren stark gehypt worden. Gerade in den Wechseljahren wird es oft im Zusammenhang mit Haut, Bindegewebe und Schleimhäuten diskutiert. Doch nicht jedes Produkt hält, was es verspricht.

Dr. Nicole Weirich nennt klare Kriterien: »Mindestens 5 Gramm pro Einnahme – sonst bringt es nichts.« Kollagen wirke außerdem nur in Kombination mit Vitamin C. Entscheidend sei auch der Kollagen-Typ: Typ I ähnelt dem menschlichen Kollagen am meisten und findet sich etwa in Kollagen aus Meeresfisch. Wichtig sei zudem, dass das Kollagen stark hydrolysiert und fein aufgespalten ist, damit es vom Körper aufgenommen werden kann. »Das macht gute Produkte meist etwas teurer, aber auch wirksamer.«

Ebenso wichtig ist eine ausreichende **Eiweißversorgung.** »Wie willst du Muskulatur aufbauen, wenn wir keine Kraft haben?« Ohne genügend Protein kann der Körper keine Muskulatur erhalten oder neu bilden – ein Problem, besonders wenn Beckenbodentraining eine Rolle spielt.

In ihrer Praxis achtet Dr. Weirich daher

nicht nur auf die Hormonlage – etwa auf Östrogen, Progesteron und Testosteron –, sondern auch auf die Nährstoffversorgung. Häufig empfiehlt sie zusätzlich Omega-3-Fettsäuren zur Unterstützung von Zellstrukturen und Entzündungsregulation sowie Vitamin D für Knochen, Schleimhäute und das Immunsystem.

Nährstoffe sind damit wichtige Begleiter in der zweiten Lebenshälfte. Wer Haut, Schleimhäute, Muskulatur und Beckenboden stärken möchte, sollte neben Hormonen auch Eiweiß, Kollagen und Vitamine im Blick behalten.

Wenn der Körper auf Reserve läuft

Frauen kommen oft erst Jahre nach ihrer letzten Periode zu Dr. Weirich in die Praxis – mit einem ganzen Bündel an Beschwerden: Erschöpfung, Schlafstörungen, Haarausfall oder diffuse Symptome. Viele nehmen bereits Hormone wie Östrogen oder Progesteron – und trotzdem geht es ihnen nicht besser. »Ich sehe sofort: Das ist nicht allein mit Hormonen zu lösen.«

Der Grund liegt oft tiefer. In den Jahren rund um die Menopause steigt der Stress – körperlich wie emotional – und dieser zehrt an den körpereigenen Reserven. »Der Körper fühlt sich gestresst, und das Cortisol – unser Stresshormon – verbraucht enorm viele Nährstoffe.«

So entsteht eine Kettenreaktion: Vitamin-D-Mangel, B-Vitamin-Mangel, sinkende Omega-3-Spiegel oder Eisenmangel – gerade bei Frauen, die in der Perimenopause noch starke Blutungen haben. »Wenn Frauen noch zyklisch sind, sind sie oft trotzdem schon mitten in der Perimenopause – das ist mir ganz wichtig, dass sie das verstehen.«

Starker Blutverlust kann in dieser Phase zu Eisenmangel führen – und damit Müdigkeit und Haarausfall verstärken. Dr. Weirich schaut deshalb ganzheitlich auf ihre Patientinnen: auf Vitamin D, B-Vitamine, Eisen, Zink, Selen, die Schilddrüse, Lipoprotein(a) – und auf die Energieproduktion der Zellen, etwa über Coenzym Q10, das für die Mitochondrien, die Kraftwerke unserer Zellen, entscheidend ist.

Ein besonderes Augenmerk legt sie auf Autoimmunerkrankungen. Gerade in der hormonellen Umbruchphase kommt es häufig zu neuen Schüben.

»Ich sehe in der Perimenopause oft, dass chronisch-entzündliche Erkrankungen wie Hashimoto, Rheuma, Colitis ulcerosa oder MS wieder aufflammen.«

Hinzu kommt Cortisol: Normalerweise helfen Östrogene, diesen Spiegel zu regulieren. Sinkt das Hormon, steigt der Stresspegel leichter an. »Östrogen hilft dem Körper, Cortisol zu balancieren – fällt es weg, bleibt der Stresspegel oben.« Viele Beschwerden in den Wechseljahren entstehen also nicht allein durch Östrogenmangel, sondern durch ein komplexes Zusammenspiel aus Stress, Hormonveränderung und Nährstoffdefiziten. »Je länger die Menopause dauert, desto mehr greift uns auch der Stress an – und das dürfen wir nicht unterschätzen.«

Stress und Mental Load

In vielen Gesprächen mit Expertinnen und Experten habe ich gelernt: Nicht nur die Hormone selbst bringen uns in den Wechseljahren aus dem Gleichgewicht. Auch der Stress, der sich über Jahre aufgebaut hat – gerade bei uns Frauen mit dem ganzen Mental Load – spielt eine große Rolle.

Viele sagen: »Ich arbeite ja nur noch Teilzeit, eigentlich müsste es mir doch besser gehen.« Und trotzdem fühlen sie sich wie ausgebrannt. Denn selbst wenn wir unsere Arbeitsstunden reduzieren, bleibt der Körper oft im inneren Alarmzustand. Die unsichtbare Last bleibt: Familienorganisation, pubertierende Kinder, vielleicht Eltern, die Unterstützung brauchen, Partnerschaft, finanzielle Themen, Schlafprobleme – und der Anspruch, weiter zu funktionieren. Der Kopf sagt: Ich mache doch weniger. Der Körper sagt: Ich bin dauernd im Einsatz.

»Mit dem Rückgang der Östrogene verliert der Körper einen wichtigen Puffer für das Stresshormon Cortisol. Dadurch geraten viele Frauen leichter in einen dauerhaften Stresszustand – und der begünstigt wiederum Nährstoffdefizite und Erschöpfung«, erklärt Dr. Weirich.

Die Folgen zeigen sich oft unspezifisch: Erschöpfung, Schlafstörungen, diffuse Schmerzen, Gereiztheit, Stimmungsschwankungen oder Gewichtszunahme am Bauch. Im Hintergrund läuft gleichzeitig eine biochemische Kettenreaktion ab. »Cortisol verbraucht viele unserer Nährstoffe – zum Beispiel B-Vitamine, die wichtig für unser Nervensystem sind. Und dann wundern wir uns, warum wir psychisch nicht mehr stabil sind«, sagt Dr. Weirich. Auch zum Thema Cortisol findest du in diesem Buch ein eigenes Kapitel.

Dauerstress fördert zudem Insulinresistenz, stille Entzündungen (»silent inflammation«) und zehrt an wichtigen Nährstoffen wie Vitamin D, B-Vitaminen, Omega-3-Fettsäuren, Eisen, Zink und Selen. All das trifft auf einen Körper, der ohnehin mit dem Hormonrückgang beschäftigt ist.

Dr. Weirich schaut deshalb früh auf das Stressprofil und misst regelmäßig Cortisol und DHEA – zwei zentrale Marker für das hormonelle Stressgeschehen. Darauf aufbauend folgen gezielte Nährstoffanalysen, etwa von B-Vitaminen, Coenzym Q10, Aminosäuren und der Eiweißzufuhr. Denn gerade in dieser Lebensphase essen viele Frauen bewusster – aber oft zu eiweißarm.

»Wir brauchen dringend genug Proteine – für Muskeln, Schilddrüsenhormone, Kollagen, für unseren Schlaf und sogar für Glückshormone.« Eine Schlüsselrolle spielen dabei **Aminosäuren**, die kleinsten Bausteine der Eiweiße: Aus ihnen entstehen Serotonin, das »Glückshormon«, und Melatonin, das den Schlaf steuert.

»Aminosäuren sind ein Dreh- und Angelpunkt – da wird viel zu wenig hingeschaut.« Auch hormonell greifen diese Prozesse ineinander: Progesteron hilft beim Einschlafen, Östradiol beim Durchschlafen. Dazu kommt GABA – die Gamma-Aminobuttersäure, ein beruhigender Botenstoff im Gehirn, der für Entspannung sorgt. »Progesteron wird zu GABA verstoffwechselt – das macht uns ruhig, müde und ausgeglichen.«

So wird klar: Stress in den Wechseljahren ist mehr als Überforderung. Es ist ein biologisches Ungleichgewicht – und gehört genauso ernst genommen wie Hitzewallungen, Schlafstörungen oder Gelenkschmerzen.

Was gehört auf Ihr PLAKAT für mehr Aufklärung in den Wechseljahren, Frau Dr. Weirich?

»Meldet euch – so früh wie möglich! Wir haben ein Zeitfenster von zehn Jahren – und je früher wir mit der Hormontherapie beginnen, desto besser.«

Und sie warnt deutlich davor, dieses Zeitfenster ungenutzt verstreichen zu lassen:

»Nach der Menopause steigt das Risiko für Herz-Kreislauf-Erkrankungen, Osteoporose, kognitive Veränderungen und Gelenkprobleme deutlich an. Eine frühzeitige hormonelle und präventive Begleitung kann hier einen wichtigen Unterschied machen.«

Was Dr. Weirich hier anspricht, ist ein blinder Fleck in unserem Denken. Bei den Wechseljahren denken viele an Hitzewallungen oder Schlafprobleme – viel zu selten aber an die langfristigen Folgen des Hormonrückgangs. Dabei sind es genau diese stillen Prozesse im Hintergrund, die unsere Gesundheit in den kommenden Jahrzehnten beeinflussen. Besonders deutlich zeigt sich das beim Herzinfarktrisiko:

»Postmenopausal überholen wir Frauen die Männer – beim Herzinfarktrisiko sind wir dann deutlich gefährdeter. Und viele Herzinfarkte bei Frauen werden zu spät erkannt, weil sie sich anders äußern – mit Kopfschmerzen oder allgemeinem Unwohlsein. Das führt dazu, dass Frauen häufiger daran sterben.« Darum rät sie, sich frühzeitig beraten zu lassen – auch wenn noch keine starken Beschwerden spürbar sind. Denn viele Folgeerkrankungen zeigen sich erst Jahre später. »Ich sehe so viele Frauen mit 60 in der Klinik mit einer Fraktur – die vorher keinerlei Beschwerden hatten. Das ist so schade, weil wir hätten es verhindern können.«

Reden rettet Beziehungen

Manchmal beginnt Therapie nicht erst im Behandlungszimmer – sondern schon draußen im Wartebereich. In der Praxis von Dr. Nicole Weirich wird ganzheitlich betreut – medizinisch und menschlich. Die Praxismanagerin Sandra Fischer erzählt: »Viele Frauen kommen mit ihren Ehemännern – und oft kläre ich die Männer schon vor dem Termin auf. Denn viele Frauen sprechen zuhause nicht offen über ihre Beschwerden oder darüber, was hormonell mit ihnen passiert.«

Gerade bei Stimmungsschwankungen, Schlafproblemen, Lustlosigkeit oder Rückzug können Beziehungen ins Wanken geraten – nicht aus fehlender Liebe, sondern aus Unwissen und Missverständnissen.

»Ich sage den Männern, dass ihre Frau nichts dafür kann – dass die Hormone gerade durcheinander sind. Und wenn sie das hören, fällt oft so viel Druck ab. Das schafft Verständnis – und bringt die Paare wieder in Verbindung. Wir haben wirklich schon Ehen gerettet – einfach, weil wir offen darüber sprechen.«

Was ich gelernt habe:

Das urogenitale Menopausensyndrom klingt so schlimm, wie es sich oft anfühlt. Und es wird noch immer unterschätzt – von vielen Ärztinnen und Ärzten, aber auch von uns Frauen selbst. Dabei betrifft es mehr als die Hälfte aller Frauen nach der letzten Blutung, und sehr viele bereits Jahre davor.

Was im Intimbereich passiert, hat nichts mit »Einbildung« oder »mangelnder Pflege« zu tun. Es ist eine direkte Folge des Hormonrückgangs: Die Schleimhäute werden dünner, das Milieu wird anfälliger, die Harnröhre verkürzt sich, Infektionen treten häufiger auf, die Blase reagiert empfindlicher, und ein schwächer werdender Beckenboden trägt seinen Teil dazu bei.

Aber – und das ist die wichtigste Erkenntnis – keine Frau muss sich damit abfinden. All diese Beschwerden sind behandelbar. Eine frühzeitige Diagnose, offene Gespräche und die passende Therapie können enorm viel verändern und Lebensqualität zurückbringen.

Die einfachste und wirksamste Maßnahme zur Vorbeugung und Behandlung ist die lokale Estriolcreme. Bei stärker ausgeprägten Beschwerden wie der vaginalen Atrophie gibt es zusätzliche Hilfe: Lasertherapie, der Beckenbodenstuhl, Physiotherapie oder auch kleine Hilfsmittel wie der Silikonwürfel, die den Beckenboden von innen stützen.

Für mich bleibt vor allem eines hängen: Wenn sich da unten etwas anders anfühlt – Brennen, Trockenheit, Schmerzen, häufiger Harndrang, ein »nicht mehr halten können« – dann bitte nicht still leiden. Nicht warten. Nicht hoffen, dass es »von selbst wieder wird«.

KAPITEL 15
Hallo Beckenboden – Wir halten dicht
Mit John Ludescher und Tanja Böck-Ender

Wir nehmen ihn viel zu lange für selbstverständlich: den Beckenboden. Nach der Schwangerschaft bekommt er kurz einmal mehr Aufmerksamkeit, aber schon bald lässt – mal ehrlich – die Häufigkeit der Beckenbodenübungen bei den meisten nach. Und das bereuen wir spätestens in den Wechseljahren. Vielleicht sogar davor – beim Niesen, Hüpfen oder, für die ganz Waghalsigen, beim Trampolinspringen. Aber der Beckenboden ist ein wahres Wunderwerk und verdient viel mehr Aufmerksamkeit, damit uns die Blasenschwäche nicht irgendwann in die Quere kommt.

Dabei können oft schon junge Frauen ihren Beckenboden nicht richtig anspannen. Das Bewusstsein für den Beckenboden ist also oft gar nicht richtig da. Ein Fehler, der in den Wechseljahren weitreichende Folgen haben kann. Stichwort Inkontinenz. Dabei denken wir gerne: Das betrifft mich sicher nie!

Darum ist es an der Zeit, dass wir tiefer gehen und auch dieses Tabuthema in der Frauengesundheit aufbrechen.

Ich dachte auch immer, bei mir ist alles paletti im Schritt – bis ich die wunderbare Idee hatte, auf dem Trampolin meiner Kinder täglich ein paar Trainingseinheiten einzuplanen. Das habe ich dann aber ganz schnell wieder gelassen, denn ich musste feststellen: In solchen Situationen bin ich anscheinend nicht mehr ganz dicht. Das ist jetzt auch schon gut zehn Jahre her. Mittlerweile passiert das auch ab und zu beim Niesen oder Husten. Und wenn es dir auch so geht, kann ich dir versichern: Du bist nicht allein. Aber wir müssen schleunigst aktiv werden um diesen lästigen Harnverlust vorzubeugen.

Übrigens: Während du das hier liest, spanne doch immer wieder mal die Muskelplatte in deiner Mitte an.

Der Beckenboden ist, wenn wir es genau nehmen, kein einzelner Muskel, sondern ein Netzwerk aus mehreren Muskeln und Bändern, die gemeinsam dafür sorgen, dass alles an Ort und Stelle bleibt – also Blase, Gebärmutter und Darm. Und auch dafür, dass wir die Kontrolle über Blase und Darm behalten. Genau diese Kontrolle verlieren wir Frauen jedoch oft – zum Beispiel nach Geburten, durch hormonelle Veränderungen wie in den Wechseljahren und generell im Laufe des natürlichen Alterungsprozesses.

Der Beckenboden spielt außerdem eine wichtige Rolle bei der Stabilisierung der Wirbelsäule und – ganz wichtig – auch bei der Sexualität. Die Beckenbodenmuskulatur arbeitet sowohl mit den Bauch- und Rückenmuskeln als auch mit der Atemmuskulatur zusammen. Das Wunderbare dabei: Sie erfüllt ihre Aufgaben unwillkürlich, also ohne dass wir uns dessen bewusst sind. Darum sind wir oft so überrascht, wenn es plötzlich beim Niesen, Hüpfen oder Schwerheben nicht mehr gut funktioniert.

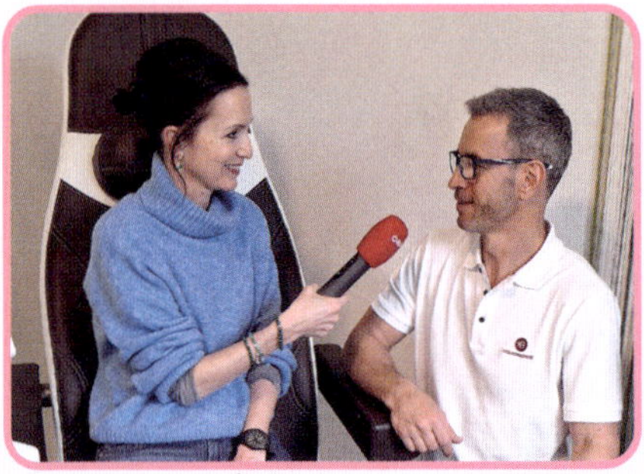

JOHN LUDESCHER ist seit über 25 Jahren als Physiotherapeut tätig und führt eine eigene Praxis in Rankweil. Im Laufe seiner langjährigen Arbeit hat er sich unter anderem auf den Bereich der Kiefer- und Zahnheilkunde spezialisiert – ein Feld, das die komplexen Zusammenhänge im Körper besonders deutlich macht. Ein weiterer Schwerpunkt liegt in der urogenitalen Physiotherapie, also in der Behandlung von Beschwerden im Beckenboden- und Intimbereich. Gerade dieser Bereich spielt auch in der Begleitung von Frauen eine wichtige Rolle, etwa bei Inkontinenz oder im Zusammenhang mit hormonellen Veränderungen. In seiner Arbeit verfolgt er einen ganzheitlichen Ansatz: Beschwerden werden nicht isoliert betrachtet, sondern im Zusammenspiel von Muskulatur, Nervensystem und funktionellen Zusammenhängen im Körper. Ziel ist es, nicht nur Symptome zu behandeln, sondern die Ursachen zu verstehen und den Körper wieder in ein stabiles Gleichgewicht zu bringen.

www.gesundmacherei.at

Wenn wir uns spätestens in den Wechseljahren gut um uns kümmern wollen, müssen wir deshalb auch den Beckenboden in unseren Trainingsplan integrieren. Und gezielte Physiotherapie kann hier wahre Wunder bewirken.

▷ **Mathilda, 49:** »Ich gehe sehr gerne in die Natur und laufe sehr gerne und ich merke, dass nach kurzer Zeit einfach ein starker Harndrang aufkommt. Ich kann auch den Harn nicht mehr so gut halten, wie früher.

Somit habe ich die Strombehandlung angefangen, bei der man aktiv den Beckenboden, die Muskulatur, anspannt und wieder loslässt und die Muskeln richtig kennenlernt.«

Bei der 65-jährigen Jasmin ist der Beckenboden seit über 40 Jahren schon Thema, nämlich seit der Geburt ihrer Kinder, da war Jasmin Anfang 20. Mit den Wechseljahren hat sich die Thematik verstärkt:

▷ **Jasmin, 65:** »Ich hatte immer wieder Blasenentzündungen, und mit der Zeit wurde alles schlimmer. Schließlich habe ich gesagt: So geht es nicht weiter. Ich bin zur Physiotherapie gegangen und habe Biofeedback ausprobiert. Am Anfang war das mit den Sonden nicht ganz einfach, aber meine Therapeutinnen waren sehr einfühlsam.

Trotzdem kam wieder eine massive Blasenentzündung, und ich dachte schon, ich müsse operiert werden – der Leidensdruck war einfach groß. Ich habe eine Reizblase und eine Senkung. In der Beckenbodenambulanz Dornbirn habe ich dann erfahren, dass es auch ein Medikament gibt, das die

Blase entspannt, weil der Harndrang vom Gehirn falsch gesteuert wird. Das hat mich sehr entlastet. Heute kombiniere ich beides: die Übungen aus der Physiotherapie – mit Biofeedback und Gymnastik – und das Medikament. Ich versuche, die Übungen in meinen Alltag einzubauen, und damit geht es mir heute gut. Ich nehme auch bioidente Hormone, eine Estriol-Salbe für den Intimbereich. Aus Angst vor Brustkrebs habe ich sie allerdings jahrelang nicht verwendet.«

Bekanntschaft mit meinem Beckenboden

Ich starte meine Beckenbodentour in der Praxis Gesundmacherei von John Ludescher. Dort trainiert die 64-jährige Ingeborg regelmäßig auf dem sogenannten Beckenbodenstuhl und dem Biofeedback-Gerät. Ingeborg verliert beim Husten und Niesen Urin und hat die Beckenbodentherapie von ihrer Gynäkologin verschrieben bekommen.

Ingeborg, 64: »Es bringt schon etwas, das spüre ich deutlich. Aber man muss dranbleiben. Zehn Einheiten in der Praxis allein reichen nicht. Man bekommt auch Übungen für zu Hause, damit sich der Beckenboden stabilisiert. Entscheidend ist die Konsequenz im Alltag. Beim Zähneputzen oder wenn ich im Auto an der roten Ampel stehe, denke ich mir: Jetzt könnte ich gleich ein paar Übungen machen.«

Es gibt verschiedene Arten dieser Beckenbodenstühle. Jener in der Praxis der Gesundmacherei ist ein Herzensprojekt von **Remo Schneider** aus Dornbirn. Der Jurist hat über viele Jahre im Gesundheitsmanagement gearbeitet und dabei gesehen, wie stark ein geschwächter Beckenboden Gesundheit und Wohlbefinden beeinträchtigen kann – besonders sichtbar bei Inkontinenz, die viele im Alltag einschränkt.

Gemeinsam mit einem internationalen Team, unter anderem mit der MedUni Wien, hat er daran gearbeitet, früh gegenzusteuern. »Das Rezept lautet schlicht und einfach: den Beckenboden rechtzeitig trainieren und seine Funktion aktivieren und reaktivieren. Oft braucht es einen Impuls von außen, damit die Selbstwahrnehmung und Eigenkontrolle über die Körpermitte wiederhergestellt werden können.«

Genau hier setzt das sogenannte Pelvipower-Training an: »Wir trainieren mit funktioneller Magnetstimulation den gesamten Beckenboden und die umliegende Muskulatur.«

Schneider verweist auch auf die Dimension des Themas: »Heute werden mehr Erwachsenen-Windeln als Babywindeln benötigt.«

Die gezielten Übungen wirken nicht nur Inkontinenz entgegen, sondern können auch Sexualität, Rücken und allgemeines Wohlbefinden positiv beeinflussen – ein Thema, das gerade in der Lebensmitte zunehmend an Bedeutung gewinnt.

Der Beckenbodenstuhl – auch bekannt als Magnetstuhl oder PelviChair – ist ein medizinisches Trainingsgerät, das durch elektromagnetische Impulse gezielt die Beckenbodenmuskulatur aktiviert. Man sitzt dabei bekleidet auf einem Sessel, der durch die Stimulation die Muskeln kontrahieren lässt – ähnlich wie bei aktivem Training.

Physiotherapeut John Ludescher arbeitet

seit vielen Jahren mit diesem Beckenbodenstuhl und erlebt in seiner täglichen Praxis, wie groß der Bedarf ist. Für ihn ist klar: Das Thema Beckenboden braucht mehr Aufmerksamkeit – und vor allem Offenheit. Es gehört aus der Tabuzone geholt.

Awareness für den Beckenboden

»Bei manchen Frauen ist das Bewusstsein für den Beckenboden vielleicht nie so dagewesen, bevor man dann wirklich Inkontinenz spürt oder andere Probleme entwickelt. Und mit dem Beckenbodensessel schaffen wir wieder die Wahrnehmung dafür. Dass die Frauen spüren, da passiert etwas – zum Beispiel, dass es warm wird, weil die Durchblutung durch das Magnetsignal angeregt wird.

Der Vorteil dieses Beckenbodenstuhls liegt für Ludescher in der niedrigen Einstiegsschwelle. Die Frauen bekommen diese Therapie zum Beispiel verschrieben, und man kann ihn bekleidet benutzen.

John Ludescher erlebt in seiner Praxis, dass viele Frauen erst dann Hilfe suchen, wenn die Beschwerden bereits deutlich ausgeprägt sind – ein Muster, das sich durch viele Themen der Wechseljahre zieht. »Oft kommen die Frauen relativ spät mit ihren Beschwerden, wenn sie wirklich schon Urin verlieren oder eine Drang-Inkontinenz haben und es kaum mehr aufs WC schaffen.«

Der Beckenboden ist für viele Frauen ein Körperbereich, den sie erst wieder neu entdecken müssen – und genau hier setzt der Beckenbodenstuhl an. »Man setzt sich auf diesen relativ bequemen Sessel und kann dort, wenn man will, passiv einfach mal spüren, welcher Bereich im Körper da eigentlich behandelt oder stimuliert wird«, erklärt John Ludescher. Zunächst geht es also darum, ohne Druck wahrzunehmen, was im Beckenboden passiert: Wo spüre ich etwas? Wie fühlt es sich an, wenn die Muskulatur von außen einen Impuls bekommt?

Doch dabei bleibt es nicht. Ziel ist es, aus diesem passiven Erleben Schritt für Schritt in die eigene Aktivität zu kommen. »Wir versuchen immer, das Signal vom Sessel zu nutzen, um den Impuls für eine Eigenübung zu geben. So entsteht eine Art Biofeedback«, sagt er. Die Patientinnen sollen lernen, den vom Sessel ausgelösten Rhythmus zu nutzen, um selbst mitzuspannen und wieder loszulassen – und dadurch ein Gefühl dafür zu entwickeln, wie sich ein aktiv arbeitender Beckenboden anfühlt.

Diese Kombination aus äußerem Reiz und eigener Muskelarbeit ist für viele Frauen besonders hilfreich. »Das ergibt eine Verstärkung, die man in einer Rückbildungsgruppe nicht unbedingt so klar wahrnehmen oder sichtbar machen kann«, so Ludescher. Die Patientinnen bekommen eine sehr direkte Rückmeldung, ob die Anspannung tatsächlich dort ankommt, wo sie hingehört – nämlich im Beckenboden – und können dieses Gefühl anschließend auch in ihren Alltag und in eigene Übungen mitnehmen.

Ein Ansatz, der nicht nur auf modernster Technik basiert, sondern auch darauf, Körperbewusstsein, Selbstwahrnehmung und Kontrolle gezielt zu fördern. Und: der Beckenbodenstuhl macht die oft unterschätzte Tiefenmuskulatur endlich spürbar – und das ist ein echter Gewinn, nicht nur nach einer Geburt, sondern vor allem dann in den Wechseljahren. Der Stuhl kommt übrigens auch bei Männern zum Einsatz, beispielsweise nach Prostataoperationen, Dranginkontinenz, nächtliches Wasserlassen oder Potenzstörungen.

In seiner Praxis behandelt Physiotherapeut John Ludescher viele Frauen zwischen 45 und 65 Jahren, die mit Beckenbodenbeschwerden zu ihm kommen. Das Spektrum ist breit: Von ersten Anzeichen der Schwäche bis hin zu deutlicher Inkontinenz, bei der ohne Einlage oder Windel nichts mehr geht. Einige kommen auch direkt nach der Geburt zur Rückbildung, andere erst im hohen Pensionsalter, wenn sie sich endlich die Zeit nehmen, auf ihren Körper zu hören.

Was viele nicht wissen: Der Beckenboden ist ein Spiegel des gesamten Körpers – und genauso ganzheitlich wird er bei John Ludescher auch betrachtet: »Das hat mit dem Trainingszustand zu tun, mit Bewegungsmangel, mit dem Gewicht – aber auch mit der Stuhlkonsistenz und dem Zustand des Darms. Auch ein gesunder Darm ist entscheidend für einen gesunden Beckenboden.«

Ein spannender Aspekt ist auch die osteopathische Perspektive. Blockaden im Becken, Beinlängendifferenzen oder sogar Probleme an den Füßen oder am Kiefer können sich im Körper fortsetzen und das Becken aus dem Gleichgewicht bringen.

»Wenn jemand etwa durch einen Fersensporn hinkt, kann das eine Beckenverdrehung auslösen. Und wenn das Becken verdreht ist, hat das Auswirkungen auf den Beckenboden.«

Aber auch die Wechseljahre selbst und die damit verbundenen hormonellen Veränderungen bringen einiges durcheinander. Viele Frauen nehmen an Gewicht zu, der Stoffwechsel verlangsamt sich – und das zeigt sich auch am Beckenboden. Ludescher bringt hier sogar einen ganzheitlichen Aspekt aus der Traditionellen Chinesischen Medizin (TCM) ein: »Viele Frauen ernähren sich dann eher ›kalt‹ – mit Salat, Joghurt, Rohkost, Mineralwasser – das fehlt an innerer Wärme und kann zu einer energetischen Instabilität führen. Warme Mahlzeiten wie Eintöpfe und Suppen bringen die Wärme zurück in den Körper. Viele wissen auch nicht, dass ein Pfefferminztee z. B. eher eine kühlende Wirkung auf den Körper hat.«

Sein Tipp: Wärme tut gut. Warme Füße – immer. Niemals mit kalten Füßen aus dem Haus oder ins Bett! Das klingt einfach, hat aber eine spürbare Wirkung. Wir Frauen haben schnell mal kalte Füße oder eine kalte Nase, stimmts?

Auch das Föhnen entlang der Chakrenbahnen oder die gezielte Akupressur an bestimmten Punkten kann den Energiefluss im Körper verbessern – und damit die Stabilität im Beckenbodenbereich fördern, lerne ich bei John Ludescher.

Wärme für den Beckenboden

Ich hätte es nicht gedacht, dass es beim Thema Beckenboden auch um warme Füße geht. Als Radiomoderatorin und Podcasterin ist die Stimme mein Werkzeug – und wenn ich kalte Füße bekomme, im Durchzug sitze oder meinen Hals nicht wärme, riskiere ich schnell mal Heiserkeit – und ohne Stimme geht dann natürlich gar nichts mehr.

»Wenn wir Wärme in unser System bringen, dann bringen wir Energie hinein – und Wärme und Energie ist gleich Stabilität«, erklärt er.

Das ist vor allem bei Senkungsbeschwerden oder Halteproblemen von Urin oder Stuhl relevant – also genau die Themen, die viele Frauen in den Wechseljahren beschäftigen. Und das betrifft nicht nur die Muskulatur an sich, sondern auch das Meridiansystem, das zentrale Energieleitsystem im Körper.

»Im Element Wasser – das in der TCM Niere und Blase zugeordnet ist – spielt Wärme eine entscheidende Rolle. Beide Organe *mögen es warm*. Und diese beiden stehen wiederum mit dem Rücken und dem Beckenboden in direkter Verbindung.«

Wie das konkret aussieht, erklärt Ludescher anhand der **Meridianverläufe**:

Der Blasenmeridian zieht sich vom Kopf über den gesamten Rücken bis hinunter zum kleinen Zeh. Er versorgt die Rückenmuskulatur und damit auch die Rückhalt gebende Struktur des Körpers.

Der Nierenmeridian beginnt unter dem Fuß, verläuft an der Beininnenseite entlang, durch den Schritt, vorbei an den Geschlechtsorganen und hoch bis zu den Schlüsselbeinen.

»Wenn man diese Verläufe kennt und in der Behandlung berücksichtigt, kann man viel Positives bewirken – gerade bei Beschwerden wie Rückenschmerzen, Instabilität und auch Inkontinenz.«

Besonders Qigong und Tai-Chi empfiehlt der Therapeut, um die Organenergie zu aktivieren und die Meridiane in Fluss zu bringen:

»Beides sind wunderbare Methoden, um die Energiezentren im Körper gezielt zu unterstützen – sanft, nachhaltig und effektiv.«

Beckenboden reloaded – ein Selbstversuch zwischen Muskelkater und Magnetfeld

Er sieht harmlos aus, dieser Sessel. Elegant, fast wie ein schicker Fernsehsessel – aber kaum nehme ich Platz, beginnt mein Beckenboden-Experiment. Denn was aussieht wie Entspannung, ist in Wahrheit ein hochmodernes medizinisches Trainingsgerät.

Zunächst lehnt sich der Sessel automatisch zurück. Bequem? Ja. Entspannend? Das wird sich gleich zeigen. »Wir arbeiten hier mit einem elektromagnetischen Impulsfeld«, erklärt mir Ludescher. »Der Sessel stimuliert die tiefe Beckenbodenmuskulatur, ohne dass man selbst aktiv anspannt – aber im Idealfall tut man es trotzdem.« Es dauert genau 15 Minuten. Frequenzen zwischen fünf und fünfzig Hertz durchlaufen meinen Unterkörper. Ich spüre einen heftigen Klopfimpuls direkt im Schritt und zucke zusammen. »Das ist jetzt Stärke eins«, erklärt Ludescher ungerührt. Und dann: »Wir geben gleich ein bisschen Gas.«

Mit jedem Impuls zieht sich etwas in mir zusammen, ganz automatisch. Mein Beckenboden, den ich bisher eher theoretisch kannte, meldet sich deutlich. »Zieh das Steißbein nach vorne oben«, sagt Ludescher. Ich versuche, mitzudenken und mitzuspannen. Während der Ausatmung soll ich die Sitzbeinhöcker zueinander ziehen. »Wie beim Urin-Anhalten«, sagt er – und plötzlich wird mir klar, wie herausfordernd bewusstes Tiefenmuskulatur-Training sein kann.

Wir sind mittlerweile bei Stärke drei. Von sechs. »Da passiert gerade einiges«, lache ich angestrengt. Ludescher grinst. »Du kannst dich dem Impuls nicht entziehen.

Und das ist auch gut so.«

Denn was hier im Sitzen geschieht, ist echtes Muskeltraining. »Das Magnetfeld löst autonome Muskelkontraktionen aus«, erklärt er. »Dadurch wird die Muskulatur gestärkt, durchblutet und die Zellen besser versorgt. Und durch das bewusste Mittrainieren entsteht auch eine neue Körperwahrnehmung.«

Ich merke, wie es in mir arbeitet. Das Kribbeln im Beckenbereich wird stärker, manchmal zucke ich leicht – nicht, weil es schmerzt, sondern weil es so ungewohnt ist. Sogar die Pomuskulatur zuckt mit. »Kann sein«, sagt Ludescher, »aber der Fokus liegt auf dem Bereich zwischen den Sitzbeinhöckern – genau dort, wo der Beckenboden verläuft.«

Ich lerne, dass der Beckenboden zur Haltemuskulatur gehört – tief im Körperinneren. »Weil sie nicht sichtbar ist, wird sie oft vernachlässigt«, so Ludescher. »Dabei beeinflusst sie nicht nur Blase und Darm, sondern auch Haltung, Rückenschmerzen und das allgemeine Wohlbefinden.«

Während das Programm läuft, erfahre ich, was ich auch zu Hause tun kann: zwei Stufen auf einmal steigen, zu Fuß gehen statt bequem vor dem Eingang zu parken, Gartenarbeit, mehr Protein essen. Klingt alles machbar. Und dann sagt er: »Auch richtiges Niesen kann helfen. Wenn du den Kopf über die Schulter drehst, entlastet das den Bauchraum.«

Inzwischen sind wir beim Endspurt. Die letzten 15 Sekunden. Ludescher dreht nochmal an der Intensität – »für einen bleibenden Eindruck«. Ich merke: Den werde ich so schnell nicht vergessen. »Wie nach einer Bergtour«, sagt er, »da spürt man die Beine auch – und will nicht gleich wieder losgehen.«

Sein Tipp: »Ein- bis zweimal pro Woche auf den Stuhl setzen und dazu regelmäßig zu Hause eigene Übungen machen – das ist ideal. Im Idealfall täglich. Ich sehe das wie beim Kraftsport«, sagt er. »Wenn man dreimal pro Woche trainiert, gibt's Stärkung. Viermal pro Woche bringt eine deutliche Verbesserung. Zweimal – das ist nur Erhalt. Und beim Beckenbodentraining ist das nicht anders.«

Der Sessel fährt in seine Ausgangsposition zurück. Ich bleibe einen Moment einfach nur sitzen. Mein Becken vibriert innerlich nach. Es fühlt sich ein wenig so an, als säße ich auf einem Ameisenhaufen – sehr lebendig, sehr durchblutet. Und überraschend energiegeladen.

Am Ende der 15 Minuten spüre ich Wärme, ein Prickeln – und das Gefühl, dass wirklich gearbeitet wurde, ganz tief im Körperzentrum. »Das ist gewollt«, sagt Ludescher. »Wir wollen Ermüdung, um Reize zu setzen – nur so wird Muskulatur stärker.«

Mein Fazit: Der Beckenbodenstuhl ist kein Wellnesssessel. Aber er hat das Potenzial, uns Frauen – und auch Männern – dabei zu helfen, die Kontrolle über eine Körperregion zurückzugewinnen, über die man nur dann spricht, wenn etwas nicht mehr funktioniert. Und wie bei jedem guten Training gilt auch hier: Ohne Reiz kein Fortschritt.

Biofeedback – Videospiel fürs Beckenbodentraining

Und darum gönnt mir John Ludescher noch keine Pause. Jetzt nehme ich Platz auf einem recht unbequemen, schmalen Sattel – vor einem Monitor. Dieses Gerät nennt sich Biofeedback-Gerät. Sensoren im Sitz messen, wie gut ich meine Beckenbodenmuskeln ansteuern kann. Und das Ganze läuft ähnlich wie bei einem Videospiel: Ich betätige quasi den Joystick mit meiner Beckenbodenkraft. Der Vorteil – es muss dafür keine Sonde eingeführt werden. Stattdessen »steuert« man die Kurven auf dem Bildschirm mit dem Beckenboden – durch Anspannung, Entspannung, Ausdauer.

Die Patientin – in diesem Fall ich selbst – sitzt hier auf einer Druckmessspule, erklärt mir John Ludescher. Es ist ein bisschen wie ein Fahrsimulator: Man macht sichtbar, ob die Muskelkraft im Beckenboden auch wirklich dort ankommt und umgesetzt werden kann, wo sie soll.

Klingt einfach? Ist es nicht. Zumindest nicht am Anfang. Denn man muss sich erst einmal orientieren: Was spanne ich da eigentlich an? Wo genau sitzt der Beckenboden? Und: Mache ich es überhaupt richtig?

Aber genau dafür ist dieser »Trainingssattel« gedacht. Ohne Sonde, also ganz ohne unangenehme Eingriffe, bekommt man eine direkte Rückmeldung darüber, ob man die Übung richtig macht. Das Biofeedback zeigt die Aktivität der Muskulatur – sichtbar gemacht durch Balken oder Kurven auf dem Bildschirm.

Es gibt verschiedene Trainingsprogramme – ein freies Training, ein Basistraining oder ein erweitertes Training, je nachdem, wo die Frau steht und was sie braucht. »Für viele Frauen – gerade nach Geburten oder mit Berührungsängsten – ist das eine sehr angenehme Alternative«, sagt Ludescher. Hinsetzen, anleiten lassen, loslegen – und Schritt für Schritt ein Gefühl dafür entwickeln, was der eigene Beckenboden leisten kann. Der Nutzer oder die Nutzerin sieht die Muskelbewegung direkt am Bildschirm. »Du bekommst in Echtzeit Rückmeldung – das ist der große Vorteil«, erklärt Ludescher. Und tatsächlich: Ich beginne zu spüren, was ich tue. Bewusstsein, Kontrolle, gezielte Aktivierung – das alles lässt sich hier trainieren.

Medizinisch bewährt – auch für Männer

Eingesetzt wird das Biofeedback nicht nur bei Frauen mit Inkontinenz oder Senkungen, sondern auch bei Männern – zum Beispiel nach Prostataoperationen, bei chronischen Beckenschmerzen oder Erektionsproblemen. Es ist völlig schmerzfrei, motivierend – und funktioniert. »Du siehst, was du machst – und ob du's richtig machst«, sagt Ludescher.

Und ja, es macht sogar ein bisschen Spaß – auch wenn's beim ersten Mal leicht frustrieren kann, wenn die Kurven auf dem Bildschirm nicht ganz so aussehen, wie sie sollten. Aber keine Sorge: Auch die Beckenbodenkraft will erstmal verstanden und kontrolliert werden.

Nach rund zehn Minuten darf ich vom Biofeedback-Sessel runter. Kein Muskelkater wie beim Pelvi-Stuhl, aber ein ganz klar geschärftes Körpergefühl. Ich weiß jetzt: Mein Beckenboden freut sich über mehr Beachtung. Und ganz ehrlich – abends zuhause auf der Couch hält das Kribbeln immer noch an und ich spüre eine aufkommende Libido. Das muss wohl die gute Durchblutung sein. Auch keine unangenehme Nebenwirkung.

Mein Fazit: Der Beckenboden braucht mehr Aufmerksamkeit

Ob Hightech-Sessel mit Magnetkraft oder spielerisches Biofeedback – beides hat mich beeindruckt. Noch mehr aber die Erkenntnis: Der Beckenboden ist ein stiller Held, den wir viel zu lange übersehen haben. Er verdient mehr Aufmerksamkeit, mehr Training – und vor allem mehr Bewusstsein. Man kann sich ein solches Beckenbodentraining übrigens auch verschreiben lassen – als reguläre Physiotherapie. Auf dem Rezept steht dann meist »Heilgymnastik«, ergänzt Ludescher, »aber die Frauenärztin oder der Hausarzt können explizit Beckenbodentraining verordnen.«

Was schreiben Sie auf ein PLAKAT für mehr Aufklärung in den Wechseljahren, John Ludescher?

»Schaut auf euch. Seid mutig und diszipliniert, achtet auf eure Fitness und euren Gesundheitszustand – von der Ernährung über Bewegung bis hin zum seelischen und emotionalen Wohlbefinden.«

Und er fügt etwas Wichtiges hinzu: »Als Mann muss ich ganz klar sagen: Auch die Männer gehören informiert und sensibilisiert für dieses Thema.«

Dabei geht es ihm nicht nur um Sport oder Ernährung, sondern auch um Beziehung und Kommunikation. Frauen sollten Beschwerden nicht still mit sich selbst ausmachen, sondern darüber sprechen – mit Ärzt:innen, Therapeut:innen und auch mit dem Partner. »Traut euch, darüber zu reden. Wichtig ist, dass euer Partner weiß, wie es euch geht und im Idealfall versteht, was euch gerade bewegt.«

Aus eigener Erfahrung rät er zu kleinen Signalen im Alltag: »Überlegt euch Rituale oder Zeichen, damit euer Partner merkt, wenn ihr gerade keinen guten Tag habt – etwa durch Zyklusschwankungen oder Hitzewallungen.«

Denn viele Männer reagieren verständnisvoller, wenn sie wissen, was gerade passiert – »als wenn sie gar nicht verstehen, warum ihr plötzlich dünnhäutiger seid.«

Ich verlasse die Praxis mit wackeligen Knien, einem neu entdeckten Muskelgefühl – und der Gewissheit, dass im »unteren Stock« so einiges los war.

Hallo Beckenboden – eine Begegnung mit Tiefgang

Szenenwechsel. Ich bin jetzt bei Physiotherapeutin Tanja Böck-Ender, die sich schon früh in ihrer beruflichen Laufbahn dem Beckenboden verschrieben hat. Gleich zu Beginn bestätigt sie meine leise Vermutung: Wir Frauen beschäftigen uns viel zu spät mit diesem zentralen Muskel. »Eigentlich sollte man schon in jungen Jahren auf den Beckenboden achten. Aber viele Frauen kommen erst, wenn die Beschwerden längst da sind.«

Viele Frauen tun eine beginnende Inkontinenz zu schnell ab – besonders wenn sie ein oder mehrere Geburten hatten. Doch Tanja Böck-Ender stellt klar: »Es ist nicht normal, beim Niesen oder Husten Urin zu verlieren, auch wenn es nur Tröpfchen sind. Häufig wird es in den Wechseljahren sogar schlimmer – durch den hormonellen Wandel.«

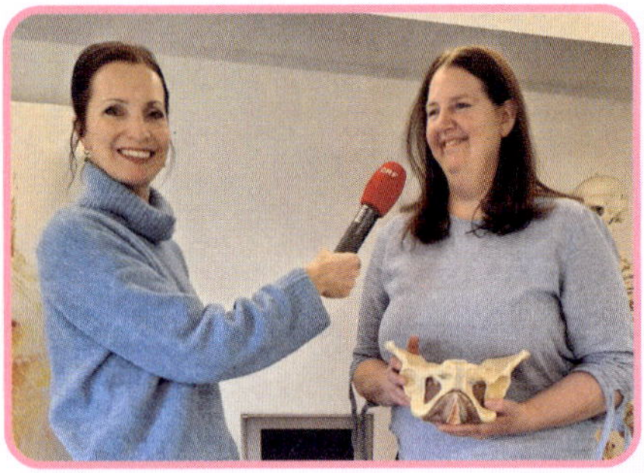

TANJA BÖCK-ENDER ist Physiotherapeutin und führt eine eigene Praxis in Altach. In ihrer Arbeit begleitet sie Menschen mit unterschiedlichen körperlichen Beschwerden und legt dabei einen besonderen Schwerpunkt auf den Beckenboden und funktionelle Zusammenhänge im Körper. Ein zentraler Bereich ihrer Tätigkeit ist die urogenitale Physiotherapie – etwa bei Inkontinenz, nach Geburten oder im Zusammenhang mit hormonellen Veränderungen.
www.physiotherapie-altach.at

Der Beckenboden – wo ist er überhaupt?

Damit überhaupt etwas trainiert werden kann, muss man erst einmal wissen, wo sich der Beckenboden befindet – und wie er sich anfühlt. Also: Hallo Beckenboden!

Böck-Ender erklärt es anschaulich: Wenn wir auf einem Stuhl sitzen, dann sitzen wir auf unseren Sitzbeinhöckern. Und genau dazwischen liegt der Beckenboden. Wer ihn erspüren will, kann sich an einem einfachen Selbsttest orientieren: Beim Wasserlassen kurz versuchen, den Urinstrahl zu unterbrechen. Wenn das gelingt, weiß man: Aha, das ist der richtige Muskel. (Wichtig: Nur zum Test – bitte auf keinen Fall regelmäßig auf der Toilette machen!)

Noch besser: Mit den eigenen Händen arbeiten. Die Expertin rät, den Beckenboden sanft zu ertasten – zum Beispiel mit den Fingern, um ein erstes Gefühl für Spannung und Entspannung zu bekommen. Was passiert, wenn ich anspanne? Und was verändert sich beim Loslassen?

Training ganz ohne Geräte

Man braucht nicht unbedingt Geräte oder eine Fitnessstudio-Mitgliedschaft, um mit dem Beckenbodentraining zu beginnen. Wichtig ist vor allem die Wahrnehmung. Das Gespür für den Muskel. »Viele spannen beim Training versehentlich den Bauch, die Gesäßmuskeln oder sogar die Oberschenkel an«, erklärt Böck-Ender. »Der Beckenboden besteht aus **drei Schichten**: dem äußeren Schließmuskel, der mittleren Schicht (Diaphragma urogenitale) und der inneren Schicht (Diaphragma pelvis). Der Schließmuskel ist dabei nur ein Teil des Beckenbodens. Wichtig ist, den Beckenboden gezielt und isoliert anzuspannen, um zu lernen, ihn bewusst zu aktivieren und wahrzunehmen«, rät die Expertin. Die gute Nachricht: Frau kann ihn (fast) überall trainieren.

Wichtig ist: regelmäßig üben und dranbleiben. Denn wie jeder andere Muskel reagiert auch der Beckenboden auf Training – und auf Vernachlässigung. Physiotherapeutin Tanja Böck-Ender wünscht sich, dass Frauen deutlich früher den Weg in ihre Praxis finden – idealerweise direkt nach der

Geburt, vor allem nach schweren oder traumatischen Geburten. »Da kann man sofort beginnen und wirklich viel vorbeugend machen«, erklärt sie. Einige Ärzt:innen überweisen glücklicherweise inzwischen schon direkt nach der Entbindung – das sei der »Goldstandard«.

Die Realität sieht allerdings meist anders aus: Viele Frauen kommen erst dann, wenn der Leidensdruck schon hoch ist. »Und bis sie überhaupt einmal aussprechen, dass sie Probleme haben, vergehen oft Monate«, so Böck-Ender. Das Thema Beckenboden ist eben immer noch mit viel Scham behaftet. Viele Patientinnen schämen sich und denken: *Ich bin die Einzige, die das hat.*

Übrigens: Beckenbodenprobleme betreffen nicht nur ältere Frauen oder Mütter. Studien zeigen, dass bereits junge Frauen ohne Kinder Schwierigkeiten haben, die richtige Muskelspannung aufzubauen. »Viele 25-Jährigen können ihren Beckenboden nicht korrekt anspannen«, sagt Böck-Ender. Auch häufiges Wasserlassen sei nicht normal – »die Blase muss lernen zu speichern.«

Nicht mehr ganz dicht

Wenn Frauen mit Inkontinenzproblemen in die Praxis von Tanja Böck-Ender kommen, geht es als Erstes um eines: Zuhören. »Im Erstgespräch klären wir, was genau die Beschwerden sind, wie sehr sie im Alltag belasten und was sich die Frau wünscht«, erklärt die erfahrene Physiotherapeutin. Erst dann wird gemeinsam entschieden, wie weitergearbeitet wird. Immer im Fokus: Aufklärung, Verständnis und ein ganz individueller Weg zu mehr Kontrolle und Lebensqualität.

Wenn's schwer fällt, zu fühlen

Und wenn der Muskel einfach nicht gefunden wird? Dann ist eine vaginale Untersuchung eine wertvolle Option – selbstverständlich nur, wenn die Patientin das möchte. »Mit dem Finger kann ich ertasten, ob die Anspannung korrekt funktioniert, ob sie gehalten werden kann und wie der Beckenboden beim Husten reagiert«, erklärt Böck-Ender. Dieses direkte Feedback ist hilfreich – denn der Beckenboden ist unsichtbar und schwer zu kontrollieren, vor allem ohne visuelles oder taktiles Feedback.

Deshalb arbeitet sie auch mit Biofeedback-Geräten, allerdings in anderer Form als beim sogenannten Beckenbodenstuhl. In ihrer Praxis wird eine kleine Sonde vaginal eingeführt, die Muskelkontraktionen misst und auf dem Bildschirm sichtbar macht. »Das ist eine tolle Möglichkeit, damit die Frauen selbst sehen, wie gut sie anspannen – und ein Gespür dafür bekommen, was sie da eigentlich machen.«

Außerdem kann über die Sonde eine Elektrostimulation stattfinden. Je nach Art und Stärke der Beschwerden wird mit unterschiedlichen Stromarten gearbeitet: zur Kräftigung der Muskulatur, zur Verbesserung der Ausdauer – oder auch zur Entspannung der Blase, etwa bei ständiger Dranginkontinenz.

Toilettentraining

Ganz zentral ist für Tanja Böck-Ender auch ein Punkt, den viele nicht auf dem Schirm haben: das richtige Verhalten auf der Toilette. »Schon durch eine korrekte Entleerung der Blase wird vieles besser«, betont sie. Denn: Bleibt Restharn zurück, reizt das die Blase – und man muss öfter. Wer zu oft geht, hat irgendwann das gegenteilige Problem: »Alles, was man nicht braucht, baut der Körper ab – auch die Blase. Sie wird kleiner.«

Deshalb heißt es: Training! Die Faustregel: »Ungefähr ein Glas Wasser – also etwa 200 bis 300 Milliliter – sollte die Blase fassen. Wer nur mit 100 ml zur Toilette geht, konditioniert sich falsch.« Ein sogenanntes **Blasenprotokoll** hilft: Wie viel trinke ich? Wie viel scheide ich aus? Wann und wie oft gehe ich zur Toilette?

Konkret heißt das auch: Wenn man merkt, dass man muss, erst den Beckenboden kräftig anspannen, zwei Minuten warten – und erst dann gehen. Das bringt Ruhe in die Blase und hilft ihr, das Speichern neu zu lernen.

Auf Tuchfühlung mit sich selbst

Eine Botschaft zieht sich durch viele Gespräche mit Expert:innen: Spüren ist das A und O – gerade beim Beckenboden. Tanja Böck-Ender ermutigt ihre Patientinnen, ein Gefühl für diese Muskulatur zu entwickeln. »Mit dem Finger am Scheideneingang kann man gut spüren, ob man den Beckenboden anspannt oder presst. Das hilft zu erkennen, ob man die Übung richtig macht.« So entsteht mit der Zeit Sicherheit – und das Gefühl: Ich kann selbst etwas tun.

Eine klassische Übung, die viele nach der Geburt kennen, ist das »Liftfahren« mit dem Beckenboden – erster Stock, zweiter Stock, … Oder die Perlenübung: Man sitzt auf einem Stuhl und stellt sich vor, unter einem liegt eine kleine Perle. Diese wird »eingesaugt«, also die Beckenbodenmuskulatur aktiviert und nach innen, vielleicht sogar ein Stockwerk höher gezogen. Da bekommt das Märchen von der Prinzessin auf der Erbse gleich eine neue Bedeutung.

Der Beckenboden: die sinnliche Macht der Tiefe

Ein gesunder Beckenboden kann mehr als nur die Organe stützen. »Auch für die Sexualität spielt er eine ganz wichtige Rolle«, erklärt Tanja Böck-Ender. »Frauen, die ihren Beckenboden gut spüren, eine gute Durchblutung haben und ihre Muskulatur bewusst ansteuern können, berichten oft von mehr Lustempfinden und weniger Schmerzen beim Sex.«

Tatsächlich hat ein gut trainierter Beckenboden weit mehr Einfluss auf unser sexuelles Empfinden, als viele denken. Nicht nur unterstützt er ganz praktisch die Durchblutung und sorgt für ein gutes Gewebespannungsgefühl – er kann auch *den Weg zum Orgasmus* erleichtern oder intensivieren.

Was sagt die Forschung dazu?

Studien zeigen, dass gezieltes Beckenbodentraining positive Effekte auf das sexuelle Empfinden haben kann. Der Beckenboden spielt eine wichtige Rolle bei Erregung und Orgasmus: Beim Orgasmus ziehen sich seine Muskeln rhythmisch zusammen. Sind diese Muskeln gut wahrnehmbar und koordiniert, kann sich das sexuelle Erleben intensiver anfühlen.

Ein trainierter Beckenboden verbessert zudem die Durchblutung im Becken, verfeinert die Wahrnehmung in der Vagina und hilft vielen Frauen, die Kontraktionen beim Orgasmus bewusster zu spüren. Frauen mit gut trainierter Beckenbodenmuskulatur berichten in Studien häufiger über intensiveres Lustempfinden, mehr Kontrolle und weniger Schmerzen beim Sex. Zusätzlich kann Beckenbodentraining auch Inkontinenzsymptome lindern – ein doppelter Gewinn, gerade in den Wechseljahren.

Biofeedback mit vaginaler Sonde

Bei Tanja Böck-Ender kommt eine kleine Sonde zum Einsatz, die vaginal eingeführt wird. Darüber können Muskelaktivitäten auf einem Bildschirm sichtbar gemacht werden. Die Patientin lernt dabei: So fühlt sich eine gute Anspannung an. Gleichzeitig kann über dieselbe Sonde ein leichter Stromimpuls gesetzt werden – zur Kräftigung der Muskulatur oder (bei Dranginkontinenz) zur Entspannung des Blasenmuskels.

»Aber das ist kein Muss«, betont Tanja Böck-Ender. »Wenn jemand das nicht möchte, dann ist das absolut okay. Man kann auch ohne Sonde ganz viel erreichen – mit Anleitung, gezielter Wahrnehmung und dem richtigen Training.«

Wenn Einführen zum Problem wird

Tanja Böck-Ender hat in ihren 25 Jahren Berufspraxis immer wieder Frauen erlebt, die zwar Kinder geboren hatten, aber dennoch keine Biofeedback-Sonde einführen konnten. »Dass so etwas vorkommt, habe ich erst über deinen Podcast erfahren – dass selbst eine sehr dünne Sonde kaum eingeführt werden kann«, erzählt sie.

Eine mögliche Ursache ist die vaginale Atrophie – also der hormonell bedingte Gewebeabbau der Vaginalschleimhaut in den Wechseljahren. Die Folge können Trockenheit, Juckreiz und Schmerzen beim Sex, aber auch beim Sitzen sein.

Ein weiterer Grund kann Vaginismus sein – eine medizinisch anerkannte sexuelle Funktionsstörung. Dabei verkrampft sich die Beckenbodenmuskulatur rund um die Vagina unwillkürlich, sobald etwas eingeführt werden soll – etwa ein Tampon, ein Finger oder ein medizinisches Instrument. Die Reaktion passiert reflexartig und kann schmerzhaft sein, manchmal ist eine Untersuchung kaum möglich.

Oft entsteht der Eindruck einer »unsichtbaren Barriere«, obwohl anatomisch alles unauffällig ist. Die Ursachen sind vielfältig: körperliche Faktoren wie schmerzhafte Erfahrungen, Geburten oder Infektionen, aber auch Angst, belastende Erlebnisse oder Beziehungsdynamiken. Meist ist es ein Zusammenspiel mehrerer Einflüsse. Eine gynäkologische Abklärung ist wichtig.

Die gute Nachricht: Vaginismus ist in vielen Fällen gut behandelbar. Bewährt hat sich ein achtsamer, individuell angepasster Ansatz – mit Beckenbodentherapie, sexual- oder psychotherapeutischer Begleitung und, wenn sinnvoll, einem behutsamen Training mit Dilatatoren. Schritt für Schritt entsteht so wieder Sicherheit, Körperwahrnehmung und Vertrauen.

Es ist nie zu spät

»Es tut mir so leid, wenn Frauen mit über 80 Jahren in meine Praxis kommen – mit Beschwerden, die sie seit Jahrzehnten begleiten«, sagt die Therapeutin. »Wir hätten so viel früher ansetzen können. Aber es ist nie zu spät.«

Denn der Beckenboden ist ein Muskel wie jeder andere – auch mit 80 kann man ihn noch kräftigen, spüren und sogar verbessern. Ihr Appell: »Wartet nicht zu lange – und seid euch gewiss – ihr seid nicht allein.«

Was würdest du auf ein PLAKAT für mehr Aufklärung in den Wechseljahre schreiben?

»Das hat mir eine Freundin geschickt«, sagt sie und lächelt fast schon verschmitzt. »Wir hatten über genau diese Themen gesprochen – über unseren Körper, unsere Beschwerden, unser Frausein. Und sie hat mir ein Bild geschickt. Darauf stand einfach:

»Viva la Vulva!«

Und was könnte besser passen, oder?

Ein Satz, der alles sagt. Ein Aufruf zum Hinschauen, zum Reden, zum Erkennen, was wir sind und was wir brauchen. »Schaut auf euren Körper. Schaut auf euren Beckenboden. Traut euch, darüber zu sprechen, wenn ihr Beschwerden habt – denn ihr seid nicht allein damit.«

Es klingt einfach, aber es ist ein kraftvoller Rat. Gerade in einem Bereich, der so lange von Scham, Schweigen und falschen Vorstellungen geprägt war.

Und ein Plädoyer für mehr Aufmerksamkeit – für unseren Körper, unsere Bedürfnisse und für das, was wir oft viel zu lange ignoriert haben. Der Beckenboden und alles was unsere Körpermitte betrifft, steht für unsere Weiblichkeit – und darauf dürfen wir stolz sein und dazu schauen, dass alles möglichst lange gut funktioniert – und am besten auch noch Spaß macht. Also: Viva la Vulva!

Was ich gelernt habe:

Der Beckenboden verdient viel mehr Aufmerksamkeit – und vor allem mehr Training. Beckenbodentraining ist weit mehr als nur ein Mittel gegen Inkontinenz. Es stärkt das Körpergefühl, sorgt für eine aufrechte Haltung, hilft beim richtigen Heben und – ja, nicht zu vergessen – es bringt auch frischen Schwung ins Liebesleben. Ein gut trainierter Beckenboden ist gut durchblutet, besser wahrnehmbar – und er ist ein echter Gamechanger in Sachen Selbstwahrnehmung und Sexualität. Und das Beste: Man braucht (oft) nicht viel dafür.

Ein paar Minuten am Tag, gut integrierbar in den Alltag. Beim Zähneputzen, im Wartezimmer, im Auto an der roten Ampel.

Man muss es nur *tun*. Oder, wie es Tanja Böck-Ender formuliert hat:

»Wichtig ist, dass man überhaupt einmal weiß, wo er liegt. Und dann regelmäßig sagt: Hallo Beckenboden.« Und dann klappts vielleicht auch wieder mit dem Trampolinhüpfen!

KAPITEL 16
Gynäkologische Lasertherapie
Mit Prim. DDr. Burghard Abendstein

Als ich zum ersten Mal von einer Lasertherapie im urogenitalen Bereich gehört habe, hat sich – zugegeben – alles in mir zusammengezogen. Den Laser kannte ich bis dahin von der Behandlung von Aknenarben im Gesicht. Aber für untenrum? Das wollte ich genauer wissen.

Denn die Beschwerden, die viele Frauen rund um und nach der Menopause im Intimbereich erleben, sind alles andere als selten. Mehr als die Hälfte leidet etwa ein Jahr nach der letzten Regelblutung unter vaginaler Trockenheit, rund ein Drittel zusätzlich unter Blasenproblemen oder beginnender Inkontinenz.

Trockenheit, Brennen, Schmerzen beim Geschlechtsverkehr oder ständiger Harndrang – viele kennen das. Und viele leiden still damit.

Auslöser sind die hormonellen Veränderungen der Wechseljahre: Sinkt der Östrogenspiegel, verlieren die Schleimhäute an Feuchtigkeit, Elastizität und werden schlechter durchblutet.

Die gute Nachricht: Es gibt wirksame Hilfe.

Eine davon ist die vaginale Lasertherapie. Sie ist eine schonende, ambulante Methode, die gezielt bei Beschwerden wie Scheidentrockenheit, Schmerzen beim Geschlechtsverkehr oder beginnender Belastungsinkontinenz eingesetzt werden kann. Durch gezielte Impulse wird die Durchblutung angeregt, das Gewebe gestärkt und die Feuchtigkeit verbessert – mit dem Ziel, Beschwerden zu lindern und Lebensqualität zurückzugeben.

Ulrike, 47: »Meine Wechseljahre haben früh begonnen. Rückblickend waren es viele kleine Veränderungen: ständige Müdigkeit, Hitzewallungen und starke Stimmungsschwankungen. Ich fühlte mich oft erschöpft und emotional völlig aus dem Gleichgewicht.

Meine damalige Frauenärztin meinte lange, ich sei noch zu jung für die Wechseljahre. Doch mein Körper fühlte sich anders an. Schließlich wechselte ich die Ärztin. Sie nahm mich ernst, ließ meine Hormone untersuchen und stellte eine Östrogendominanz fest. Mit einer bioidenten Hormontherapie ging es mir zunächst deutlich besser. Mit der Zeit kamen jedoch neue Beschwerden dazu: starkes Brennen und Jucken im Intimbereich, extreme Scheidentrockenheit und ein massiver Harndrang – teilweise musste ich am Vormittag zwanzig- bis dreißigmal auf die Toilette. Das war körperlich und psychisch sehr belastend.

Auf meiner Suche nach Hilfe stieß ich schließlich auf Primar Burghard Abendstein. Nach einer gründlichen Untersuchung erklärte er mir, dass ich am Beginn eines Lichen sclerosus stehe. Wir entschieden uns für eine vaginale Lasertherapie. Die Behandlung war schmerzfrei, es wurde nur leicht warm. Schon nach der ersten Sitzung waren das Brennen und der Harndrang deutlich besser. Mittlerweile bin ich bei der dritten Behandlung, und meine Lebensqualität hat sich spürbar verbessert.

Auch die Intimität in der Ehe hat davon profitiert. Nähe war zuvor oft mit Schmerzen verbunden, deshalb habe ich mich zurückgezogen. Heute können mein Mann und ich das Zusammensein wieder genießen.«

Ulrikes Geschichte zeigt, wie viel Frauen oft zu lange aushalten – und wie sehr sich Lebensqualität verändern kann, wenn Beschwerden ernst genommen und gezielt behandelt werden.

Lifestyle Medizin Lasertherapie?

Lasertherapie im Intimbereich klingt für viele Frauen zunächst nach Marketing oder Lifestyle-Medizin. Zu groß ist die Skepsis gegenüber Behandlungen, die viel versprechen und wenig halten. Genau deshalb lohnt ein genauer Blick: Was kann eine Lasertherapie im urogenitalen Bereich tatsächlich leisten – und wo liegen ihre Grenzen?

Primar Abendstein begegnet diesem Thema seit Jahren mit medizinischer Nüchternheit. Als Gynäkologe und Urogynäkologe sieht er täglich Frauen, deren Lebensqualität durch Trockenheit, Schmerzen oder Blasenprobleme deutlich eingeschränkt ist. Und er kennt die Erwartungshaltungen ebenso wie die Enttäuschungen, die viele Behandlungen hinterlassen.

»Es gibt viele Therapien, gerade in der sogenannten Lifestyle-Medizin, die angeboten werden – aber am Ende erfüllen sich die Hoffnungen oft nicht«, sagt er. »Mir geht es um Aufklärung: Wo kann man eine Therapie sinnvoll einsetzen? Und wo ist ein Erfolg mit hoher Wahrscheinlichkeit zu erwarten?« Abendstein benennt drei Hauptindikationen, bei denen der vaginale beziehungsweise vulvovaginale Laser aus seiner Sicht besonders wirksam ist und die er in seiner täglichen Praxis auch gezielt einsetzt.

Vaginale Atrophie und Trockenheit

Die Schleimhäute werden dünner, empfindlicher und trockener – eine direkte Folge des Östrogenmangels in den Wechseljahren. Der medizinische Fachbegriff dafür lautet vaginale Atrophie.

»Das Scheidengewebe wird verletzlicher und anfälliger für Infektionen. Viele Frauen berichten über Jucken, Schmerzen beim Geschlechtsverkehr oder ständig wiederkehrende Infekte.« Durch die gezielte Einwirkung der Lichtimpulse wird die Durchblutung verbessert, die Neubildung von Blutgefäßen angeregt und die Regeneration des Gewebes unterstützt.

Lichen sclerosus

Dabei handelt es sich um eine chronisch-entzündliche Hauterkrankung, die häufig den Intimbereich betrifft. Auslöser ist eine fehlgeleitete Immunreaktion, bei der sich das eigene Immunsystem gegen die Haut richtet. »Wenn das im Bereich des Damms oder der Schamlippen passiert, sprechen wir vom Lichen sclerosus et atrophicus«, so Abendstein. »Dafür verwenden wir einen Oberflächenlaser in angepasster

Intensität – und erzielen damit sehr gute Ergebnisse.«

Gerade bei dieser oft spät erkannten und sehr schmerzhaften Erkrankung kann die Lasertherapie für viele Patientinnen eine spürbare Erleichterung bringen.

Belastungsinkontinenz im Frühstadium

Wenn beim Husten, Niesen, Lachen oder Springen ungewollt ein paar Tropfen Urin verloren gehen, sprechen Medizinerinnen und Mediziner von Belastungs-Harninkontinenz, früher auch Stressinkontinenz genannt.

»In frühen Stadien kann die Lasertherapie auch hier sehr effektiv sein«, erklärt Abendstein. »Bei fortgeschrittener Inkontinenz würde ich den Laser jedoch nicht empfehlen. Die Erfolgsaussichten sind dann zu gering, und man darf den Patientinnen nichts versprechen, was nicht realistisch ist.«

Viele Frauen schweigen aus Scham

Viele Frauen leiden still – oft über Jahre hinweg. Trockenheit, Brennen, Jucken, Schmerzen beim Sex oder das unangenehme Gefühl, ständig auf die Toilette zu müssen: All das sind keine Nebensächlichkeiten, sondern Symptome mit massivem Einfluss auf die Lebensqualität.

»Wir müssen unsere Patientinnen gezielt auf die Themen Kontinenz und Sexualität ansprechen«, sagt der Mediziner. »Denn das sind schambehaftete Themen, über die viele Frauen nicht von sich aus ansprechen – obwohl sie ihren Alltag enorm beeinflussen.«

Gerade in den frühen Wechseljahren wäre es wichtig, erste Anzeichen wie vaginale Trockenheit oder beginnende Inkontinenz ernst zu nehmen und frühzeitig Hilfe zu suchen. Denn nicht alles muss – oder sollte – sofort operiert werden. Wird rechtzeitig gehandelt, können konservative Therapien wie lokale Hormongaben oder

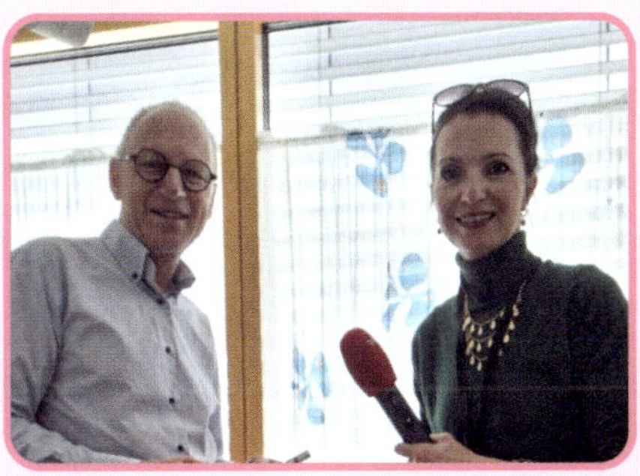

PRIM. DDR. BURGHARD ABENDSTEIN ist Facharzt für Frauenheilkunde und Geburtshilfe und Primararzt am Landeskrankenhaus Feldkirch/Bludenz, wo er die Abteilung für Gynäkologie und Geburtshilfe leitet. Er verantwortet am LKH Feldkirch mehrere zertifizierte Zentren: das Endometriosezentrum, das Brustzentrum Vorarlberg sowie das Zentrum für gynäkologische Tumore (ZGT). Zusätzlich ist er als niedergelassener Gynäkologe tätig und betreibt Ordinationen in Feldkirch sowie in Hall in Tirol. Zu seinen fachlichen Schwerpunkten zählen Urogynäkologie, Beckenbodenstörungen und Inkontinenz, vaginale Atrophie sowie die urogenitale Lasertherapie. Seine Schwerpunkte begleiten Frauen durch alle Lebensphasen. Auch durch die Wechseljahre und Behandlung von verschiedensten Symptomen des Hormonrückganges.

Laserbehandlungen oft über viele Jahre hinweg wirksam helfen und operative Eingriffe hinauszögern.

Ein bewährter erster Schritt bei Beschwerden im Intimbereich ist oft die lokale Hormontherapie mit Estriol, einem schwach wirksamen Östrogen. Als Salbe oder Zäpfchen direkt vaginal angewendet, kann Estriol helfen, die Schleimhaut wieder aufzubauen, die Durchblutung zu verbessern und das Gewebe widerstandsfähiger zu machen.

»Meistens wird kombiniert gearbeitet – und hier erzielen wir auch die besten Erfolge«, erklärt Primar Burghard Abendstein. Die Kombination aus lokaler Hormontherapie und vaginaler Lasertherapie zeige häufig die besten Ergebnisse. »Wenn Hormone aber nicht infrage kommen, ist der Laser eine echte Option.« Dabei werde in der modernen Medizin sehr genau unterschieden. »Estriol ist ein dreiwertiges Östrogen, das in der Brust praktisch keine negativen Auswirkungen zeigt«, erklärt Abendstein. Gerade deshalb werde es in der lokalen Therapie im urogenitalen Bereich häufig eingesetzt.

Für viele Frauen, die keine Hormone anwenden möchten oder dürfen, sei die Lasertherapie daher eine wichtige Alternative. »Für diese Patientinnen ist der Laser tatsächlich ein Segen«, sagt Abendstein. Reine Feuchtigkeitscremes seien oft nur eine kurzfristige Lösung. »Langfristig können sie sogar zu zusätzlicher Austrocknung führen.«

Ein Lichtstrahl für mehr Lebensqualität

Ich stelle mir das Lasergerät sperrig vor – ähnlich einem Ultraschallgerät, wie wir es aus gynäkologischen Praxen kennen. Umso größer ist mein Erstaunen, als Abendstein einen kleinen Rucksack öffnet, den er in seine Praxis mitgebracht hat. Darin findet das Lasergerät problemlos Platz. Es ist erstaunlich kompakt und dadurch auch praktisch, denn der gebürtige Tiroler pendelt zwischen seinen Ordinationen in Tirol und Vorarlberg.

Der erfahrene Gynäkologe arbeitet nahezu jede Woche mit dem Gerät. »Nachdem das ein relativ großer Kreis von Patientinnen ist, die mit diesen Beschwerden kommen, ist das Gerät bei mir regelmäßig im Einsatz«, sagt er.

Laser – das klingt zunächst technisch, vielleicht sogar ein wenig einschüchternd. »Laser ist im Grunde nichts anderes als Licht. Hochenergetisches Licht, das in der Medizin sehr gezielt eingesetzt wird«, erklärt Burghard Abendstein.

Was zunächst nach Hightech klingt, erweist sich in der Praxis als präzise und zugleich gewebeschonend. »Diese Form der Lasertherapie ist nicht schmerzhaft«, beruhigt Abendstein. »Die Wärme, die dabei entsteht, wird in der Regel nicht als unangenehm empfunden.« Es gebe keine relevanten Missempfindungen, die Therapie werde gut vertragen, und die Patientin könne im Anschluss ganz normal wieder nach Hause gehen – und auch sitzen, fügt er augenzwinkernd hinzu.

Der Effekt des vaginalen oder vulvovaginalen Lasers geht tief. Durch die gezielte thermische Reizung wird im Gewebe die Bildung neuer Blutgefäße angeregt – in der Fachsprache spricht man von Neovaskularisation.

»Durch diese verbesserte Versorgung wird das Scheidengewebe regelrecht revitalisiert«, erklärt Abendstein. »Es fühlt sich wieder gesünder, feuchter und kräftiger an und ist auch wieder besser durchblutet.«

Wie läuft eine Laserbehandlung ab?

In der Regel wird die Laserbehandlung viermal im Abstand von zwei bis drei Wochen durchgeführt. Der Effekt tritt meist nicht sofort ein, ist dafür aber nachhaltig. »In der dritten Sitzung sagen viele Frauen: ›Ich spüre schon eine Verbesserung‹«, berichtet Abendstein. Und dieser Effekt kann bis zu eineinhalb oder sogar zwei Jahre anhalten.

Auch bei einer leichten Form der Belastungsinkontinenz – also dem bekannten Tröpfchenverlust beim Husten, Lachen oder Springen – kann die Lasertherapie helfen. Allerdings nur in frühen Stadien. »Wir sprechen hier von einer erstgradigen Inkontinenz. Bei höheren Graden würde ich den Laser nicht empfehlen.«

In diesen Fällen wird der Laser nicht wie bei der Scheidentrockenheit tief vaginal eingesetzt, sondern weiter vorne. »Knapp hinter dem Scheideneingang befinden sich die Bänder, die die Harnröhre stützen – dort setzen wir die Sonde an.«

Auch hier regt die Wärme des Lasers die Kollagenneubildung an. Das Ergebnis: mehr Festigkeit, mehr Halt, weniger ungewollter Urinverlust im Alltag. Die Wirkung zeigt sich meist etwas später als bei der Trockenheit, da das Bindegewebe mehr Zeit zur Regeneration braucht.

Für den nachhaltigen Erfolg spielt das Zusammenspiel mit anderen Therapien eine zentrale Rolle. Abendstein setzt den Laser gezielt als Teil eines Gesamtkonzepts ein. »Bei vaginaler Trockenheit lässt sich die Lasertherapie sehr gut mit einer lokalen Estriol-Creme kombinieren«, sagt er. »Bei Belastungsinkontinenz ist das Pendant dazu das Beckenbodentraining.«

Schnell und nachhaltig

Die Behandlung selbst dauert nur wenige Minuten. Ohne Vorbehandlung, ohne Betäubung, ohne Ausfallzeit. »Die Patientin kommt, wir besprechen alles in Ruhe, die Behandlung erfolgt ambulant – und danach geht sie wieder. Ganz unkompliziert.«

Bei der Behandlung von Lichen sclerosus kommt ein sogenannter Oberflächenlaser zum Einsatz. »Entscheidend ist dabei der Abstand zur Haut – denn darüber wird die Wärme reguliert. Die Behandlung erfolgt im laufenden Austausch mit der Patientin, die rückmeldet, wenn es zu warm wird. Über den Abstand zur Haut lässt sich die Intensität dann unmittelbar anpassen«, erklärt der Gynäkologe.

Gerade weil das Gewebe empfindlich ist, kann es im Anschluss an die Behandlung zu vorübergehenden Missempfindungen kommen. Dazu gehören ein Wärmegefühl oder eine leichte Reizung. Im Prospekt zur Laserbehandlung lese ich, dass eine mögliche leichte Schwellung innerhalb von 48 Stunden abklingt und es ratsam ist zwei Tage lang auf intensive körperliche Aktivitäten, Geschlechtsverkehr und heiße Bäder zu verzichten. Okay, das klingt annehmbar.

Wenn Lebensfreude zurückkommt

Die Rückmeldungen der Patientinnen sind durchwegs positiv, berichtet Abendstein. »Was man ganz klar merkt: Es kommt ein anderes Lebensgefühl zurück.« Für viele Frauen bedeutet die Behandlung eine spürbare Erleichterung – körperlich und emotional.

Denn Beschwerden im Intimbereich wirken sich oft auch auf die Beziehung aus.

Und ja – auch für ihn als Mediziner ist es ein besonderer Moment, wenn eine Therapie tatsächlich hilft. »Wenn eine Frau sagt, es ist alles besser geworden, dann freut das natürlich auch den Therapeuten.« Wenn sich eine Frau wieder wohl in ihrem Körper fühlt und Nähe wieder zulassen kann, ist das mehr als eine medizinische Verbesserung – es ist zurückgewonnene Lebensqualität.

Was würden Sie auf ein PLAKAT schreiben und es für mehr Aufklärung in den Wechseljahren in die Höhe halten, Primar Abendstein?

»Keine Angst vor dem Wechsel.«

Denn, so erklärt er: »Die Wechseljahre sind nichts, wovor man sich fürchten muss. Es verändert sich etwas – ja. Aber vieles wird auch besser. Und für das, was schwieriger wird, gibt es heute gute Hilfen.« Entscheidend sei, sagt Abendstein, dass wir verstehen, was in unserem Körper passiert – nur dann können wir auch bewusst etwas dafür tun.

Was ich gelernt habe:

Es braucht Mut, über so intime Dinge wie vaginale Beschwerden zu sprechen. Wenn sich im Intimbereich etwas anders anfühlt, dann dürfen wir nicht still leiden. Wir müssen wissen, wenn die Hormone ihre Finger im Spiel haben, wird es von selber wahrscheinlich nicht mehr besser. Es gibt Hilfe – und wir haben ein Recht auf Lebensqualität. In allen Bereichen.

Du bist nicht allein mit solch unangenehmen Beschwerden wir Jucken, Brennen oder Schmerzen bei der Intimität. Mehr als die Hälfte der Frauen ist nach der Menopause betroffen, oft kündigen sich die Beschwerden sogar schon deutlich früher an. Bitte holt euch Hilfe. Wenn der Rückgang der Hormone schuld an den Beschwerden ist, geht es ja von selbst nicht wieder weg. Und ich möchte dir zum Schluss noch einen Satz von Ulrike mitgeben:

»Frauen, steht für euch ein. Ihr habt ein Recht darauf, dass euch geholfen wird. Wir müssen nicht leiden.«

#WISSEN STATT WUNDERN

Kosten und Erstattung der Lasertherapie

In Österreich zählt die vaginale Lasertherapie derzeit nicht zu den Regelleistungen der gesetzlichen Krankenversicherung. Die Kosten müssen daher meist selbst getragen werden. Pro Sitzung liegen sie – je nach Anbieter und Region – häufig im Bereich von etwa **250 bis 300 Euro**.

In der Regel werden mehrere Sitzungen empfohlen, oft **drei bis vier Behandlungen im Abstand von einigen Wochen**, um einen nachhaltigen Effekt zu erzielen. Auffrischungen können je nach Beschwerdebild nach ein bis zwei Jahren sinnvoll sein.

Frauen mit einer Zusatzversicherung können die Kosten **unter Umständen ganz oder teilweise erstattet bekommen**. Ob und in welchem Ausmaß eine Rückerstattung erfolgt, hängt vom jeweiligen Versicherungsvertrag ab und sollte vorab geklärt werden.

KAPITEL 17
Raus aus dem Hormonkarussell – Wie werden wir Anwältinnen für unsere eigene Gesundheit?
Mit Dr. med. Judith Bildau

Genau dazu ermutigt Gynäkologin, Medical Influencerin und Autorin **Dr. med. Judith Bildau** immer wieder. Denn die Wechseljahre sind nicht nur eine Phase von Symptomen – sie markieren auch den Beginn jener Lebensjahre, in denen viele Erkrankungen häufiger auftreten können. Herz-Kreislauf-Erkrankungen, Osteoporose, urogenitale Trockenheit, Schlafstörungen oder kognitive Veränderungen stehen oft in engem Zusammenhang mit dem Abfall der weiblichen Geschlechtshormone.

Für Dr. Judith Bildau ist klar: Diese Zusammenhänge müssen offen benannt werden. Frauen brauchen Wissen, medizinische Begleitung und eine Versorgung, die ihre hormonellen Veränderungen ernst nimmt. Als Gynäkologin und Medical Influencerin vermittelt sie auf Social Media fundiertes Wissen zu Hormonen, Prävention und gesundem Älterwerden – dort, wo viele Frauen heute zuerst nach Informationen suchen: online, direkt im Alltag.

Sie spricht offen über die Wechseljahre, über medizinische Verantwortung und darüber, warum diese Lebensphase nicht nur Privatsache ist, sondern auch in Betriebe und die Arbeitswelt gehört. Seit Jahren setzt sie sich für mehr Aufklärung, Sichtbarkeit und gesellschaftliche Akzeptanz ein – nicht als Lifestyle-Thema, sondern als zentrales Kapitel der Frauengesundheit.

Ihr Ziel: Frauen sollen verstehen, was in ihrem Körper passiert, informierte Entscheidungen treffen können – und sich nicht länger allein durch diese Lebensphase kämpfen müssen.

Warum das so wichtig ist, sehen wir in den Frauenstimmen, die mich erreichen. Denn als Journalistin sehe ich es auch als meinen Auftrag, diese Erfahrungen sichtbar zu machen, damit wir hören, wir sind nicht allein mit den vielen Themen und Beschwerden:

Hanna, 57: »Ich hatte wirklich Depressionen. Es ist so weit gegangen, dass ich meine Arbeit als Sozialarbeiterin nicht mehr ausüben konnte. Die Ärzte haben mir gesagt, ich sei psychisch krank. Zuerst habe ich Antidepressiva verschrieben bekommen. Die haben mir aber nicht geholfen. Erst als eine Ärztin meinen Hormonstatus genau angeschaut hat, wurde klar, wie stark meine Werte abgesunken waren. Mit Mineralstoffen und Hormonen ging es langsam wieder bergauf. Der wirkliche Wendepunkt war für mich das Testosteron. Meine Hausärztin hat das mit mir ausprobiert, nachdem sie einen Fachartikel dazu gelesen hatte – und es hat erstaunlich schnell gewirkt. Mein Selbstbewusstsein und meine Unternehmungslust sind zurückgekehrt. Auch meine Libido ist in einem Ausmaß zurückgekehrt, dass ich mich um viele Jahre jünger fühle.

In meinen alten Beruf konnte ich trotzdem nicht mehr zurück. Die Arbeit als Sozialarbeiterin war psychisch zu belastend geworden. Ich sehe das auch bei vielen Frauen in Care-Berufen: In den Wechseljahren wird diese Arbeit oft zu anstrengend.

Ich habe mir dann sogar einen sportlichen Traum erfüllt: eine Wanderung von Vorarlberg über die Nordalpen bis nach Oberösterreich. Heute habe ich wieder Kraft, treffe Entscheidungen und fühle mich wieder lebendig.«

Die Geschichte von Hanna zeigt sehr deutlich, wie sehr die Wechseljahre auch in die Arbeitswelt hineingehören.

Wenn Frauen in dieser Lebensphase ihren Beruf aufgeben, reduzieren oder in vorzeitige Pension gehen, hat das handfeste finanzielle Folgen. Stichwort Altersarmut. Gleichzeitig verlieren Betriebe und Unternehmen wertvolle Fachkräfte – gerade in Care-Berufen, wo Erfahrung, Empathie und Kontinuität so dringend gebraucht werden.

Genau deshalb gehört das Thema Wechseljahre auch in die Betriebe: für mehr Verständnis, bessere Rahmenbedingungen und echte Prävention. Auch das ist ein Anliegen von Dr. Judith Bildau.

Ich treffe sie beim Menoday in Wien – einem großen Gesundheitsevent rund um die Wechseljahre, das Expert:innen und Betroffene zusammenbringt. 2024 wird sie dort für ihr Engagement in der Frauengesundheit und ihre wichtige Aufklärungsarbeit mit dem MenoAward ausgezeichnet.

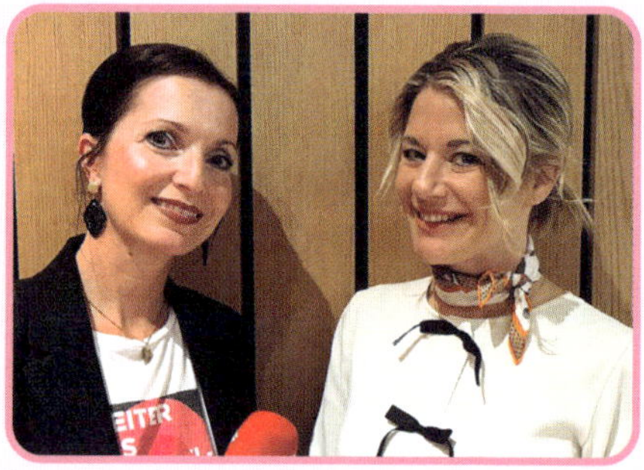

DR. MED. JUDITH BILDAU ist Fachärztin für Gynäkologie und Geburtshilfe, Medical Influencerin und Autorin und zählt zu den bekanntesten Stimmen für moderne Frauengesundheit im deutschsprachigen Raum. Sie verbindet klinische Erfahrung mit zeitgemäßer medizinischer Aufklärung und erreicht mit ihrer klaren, empathischen Sprache hunderttausende Frauen über Social Media, Vorträge und Medienauftritte. Ihr besonderes Anliegen ist es, hormonelle Themen, Zyklusgesundheit, Verhütung und die Wechseljahre verständlich, evidenzbasiert und alltagsnah zu vermitteln. Als Autorin mehrerer erfolgreicher Ratgeber, darunter *Raus aus dem Hormonkarussell* und *Body in Balance* (2025), macht sie komplexe medizinische Zusammenhänge für ein breites Publikum zugänglich. Dr. Bildau setzt sich öffentlich für eine geschlechtersensible Medizin ein. Neben ihrer ärztlichen Tätigkeit berät sie Patientinnen auch digital und engagiert sich in der medizinischen Prävention. Sie lebt und arbeitet in Italien.

https://www.dr-med-judith-bildau.com/
dr.med.judith_bildau

Bei der Entgegennahme ist ihr die Rührung anzusehen. »Ich habe damit gar nicht gerechnet. Es ist eine besondere Anerkennung für all das, was ich zusätzlich zu meiner Arbeit als Ärztin mache. Dass das gesehen wird, macht mich unglaublich glücklich«, erzählt sie mir nach der Verleihung.

Dr. Judith Bildau ist eine Vorreiterin, wenn es um die medizinische Aufklärung rund um die Wechseljahre geht. Mit ihren Büchern und ihrer starken Präsenz auf Instagram zeigt sie, wie wichtig es ist, dass Frauen gut informiert, selbstbewusst und medizinisch kompetent begleitet durch diese Lebensphase gehen können. Ihre Mission ist klar: Wissen vermitteln, Unsicherheiten abbauen, Versorgung verbessern. In Vorträgen, Interviews und besonders auf Instagram setzt sie sich für eine Medizin ein, die Frauen wirklich ernst nimmt – in all ihren hormonellen Veränderungen und Bedürfnissen.

Bei ihrem Vortrag am Menoday spürt man ihre Leidenschaft für Frauengesundheit in jedem Satz. Dr. Judith Bildau fordert Gleichberechtigung in der Medizin. »Viel zu lange wurden Frauen medizinisch vernachlässigt. Frauen verdienen die bestmögliche, an ihren Körper und Stoffwechsel angepasste medizinische Versorgung.« Noch immer, sagt sie, bekomme das Thema Frauengesundheit weder medial noch gesellschaftlich jene Aufmerksamkeit, die es dringend bräuchte. Genau das will sie ändern. Mit ihrem Engagement in der Öffentlichkeit macht sie sichtbar, was lange übersehen wurde – und gibt Frauen eine Stimme in einer Medizin, die sie zu oft nicht mitgedacht hat.

Besonders deutlich zeigt sich dieses strukturelle Versäumnis in einer Lebensphase, die Millionen Frauen betrifft: den Wechseljahren. »Viele Frauen fühlen sich in dieser Phase alleingelassen.« Denn was sie aus ihrer Praxis kennt und was unzählige Frauen berichten, ist ernüchternd:

»In der Basismedizin ist noch nicht angekommen, wie groß der Leidensdruck der Frauen wirklich ist.« Zu oft hören Frauen noch Sätze wie: »Das ist normal«, »Da muss man durch« oder »Das geht vorbei«. Doch damit wird das Problem klein gemacht – und Frauen bleiben ohne Hilfe. Symptome werden bagatellisiert, Beschwerden nicht ernst genommen, Zusammenhänge nicht erklärt. Für Dr. Bildau ist das kein individuelles Versagen einzelner Ärztinnen oder Ärzte, sondern ein systemisches Problem: eine Medizin, die die hormonellen Umbrüche von Frauen noch immer unterschätzt - egal ob es um Menstruationsbeschwerden, Endometriose, Wochenbettdepressionen oder eben auch um die Wechseljahre geht.

Bei unserem Gespräch stärkt sie die Frauen und ermutigt sie auch zur Selbstinitiative: »Wir Frauen müssen zu Anwältinnen unserer eigenen Gesundheit werden.« Das ist aber auch ein Appell an unsere Selbstverantwortung. Dass wir Frauen am besten informiert in Gespräche mit Ärztinnen und Ärzten gehen, unsere Optionen kennen und Entscheidungen mittragen können. Denn nur so entsteht eine echte Mitbestimmung. Und weil gute Entscheidungen Wissen brauchen, sagt Dr. Bildau ganz deutlich:

»Es geht darum, dass wir verstehen, was in unserem Körper passiert – und was wir tun können, um gut durch diese Zeit zu kommen. Wissen ist Macht!«

Dr. Judith Bildau begegnet Frauen in ganz unterschiedlichen Settings: in ihrer Online-Sprechstunde, in ihrer Wahlheimat Italien, bei Vorträgen, auf Kongressen und in digitalen Formaten. Und doch ähneln sich die Geschichten, die ihr dort immer wieder erzählt werden. Es sind Frauen, die spüren, dass etwas in ihrem Körper aus dem Gleichgewicht geraten ist – mit dem Schlaf, mit der Stimmung, mit der Konzentration, mit dem Herzrhythmus, mit dem inneren Halt. Und die trotzdem lange nicht auf die Idee kommen, dass all das mit den Wechseljahren zu tun haben könnte.

»Die Symptompalette der Wechseljahre ist erstaunlich vielfältig. Es ist verständlich, dass die Perimenopause nicht immer sofort erkannt wird«, sagt sie. Sie beobachtet, dass Frauen heute ein gutes Gespür dafür haben, Hitzewallungen oder Schlafstörungen hormonell einzuordnen. Auch Begriffe wie Brain Fog sind inzwischen bekannter. Doch das Bild reicht weiter: »Dass auch Tinnitus, Hörveränderungen oder Schwindel mit hormonellen Veränderungen zusammenhängen können, wissen viele noch nicht«, erklärt Bildau.

Und genau das führt dazu, dass Frauen oft eine lange medizinische Reise hinter sich haben, bevor sie bei ihr landen. »Dann bin ich oft so eine der letzten Anlaufstellen, weil die Frauen wirklich alles durchhaben: vom Neurologen über die HNO-Ärztin bis zur Kardiologie. Sämtliche Kopfaufnahmen wurden gemacht. Auch eine deutlich stärkere Migräne, manchmal mit Aura, gehört dazu. Herzklopfen, Herzstolpern, dieses Kribbeln unter der Haut – das sind alles Symptome, die hormonmangelbedingt sein können.«

Viele dieser Frauen kommen oft frustriert und erschöpft zu ihr. Mit dem Gefühl, ihrem eigenen Körper nicht mehr trauen zu können. Und mit der stillen Angst, dass sie sich das alles vielleicht nur einbilden.

Für Dr. Bildau liegt genau hier eines der größten Probleme dieser Lebensphase: Dass die Wechseljahre sich nicht in einem klaren, medizinisch sauberen Beschwerdebild zeigen, sondern in einer Vielzahl von Symptomen, die in völlig unterschiedlichen Organsystemen auftauchen – und deshalb lange nicht als zusammengehörig erkannt werden.

»Wir wissen, dass die Sexualhormone, allen voran das Östrogen, auch für die Weiterleitung der Nervenimpulse mitverantwortlich sind. Die Frauen haben dann oft das Gefühl, verrückt zu werden. Sie werden dann zum Beispiel auf Multiple Sklerose untersucht usw., es sind aber ›nur‹ die Hormone.« Die enorme Vielfalt der Wechseljahresbeschwerden lässt sich biologisch gut erklären: Östrogenrezeptoren kommen in vielen Organen und Geweben des Körpers vor. Sinkt der Östrogenspiegel, sind nicht nur die Eierstöcke betroffen, sondern unter anderem auch Gehirn, Knochen, Gefäße, Haut und Schleimhäute.

Gerade Tinnitus ist eines dieser erstaunlichen Wechseljahrsymptome. Da kommt man als Laie natürlich nie darauf. Schwindel und Tinnitus kenne ich seit einigen Jahren. Ich dachte immer, dieser schlimme Ton in meinem Ohr kommt von den Kopfhörern, die ich als Radiomoderatorin oder beim Schneiden von Beiträgen ständig trage. Das mag mit ein Grund sein. Aber ich lerne: »Unsere Innenohrzellen haben Östrogenrezeptoren. Schwankende und sinkende Östrogenspiegel können für Ohrensausen, Ohrenrauschen, Piepen und schlechteres Hören verantwortlich sein«, erklärt Dr. Bildau.

Frauen werden älter – aber nicht gesünder älter

Aus der Statistik sehen wir: Frauen werden zwar älter – aber nicht unbedingt gesünder. Und daran, so betont Bildau, haben auch die Hormone einen erheblichen Anteil. »Wenn wir uns anschauen, wann die Erkrankungen beginnen, die die Lebensqualität der Frauen wirklich einschränken, dann ist das ganz klar: nach den Wechseljahren«, sagt sie. Sie spricht dabei über Herz-Kreislauf-Erkrankungen, Osteoporose, Frakturen, Immobilität und auch Demenz.

Der Körper als verlässlicher Kompass

»Lasst uns die Frauen ernst nehmen.« Das ist eine Kernbotschaft von Dr. Bildau. Frauen spüren sehr genau, wenn sich in ihrem Körper etwas verändert. »Wir Frauen haben ein wunderbares Körpergefühl. Wenn wir sagen, dass sich etwas verändert hat, dann hat sich auch etwas verändert.«

Dieser Satz ist nicht nur ein Plädoyer, den Beschwerden der Frauen Gehör zu schenken – er ist ein Appell an das gesamte Gesundheitssystem, Frauen (endlich) ernst zu nehmen. Und hier hapert es noch immer gewaltig, wie ich von den Frauen fast täglich in Gesprächen und aus den vielen Mails, die ich bekomme, erfahre. Judith Bildau weiß: Je früher man Veränderungen versteht, desto weniger Angst muss man vor ihnen haben – und desto besser kann man damit umgehen.

Der hormonelle Umbruch ist für viele Frauen ein Einschnitt. Der Körper reagiert anders, Symptome, die man sich nicht erklären kann, tauchen auf und vieles fühlt sich plötzlich instabil an. Genau hier setzt ihr Appell an: nicht abwarten, nicht alles hinnehmen, sondern sich begleiten lassen, Fragen stellen. **»Wir müssen jetzt gut auf uns achten, wenn wir gesund älter werden wollen.«** Sie plädiert dafür, dass wir uns gut um uns kümmern und uns informieren, denn – so schreibt sie auch in ihrem aktuellen Buch »Body in Balance« – Frauen, die sich frühzeitig mit ihrer Hormongesundheit beschäftigen, kommen auch wissender in die Wechseljahre, haben bereits Ahnung, was auf sie zukommt und wie sie sich helfen können.

Dabei erkennt auch Dr. Bildau, dass ihren Kolleginnen und Kollegen oft noch das medizinische Wissen fehlt, wie vielfältig die perimenopausalen Symptome sein können und welche Behandlungsmöglichkeiten sinnvoll sein können – zum Beispiel, wenn Knochen- oder Gelenkschmerzen als rheumatische Erkrankungen oder Brain Fog und Wortfindungsstörungen als Beginn einer Demenz erklärt werden.

Jetzt gegen das Vergessen

Viele Frauen spüren, dass sich auch die kognitiven Leistungen mit den Jahren verändern. Unser Wortschatz scheint zu schrumpfen, wir verlieren unterm Sprechen den Faden und schämen uns, wenn wir uns Dinge nicht mehr merken können. Auch da haben die Hormone, die in unserem Körper weniger werden, ihre Finger im Spiel. **»Demenz ist weiblich«**, sagt die Medizinerin. Frauen sind deutlich häufiger betroffen – und die hormonellen Veränderungen rund um die Menopause spielen dabei eine zentrale Rolle. Doch es gibt Hoffnung – und vor allem die Chance, rechtzeitig etwas zu tun.

Das Zauberwort lautet: »Window of Opportunity«. Gemeint ist das »goldene« Zeitfenster in den ersten zehn Jahren nach der Menopause. In dieser Phase, so erklärt Dr. Bildau, kann eine gut eingesetzte Hormonersatztherapie einen präventiven Nutzen haben – auch im Hinblick auf Demenz. »Wir lernen da gerade sehr viel.« Gleichzeitig macht sie deutlich, dass dieser Bereich lange Zeit wenig erforscht war. Umso wichtiger ist es, dass Frauen heute informiert sind und dieses Zeitfenster nutzen. Gut versorgt durch den Wechsel zu gehen bedeutet auch, besser gegen Alterskrankheiten wie Demenz, Herz-Kreislauf-Erkrankungen oder Osteoporose gewappnet zu sein.

Auch eine lästige Nebenwirkung des Älterwerdens ist die fiese Gewichtszunahme, die viele Frauen in der Lebensmitte trifft – scheinbar grundlos. Das Essverhalten verändert sich kaum, vielleicht wird sogar mehr auf Bewegung geachtet – und trotzdem zeigt die Waage mehr an.

Doch es ist nicht nur die Zahl auf der Waage. Was sich mit den hormonellen Veränderungen in der Menopause ganz besonders verändert, ist die Fettverteilung im Körper. »Es geht vor allem um das sogenannte viszerale Fett«, sagt Dr. Judith Bildau. Also jenes Fett, das sich zwischen den Organen im Bauchraum ansammelt. Dieses viszerale Bauchfett ist medizinisch besonders relevant. Es gilt als Risikofaktor für Herz-Kreislauf-Erkrankungen, Bluthochdruck und Diabetes Typ 2.

Und: Diese Fettverlagerung passiert oft unabhängig von Ernährung oder Sport. Der veränderte Hormonhaushalt – insbesondere der Rückgang des Östrogens – beeinflusst den Stoffwechsel spürbar. Der Körper speichert Fett anders als früher, besonders in der Körpermitte.

Was brauchen Frauen ab der Lebensmitte, Dr. Bildau?

Hormone können eine große Hilfe sein. Aber, wie Dr. Judith Bildau betont: »Eine individuell angepasste Hormonersatztherapie hilft sehr zuverlässig gegen die Beschwerden – aber das allein wäre zu einfach.« Für sie ist klar: Frauen brauchen in den Wechseljahren mehr als nur eine Hormontherapie. Es geht um ein ganzheitliches Konzept, das Körper und Geist gleichermaßen einbezieht. »Es geht um Achtsamkeit«, sagt sie, und meint damit: raus aus dem Autopilot-Modus, rein in die bewusste Fürsorge für sich selbst. Besonders wichtig sei dabei, den Cortisolspiegel zu senken – das Stresshormon, das in dieser Lebensphase besonders viel Unruhe in Körper und Seele bringen kann. Auch Ernährung spielt eine Schlüsselrolle. Dr. Bildau empfiehlt ganz klar: »Eine mediterrane Ernährung – also eine Ernährung, die gut für unser Herz-Kreislauf-System ist.« Viel Gemüse, gesunde Fette, wenig Zucker – das helfe nicht nur dem Stoffwechsel, sondern auch dem hormonellen Gleichgewicht.

Was viele Frauen unterschätzen: den erhöhten Bedarf an Vitaminen und Mineralstoffen. »Es geht um eine wirklich gezielte Mikronährstoffzufuhr, weil die brauchen wir jetzt«, sagt Dr. Bildau. Der Körper verlangt in dieser Phase nach Unterstützung – mit Vitamin D, Omega-3-Fettsäuren, Magnesium, B-Vitaminen und vielem mehr.

Und nicht zuletzt: Bewegung. Vor allem Krafttraining. Denn die Muskelmasse nimmt in der Perimenopause und Menopause deutlich ab – mit Folgen für die Knochengesundheit, den Stoffwechsel und das allgemeine Wohlbefinden. »Wir brauchen unsere Muskulatur für den Glukosehaushalt, für unsere Knochen, für unser inneres Gleichgewicht«, betont Dr. Bildau.

Manchmal können auch synthetische Präparate sinnvoll sein

Nicht immer werden Beschwerden in den Wechseljahren ausschließlich mit bioidenten Hormonen behandelt. In bestimmten Situationen kann auch ein synthetisches Hormonpräparat sinnvoll sein. Für viele Frauen ist das zunächst irritierend, weil sie »wieder die Pille verschrieben bekommen«.

Dr. Judith Bildau plädiert hier für mehr Differenzierung: »Wir dürfen nicht in dieses Schwarz-Weiß-Denken geraten. Also: Das eine ist nur gut und das andere ist schlecht.« Entscheidend sei nicht das Etikett, sondern die individuelle Situation der Frau. Gerade in der Perimenopause kann sich diese Situation deutlich zuspitzen. »In dieser Phase schwankt der Östrogenspiegel oft stark – die Eierstöcke tanzen Samba«, beschreibt Bildau. Diese hormonellen Ausschläge können den Körper spürbar aus dem Gleichgewicht bringen. »Eine rein bioidente Hormonersatztherapie stellt diese Schwankungen nicht ruhig«, erklärt sie. In solchen Situationen kann eine Gestagenpille sinnvoll sein. »Dabei geben wir ein synthetisches Gelbkörperhormon – ein Gestagen –, um die Eierstöcke gewissermaßen ruhigzustellen«, so die Gynäkologin. Je nach Präparat kann der Eisprung unterdrückt und die hormonelle Aktivität gedämpft werden.

»Das ist wie ein Pause-Knopf für das System«, sagt sie. »Es kommt zur Ruhe – und viele Frauen spüren dadurch eine deutliche Erleichterung.« Besonders bei Beschwerden wie Stimmungsschwankungen, Migräne oder starken Menstruationsbeschwerden. Gleichzeitig wirkt die Gestagenpille auch verhütend.

»Viele Symptome entstehen in dieser Phase nicht durch einen klassischen Hormonmangel, sondern durch dieses ständige Auf und Ab«, betont Bildau. »Wenn wir die Schwankungen reduzieren, wird es oft deutlich besser. Einige Frauen entwickeln unter einer reinen Gestagentherapie einen Östrogenmangel.« Deshalb ergänzt sie häufig Estradiol über die Haut – individuell abgestimmt. »Es gibt mittlerweile auch Präparate, die beides kombinieren«, erklärt Bildau. »Einen gestagenen Anteil zur Beruhigung der Eierstöcke und gleichzeitig bioidentes Estradiol zur Versorgung.«

Aus ihrer Erfahrung zeigt sich: »Wenn die hormonelle Situation stabiler wird, verbessert sich oft nicht nur die Stimmung – auch Migräne und Zyklusbeschwerden können deutlich nachlassen.«

Was ihr dabei besonders am Herzen liegt: Transparenz und Aufklärung. »Das Wichtige ist natürlich, dass es der Frau auch kommuniziert wird, warum man diese Therapie jetzt wählt.« Denn nur wenn Frauen verstehen, weshalb in ihrer konkreten Situation ein bestimmter Weg empfohlen wird, können sie diese Entscheidung mittragen und sich mit der Therapie wirklich sicher fühlen.

Wechseljahre und Psyche

»Ich bin wieder ich selbst« – dieser Satz fällt in der Praxis von Dr. Judith Bildau immer wieder. Und er beschreibt etwas, das viele Frauen in den Wechseljahren erleben: Sie fühlen sich wie ausgetauscht – erschöpft, traurig, reizbar, leer. Oft ohne genau zu wissen, warum.

Dr. Bildau macht in ihren Vorträgen und auf ihrem vielbeachteten Instagram-Kanal immer wieder deutlich: Die seelische Gesundheit ist in der Menopause ein zentrales Thema – und sie gehört auf Augenhöhe mit dem Körperlichen betrachtet. Ihr Appell: »Wir Frauen müssen Anwältinnen für unsere körperliche Gesundheit werden – aber auch für unsere seelische.«

Und das ist bitter nötig, denn: »Das Risiko für eine Depression ist in den Wechseljahren um 40 Prozent erhöht.« Diese Zahl, sagt sie, muss man erst einmal sacken lassen. »Das ist verdammt viel.« Gerade Frauen, die schon früher psychisch belastet waren – etwa durch eine Wochenbettdepression oder andere depressive Episoden –, seien besonders gefährdet. »Wir sehen also: Die Wechseljahre haben nicht nur körperliche Auswirkungen auf unsere Knochen, auf unser Herz-Kreislauf-System, sondern auch auf unsere Psyche.«

Doch oft werde die hormonelle Komponente übersehen. Viele Frauen mit Schlafstörungen, Angstgefühlen oder Stimmungstiefs landen vorschnell mit Psychopharmaka »viel zu früh auf der Couch«, wie Dr. Bildau es nennt. Dabei gäbe es oft einen ganz anderen Hebel: die Hormone.

»Die hormonelle Umstellung macht uns verletzlicher. Wir sind in dieser Phase seelisch vulnerabler – nicht jede Frau, aber viele«, sagt sie ganz klar. Und gerade diese Phase im Leben bringt oft zusätzlich emotionale Belastungen mit sich: Trennungen, Midlife-Crisis, Kinder, die das Haus verlassen. Stichwort Empty Nest. Alles kommt zusammen – aber kaum jemand spricht über die Wechseljahre als Verstärker.

Deshalb nimmt sie auch ihre Kolleginnen und Kollegen in die Pflicht: »Wenn eine Frau über 40 mit psychischen Symptomen kommt, dann muss es endlich zur ärztlichen Routine gehören, auch die hormonelle Situation in den Blick zu nehmen.« Viel zu häufig würde sie genau das vermissen. Und sie betont: »In den psychosomatischen oder psychiatrischen Kliniken sehen wir viele, wo ich der Meinung bin, dass, wenn sie hormonell gut betreut worden wären, hätte ihnen das ›erspart‹ bleiben können – genauso wie das Antidepressivum oder das starke Schlafmittel.«

Eine Podcast-Hörerin absolviert derzeit ihr Praktikum im Rahmen ihrer Psychotherapie-Ausbildung in einer psychosomatischen Klinik. Dort begegnet sie vielen Frauen in der Lebensmitte, die durch Trennungen, Verluste oder Überlastung aus dem Gleichgewicht geraten sind.

Im Austausch mit ihr wird deutlich: Bei manchen dieser Frauen könnten auch hormonelle Veränderungen eine Rolle spielen. Symptome wie Erschöpfung, Schlafprobleme, emotionale Instabilität oder depressive Verstimmungen können mit der hormonellen Umstellung rund um die Wechseljahre zusammenhängen – oder dadurch verstärkt werden.

In der klinischen Praxis liegt der Fokus verständlicherweise oft auf psychotherapeutischen und medikamentösen Behandlungen. Hormonelle Aspekte werden dabei nicht immer mitgedacht – obwohl sie in dieser Lebensphase eine zusätzliche Rolle spielen können.

Darum brauchen wir Ärzt:innen und Therapeut:innen, die vernetzt denken. Und wir brauchen Frauen, die den Mut haben, für sich selbst einzustehen – auch dann, wenn es unbequem ist.

Wenn zusammen mit der Ärztin oder dem Arzt die richtige Hormondosis gefunden wird, verändert sich für viele Frauen etwas Grundlegendes: Sie fühlen sich wieder stabiler, klarer, mehr wie sie selbst. Dr. Bildau erlebt diesen Moment in ihrer Praxis immer wieder. »Wenn Frauen dann hormonell gut eingestellt sind und wieder in ihrer Kraft sind, dann weinen viele vor Erleichterung und sagen: Ich bin wieder ich selbst.«

Testosteron – das unterschätzte Hormon für Frauen

Über kaum ein Hormon wird im Zusammenhang mit Frauengesundheit so wenig gesprochen wie über Testosteron – obwohl es auch bei Frauen eine Rolle für Energie, Muskelkraft, Libido und das allgemeine Wohlbefinden spielt.

Dr. Judith Bildau arbeitet in ihrer Praxis bei ausgewählten Patientinnen auch mit Testosteron und verweist darauf, dass es dazu zunehmend wissenschaftliche Daten gibt. Vor allem Frauen mit starkem Libidoverlust, ausgeprägter Erschöpfung oder Antriebslosigkeit können davon profitieren, erklärt sie.

Da es derzeit kein speziell für Frauen zugelassenes Präparat gibt, erfolgt die Behandlung im sogenannten Off-Label-Use – meist über transdermale Cremes oder Gele und unter engmaschiger Kontrolle. »Am Anfang kontrolliere ich etwa alle acht Wochen, später alle drei Monate«, so Bildau.

Wie lange darf ich Hormone nehmen?

Viele Frauen, die gut auf eine Hormontherapie eingestellt sind, stellen irgendwann die Frage: »Muss ich das irgendwann wieder absetzen?« Dr. Judith Bildau beantwortet das differenziert: »Ich glaube, wir kommen dahin – auch wenn das noch nicht Leitlinienempfehlung ist –, dass Hormontherapien zum Teil auch lebenslang gemacht werden.«

Wichtig sei vor allem, die Therapie nicht abrupt zu beenden. »Wenn man eine Hormontherapie beendet, dann bitte nicht einfach absetzen«, warnt sie. »In der Regel probiert man auszuschleichen, damit der hormonelle Crash nicht zu tief ist.«

Ihre Haltung: Solange eine Frau profitiert, sich wohlfühlt und keine medizinischen Gründe dagegensprechen, kann eine humanidente Hormontherapie auch langfristig sinnvoll sein – individuell angepasst und regelmäßig kontrolliert. Der Gedanke dahinter: Better Aging statt bloßes Durchhalten.

Was brauchen wir Frauen in den Wechseljahren, Dr. Bildau?

Dr. Judith Bildau spricht offen aus, was viele spüren, aber kaum jemand so klar benennt: »Wir Frauen sind in der Medizin gewöhnt zu leiden – oder nicht ernst genommen zu werden.« Ob Menstruationsbeschwerden, Schwangerschaftsübelkeit oder Wechseljahre – vieles wird bagatellisiert. »Da musst du halt durch« – ein Satz, den Frauen viel zu oft hören. »Damit muss jetzt Schluss sein.«

Ihr Appell ist klar: »Ich wünsche mir, dass Frauen für sich aufstehen, sich vernetzen und sich nicht mehr mit alten Denkmustern zufriedengeben.« Gleichzeitig macht sie auf strukturelle Ungleichheiten aufmerksam: Frauen erhalten in Notaufnahmen oft später Schmerzmittel, ihre Beschwerden

werden häufiger relativiert – ein Phänomen, das unter dem Begriff *Medical Gaslighting* diskutiert wird.

»Ich könnte mich darüber in Rage reden«, sagt Bildau. Vor allem aber will sie Mut machen: Die Wechseljahre sind nicht nur ein Abschied, sondern auch ein Neubeginn – »eine spannende Zeit, in der viele Weichen neu gestellt werden können«. Entscheidend sei, dass Frauen wieder in ihre Kraft kommen – körperlich wie seelisch.

Wechseljahre und die Wirtschaft

Die Wechseljahre betreffen uns Frauen nicht nur im Schlafzimmer oder im Badezimmer – sondern auch im Beruf. Genau deshalb geht Dr. Judith Bildau aktiv in Unternehmen, klärt auf und sensibilisiert für ein Thema, das längst nicht nur medizinisch, sondern auch gesellschaftlich und wirtschaftlich relevant ist.

Die MenoSupport-Studie von 2023 zeigt deutlich, wie stark Wechseljahresbeschwerden das Berufsleben beeinflussen. Besonders belastend sind drei Faktoren: kognitive Einschränkungen durch Brain Fog, Schlafstörungen und ein Verlust an Selbstvertrauen.

»Das kognitive Defizit durch Brain Fog und die nachlassende Konzentrationsfähigkeit – das ist ein ganz massives Problem«, sagt Bildau. Hinzu kommt »dieses massive Unausgeschlafensein« durch nächtliches Aufwachen und Hitzewallungen.

Und als dritter Punkt: der innere Rückzug. Frauen beginnen, an sich selbst zu zweifeln. »Was auch sehr eindrücklich gezeigt wird, ist der Verlust des Selbstvertrauens der Frauen«, sagt sie. Und genau das führt dazu, dass sich Frauen plötzlich weniger zutrauen – etwa eine neue Position anzunehmen, obwohl sie Jahrzehnte darauf hingearbeitet haben.

»Diese Frauen bringen Lebens- und Berufserfahrung mit, sie haben keine kleinen Kinder mehr zu betreuen – viele wollen und könnten noch einmal durchstarten. Aber sie werden zu selten gesehen.«

Die Folgen sind konkret: Frauen reduzieren ihre Arbeitszeit, schlagen Beförderungen aus oder denken an einen vorzeitigen Ruhestand. Laut Studie ziehen fast 20 Prozent der Frauen über 55 Jahre in Betracht, früher aus dem Berufsleben auszusteigen. »Und das ist natürlich nicht akzeptabel«, sagt Bildau – gerade in Zeiten von demografischem Wandel und Fachkräftemangel.

Und genau hier liegt der Widerspruch: »Diese Frauen haben Bock, jetzt beruflich noch einmal durchzustarten. Es wäre Wahnsinn, wenn sich ein Unternehmen nicht um diese Frauen kümmern würde.«

Frauen rund um die Wechseljahre brauchen keine Sonderbehandlung, sondern vor allem Awareness für das Thema. »Die Frauen brauchen nicht viel. Es geht um Bewusstsein, um einfache Tools – oft kosten sie nichts. Aber sie bewirken viel.«

Oft reichen niedrigschwellige Maßnahmen: mehr Wissen bei Führungskräften, Enttabuisierung im Team oder flexible Arbeitsmodelle. Denn trotz aller Debatten über Gleichberechtigung werden Frauen in dieser Lebensphase in der Arbeitswelt noch immer zu wenig gesehen.

Doch das beginnt sich zu ändern – auch dank Ärztinnen wie Judith Bildau.

»Jetzt ist Schluss mit diesen alten Denkmustern. Wir Frauen haben ein Recht darauf, gesund und stark durch diese Lebensphase zu gehen – auch und gerade im Job.«

Was schreiben Sie auf ein PLAKAT für unsere Meno-Revolution, Dr. Bildau?

»Hört uns zu – wir sind hier!«

Dr. Bildau ist nicht nur Ärztin, sondern eine starke Botschafterin für uns Frauen in dieser besonderen Lebensphase. Mit jeder Zeile, jedem Vortrag, jedem Social-Media-Beitrag erinnert sie uns daran, dass wir das Recht haben, gut informiert zu sein. Dass wir das Recht haben, Hilfe zu bekommen. Und dass wir vor allem das Recht haben, gehört zu werden.

Was ich gelernt habe:

Dr. Bildau steht für eine Medizin auf Augenhöhe – und sie klopft uns liebevoll auf die Schulter, wenn wir mal wieder kleinlaut im Behandlungszimmer sitzen und nicht verstanden werden mit Symptomen wie Wortfindungsstörungen, Tinnitus oder Migräne. Aber diese Zeiten sind vorbei. Denn wir sind viele. Und wir haben gelernt, uns zu vernetzen. Wir haben gelernt, zu fragen. Und wir haben Expertinnen wie Dr. Bildau an unserer Seite – klug, klar und kompromisslos im Einsatz für eine bessere Medizin für Frauen.

Sie zeigt: Die Wechseljahre sind kein Ende. Sie sind der Anfang von etwas Neuem – wenn wir gut informiert und gut begleitet hineingehen. Und Frauengesundheit – egal ob PMS, Endometriose, Wochenbettdepressionen oder Wechseljahre – braucht Sichtbarkeit und eine neue medizinische Priorität. Darum sind Ärztinnen wie Dr. Judith Bildau wichtige Botschafterinnen für eine Medizin, die Frauen endlich mitdenkt.

Und Hanna ist der Beweis dafür, dass Testosteron ein echter Gamechanger sein kann. Mit Testosteron ist bei Hanna die Lebenslust zurückgekehrt. Und für alle anderen Frauen, die vielleicht nicht gerade so ein sportliches Großprojekt vorhaben und über alle Gipfel wandern wollen, sind die Berge vielleicht sinnbildlich für andere Hürden im Leben. Oft vielleicht auch einfach nur den Alltag mit Job, Kindern, Haushalt und Freizeit halbwegs gut meistern zu können. Ich nehme ebenfalls Testosteron – und schon nach ein paar Wochen hat mir mein Umfeld berichtet, ich würde in der Kommunikation mit anderen mutiger agieren. Und das stimmt, ich kann jetzt besser für mich einstehen und spreche schneller aus, was mich stört. Was ich früher still hingenommen und mich dabei geärgert habe, kläre ich jetzt lieber direkt und gleich. Ich dosiere sehr vorsichtig und gut ärztlich begleitet und ich möchte es nicht missen.

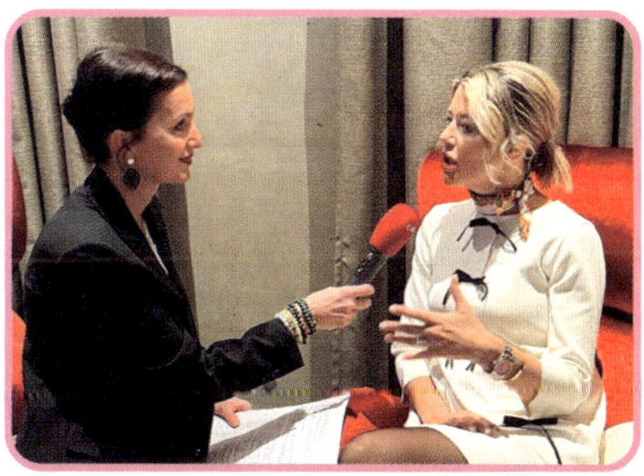

Dr. Judith Bildau im Interview zu ihrem Buch »Body in Balance«

KAPITEL 18
Nebenwirkungen von Hormonen
Mit Prof. Priv.-Doz. Dr. Johannes Ott

Die Wechseljahre haben viele Gesichter – und längst nicht alle entsprechen dem gängigen Bild von Hitzewallungen. Für viele Frauen beginnt diese Lebensphase mit Symptomen, die verunsichern, Angst machen und oft nicht sofort mit hormonellen Veränderungen in Verbindung gebracht werden: Herzklopfen, Schlaflosigkeit, innere Unruhe, Erschöpfung oder das diffuse Gefühl, im eigenen Körper nicht mehr richtig zuhause zu sein.

Der Begriff Wechseljahre ist dabei durchaus treffend. Es verändert sich viel – körperlich, emotional, oft auch im Blick auf das eigene Leben. Gleichzeitig öffnen sich mehrere Stellschrauben, an denen wir drehen können, um gut und gesund älter zu werden: Bewegung, Ernährung, Selbstfürsorge – und für manche Frauen auch eine Hormonersatztherapie. Keine dieser Ebenen steht für sich allein, und keine ist für jede Frau gleich wichtig.

Ein zentraler Grund für die Vielfalt der Beschwerden liegt darin, dass Hormone in den Wechseljahren nicht nur einzelne Organe betreffen. Östrogene und Progesteron wirken weit über Gebärmutter und Eierstöcke hinaus. Wir Frauen haben im gesamten Körper Andockstellen für Östrogene, sogenannte Östrogenrezeptoren. Sie finden sich unter anderem im Gehirn, in den Knochen, in den Gefäßen, in Muskeln, Haut und Schleimhäuten. Wenn sich der Hormonspiegel verändert, kann das deshalb ganz unterschiedliche Bereiche gleichzeitig betreffen.

Genau diese Vielschichtigkeit erklärt, warum Wechseljahresbeschwerden so individuell ausfallen – und warum sie medizinisch oft schwer einzuordnen sind. Sie bildet auch den Ausgangspunkt für das Gespräch mit Professor Johannes Ott: Über Nebenwirkungen von Hormonen, über Nutzen und Risiken. Und darüber, warum es in dieser Lebensphase selten einfache Antworten gibt, sondern vor allem eines braucht: gute Information und eine differenzierte Betrachtung.

Die lange Liste der Wechselbeschwerden

Es ist dieses breite Spektrum, das die Wechseljahre für viele Frauen so herausfordernd macht. Wer genauer nachfragt, bekommt, wie Professor Ott sagt, »ein riesiges Potpourri an diversesten Symptomen geliefert.« Die Wechseljahre können tatsächlich ein wahres »All-inclusive-Paket« an Beschwerden mit sich bringen – die Liste scheint endlos. Professor Ott erstaunt kaum mehr etwas: »Also da ist alles dabei: die klassischen Hitzewallungen, Schweißausbrüche, Schlafstörungen, Gelenkschmerzen, Brain Fog, die Konzentrationsstörungen, die dann natürlich gerade bei Frauen mit Schlafstörungen nochmal verschlechtert werden, weil die Betroffenen ja nicht ausgeschlafen sind. Die Gewichtszunahme belastet auch viele Frauen. Ich schaue mir auch ganz gerne den Zuckerstoffwechsel an, mit HOMA-Index, eventuell den HbA1c-Wert, auch den Fettstoffwechselwert, einfach ein bisschen über den gynäkologischen Tellerrand hinausblicken«, erklärt der Gynäkologe.

#WISSEN STATT WUNDERN

Was ist der HOMA-Index?

Der HOMA-Index zeigt, wie empfindlich unser Körper auf Insulin reagiert. Ist dieser Wert erhöht, braucht der Körper immer mehr Insulin, um den Blutzucker zu regulieren – ein Zeichen für eine beginnende Insulinresistenz, die in den Wechseljahren häufiger vorkommt und Gewichtszunahme begünstigen kann.

Was sagt der HbA1c-Wert aus?

Der HbA1c ist ein Langzeitwert des Blutzuckers. Er verrät, wie gut der Zuckerstoffwechsel in den vergangenen zwei bis drei Monaten funktioniert hat. Ein erhöhter HbA1c gibt Hinweise darauf, dass sich Diabetes entwickeln könnte oder der Stoffwechsel aus dem Gleichgewicht geraten ist.

Wenn das Herz aus dem Takt gerät

In seiner Praxis berichten Frauen auch von Trockenheit – nicht nur im Vaginalbereich, sondern auch an den Augen oder an anderen Schleimhäuten. Auch Verdauungsprobleme oder Herzpalpitationen, also Herzstolpern, treten immer wieder auf. »Nicht zuletzt auch der Libido-Mangel. Der Libido-Mangel ist sicherlich etwas, das vielleicht etwas häufiger an mich herangetragen wird. Wahrscheinlich, weil ich auch auf gewissen Online-Foren aktiv bin und deshalb schon klar ist, dass man mit mir darüber reden kann und dass ich diese Testosterontherapien manchmal mache.«

Und doch gibt es etwas, das ihn selbst immer wieder überrascht: »Wie häufig zum Beispiel diese Herz-Palpitationen sind, das verwundert mich immer wieder. Weil das, wenn man nachfragt, auch als sehr störendes Symptom berichtet wird. Durchaus höherfrequenter, als man glaubt.« Herzpalpitationen ist der medizinische Fachbegriff für Herzstolpern oder Herzklopfen, also das bewusste Wahrnehmen des eigenen Herzschlags. Manche Frauen beschreiben es als ein »Flattern in der Brust«, andere als »Aussetzer« oder »doppelte Schläge«.

Gerade in den Wechseljahren tritt dieses Symptom häufiger auf – begünstigt durch Hormonschwankungen, aber auch durch Schlafmangel oder anhaltenden Stress. Für viele Frauen ist das sehr beunruhigend: Sie erzählen, dass sie plötzlich Angst bekommen, es könnte etwas mit dem Herzen nicht stimmen, manche fürchten sogar einen Herzinfarkt. Besonders in der Nacht können diese Beschwerden sehr bedrohlich wirken – vor allem, wenn man mit stark klopfendem Herzen wach liegt und nicht einordnen kann, was gerade im Körper passiert.

Auf der Suche nach der Ursache

Wenn Frauen mit den verschiedensten Symptomen kommen, beginnt für Professor Ott alles mit einer sauberen Einordnung. Vor einer Therapie braucht es eine sehr genaue Abklärung. »Nach einem ausführlichen Gespräch finde ich es durchaus hilfreich, Blut abzunehmen und sich den Hormonstatus genau anzusehen – auch, um andere Ursachen auszuschließen. Gerade Hitzeempfindungen, Schweißausbrüche oder Herzklopfen können natürlich auch bei Schilddrüsenfunktionsstörungen auftreten. Ehrlicherweise muss man aber sagen: Solche Differentialdiagnosen finden wir in der Praxis tatsächlich sehr selten.«

Nach dieser Abklärung folgt für Prof. Ott ein wesentlicher Schritt: die Aufklärung. Welche Möglichkeiten gibt es überhaupt? Von pflanzlichen Präparaten wie Phytoöstrogenen über die klassische Hormonersatztherapie, die auch Testosteron oder DHEA umfassen kann, bis hin zu ganz neuen nicht-hormonellen Medikamenten, die speziell gegen Hitzewallungen entwickelt wurden. »Ein ausführliches Gespräch und die Aufklärung ist für mich entscheidend: Ich skizziere genau, welche Vorteile und welche Risiken es gibt und wie hoch die Chance ist, dass eine Behandlung hilft. Dann besprechen wir gemeinsam, was sich die Frau vorstellen kann: Welche Risiken würde sie eingehen, was kommt für sie gar nicht infrage? Machen wir einen Stufenplan, beginnen wir direkt mit Hormonen oder probieren wir etwas ganz anderes? Und genau das ist für mich das Wesentliche: Es ist das Gespräch.« So entsteht ein gemeinsamer Weg – angepasst an die individuelle Situation und die Bedürfnisse der Frau.

Hormonfrei gegen Hitzewallungen – Wirkstoff Fezolinetant

Seit einiger Zeit gibt es ein neues Medikament gegen Hitzewallungen, das ganz ohne Hormone wirkt. Für viele Frauen, die Hormone nicht nehmen dürfen oder wollen, ist das eine spannende neue Möglichkeit. Professor Johannes Ott erklärt, wie es funktioniert: »Man ist in den letzten Jahren bis Jahrzehnte draufgekommen, dass die Vermittlung der Veränderungen im Temperaturregulationszentrum nicht direkt durch die Hormone geschieht, sondern durch Botenstoffe, die dazwischengeschaltet sind. Und diese neuen Medikamente gehen genau auf die Rezeptoren im Temperaturregulationszentrum dieser Botenstoffe, das sind sozusagen Neurokinin-Hemmer.«

Diese neuen Substanzen setzen also nicht bei den Hormonen selbst an, sondern bei den Nervenbotenstoffen, die das Temperaturzentrum im Gehirn steuern. Sie erweitern damit die Behandlungsmöglichkeiten bei Hitzewallungen, ohne die typischen hormonellen Nebenwirkungen oder das bekannte Risikoprofil einer menopausalen Hormontherapie mit sich zu bringen. Ganz ohne mögliche Nebenwirkungen sind sie aber natürlich nicht, betont Johannes Ott: »Dafür gibt es ein paar andere Kleinigkeiten, die man besprechen muss.«

Der Wirkstoff in diesen Präparaten heißt Fezolinetant. Er wirkt gezielt auf Hitzewallungen, Schweißausbrüche und bei manchen Frauen auch auf das sogenannte Kältezittern. Andere Beschwerden der Wechseljahre wie Schlafstörungen, Stimmungsschwankungen oder Libidoverlust werden durch dieses Präparat jedoch nicht gemildert. »Das schränkt zwar die Indikation

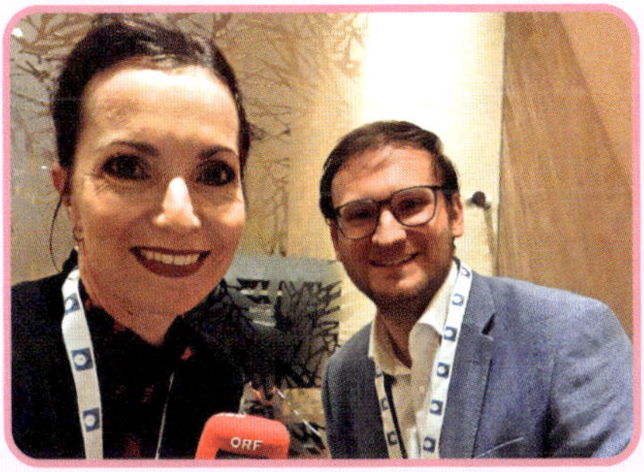

PROF. PRIV.-DOZ. DR. JOHANNES OTT ist Facharzt für Frauenheilkunde und Geburtshilfe mit Schwerpunkt gynäkologische Endokrinologie und Reproduktionsmedizin an der Medizinischen Universität Wien. Er ist stellvertretender Leiter der Klinischen Abteilung für Gynäkologische Endokrinologie und Reproduktionsmedizin im AKH Wien und gilt als Experte für hormonelle Gesundheit der Frau, inklusive Themen wie Kinderwunsch, Menopause, PCO-Syndrom und hormonelle Therapien. Seine Forschung beschäftigt sich mit gynäkologischen Hormonstörungen, Fruchtbarkeitsproblemen und deren klinischer sowie therapeutischer Bewertung, und er betreut auch Patientinnen mit komplexen endokrinologischen Fragestellungen. Er referiert regelmäßig, unter anderem beim Menopausekongress in Wien. In den letzten Jahren ist das Thema Testosteron für Frauen in der Menopause verstärkt in den Fokus gerückt. Aber es bleibt ein sensibles Feld. Testosteron ist mittlerweile zum Spezialgebiet von Prof. Johannes Ott geworden.

ein, aber wenn die Temperaturregulation das Hauptproblem ist, ist das sicherlich eine gute Möglichkeit für die Zukunft.«

Fezolinetant ist Ende 2023 in der EU zugelassen worden – ein Meilenstein. Seit der Wirkstoff in der klinischen Praxis angekommen ist, hat Professor Ott bereits viele Erfahrungen damit gesammelt. Für ihn ist besonders spannend zu beobachten, welche Frauen von diesem non-hormonellen Ansatz profitieren und wie sich die Therapie im Alltag bewährt. Denn nicht jede Frau darf oder möchte Hormone nehmen. Prof. Ott erklärt: »Fezolinetant – mit dem Handelsnamen VEOZAH – ist kein Hormonpräparat. Es blockiert im Gehirn jene Botenstoffe, die bei vielen Frauen in den Wechseljahren die Temperaturregulation durcheinanderbringen.«

Wie funktioniert Fezolinetant?

In den Wechseljahren sinkt der Östrogenspiegel – und das wirkt sich auf das Temperaturregulationszentrum im Gehirn aus. Die Folge: Das Nervensystem reagiert überempfindlich, der Körper »überhitzt« plötzlich, Schweißausbrüche und Hitzewallungen entstehen. Fezolinetant greift genau hier ein: »Die Idee hinter dem Wirkstoff ist, dass diese Zwischenbotenstoffe nicht mehr andocken können. Dadurch wird das Temperaturzentrum im Gehirn wieder beruhigt.«

Wichtig ist aber: Fezolinetant wirkt ausschließlich gegen Hitzewallungen und Schweißausbrüche – nicht gegen andere Wechseljahresbeschwerden wie Libidoverlust, trockene Haut oder Stimmungsschwankungen.

Wirkung Fezolinetant

Die Behandlung erfolgt mit einer Tablette täglich. Viele Frauen bemerken bereits nach einer Woche eine deutliche Verbesserung: Die Hitzewallungen werden seltener und weniger intensiv. »Der maximale Effekt stellt sich in der Regel nach etwa einem Monat ein – und bleibt dann meist stabil«, beobachtet Ott.

Ein kleiner Teil der Frauen berichtet allerdings, dass die Wirkung erst nach sechs bis acht Wochen voll einsetzt. Und bei manchen kann sie nach längerer Zeit – etwa nach einem Jahr – wieder nachlassen. »Ich habe eine Patientin, bei der Fezolinetant großartig gewirkt hat, aber nach rund 14 Monaten ließ der Effekt leider wieder nach. Das kommt vor, ist aber selten.«

Sicherheit und Leberwerte

Fezolinetant wird grundsätzlich gut vertragen, berichtet Ott. Häufige Nebenwirkungen sind leichte Kopfschmerzen oder Verdauungsbeschwerden. Eine Besonderheit betrifft die Leberfunktion: In rund drei Prozent der Studienteilnehmerinnen wurden leicht erhöhte Leberwerte festgestellt. Daher müssen die Werte vor Beginn und nach einem, zwei und drei Monat(en) kontrolliert werden. »Wenn die Leberwerte ansteigen, muss das Präparat abgesetzt werden. In allen bisher bekannten Fällen war dieser Anstieg aber reversibel – also vollständig rückläufig.« Und Ott betont beruhigend: »Man sollte sich von der Leberwarnung nicht ins Boxhorn jagen lassen. Ich persönlich habe es noch nie gesehen – und in allen dokumentierten Fällen weltweit war es harmlos und vorübergehend.«

Offiziell ist Fezolinetant für die alleinige Behandlung von Hitzewallungen zugelassen. Manche Ärztinnen und Ärzte kombinieren es aber auch mit einer Hormontherapie, wenn trotz Hormonen noch Hitzewallungen bestehen. »Ich verwende es manchmal zusätzlich zu einer Hormonersatztherapie, wenn das notwendig ist. Das ist zwar außerhalb der Studienlage, funktioniert aber gut.«

Ein neuer Pfeil im Köcher

Fezolinetant ist kein Allheilmittel. Aber es ist ein bedeutender Fortschritt für all jene Frauen, die keine Hormone einnehmen wollen oder dürfen – etwa nach Brustkrebs oder bei bestimmten Vorerkrankungen. »Ich sehe Fezolinetant als einen weiteren, wichtigen Pfeil im Köcher. Eine gute Zusatzalternative, mit der ich vielen Frauen helfen kann«, so der Mediziner.

Fezolinetant ist kein Hormon, aber trotzdem wirksam. Quasi ein kluger Umweg über das Gehirn. Und vielleicht genau das, was viele Frauen suchen – eine gut verträgliche Option, die das Leben wieder ein bisschen leichter macht.

Testosteron-Therapie bei Frauen

Viele Frauen wenden die bioidente Hormonersatztherapie an, verspüren aber nach einer gewissen Zeit wieder Erschöpfung und Antriebslosigkeit. In manchen Fällen kann dann ein Versuch mit einer Mini-Dosis Testosteron angewendet werden. Testosteron ist zum Spezialgebiet von Professor Ott geworden.

Katja, 56: »Bei mir haben die Wechseljahre schon mit etwa 40 begonnen – mit Gelenkschmerzen, Schlaflosigkeit und depressiven Verstimmungen. Ich habe Antidepressiva genommen, Therapie gemacht, Yoga ausprobiert. Aber wirklich besser wurde es nie.

Erst bei einem Vortrag der Feuerfrauen über Hormone habe ich verstanden, dass meine Beschwerden auch mit einem Hormonmangel zusammenhängen könnten. Mit bioidenten Hormonen ging es mir eine Zeit lang deutlich besser.

Als später wieder Stimmungsschwankungen auftraten – obwohl ich gerade frisch verliebt war und eigentlich glücklich sein müsste –, habe ich meine Ärztin auf Testosteron angesprochen. Sie hatte damit bisher vor allem erste Erfahrungen bei Libidoverlust, aber noch nie bei Stimmungsschwankungen. Trotzdem war sie bereit, es mit mir zu versuchen. Die ersten Veränderungen spüre ich bereits – auch wenn ich noch nicht ganz dort bin, wo ich sagen kann: So kenne ich mich.«

Warum ist Testosteron in der Behandlung von Frauen so schwierig einzuordnen?

Testosterontherapie bei Frauen bleibt ein sensibles Feld – vor allem, weil die wissenschaftliche Datenlage noch eher lückenhaft ist, insbesondere zur Sicherheit einer Langzeitanwendung. Gleichzeitig berichten viele Frauen, die Testosteron verwenden, von weiteren positiven Veränderungen – etwa von mehr Energie, innerer Kraft oder Lust – auch im Sinne von Lebenslust. Zudem gibt es Hinweise darauf, dass Testosteron bei Frauen eine Rolle für Muskelkraft und den Erhalt von Muskelmasse spielt.

Professor Johannes Ott ordnet das nüchtern ein: »Die Hauptindikation ist sicher die Libido – und die Langzeitsicherheit ist wissenschaftlich schlecht belegt. Viele Frauen gehen damit nicht aktiv zur Gynäkologin oder zum Gynäkologen, und aus meiner Erfahrung wird es dann auch häufig ignoriert. Deshalb ist das Thema insgesamt recht komplex.«

Genau diese Mischung aus subjektiv erlebtem Nutzen und begrenzter wissenschaftlicher Absicherung macht Testosteron für Frauen zu einem sensiblen Thema – eines, das Zeit, Aufklärung und eine sehr individuelle ärztliche Begleitung braucht.

Testosteron wird Frauen am ehesten bei Libidoverlust verschrieben. Doch viele trauen sich gar nicht, dieses Symptom bei ihrer Ärztin oder ihrem Arzt anzusprechen.

»Ich glaube, das setzt eine gewisse Vertrauensbeziehung zwischen der Patientin und der Ärztin oder dem Arzt voraus«, meint Professor Ott. »Und auf der anderen Seite glaube ich aber auch, dass es auf Seiten der Fachärztinnen und Fachärzte notwendig ist, dieses Thema aktiv anzusprechen. Denn sehr häufig habe ich die Erfahrung gemacht, dass es, auch wenn viele andere Wechseljahresbeschwerden nicht vorhanden sind, sehr lebensqualitätseinschränkend und belastend sein kann. Nicht nur für die Frauen selbst, sondern natürlich auch für die Partnerschaft.«

Genau hier wird deutlich, warum Testosteron nicht nur ein medizinisches, sondern auch ein zutiefst persönliches Thema ist. Libidoverlust betrifft die Lebensqualität und kann auch eine Partnerschaft belasten.

Auch wenn die derzeit klar etablierte medizinische Indikation für Testosteron bei Frauen der ausgeprägte Libidoverlust ist, beobachtet Professor Ott in der Praxis und in der aktuellen Literatur, dass Testosteron bei manchen Frauen mehr bewirken kann als nur eine Verbesserung der Libido. »Viele Frauen berichten von mehr innerer Kraft, mehr Antrieb und mehr täglicher Energie«, beschreibt er seine klinischen Erfahrungen.

Auch im urogenitalen Bereich sieht er mögliche Effekte: »Es gibt Hinweise darauf, dass Testosteron die Durchblutung von Beckenboden und Scheide fördern kann und – vor allem bei vaginaler Anwendung – bei Beschwerden wie Trockenheit oder Beckenbodenproblemen ähnlich gut oder teilweise sogar besser wirken könnte als lokale Estriolpräparate.«

Darüber hinaus würden auch mögliche positive Auswirkungen auf Gedächtnis, Konzentration und Denkfähigkeit wissenschaftlich diskutiert. »Die bisherigen Studien sind allerdings klein und noch nicht ausreichend, um daraus neue Indikationen abzuleiten«, stellt Ott klar. »Theoretisch lässt sich aus diesen Daten aber ableiten, dass Testosteron für Frauen in Zukunft noch weitere Einsatzgebiete bekommen könnte.«

Bis dahin gilt für ihn: »Die wichtigste Grundlage jeder Therapieentscheidung bleibt das individuelle Gespräch.« Entscheidend sei eine sorgfältige Abklärung, welche hormonellen Regelkreise im Körper einer Frau tatsächlich Unterstützung brauchen.

Wie sicher ist Testosteron für Frauen?

Beim Thema Testosterontherapie für Frauen fehlt bis heute eines: große, aussagekräftige Studien, mit denen sich langfristige Risiken wirklich zuverlässig beurteilen lassen. Gerade die Frage nach den Effekten einer jahrelangen Anwendung sei noch nicht ausreichend beantwortet. »Das ist eines der Hauptprobleme: Wir wissen im Moment schlicht noch zu wenig darüber, wie sich Testosteron über lange Zeiträume auswirkt.«

Damit bleibe Testosteron ein spannendes, zugleich aber sensibel zu handhabendes Feld. »Es gibt noch viele offene Fragen und Unsicherheiten«, so Ott. Gleichzeitig verweist er darauf, dass sich die Forschung weiterentwickelt. »Möglicherweise werden wir in Zukunft klarer definierte Anwendungsgebiete haben, als wir sie heute kennen.«

Eine der größten Herausforderungen sieht Professor Ott in der Sicherheit und in der verfügbaren Präparateauswahl. »Für Frauen gibt es derzeit praktisch kein standardisiertes Testosteronpräparat«, erklärt er. »International existiert nur ein einziges fertiges Produkt – und das ist ausschließlich in Australien erhältlich«.

Alle anderen verfügbaren Testosteronpräparate seien für Männer entwickelt worden und entsprechend deutlich höher dosiert. »Wendet man solche Präparate bei Frauen an, rutscht man sehr rasch in den männlichen Testosteronbereich«, warnt Ott, »und damit steigt das Risiko für relevante Nebenwirkungen.«

Zu hohe Dosierungen können laut Ott unerwünschte Veränderungen verursachen, etwa verstärkte Körperbehaarung, Hautunreinheiten oder eine Vergrößerung der Klitoris. Besonders problematisch sei eine Stimmvertiefung, da diese irreversibel sein könne. »Genau deshalb ist bei Testosteron für Frauen besondere Vorsicht geboten«, betont er.

Um eine möglichst exakte Dosis zu erreichen, werden deshalb sogenannte magistrale Rezepturen eingesetzt. Das bedeutet: Die Ärztin oder der Arzt verschreibt ein individuell zusammengestelltes Gel, das in einer Apotheke hergestellt wird. Damit die Testosteronspiegel im weiblichen Bereich bleiben, braucht es eine sehr zurückhaltende Dosierung – und vor allem eine möglichst gleichmäßige Anwendung. Schon kleine Unterschiede bei der aufgetragenen Menge können sich bemerkbar machen. »Entscheidend ist, wie viel standardisiert pro Tag aufgetragen wird. Denn das ›mehr oder weniger‹ aus der Tube ist bei Testosteron schon relevant«, sagt Professor Ott. Um diese Schwankungen zu vermeiden, gibt es spezielle Applikationshilfen, etwa einen Klick-Applikator, den Kolleginnen in Italien bereits erfolgreich einsetzen und mit dem definierte Mengen abgegeben werden können.

Trotzdem gibt es Nebenwirkungen unter Testosterongabe, die im Alltag auffallen können. Leichte Hautveränderungen – etwa ein feiner Flaum im Gesicht oder kleinere Unreinheiten – treten in größeren Studien bei einem relevanten Teil der Frauen auf, die Testosteron anwenden. »In den Studien sehen wir solche Hautnebenwirkungen bei rund 30 bis 40 Prozent. Und witzigerweise setzen wir die Therapie deshalb fast nie ab – der Effekt dürfte so gut sein, dass ein leichter Flaum im Gesicht oder kleine Unreinheiten dann doch toleriert werden«, sagt Ott. Auch ich selbst habe durch die Anwendung kleine Veränderungen bemerkt: Hautunreinheiten und feine Härchen an der Auftragsstelle – nichts Dramatisches, aber eben spürbar.

Professor Ott arbeitet in seiner Praxis mit niedrig konzentrierten magistralen Testosteron-Rezepturen, meist in Cremes mit einer Konzentration zwischen 0,5 und 1,0 Prozent. Und trotzdem zeigt sich: Selbst mit diesen scheinbar kleinen Konzentrationen können manche Frauen im Blut auf Werte kommen, die bereits deutlich zu hoch sind.

Denn auch hier gilt: Was für die eine Frau genau richtig ist, kann für die nächste schon zu viel sein. In der Praxis sieht Ott bei Anwenderinnen nicht selten Testosteronwerte von 0,8, 1,0, 1,2 bis 1,5 ng/mL – teilweise sogar bis zwei Nanogramm pro Milliliter (ng/mL). Der Normbereich liegt in vielen Labors dagegen ungefähr bei 0,48 ng/mL, und gerade postmenopausal braucht es solche hohen Werte aus seiner Sicht gar nicht. Höhere Spiegel bringen zwar oft spürbar mehr Energie, sind aber eben auch häufiger mit Hautproblemen oder kosmetischen Nebenwirkungen verknüpft.

Ein besonders heikler Punkt ist die Frage nach dem möglichen Krebsrisiko. Hier fehlen noch die Daten, bedauert Professor Ott. Während bei der klassischen Hormonersatztherapie riesige Datenbankenstudien vorliegen und ziemlich gut eingeordnet werden kann, wie lange Östrogen und Progesteron gegeben werden können, ohne das Brustkrebsrisiko zu erhöhen, ist die Lage bei Testosteron eine andere.

»Wir wissen ja aus der Hormonersatztherapie die große Diskussion um den Brustkrebs. Wir haben riesige Datenbankenstudien, die sagen, was können wir wie lange geben, ohne eine Risikoerhöhung zu verursachen. Da ist alles sicher. Mit Testosteron wissen wir es nicht. Wir haben zwei randomisierte Studien, die über zwei Jahre gehen, und die eine sagt: keine Risikoerhöhung. Und die andere sagt: Es gibt eine Risikoerhöhung.«

#WISSEN STATT WUNDERN

Was ist eine randomisierte Studie?

Bei einer randomisierten Studie wird per Zufall entschieden, welche Teilnehmerinnen ein bestimmtes Medikament bekommen und welche ein Scheinpräparat. Beide Gruppen werden dann über einen bestimmten Zeitraum genau beobachtet und miteinander verglichen. Dieses Zufallsprinzip verhindert Verzerrungen und macht solche Studien besonders aussagekräftig.

Genau diese hochwertigen Daten fehlen beim Testosteron weitgehend. Die wenigen vorhandenen Studien liefen maximal zwei Jahre – zu kurz, um etwas über mögliche Langzeitrisiken wie Brustkrebs zu sagen. Darum bewegen wir uns hier, wie Professor Ott beschreibt, noch im »Nebel«.

Das ergibt ein Dilemma: zwei relativ kleine Studien, zwei unterschiedliche Ergebnisse – und nur zwei Jahre Beobachtungszeit. »Damit stehen wir bei zwei Jahren einer nicht besonders großen Anzahl an Anwenderinnen eigentlich eher im Dunkeln und wissen gar nicht, wie es wirklich ist. Und das muss man fairerweise aufklären, in meinen Augen.«

Das Fazit von Professor Ott klingt nüchtern, aber wichtig: »Man muss sich trauen. Ich glaube, unter klarer Aufklärung kann man sich das trauen. Und wenn wir es nicht machen, werden wir auch die großen Daten nie bekommen.« Die Herausforderung: Dort, wo es gute Datenbanken gibt – wie etwa in Skandinavien –, wird Testosteron kaum eingesetzt. Und dort, wo Testosteron viel verschrieben wird, wie in Italien, fehle es an den großen Registern. So bleibt ein Spannungsfeld, in dem Aufklärung, individuelle Abwägung und ärztliche Erfahrung entscheidend sind.

Viele Frauen reagieren auf diese Unsicherheit sehr vorsichtig: Manche entscheiden sich, Testosteron lieber nicht zu verwenden. Andere sehen es als letzte Option, wenn die klassische Behandlung mit Östrogen und Progesteron nicht den gewünschten Erfolg bringt. Interessant ist, dass viele internationale Expertinnen, die selbst seit Jahren mit Testosteron forschen und publizieren, die Therapie auch für sich selbst nutzen – und das sehr offen. »Natürlich nehme ich das, und zwar seit zehn, zwölf Jahren – und es geht mir großartig damit«, hört man von Kongressbühnen. Für manche Patientinnen ist das ein Argument, für andere eher ein Anlass zur Skepsis.

Denn die Vorbehalte in der Ärzteschaft sind groß. »Wenn etwas kommt, womit man keine gute Erfahrung gemacht hat, steht man den natürlich kritisch gegenüber«, erklärt Professor Ott. »Interessanterweise wurde bis vor einigen Jahren sehr viel DHEA verschrieben – ein Hormonvorläufer, der ebenfalls in den Wechseljahren verwendet wird. Vor allem in Italien wird

DHEA bis heute häufig als Kapsel oder Vaginalcreme eingesetzt.« Schaut man sich die Datenlage dazu an, sind sie für beide Substanzen – Testosteron und DHEA – erstaunlich dünn. »Wenn man zum Beispiel in die harte S3-AWMF-Leitlinie hineinschaut zur post- und perimenopausalen Hormonersatztherapie, dann steht hier bei beiden drinnen, dass das Risiko unbekannt ist. Und die werden beide gleich geratet als effektfraglich, risikowahrscheinlich. Warum man vor dem einen Angst hat und vor dem anderen weniger, ist also nicht ganz logisch.«

#WISSEN STATT WUNDERN

Was bedeutet S3-AWMF-Leitlinie?

In der Medizin gibt es Leitlinien, die Ärztinnen und Ärzten Orientierung geben, wie Patient:innen nach dem aktuellen Stand der Wissenschaft behandelt werden sollen. Die AWMF – Arbeitsgemeinschaft der Wissenschaftlichen Medizinischen Fachgesellschaften – koordiniert in Deutschland über 180 Fachgesellschaften, die solche Leitlinien erarbeiten.

Die Abkürzung S3 steht für die höchste Qualitätsstufe: Alle verfügbaren Studien werden systematisch ausgewertet, und Fachleute müssen sich in einem formalen Verfahren auf gemeinsame Empfehlungen einigen. Eine S3-AWMF-Leitlinie gilt also als besonders verlässlich. Aber auch sie ist nur so gut wie die vorhandene Datenlage. Wenn es, wie beim Testosteron, kaum aussagekräftige Studien gibt, dann bleibt die Empfehlung zwangsläufig vorsichtig: Wirkung fraglich, Risiko unbekannt.

Am Ende bleibt: Testosteron kann in ausgewählten Fällen eine wertvolle Therapieoption sein – aber nur nach sorgfältiger Aufklärung, individueller Abwägung und unter engmaschiger ärztlicher Begleitung.

Hormonersatztherapie – Hilfe im Jetzt, Schutz für die Zukunft

Ich wollte von Professor Johannes Ott wissen, wie sehr die Medizin hormonelle Langzeitnutzen mittlerweile im Blick hat.

»Die Osteoporose und die Verhinderung der Osteoporose und der Erhalt der Knochendichte ist sicherlich die Nummer eins bei diesem Thema. Ich bin mit Professor Pfeiler – einem Kollegen aus der Frauenheilkunde mit Schwerpunkt Knochengesundheit – gemeinsam in die Leitlinie der DACH-Region für die Osteoporose involviert, wo wir in Österreich zumindest zum ersten Mal geschafft haben, dass die Hormonersatztherapie von der Leitlinie als Möglichkeit zur Osteoporose-Therapie und Prävention gesehen wird. Das war bisher nie so. Es ist immer am Nebenwirkungspotenzial und der Sorge der anderen Fachbereiche gescheitert.«

Damit wird ein wichtiger Punkt deutlich: Während früher oft nur über Risiken diskutiert wurde, hält nun auch der Nutzen Einzug in die Leitlinien. Besonders die Knochengesundheit profitiert – denn Hormone können den Abbau der Knochendichte bremsen und damit Osteoporose vorbeugen. Doch die Wirkung geht über die Knochen hinaus. »Das Zweite ist sicherlich das Mentale. Nicht zuletzt auch das Denken. Es gibt Hinweise, dass gewisse Arten von Demenz eventuell durch die Hormone gebessert werden könnten. Daneben haben wir durch das Östradiol einen gewissen positiven Effekt auf die Herz-Kreislauf-Gesundheit, vor allem, was die koronare Herzerkrankung betrifft.«

Allerdings warnt Professor Ott davor, diese Effekte zu überschätzen. Die Risikoreduktion klingt auf den ersten Blick spektakulär, ist in der Realität aber bescheidener. Von 100 gesunden Frauen um die 50 Jahre würden in den nächsten zehn Jahren vielleicht zwei einen Herzinfarkt bekommen. Mit Hormonen könnte man dieses Risiko halbieren – betroffen wäre dann nur eine Frau. Der Nutzen ist also da, aber kleiner, als die Prozentzahl vermuten lässt. Neben dem Herz und den Knochen gibt es noch kleinere positive Effekte: So zeigen einige Daten eine leichte Senkung des Darmkrebsrisikos. Doch das ist nicht so deutlich, dass es in den Leitlinien eine wichtige Rolle spielt. Am Ende fasst Professor Ott die Perspektive zusammen: »Ich glaube, es ist vor allem eine Frage der Lebensqualität, es ist eine Frage des Knochens und eventuell auch die Demenzprävention – und auch die tägliche Power, die die Frau hat.« Damit wird klar: Hormonersatztherapie ist mehr als nur eine Hilfe für den Moment. Sie kann auch ein Stück Zukunftsvorsorge sein – und sollte deshalb immer unter dem Aspekt der individuellen Lebensqualität betrachtet werden.

Hormone und die Angst vor Krebs

Kaum ein Thema verunsichert Frauen bei Hormonen in den Wechseljahren so sehr wie die Sorge vor Krebs. Diese Angst sitzt tief – auch, weil große Studien Anfang der 2000er-Jahre damals enorme Unruhe ausgelöst haben. Ich wollte von Professor Johannes Ott wissen, was aufgeklärte Patientinnen heute wirklich über dieses Risiko wissen müssen.

»Rund ums Thema Krebs gibt es drei Bereiche, die relevant sind – gerade wenn wir von Östrogen plus Gelbkörperhormon sprechen. Beim Brustkrebs wissen wir: Die Kombinationen, die wir normalerweise verwenden – Estradiol und mikronisiertes natürliches Progesteron – verändern für acht bis zehn Jahre das Brustkrebsrisiko nicht. Das ist eigentlich nicht das Problem.«

Ein zweiter Punkt betrifft das Risiko für Eierstockkrebs. Hier zeigte eine große Metaanalyse von vor einigen Jahren einen leichten Anstieg – unabhängig davon, ob nur Östrogen oder Östrogen plus Progesteron gegeben wurde. »Da ist das letzte Wort nicht gesprochen. Es könnte sein, dass das frühere Endometriose-Patientinnen sind, wo man mit der Hormonersatztherapie Endometriose-Herde am Leben erhält, die dann, wenn das schlecht gelegen ist – an den Eierstöcken oder Eileitern – ein erhöhtes Risiko für den Eierstockkrebs verursachen. Dieses Risiko ist, wenn man es genau betrachtet, ein wenig erhöht im Gegensatz zu Nicht-Anwenderinnen einer Hormonersatztherapie. Gott sei Dank ist das Basisrisiko wahnsinnig gering, sodass diese prozentuelle Steigerung nicht viel in Gesamtzahlen ausmacht.«

Das dritte Risiko betrifft die Gebärmutterschleimhaut. »Die Kombination, die wir verwenden – natürliches Estradiol und mikronisierte Progesteron, egal ob kontinuierlich oder zyklisch – kann das Gebärmutterschleimhautkrebsrisiko gegenüber einer Nichtanwenderin ein bisschen erhöhen. Das könnte man nur durch künstliche

Gelbkörperhormone verhindern, wie sie auch in Pillen enthalten sind. Die erhöhen aber das Schlaganfall- und Brustkrebsrisiko so stark, dass es nicht dafür steht, sie zu verwenden.«

Diese Einordnung macht deutlich: Ganz ohne Risiko ist keine Therapie. Dessen sind sich aber die Frauen mehr als bewusst, das höre ich immer wieder aus den vielen Gesprächen, die ich durch den Podcast und die Recherche zu diesem Buch habe: Hormone haben natürlich, wie jede andere Behandlung auch, Nebenwirkungen. »Dass sich die Zellen ein bisschen anders verhalten, sich eventuell vermehren und wachsen, damit haben wir eben eine gewisse leichte Risikoerhöhung in manchen Bereichen, so wie jede andere Therapie leider auch ihre Nebenwirkungen hat. Ganz um dieses Thema herum werden wir nicht kommen«, hält Professor Ott fest.

Darum sind regelmäßige ärztliche Kontrollen unverzichtbar. Denn auch wenn bioidente Hormone einen wichtigen Beitrag leisten können, sind sie nur ein Teil der Lösung. Mindestens ebenso wichtig sind Faktoren, die jede Frau selbst beeinflussen kann: eine ballaststoff- und eiweißreiche Ernährung, der Verzicht auf Alkohol, Nikotin und Zucker, regelmäßige Bewegung, besonders Krafttraining, ausreichend Schlaf und vor allem gelebte Selbstfürsorge. So wird klar: Hormone können viel Gutes bewirken – aber Aufklärung, Kontrolle und ein gesunder Lebensstil gehören unbedingt dazu.

Hormone nach Brustkrebs – ein Tabuthema?

Für Frauen, die bereits an Brustkrebs erkrankt sind oder eine solche Diagnose hinter sich haben, stellt sich eine besonders heikle Frage: Dürfen sie überhaupt Hormone einnehmen, wenn die Beschwerden der Wechseljahre stark sind?

Professor Johannes Ott macht hier sehr deutlich: »Derzeit ist es von der Datenlage her ziemlich klar, dass bei einer Frau, die einmal einen Brustkrebs gehabt hat, in weiterer Folge keine Hormonersatztherapie mit Östrogenen und Gelbkörperhormon gegeben werden kann.«

Es gibt zwar erste Hinweise, dass Frauen mit einem hormonrezeptor-negativen Brustkrebs – also einem Tumor, der nicht durch Hormone wächst – möglicherweise kein zusätzliches Risiko hätten. Doch noch sind diese Daten zu unsicher. »Insgesamt ist die Sorge hier noch zu groß, dass Frauen, die einen Brustkrebs hatten, doch irgendwie in einem höheren Prozentsatz eine Neigung für einen neuen Krebs der Brust hätten, der dann hormonabhängig sein könnte – und daher die Hormonersatztherapie diese Patientinnen gefährden würde.«

Das Fazit fällt deshalb klar aus: »Daher sieht man davon derzeit wirklich vollkommen ab. Da gibt es derzeit noch gar keine Lösung für diese Patientinnen.« Für betroffene Frauen heißt das: Die klassische Hormonersatztherapie bleibt hier weitgehend tabu. Umso wichtiger sind eng begleitete, nicht-hormonelle Therapien, ergänzende Medikamente und unterstützende Lebensstilmaßnahmen, die Beschwerden lindern können – und vor allem regelmäßige ärztliche Betreuung, die Sicherheit gibt.

#WISSEN STATT WUNDERN

Hormonrezeptor-positiv oder -negativ – was heißt das?

Hormonrezeptor-positiver Brustkrebs: Die Tumorzellen tragen Rezeptoren für Östrogen und/oder Progesteron. Das bedeutet, dass diese Hormone das Wachstum des Tumors fördern können. Genau deshalb dürfen in solchen Fällen keine Hormone gegeben werden – sie könnten den Krebs wieder anregen.

Hormonrezeptor-negativer Brustkrebs: Die Tumorzellen haben keine Hormonrezeptoren. Hier hängt das Tumorwachstum nicht von Östrogen oder Progesteron ab. Erste Studien deuten darauf hin, dass in solchen Fällen Hormone vielleicht kein zusätzliches Risiko darstellen würden – aber die Datenlage ist noch zu dünn, um eine sichere Empfehlung abzugeben.

Darum gilt aktuell: Nach einer Brustkrebserkrankung wird von einer Hormonersatztherapie grundsätzlich abgeraten.

Was würden Sie auf ein PLAKAT schreiben, und es für mehr Aufklärung in den Wechseljahren in die Höhe halten, Prof. Ott?

»Frauen haben ein Recht auf Hormone.«

Und:

»Die menopausale Hormontherapie ist nicht böse.«

Zwei Sätze, die so viel aussagen: Dass Frauen sich nicht rechtfertigen müssen, wenn sie Hormone nehmen – und dass die Angst vor einer Behandlung, die Lebensqualität schenken kann, uns nicht länger lähmen sollte.

Was wir Frauen wirklich brauchen

Wenn man Professor Johannes Ott zuhört – in der Praxis wie im wissenschaftlichen Diskurs – wird schnell klar: Es geht in den Wechseljahren nicht nur um Präparate, Werte und Leitlinien. Es geht darum, dass Beschwerden eingeordnet werden, dass jemand medizinisch mitdenkt – und dass Frauen in dieser Phase nicht allein gelassen werden. »Aufmerksamkeit, eine professionelle Gesprächspartnerin, einen professionellen Gesprächspartner, wenn es um Beschwerden geht – und die Möglichkeit, darüber auch offen sprechen zu können.«

Er erzählt, dass Betroffene ihre Symptome zunächst oft aushalten wollen. »Das, was ich auch manchmal mitbekomme, ist, dass Frauen sagen, prinzipiell könnten sie sich ja zum Beispiel vorstellen, die Hitzewallungen und Schweißausbrüche zu überdauern. Also einfach zu sagen, das probiere ich halt jetzt mal ein Jahr aus und dann hoffe ich, dass es besser ist.«

Im Berufsleben etwa ist es für viele kaum vorstellbar, plötzlich mit Schweißausbrüchen in einem Meeting zu stehen. »Es geht halt einfach in der Arbeit nicht, weil sie blöd angeschaut oder kommentiert werden. Wenn ich in einem Meeting bin oder in der Öffentlichkeit arbeite, kann ich mir nicht erlauben, dass mir plötzlich der Schweiß runterrinnt. Und dann kommen oft noch dumme Kommentare dazu – leider häufig von Männern. Das ist nicht sehr löblich für mein Geschlecht, aber so ist es. Es ist verletzend und unprofessionell.« So beschreibt Professor Ott eine Erfahrung, die viele aus ihrem Berufsalltag kennen.

Nicht wenige entscheiden sich daher für eine Therapie – nicht nur für das eigene Wohlbefinden, sondern auch, um im Alltag handlungsfähig zu bleiben und belastenden Situationen aus dem Weg zu gehen. »Solange das so ist, wählen viele Frauen eine Therapie allein schon deswegen«, beschreibt Ott diese Realität.

Gleichzeitig formuliert er einen Wunsch, der über die Medizin hinausgeht: **mehr gesellschaftliche Offenheit.** Die Wechseljahre seien eine Phase, die zum Leben dazugehört. »Und wenn Männer dann im späteren Alter ein hochprozentiges Risiko für den Prostatakrebs oder eine Prostatahyperplasie bekommen und dann damit Probleme haben, macht sich ja auch niemand lustig, oder?«, gibt Ott zu bedenken.

Was ich gelernt habe:

Professor Otts Ausführungen sind ein wichtiger Appell: Wir brauchen eine Gesellschaft, die respektvoll und offen mit den Wechseljahren umgeht – und Frauen, die das Recht haben, über ihre Beschwerden ernsthaft und professionell sprechen zu dürfen. Es braucht weniger Tabu und mehr Normalität. Denn wenn körperliche Veränderungen als das gesehen werden, was sie sind – Teil des Lebens –, dann müssen Frauen keine Strategien entwickeln, um Symptome zu verstecken.

In dieser Lebensphase brauchen Frauen Ärztinnen und Ärzte, die genau hinhören, Beschwerden ernst nehmen und medizinische Zusammenhänge, Nutzen und Risiko sorgfältig einordnen.

Wir Frauen geben jeden Tag unser Bestes und halten oft vieles gleichzeitig am Laufen. Um wieder besser in die eigene Kraft zu finden, braucht es manchmal die passende Unterstützung – sorgfältige Abklärung, gute Begleitung, individuelle Therapieoptionen und manchmal auch hormonellen Rückenwind.

Dann sind Ärztinnen und Ärzte wie Professor Ott wichtig: weil sie nichts beschönigen, nichts dramatisieren und uns zutrauen, mit Wissen mündige und verantwortungsvolle Entscheidungen zu treffen.

KAPITEL 19
Wechseljahre ohne Diätstress
Mit Diätologin Katharina Kühtreiber

Ich glaube, mit den Wechseljahren wird es Zeit, sich mit dem eigenen Körper zu versöhnen. Auch wenn er sich noch einmal verändert. Das ist gar nicht so einfach, wenn die Waage plötzlich ein Eigenleben zu führen scheint und sich die Proportionen verschieben.

Ich merke es selbst: Ich bin runder geworden. Mein flacher Bauch, auf den ich immer ein bisschen stolz war, hat sich verabschiedet. Obwohl ich bewusster und meistens auch weniger esse. Viele Frauen kennen das, oder? Dabei ist der typische Wechseljahresbauch eigentlich ein kluger Schachzug unseres Körpers: Er legt sich ein kleines Östrogen-Depot an.

Auf die Waage stehe ich so gut wie nie – Veränderungen sehe ich ohnehin sofort an meinen Jeans. Für viele Frauen ist die Waage allerdings seit dem Erwachsenwerden ein ständiger Begleiter.

In unseren Zwanzigern und Dreißigern verging gefühlt kaum eine Woche, ohne dass eine neue Diät propagiert wurde. Die Frauenzeitschriften waren voll davon. Heute wissen wir: Der Körper ist kein Feind – und er lässt sich schon gar nicht mit Crashkuren austricksen.

Darum geht es in diesem Kapitel ganz bewusst um Ernährung, die nährt statt stresst. Die Diätologin Katharina Kühtreiber formuliert es so: **»Wechseljahre ohne Diätstress.«**

Und da fühle ich mich sofort angesprochen.

▷ **Angelika, über 50:** »Das Thema Gewicht begleitet mich eigentlich schon seit vielen Jahren. Angefangen hat es nach dem Abstillen meines zweiten Kindes. Damals habe ich zum ersten Mal gemerkt, dass sich mein Körper verändert. Kurz darauf kamen Probleme mit der Schilddrüse dazu – und die Kilos sind langsam, aber stetig mehr geworden. Was mich besonders belastet hat: Es war für mich nicht erklärbar. Ich habe viel nachgefragt, versucht, Dinge zu verändern, aber das Gewicht ist trotzdem weiter gestiegen. Und immer wieder habe ich denselben Satz gehört: Wenn Sie ein paar Kilo weniger hätten, wäre das besser. Das hat sich angefühlt, als wäre alles meine eigene Schuld. Dabei hatte ich längst das Gefühl, dass etwas nicht stimmt.

Erst vor kurzem hat eine Ärztin genauer hingeschaut. Sie hat festgestellt, dass ich eine Insulinresistenz habe. Und sie hat mir ganz klar gesagt: Unter diesen Voraussetzungen ist Abnehmen im Moment kaum möglich – egal, wie sehr man sich bemüht. Das war für mich einerseits ein Schock, andererseits auch eine große Erleichterung. Endlich hatte das Ganze einen Namen.

Ich bekomme jetzt bioidente Hormone und weitere unterstützende Maßnahmen. Wir schauen uns das Schritt für Schritt an.

Es ist kein schneller Prozess, eher ein Weg. Aber zum ersten Mal habe ich das Gefühl, dass ich erst genommen werde – und dass es nicht mehr nur um Disziplin geht, sondern um Verständnis.«

Viele Frauen kennen das seit Jugendtagen: Kalorien zählen, ständige Gewichtskontrollen, Bauch einziehen, Kleidergrößen als Selbstwertmaß. All das hat uns Frauen quasi seit dem Erwachsenwerden begleitet. Wir haben gelernt auf die Zahl auf der Waage zu hören statt auf unseren Körper. Die Wechseljahre bringen ja so viel Veränderung und vielleicht ist genau jetzt der Moment, um Frieden mit dem eigenen Körper zu schließen.

Die Anti-Diät

Katharina Kühtreiber nennt sich bewusst auch »Anti-Diät-Diätologin« und nimmt so schon vielen ihrer Klient:innen den Druck raus.

»Frag dich, was du für deinen Körper essen und tun kannst, statt ständig diesen Kampf dagegen zu führen. Mein Credo ist, und das bete ich runter und rauf, Leistung braucht Energie. So wie du dein Handy ja auch ansteckst, wenn du es den ganzen Tag brauchst«.

Female Food Freedom ist der Name ihres Konzepts und der Plattform, unter der Katharina Kühtreiber ihre Arbeit zu Ernährung ohne Diätstress und zu Körperakzeptanz sichtbar macht. Also schon der Titel eine sehr versöhnliche Sichtweise auf das Thema Frauen und Ernährung. Essen ohne Schuld, leben ohne Diätregeln. Für mehr Freiheit im Kopf und im Körper. Ich treffe Katharina Kühtreiber entspannt bei einer Tasse Kaffee und einer Tüte Buttermilch. Ihr ist es ein Anliegen, den Frauen den Druck

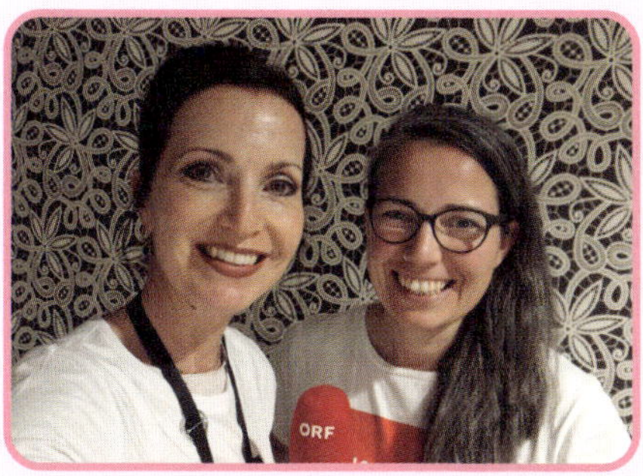

KATHARINA KÜHTREIBER, BSC. ist Diätologin, Mentaltrainerin und Podcasterin. Sie arbeitet an der Schnittstelle von Ernährung, Körperwahrnehmung und mentaler Gesundheit, mit einem besonderen Fokus auf Frauen in der Lebensmitte und die Veränderungen rund um die Wechseljahre. In ihrer Arbeit hinterfragt sie klassische Diätlogiken und deren Auswirkungen auf Stoffwechsel, Essverhalten und Selbstbild. Statt kurzfristiger Gewichtsziele stehen langfristige gesundheitliche Zusammenhänge im Mittelpunkt – etwa hormonelle Veränderungen, Insulinresistenz oder der Einfluss von Stress.

In ihrem Podcast unverWECHSELbar spricht sie über Ernährung ohne Diätstress, Körperakzeptanz und die Wechseljahre als Phase physiologischer Umstellungen, die neue Formen der Begleitung brauchen. Ihre Perspektive verbindet ernährungswissenschaftliche Grundlagen mit mentalen und psychosozialen Aspekten.

https://femalefoodfreedom.at
female.food.freedom
unverWECHSELbar

zu nehmen, ständig an sich und ihrem Gewicht und an ihrem Körper arbeiten zu müssen. Ihr ist es wichtig, dass Frauen den Fokus weg von der ständigen Kontrolle hin zu mehr Genuss und Freiheit lenken können.

Müssen wir jetzt anders essen?

Von einer kompletten Ernährungsumstellung von heute auf morgen hält Katharina Kühtreiber nicht viel. Der sanfte, aber konsequente Weg ist aus ihrer Sicht die leichtere Wahl. Viele Frauen erzählen mir: »Ich esse doch wie immer – und nehme trotzdem zu.« Das kann sehr frustrierend sein. Aber genau hier lohnt es sich, liebevoll hinzuschauen und zu verstehen, was im Körper passiert.

Die Diätologin erklärt, dass es zunächst am Absinken des Progesterons liegen kann. »Progesteron ist unser Entspannungs- und Entwässerungshormon. Wenn sein Spiegel sinkt, kommt es häufig zu Wassereinlagerungen. Die Waage zeigt dann plötzlich mehr an – dabei ist es noch gar kein zusätzliches Fett, sondern oft nur Wasser.«

Doch damit nicht genug: Auch die Veränderungen beim Östrogen spielen eine entscheidende Rolle. »Wenn die Eierstöcke weniger Östrogen produzieren, versucht der Körper, das Defizit ein Stück weit auszugleichen. Fettzellen können nämlich selbst Östrogen bilden. Deshalb legt der Körper gerade rund um die Körpermitte vermehrt Fett an – auch wenn uns das nicht gefällt, ist es ein wunderbarer Selbstschutzmechanismus«, so Kühtreiber.

Hinzu kommt, dass der sinkende Progesteronspiegel unsere Stimmung und den Schlaf beeinflusst. Wer weniger schläft, hat weniger Gelegenheit, Energie zu tanken – und der Körper verlangt nach schneller Energie. »Das bedeutet, dass wir in der Früh auf dem Weg ins Büro nicht unbedingt das Vollkornweckerl nach uns rufen hören, sondern eher die Zimtschnecke oder das Croissant. Das ist kein Versagen, sondern eine ganz logische Reaktion unseres Körpers, der auf kürzestem Weg Energie nachliefern möchte«, betont Kühtreiber.

Auch das emotionale Essverhalten verändert sich. Viele Frauen greifen in stressigen Situationen, aus Ärger oder Traurigkeit automatisch zu Süßem oder Knabbereien. »Wir müssen verstehen: Essen ist oft auch ein Ventil. In den Wechseljahren, wo Stimmungsschwankungen häufiger auftreten, ist das ein ganz wesentlicher Punkt. Wer das erkennt, kann bewusster und liebevoller mit sich selbst umgehen«. Hier hört man die Mentaltrainerin sprechen.

Gewichtszunahme in den Wechseljahren ist also nicht einfach eine Frage von Disziplin oder Kalorien. Sie ist Ausdruck komplexer hormoneller und emotionaler Veränderungen. Genau deshalb ist es so wichtig, dass wir uns in dieser Phase nicht mit strengen Diäten quälen, sondern lernen, die Signale unseres Körpers zu verstehen und ihm achtsam das zu geben, was er braucht.

Superhelden–Nährstoffe statt Superfoods: Was uns in den Wechseljahren wirklich stärkt

In den Wechseljahren ist es weniger entscheidend, einem vermeintlich ultimativen »Super-Lebensmittel« nachzujagen – viel wichtiger ist, dass Mahlzeiten sättigend, ausgewogen und nährstoffreich sind. Eine liebevolle Struktur im Essalltag kann bereits viel bewirken, sagt Ernährungswissenschafterin Katharina Kühtreiber.

Entscheidend ist das Zusammenspiel der zentralen Bausteine: Kohlenhydrate als verlässliche Energiequelle, Eiweiß für Muskeln und Stoffwechsel, und Ballaststoffe für Verdauung und Sättigung. »Gerade Eiweiß gerät leicht in Vergessenheit. Obwohl es jetzt so wichtig ist, sehen wir in der Praxis oft, dass zu wenig davon gegessen wird. Dabei kann schon eine bewusste Eiweißzufuhr im Alltag enorm viel bewirken.«

Auch bestimmte Nährstoffe rücken in dieser Lebensphase stärker in den Fokus. Kühtreiber nennt Magnesium, das bei Krämpfen unterstützen kann, sowie Phytoöstrogene – pflanzliche Substanzen mit östrogenähnlicher Wirkung. »Sojaprodukte sind hier besonders interessant. Isoflavone können den Körper positiv unterstützen. Tofu, Edamame oder Sojajoghurt liefern nicht nur Eiweiß, sondern wirken zusätzlich ausgleichend.« Ergänzend können Samen wie Leinsamen, Kürbis- oder Sonnenblumenkerne sinnvoll sein. Darüber hinaus spielen klassische Mikronährstoffe wie Calcium, Vitamin D, Magnesium, Zink und B-Vitamine eine wichtige Rolle. »Wer darauf achtet, was er dem Körper zuführt, gewinnt unglaublich viel.«

Bevor jedoch einfach supplementiert wird, gilt: zuerst messen, dann gezielt ergänzen.

Das Plus an Eiweiß

»Studien zeigen, dass Frauen in den Wechseljahren einen erhöhten Bedarf an Eiweiß haben«, erklärt Diätologin Katharina Kühtreiber. »Wir sprechen hier von etwa einem bis 1,2 Gramm Eiweiß pro Kilogramm Körpergewicht am Tag – das ist das, was der Körper im Alltag braucht, um Muskulatur, Stoffwechsel und viele andere Prozesse gut zu versorgen.«

Besonders wichtig sei dabei nicht nur die Gesamtmenge, sondern auch die Verteilung: »Wir wissen aus aktuellen Fachkongressen, dass es deutlich vorteilhafter ist, die Eiweißzufuhr auf mehrere Mahlzeiten am Tag zu verteilen, anstatt sie in einer einzigen großen Portion am Abend aufzunehmen. Der Körper kann Eiweiß dann besser aufnehmen und verwerten.«

Damit wird auch klar, warum regelmäßige Mahlzeiten so entscheidend sind. »Wenn ich das Frühstück weglasse, mittags nur einen Salat esse und dann abends versuche, mit einem Schlag 60 oder 70 Gramm Eiweiß aufzunehmen, bringt das deutlich weniger. Sinnvoller ist es, zu jeder Hauptmahlzeit eine gute Eiweißquelle einzubauen – etwa Joghurt oder Quark/Topfen am Morgen, Hülsenfrüchte zu Mittag oder Fisch, Fleisch, Tofu oder Käse am Abend. Das Frühstück auszulassen ist ohnehin keine gute Idee.«

Für Frauen, die zusätzlich Krafttraining machen, kann der Bedarf noch etwas höher sein. Aber auch hier gilt: Eine gleichmäßige Verteilung über den Tag macht langfristig den Unterschied. »Es geht nicht um Perfektion«, betont Kühtreiber, »sondern darum, den Körper regelmäßig mit dem zu versorgen, was er braucht. Schon kleine Veränderungen im Alltag – etwa ein proteinreiches Frühstück – können spurbar Kraft und Stabilität geben.«

Viele Frauen stehen in den Wechseljahren vor derselben Herausforderung: Sie möchten ihren Körper gut mit Eiweiß versorgen, wissen aber nicht genau, wie sie die empfohlenen Mengen im Alltag erreichen – und welche Lebensmittel dafür besonders geeignet sind.

Die Diätologin beruhigt: »Wir haben viele Möglichkeiten, Eiweiß in den Alltag einzubauen – sowohl über tierische als auch über pflanzliche Lebensmittel.« Zu den tierischen zählen Fleisch, Fisch, Eier sowie Milch- und Milchprodukte, zu den pflanzlichen vor allem Hülsenfrüchte – also Linsen, Bohnen, Erbsen oder Kichererbsen. »Gerade Bohnen sind wahre Eiweißlieferanten – von Käferbohnen bis zu Sojabohnen. Aus Soja lassen sich wiederum Produkte wie Tofu, Tempeh oder Sojajoghurt herstellen, die sich gut in den Alltag integrieren lassen.«

Auch Nüsse, Samen, Kerne und Vollkornprodukte tragen zur Eiweißbilanz bei. Kühtreiber empfiehlt, diese Vielfalt bewusst zu nutzen: »Optimal ist es, wenn tierische und pflanzliche Quellen kombiniert werden. Empfohlen sind mindestens zwei Portionen Hülsenfrüchte pro Woche – und ehrlich gesagt: das dürfte ruhig öfter sein. Gerade in den Wechseljahren profitieren wir sehr von einer stärker pflanzenbasierten Kost. Das heißt nicht, dass wir auf tierische Produkte verzichten müssen, aber die Balance darf sich verschieben.«

Im Alltag hilft es, die Mengen realistisch einzuschätzen. »Ein Ei liefert rund sieben bis acht Gramm Eiweiß. Ein Stück Käse mit etwa 50 Gramm bringt ungefähr zehn Gramm Eiweiß. Und 70 Gramm Magertopfen enthalten ebenfalls rund zehn Gramm. Das klingt wenig – und genau da liegt das Problem: Oft legen wir nur eine Scheibe Käse oder Schinken aufs Brot und denken, wir hätten Eiweiß gegessen. Aber das reicht natürlich nicht, um den täglichen Bedarf zu decken.«

Manche Frauen zögern, mehr Hülsenfrüchte zu essen, weil sie Blähungen fürchten. Kühtreiber empfiehlt, sich langsam heranzutasten: »Mein Tipp gegen Blähungen: Hülsenfrüchte gut abzuspülen, weil die Saponine – also Seifenstoffe in den Hülsenfrüchten – oft die Ursache sind. Außerdem hilft es, gründlich zu kauen, viel zu trinken und Gewürze wie Kümmel, Anis oder Fenchel zu verwenden. So werden Hülsenfrüchte verträglicher – und ihr großer Nährwert kommt richtig zur Geltung.«

Mein persönlicher, bescheidener Eiweiß-Tipp: Ich esse in der Früh Magertopfen mit Leinöl, Banane, Haferflocken, Kürbiskernen und Sonnenblumenkernen. Untertags gern Mozzarella oder Feta. Die Diätologin segnet mein Frühstücksritual jedenfalls ab.

Am Ende zeigt sich: Wer den Kühlschrank klug bestückt, hat Eiweiß jederzeit griffbereit – Magertopfen fürs Frühstück, Hülsenfrüchte für ein schnelles Mittagessen oder Fisch und Käse am Abend. Mit kleinen Anpassungen im Alltag lässt sich die tägliche Eiweißmenge gut erreichen – und der Körper dankt es mit mehr Kraft, Stabilität und Balance.

Arbeitsalltagstaugliche Snacks & Co

Im Arbeitsalltag merke ich, wie am Nachmittag langsam die Konzentration flöten geht. Oder es schleichen sich diese fiesen Heißhungerattacken an, die ich früher mit Kaffee und Keksen – nur kurzfristig – bekämpfen konnte. Die Folge: Der Blutzucker schnellt hinauf – und stürzt kurze Zeit später wieder ins Zuckertief. Diätologin Katharina Kühtreiber hat hier einen einfachen Tipp: Buttermilch. Geht schnell, kann man überallhin mitnehmen, sättigt und liefert auch einiges an Eiweiß. »Dazu ein Apfel, eine Banane oder ein paar Nüsse – und man hat eine kleine, ausgewogene Zwischenmahlzeit.«

Auch Joghurt mit Beeren oder ein cremiger Topfenaufstrich lassen sich unkompliziert in den Alltag einbauen. »Es geht gar nicht darum, ständig Neues zu erfinden, sondern zu verstehen: Wo bekomme ich meine Eiweißquelle her – und wie kann ich sie mit Obst, Gemüse oder Getreide so kombinieren, dass ich satt und zufrieden bin.«

Ein häufiger Grund für Heißhunger liegt laut Kühtreiber darin, dass Mahlzeiten ausgelassen oder zu klein gewählt werden. »Viele essen morgens nur eine Handvoll Müsli und glauben, das soll sie sechs Stunden sättigen. Das funktioniert nicht.

Leistung braucht Energie

»So wie wir unser Handy wieder aufladen, wenn der Akku leer ist, müssen wir auch unseren Körper regelmäßig mit Energie versorgen.«

Wer viel leisten muss, muss auch gut darauf schauen, genug Energie zuzuführen. Ich habe oft am Wochenende Acht-Stunden-Tage, in denen ich sechs davon im Studio stehe. Meine Arbeitskolleg:innen lachen oft schon, wenn ich mit meinem Essenspaket ankomme. Aber ich habe gelernt, gut auf mich zu schauen – sonst droht mir ein Leistungsabfall, der im Radio natürlich nicht so gut ankommt.

Dabei geht es nicht nur um das Was, sondern auch um das Wie. »Wir essen oft im Gehen, im Auto, vor dem Laptop oder mit dem Handy in der Hand. Aber unser Gehirn registriert dann gar nicht richtig, dass wir essen. Essen ist Nahrungsaufnahme – das ist der Moment, in dem wir unseren Körper nähren. Dieses Bewusstsein verändert sehr viel«, betont Kühtreiber.

Und dann ist da noch der emotionale Anteil. »Ich sehe in meiner Praxis häufig, dass Essen als Belohnung oder als Ventil genutzt wird – sei es, weil die Kinder gerade anstrengend sind, der Partner stresst oder der Chef fordert. Dann kommen schnell Schokoriegel oder Snacks ins Spiel. Dagegen ist grundsätzlich nichts einzuwenden, aber sie sollten Genussmomente sein – nicht Mittel, um Hunger oder Müdigkeit zu stillen. Wenn der Körper Energie braucht, darf das ruhig etwas Nahrhaftes sein.«

Heißhungerattacken sind oft ein Zeichen dafür, dass der Körper zu wenig oder das Falsche bekommen hat – an Nährstoffen, Energie oder auch an Ruhe. Wer Mahlzeiten achtsam gestaltet, eiweißreich und ausgewogen isst und sie bewusst einnimmt, schenkt sich nicht nur Kraft, sondern auch ein Stück Gelassenheit im hektischen Alltag – das dürfen wir von Katharina Kühtreiber lernen.

Viele Frauen spüren im Alltag Erschöpfung und sind überzeugt, dass es mit dem Blutzuckerspiegel zu tun haben muss. Oft steckt aber etwas viel Einfacheres dahinter: Wir trinken schlichtweg zu wenig. »Gerade Frauen vergessen über den Tag verteilt oft auf die Flüssigkeit. Müdigkeit oder Kopfschmerzen haben dann weniger mit dem Zucker zu tun, sondern mit Dehydrierung«, erklärt Kühtreiber.

Und während viele Ernährungsberater:innen mit strengen Regeln arbeiten, spüre ich bei Katharina Kühtreiber sofort eine wohltuende Gelassenheit. Auf Instagram sieht man sie durchaus einmal herzhaft in einen Krapfen beißen oder ein Stück Pizza genießen. Verbote? Die gibt es bei ihr nicht.

»Das hat einmal eine Klientin sehr treffend formuliert. Sie hat mich in der Erstberatung ganz entsetzt gefragt: ›Ich bekomme jetzt von Ihnen keine Liste mit Dingen, die ich nicht essen darf?‹ – und ich habe gesagt: Nein«, erzählt Kühtreiber mit einem Lächeln.

Ihre Haltung wird in einem Satz sehr klar: »Mein Motto ist Female Food Freedom. Es geht um einen entspannten Essalltag und einen freien, unbewerteten Umgang mit Lebensmitteln.« Sie arbeitet nach den Prinzipien des intuitiven Essens, bei dem es darum geht, die »Lebensmittelpolizei« im Kopf abzuschaffen. »Wir lernen von klein auf: Die Pizza ist böse, der Apfel ist gesund. Diese ständige Bewertung macht uns das Leben schwer. Essen darf nicht in Gut und Böse eingeteilt werden, sonst machen wir uns selbst unnötig Druck.«

Und sie kennt die typischen Muster, die viele Frauen aus Diäten und Fastenzeiten kennen: »Wenn ich mir etwas verbiete, steigt der Reiz. Sobald ich mir sage, ich darf keine Süßigkeiten essen, sehe ich plötzlich überall Schokolade. Wenn ich mir aber erlaube, jeden Tag Schokolade essen zu dürfen, verliert sie ihren besonderen Reiz.«

In ihrem Beratungsalltag erlebt Kühtreiber, wie sehr sich dieser Ansatz langfristig auszahlt. »Viele Frauen erzählen mir nach einiger Zeit: Früher hätte ich nie ein Lokal ohne Nachspeise verlassen, und jetzt merke ich, ich brauche das gar nicht mehr jeden Tag.« Es passiert, weil die Genusserlaubnis da ist – und wir wieder spüren: Was will ich eigentlich wirklich? Welche Süßigkeit schmeckt mir? Und wann ist es nur Gewohnheit?

Diese Freiheit beim Essen, das Erlauben statt Verbieten, nimmt Druck aus dem Alltag. Essen darf wieder ein Moment der Freude sein – ob beim Apfel, beim Käsebrot oder beim Krapfen. Und trotzdem wissen wir natürlich: Weniger Zucker und weniger Alkohol tun uns gut. Aber wie gehen wir das richtig an?

Katharina Kühtreiber unterscheidet hier zwei Blickrichtungen. »Das eine ist der sogenannte versteckte Zucker. Er steckt in vielen Produkten, ohne dass wir es bewusst wahrnehmen. Da darf man sich fragen: Brauche ich das überhaupt? Will ich solche Produkte regelmäßig konsumieren? Und wenn ja, dann möglichst bewusst.« Der andere Teil sei der Zucker, den wir ganz direkt als Kuchen, Schokolade oder Keks essen. »Hier hilft es, die Bewertung rauszunehmen. Wer sich Süßes erlaubt, hat viel weniger das Gefühl, es heimlich oder maßlos essen zu müssen. Ich kenne Klientinnen, die sagen: Früher hätte ich eine Packung Lebkuchen an einem Abend aufgegessen. Heute liegt sie seit Weihnachten im Schrank – einfach, weil sie erlaubt ist.«

Wichtig ist für Kühtreiber nicht, jede Schokokugel zu verteufeln, sondern den Blutzucker im Alltag möglichst stabil zu halten. »Ich bin keine große Freundin von Glucose-Monitoring bei gesunden Frauen. Aber es ist sinnvoll, regelmäßige Mahlzeiten zu essen und sie so zu gestalten, dass der Blutzucker konstant bleibt. Dann sind Heißhungerattacken und das Überessen viel seltener.«

Die heilige Kuh Alkohol

Und was ist mit dem Glas Wein oder Prosecco? Für viele gehört es einfach zum Genuss dazu. Kühtreiber sieht das differenziert: »Alkohol ist ein Genussmittel. Der Körper braucht ihn nicht. Es wirkt manchmal paradox, dass wir uns so viele Gedanken über Zucker, Kohlenhydrate oder Fette machen – aber beim Alkohol tun wir so, als wäre er unantastbar. Dabei tut er unserem Körper nichts Gutes.«

Sie empfiehlt, den eigenen Umgang ehrlich zu beobachten. »Wie oft trinke ich? Trinke ich, weil ich denke, man muss anstoßen? Oder genieße ich es wirklich bewusst? Und wie geht es mir danach?« Nicht wenige merken, dass sie schlechter schlafen, Kopfschmerzen bekommen oder sich einfach nicht wohlfühlen.

Mittlerweile gibt es viele alkoholfreie Alternativen – vom Aperol über den Hugo bis hin zu schmackhaften Longdrinks. Stellt den Barkeeper oder die Barkeeperin eures Vertrauens doch einmal auf die Probe, welche Alternativen er oder sie für euren Mädelsabend zaubern kann. Ich persönlich sitze beim Ausgehen oder Essengehen auch nicht gern mit einem Glas Mineralwasser herum. Ich habe begonnen, alkoholfreies Bier zu trinken – und mir schmeckt es.

Gerade in den Wechseljahren spüren viele Frauen, dass sie Alkohol nicht mehr so gut vertragen. »Das liegt daran, dass der Körper sich umstellt. Alkohol wird in der Leber abgebaut – und die ist ohnehin schon damit beschäftigt, Hormone zu verstoffwechseln. Wenn wir ihr zusätzlich Alkohol zumuten, kommt noch mehr Belastung dazu. Deshalb lohnt es sich, ehrlich hinzuschauen und die eigenen Gewohnheiten zu hinterfragen.«

Das kennen viele: ein Glas Wein am Abend – und die Nacht ist unruhiger als sonst. Das liegt nicht nur an der Psyche, sondern an der Biologie. Alkohol entspannt zwar kurzfristig und macht müde, stört aber die Qualität der zweiten Nachthälfte. Der Schlaf wird flacher, die Erholungsphasen kürzer. Gerade in den Wechseljahren, wenn der Schlaf ohnehin oft leichter wird, fällt das besonders auf.

Knabber-Attacken

Abends auf der Couch, beim Fernsehen oder Netflixen – genau dann überkommt uns oft die Lust auf etwas Knuspriges. Viele Frauen fragen sich, ob sie Chips und Salzstangen besser durch gesündere Alternativen ersetzen sollten. Katharina Kühtreiber winkt da ab: »Ich würde gar nichts ersetzen. Wenn ich eigentlich Chips will und stattdessen zu Gemüsesticks greife, werde ich nicht zufrieden sein. Am Ende esse ich die Gemüsesticks, dazu vielleicht noch Käse, ein paar Datteln – und lande dann trotzdem bei den Chips. Da ist es ehrlicher, gleich die Chips zu essen, wenn ich sie wirklich möchte.«

Doch sie rät, genauer hinzuschauen, ob es überhaupt ein echtes Verlangen ist oder bloß eine Gewohnheit. »Oft verbinden wir Fernsehen mit Chips – das gehört einfach zusammen. Aber wenn ich satt bin, ist es gut, sich zu fragen: Will ich sie heute wirklich? Oder greife ich nur automatisch ins Sackerl?«

Ein weiterer Punkt ist das Nebenbei-Essen. »Wenn die Chips neben mir stehen, greife ich ständig hinein und bekomme gar nicht mit, wie viel ich esse. Besser ist es, bewusst zu genießen: Wenn ich Chips will, dann esse ich Chips – aber ohne schlechtes Gewissen und ohne Ablenkung. Das macht zufriedener, als sie achtlos im Vorbeigehen zu verputzen.«

Kühtreiber betont, dass es auch um die Frage geht, wofür wir Essen einsetzen. »Essen sollte nicht primär zur Emotionsregulation dienen. Wenn ich müde bin, wäre vielleicht ein früheres Schlafengehen hilfreicher. Oder ich gönne mir ein Gespräch mit meinem Partner, eine kalte Dusche oder etwas anderes, das mir wirklich guttut. Wenn Essen immer die Antwort auf Stress oder Langeweile ist, dann übersehen wir andere Bedürfnisse.«

So wird klar: Knabberlust am Abend ist nicht verboten. Sie darf sein – solange sie bewusst gelebt wird. Genuss bedeutet, die Chips dann zu essen, wenn man sie wirklich möchte – und gleichzeitig ehrlich hinzuspüren, ob es nicht manchmal etwas ganz anderes ist, nach dem wir uns sehnen.

Guter Schlaf beginnt am Tag

Die Schlafqualität lässt in den Wechseljahren bei vielen Frauen spürbar nach. Doch schon mit Blick auf das tägliche Essen lässt sich einiges tun, um den Körper in der Nacht zu entlasten. Katharina Kühtreiber empfiehlt, nicht erst beim Abendessen anzusetzen.

»Eigentlich fängt guter Schlaf schon mittags an – oder besser gesagt mit einer bewusst gestalteten Tagesernährung. Wer den ganzen Tag über zu wenig oder nur nebenbei isst, sitzt am Abend oft da und merkt: Jetzt erst kommt die Entspannung – und jetzt esse ich. Und dann wird es meist mehr, als wir eigentlich wollten.«

Auch die Wahl der Mahlzeit spielt eine Rolle. »Sehr fettreiche Gerichte oder große Portionen belasten den Körper, weil die Verdauung auf Hochtouren läuft, während er sich eigentlich auf die Ruhephase vorbereiten sollte. Und wenn wir hungrig sind und schnell essen, wird es noch schwieriger, weil wir kaum kauen. Das liegt dann noch schwerer im Magen«, erklärt Kühtreiber.

Ein weiterer Punkt ist der Kaffeekonsum. »In den Wechseljahren reagieren viele Frauen sensibler auf Koffein. Für manche reicht es, wenn sie ab 14 Uhr keinen Kaffee mehr trinken. Andere merken sogar schon ab Mittag: Wenn ich dann noch Koffein zu mir nehme, liege ich abends wach.«

Immer wieder taucht die Empfehlung auf, spätestens zwei Stunden vor dem Schlafengehen nichts mehr zu essen. Katharina Kühtreiber sieht das pragmatisch: »Ja, es ist sinnvoll, dem Körper etwas Zeit zu geben, damit er mit der Verdauung nicht in die Nacht startet. Wenn ich weiß, ich gehe gegen zehn Uhr schlafen, passt es gut, wenn ich spätestens zwischen sieben und halb acht zu Abend esse. Aber das Leben ist nicht immer planbar. Es gibt Abende mit Einladungen oder einem späten Termin – das sind Ausnahmen, und sie machen den Unterschied nicht. Wichtig ist, dass es nicht zur täglichen Gewohnheit wird.«

Auch die Art des Essens spielt eine Rolle. »Sehr schwere oder fettreiche Mahlzeiten liegen länger im Magen und können den Schlaf belasten. Wer tagsüber regelmäßig und ausgewogen isst, kommt abends seltener in die Situation, völlig ausgehungert spät zu essen. So tut man dem Körper und dem Schlaf am meisten Gutes«, erklärt Kühtreiber.

Wenn man nicht nur für sich selbst kocht

Ich selbst kenne das nur zu gut: Zwei pubertierende Jungs, die am liebsten Fleisch und Nudeln essen, während ich nach einem langen Tag eher etwas Leichteres möchte. Zwei verschiedene Menüs am Abend? Dafür fehlt mir die Kraft, die Lust und vor allem die Zeit.

Katharina Kühtreiber nickt verständnisvoll. »Das betrifft alle, die für mehrere Personen kochen. Der Schlüssel ist: nicht doppelt zu kochen, sondern in Komponenten zu denken. Die Nudeln und das Fleisch sind für die Kinder da – und Sie ergänzen für sich einen Salat oder etwas Gemüse. Das darf auch einmal der rote Rübensalat aus dem Glas sein, es muss nicht immer frisch geschnitten sein.«

Es gehe darum, nicht kompliziert zu denken. »Wenn Sie eine Basis haben – Eiweiß, Kohlenhydrate, Fett und Gemüse – dann können Sie diese Bausteine nach Lust und Laune kombinieren. Für die einen gibt es Huhn und Nudeln, für Sie vielleicht Huhn mit Hirse und Salat. Und wenn die Kinder Hirse nicht mögen, gibt es eben ein Stück Brot dazu. So bleibt Vertrautes am Teller, ohne dass Diskussionen entstehen.«

Auch beim Thema Kantine oder schnelles Abendessen hilft dieses Baukastenprinzip. »Habe ich Eiweiß dabei, eine Kohlenhydratquelle und Gemüse oder Obst? Dann ist es eine ausgewogene Mahlzeit. Ein sättigender Salat kann statt mit Nudeln auch mit Schinken und Käse, mit Feta, Thunfisch oder Linsen zubereitet werden – morgen vielleicht mit Vollkornreis oder Erdäpfeln. Es braucht keine komplizierten Regeln, sondern nur den Blick: Sind die Komponenten da?«

So lässt sich der Alltag zwischen Pubertät und Wechseljahren am Familientisch ganz gut vereinbaren – ohne Stress und ohne dass jemand das Gefühl hat, verzichten zu müssen.

Auf Instagram prasseln täglich neue Ernährungstipps auf uns ein. Haferflocken gelten einmal als Zuckerbombe, dann wieder als Superfood. Bananen werden verteufelt – oder als idealer Snack gefeiert. Die Informationsflut ist so groß, dass viele am Ende ratlos vor dem Supermarktregal stehen. Darum habe ich Katharina Kühtreiber gefragt, welche drei Dinge bei ihr daheim nie fehlen dürfen. Ihre Antwort ist erfrischend einfach: »Topfen, Buttermilch und Karotten. Damit kann man immer etwas machen – nein, nicht gemeinsam«, sagt sie lachend. »Die Buttermilch ist für mich ein schneller Snack, der Topfen liefert Eiweiß, und Karotten sind einfach praktisch, weil sie immer da sind und man sie schnell knabbern kann. Und Kaffee habe ich auch immer zu Hause.«

Expertin-Tipp: Drei Dinge für eine gesunde Ernährung

Wenn Katharina Kühtreiber uns nur drei Dinge mitgeben dürfte, dann wären es diese: »Frühstück ist eine der wichtigsten Mahlzeiten. Wenn ich Leistung von meinem Körper verlange, dann muss ich ihm auch entsprechende Energie zuführen.« Und weiter: »Genuss und Zufriedenheit dürfen wieder Teil unserer Mahlzeiten sein. Wir sollten alle Sinne einbeziehen, uns hinspüren: Schmecke ich, was da vor mir liegt? Macht es mich satt und zufrieden?« Und schließlich der dritte Gedanke: »Beginnen wir damit, wenigstens eine Mahlzeit pro

Tag ganz bewusst zu zelebrieren. Setzen wir uns hin, ohne Ablenkung, und essen wirklich nur. Keine sieben Kanäle nebenbei. Ohne Handy, ohne Fernsehen, …«

Was würde Katharina Kühtreiber auf ein PLAKAT schreiben und es für unsere kleine Revolution der Aufklärung in die Höhe halten?

»Frag dich, was du für deinen Körper essen und tun kannst, statt ständig den Kampf dagegen zu führen.«

Damit spricht sie etwas an, das viele von uns seit der Jugend begleitet: Diäten, Kalorienzählen und der ständige Versuch, das Gewicht zu kontrollieren.

Darum die Frage: Was brauchen wir Frauen in dieser Lebensphase?

Kühtreiber wird hier sehr grundsätzlich: »Unsere Generation hat von klein auf Diäten gelernt. Wir haben mageren Idealen nachgeeifert, Zeitschriften und Königshäuser haben uns Essstörungen fast als Tugend verkauft. Viele von uns haben ihrem Körper damit über Jahrzehnte nicht gutgetan. Jetzt ist die Zeit, Frieden zu schließen. Unser Körper ist unser einziges Zuhause. Er verdient Respekt. Wenn wir ihn annehmen, statt gegen ihn zu kämpfen, entsteht eine neue Beziehung – eine, die trägt.«

Was für ein schöner, versöhnlicher Gedanke. Katharina Kühtreiber erinnert uns daran, dass es jetzt nicht um Strenge und Verbote geht, sondern um Selbstfürsorge und Respekt.

Der weibliche Körper unter Dauerbeobachtung

Letztens hat mir eine Frau erzählt, dass ihrer Meinung nach immer noch der Gedanke »Nur eine schlanke Frau ist eine schöne Frau« in vielen Köpfen steckt – und dass man als Frau mit vielleicht ein paar Wechseljahre-Kilos mehr auf den Rippen weniger Chancen hat, auf der Karriereleiter weiterzukommen. Ihr Satz dazu: »Wenn du als dicke Frau versuchst, irgendwo Karriere zu machen, hast du es doppelt so schwer.« Sie hat jedenfalls in ihrem Job erlebt, dass Aussehen und Körpergewicht eine große Rolle spielen. Das ist bedenklich. Was sagt das über uns und unsere alten Denkmuster aus?

Aber es stimmt: Frauen werden noch immer sehr oft auf ihren Körper und ihr Aussehen reduziert. Nicht nur von Männern – auch wir Frauen sind schnell mit Bewertungen. Und so wird es schwierig, ein gutes Körpergefühl zu entwickeln.

Katharina Kühtreiber beobachtet: »Das hat sehr viel mit unserer Erziehung und Sozialisation zu tun – und natürlich auch mit dem Patriarchat. Denn solange wir Frauen mit uns selbst beschäftigt sind, mit unserem Aussehen, mit Kalorien oder mit dem nächsten Verzicht, bleiben wir klein. Wenn wir damit aufhören, entsteht Kraft. Schritt für Schritt kann man das ablegen. Es ist nicht leicht, aber es ist möglich.« Sie erinnert an einen Satz, der hängenbleibt: »Würden morgen alle Frauen aufwachen und fein mit ihrem Aussehen und ihrem Körper sein – dann hätten wir eine unvorstellbare Energie. Und wir könnten sie für Themen einsetzen, die wirklich wichtig sind.«

Dieser Gedanke trifft mich wirklich ins

Herz. Stellt euch nur einmal vor, wie viel Zeit, Freude und Lebensenergie wir damit verbracht haben, über Problemzonen, Makel oder unser Gewicht nachzudenken. Wie oft haben wir uns gefragt, ob wir »dünn genug« sind – anstatt uns zu fragen, ob wir glücklich sind.

Wir haben verlernt, einfach zu essen, weil wir glauben, uns ständig dafür rechtfertigen zu müssen. Jetzt ist es an der Zeit, Frieden mit dem eigenen Körper zu schließen – ganz nach Katharina Kühtreibers Motto: **Female Food Freedom** – und unsere Energie in das zu stecken, was uns wirklich stark und glücklich macht.

Was ich gelernt habe:

Bei mir gibt es ab sofort wieder mehr Gelassenheit am Teller. Buttermilch als Snack, mehr Hülsenfrüchte, Nüsse statt süßer Zwischenmahlzeiten. Ich merke, wie wichtig es ist, mich vor langen Tagen gut zu stärken, damit ich für meine Leistung auch genug Energie habe. Oder, wie es Katharina Kühtreiber so treffend sagt: »Leistung braucht Energie.«

Unser Körper verändert sich – und wir dürfen auch unsere Sicht auf Ernährung verändern. Weg vom ständigen Optimieren, weg vom Funktionieren-Müssen. Hin zu einem entspannteren, wohlwollenderen Umgang mit dem eigenen Körper. Zu akzeptieren, dass er sich wandelt – und dass er trotzdem, oder vielleicht gerade deshalb, Unterstützung verdient.

Wir sind mit Diäten, Kleidergrößen und permanenter Bewertung groß geworden. Mit der Vorstellung, dass der Körper ständig korrigiert werden muss. Kein Wunder also, dass viele von uns gelernt haben, sich selbst kritisch zu betrachten. In den Wechseljahren wird besonders deutlich, wie wenig hilfreich dieser dauernde Kampf um Kontrolle, Kalorien und »richtiges« Essen ist. Kühtreiber plädiert deshalb für einen informierten, realistischen Umgang mit Ernährung – besonders in Lebensphasen, in denen sich Gewicht, Hunger, Energielevel und Stoffwechsel verändern. Dabei versteht sie Ernährung nicht als Frage von Disziplin, sondern als Teil ganzheitlicher Gesundheitsvorsorge.

Es geht nicht darum, perfekt zu essen. Es geht darum, sich gut zu versorgen, den eigenen Bedürfnissen Raum zu geben – und Frieden zu schließen mit dem Körper, der uns durch so viele Lebensphasen getragen hat und hoffentlich noch lange tragen wird.

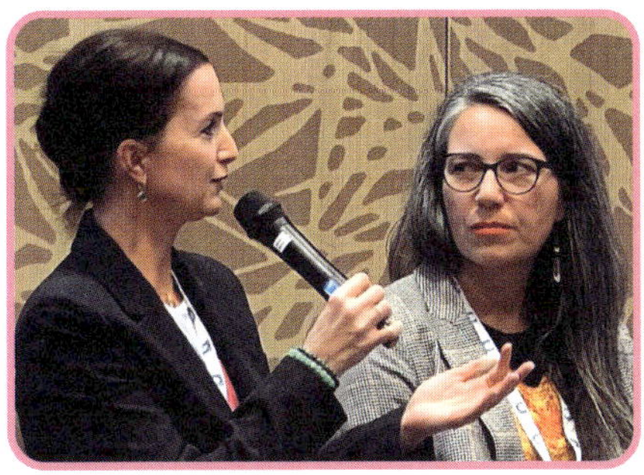

Gemeinsam mit Diätologin und Podcasterin Katharina Kühtreiber auf dem Podium beim Menopausekongress 2025 in Wien

KAPITEL 20
Krafttraining
Mit Midlife-Fitness-Expertin Mag. Béatrice Drach

Je länger ich mich mit den Wechseljahren beschäftige, desto mehr verstehe ich, dass diese Zeit auch einlädt, sich intensiv mit dem eigenen Körper auseinanderzusetzen. Natürlich verändert sich unser Körper. Wir schauen nicht mehr gleich aus wie mit 30. Wir spüren Tag für Tag, dass sich die Jugendlichkeit verabschiedet. Der Hals ist nicht mehr so straff, die Schenkel sowieso nicht und der Bauch vergrößert mehr und mehr seinen Umfang. Jetzt ist Bewegung essenziell – nicht unbedingt, um schlank zu bleiben oder zu werden, sondern damit wir Kraft und Energie haben, gut und gesund durch die nächsten 30, 40 Jahre zu kommen.

Etwa ab dem Alter von 30 beginnt sich unser Körper zu verändern, wir bauen wieder langsam ab, die Muskelmasse nimmt ab, wir verlieren langsam an Knochendichte, der Stoffwechsel bremst sich ein, die Produktion von Kollagen lässt nach, die Haut wird dünner, … na super, vielen Dank auch!

#WISSEN STATT WUNDERN

Langzeitbeobachtungen und Übersichtsarbeiten zeigen, dass bereits ab dem dritten Lebensjahrzehnt altersbedingte Veränderungen einsetzen: Besonders deutlich beschleunigen sich diese Prozesse hormonell bedingt bei Frauen rund um die Perimenopause und Menopause. Der altersbedingte Muskelabbau wird Sarkopenie genannt. Krafttraining gilt in der wissenschaftlichen Literatur als zentrale Maßnahme, um diesen Veränderungen entgegenzuwirken. *(u. a. beschrieben in: Journal of Gerontology: Medical Sciences; Ageing Research Reviews)*

Ich glaube, die wenigsten Frauen fühlen sich wirklich rundum wohl in ihrem Körper. Wir alle haben mehr oder weniger Körperstellen, mit denen wir (noch) nicht versöhnt sind – und sie werden in den Wechseljahren nicht weniger. Ich habe seit Mitte 40 etwa sechs Kilo zugenommen, ohne dass ich meine Essgewohnheiten verändert hätte. Seit Beginn der Wechseljahre habe ich das Gefühl, dass ich immer runder werde – vor allem an Bauch, Hüften und Oberschenkeln. Somit musste ich sämtliche Hosen austauschen – und heute schätze ich durchaus Modelle mit »Komfortbund«. Da ploppen plötzlich Kilos auf der Waage auf, die keiner eingeladen hat – und die Kleidung von früher passt einfach nicht mehr.

Carmen, 55: »Ich habe in den letzten Jahren scheinbar aus dem Nichts fünf bis zehn Kilo zugenommen – obwohl ich viel Bewegung mache und regelmäßig Sport treibe. Ich musste mich fast komplett neu einkleiden, weil mir nichts mehr gepasst hat. Das ist unglaublich frustrierend. Ich verstehe die Welt nicht mehr. Vier- bis sechsmal pro Woche versuche ich, in Bewegung zu bleiben: Fitnessstudio, Yoga, Laufen, Schwimmen, mittlerweile auch Line Dance. Ich habe meine Ernährung umgestellt, esse kaum noch Zucker, viel Gemüse, wenig Fleisch, trinke so gut wie keinen Alkohol mehr. Und trotzdem habe ich vor allem am Bauch zugenommen. Das wieder loszuwerden, ist extrem schwierig.

Auch sonst hat sich vieles verändert: mehr Kopfschmerzen bis hin zu Migräne, dazu Schwindel und dieses Gefühl, vergesslicher zu sein. Oft fühlt es sich an wie Nebel im Kopf. Und dann diese Hitzewallungen – wenn man in einer Besprechung sitzt und plötzlich stark zu schwitzen beginnt.

Mittlerweile sehe ich durch das Training und die konsequente Ernährung erste Erfolge: etwa drei Kilo weniger – mit viel Einsatz. Ich hoffe, dass das so bleibt. Zusätzlich habe ich mich für eine bioidente Hormonersatztherapie entschieden. Auch dazu hat mich der Podcast gebracht, mich intensiver mit dem Thema auseinanderzusetzen.«

So wie Carmen geht es vielen von uns. Mit dem Einsetzen der Wechseljahre verändert sich der Körper oft spürbar – und das kann sich auch auf Gewicht und Körperzusammensetzung auswirken. Natürlich ärgern uns ein paar Kilos mehr auf der Waage. Aber in Wahrheit geht es vor allem darum, dass wir beweglich und kraftvoll bleiben.

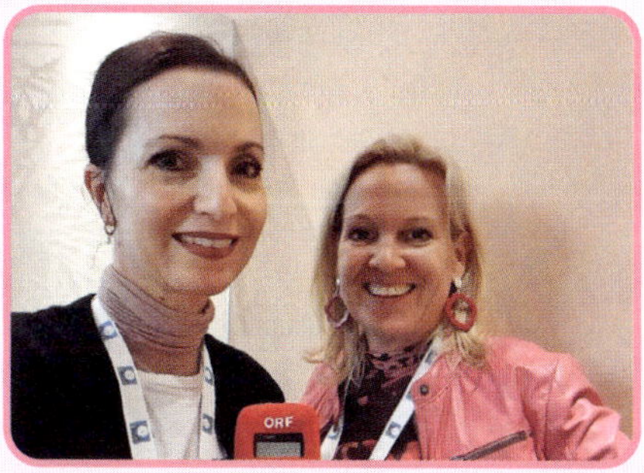

MAG. BÉATRICE DRACH ist sportwissenschaftliche Beraterin mit Schwerpunkt Bewegung, Muskeltraining und Midlife-Fitness für Frauen ab etwa 45 Jahren. Sie ist Mentaltrainerin sowie Trainerin für Stress- und Burnoutprävention sowie Universitätslektorin im Bereich Sport, Gesundheitsförderung und Prävention. Sie ist Host des Podcasts BeActive – Frauengesundheit 2.0 und Autorin zweier Bücher: *Die kleine Fußschule*, ein Ratgeber für gesundes und schmerzfreie Füße , sowie *Wirf deine Waage in den Müll*, das einen gewichtsunabhängigen Zugang zu Bewegung und Gesundheit in den Mittelpunkt stellt. In ihrer Arbeit begleitet sie Frauen dabei, Bewegung und insbesondere Krafttraining auch in Phasen hormoneller Veränderungen nachhaltig in den Alltag zu integrieren.

www.beatrice-drach.com
beatrice_drach_
BeActive – Frauengesundheit 2.0

Die Bedeutung von Krafttraining

Wenn Frauen rund um die Wechseljahre bemerken, dass sich ihr Körper verändert, hat das oft wenig mit mangelnder Disziplin zu tun – sondern mit Biologie. Genau das beobachtet Béatrice Drach seit Jahren in ihrer Arbeit mit Frauen in der Lebensmitte.

»Es melden sich viele Frauen bei mir, die sagen: Ich war immer schlank und sportlich, aber jetzt verändert sich mein Körper. Ich trainiere wie früher, aber es funktioniert nicht mehr so wie damals«, erzählt sie. Was sich verändert, ist dabei nicht nur die Figur, sondern die Zusammensetzung des Körpers insgesamt.

Mit Beginn der Wechseljahre – häufig ab Mitte 40 – sinkt der Östrogenspiegel deutlich. Das hat direkte Auswirkungen auf den Muskelstoffwechsel. Ohne gezieltes Krafttraining verliert der Körper schrittweise Muskelmasse, auch die Knochendichte nimmt ab. Gleichzeitig verändert sich bei vielen Frauen die Fettverteilung. Fett lagert sich vermehrt im Bauchraum ein – ein Prozess, der nicht nur ästhetische Folgen hat, sondern auch gesundheitlich relevant ist.

#WISSEN STATT WUNDERN

Viszerales Bauchfett in den Wechseljahren

Mit dem Absinken des Östrogenspiegels in der Perimenopause und Menopause verändert sich bei vielen Frauen die Körperfettverteilung. Fett lagert sich vermehrt im Bauchraum an – als sogenanntes viszerales Fett. Dieses Fett liegt tief im Körperinneren, rund um Organe wie Darm und Leber, und ist nicht direkt tastbar.

Viszerales Fett gilt als stoffwechselaktiv. Es kann Prozesse im Körper beeinflussen und steht mit einer erhöhten Entzündungsaktivität in Zusammenhang. Dadurch können sich Risiken für Insulinresistenz, Typ-2-Diabetes, ungünstige Blutfettwerte, Bluthochdruck und Herz-Kreislauf-Erkrankungen erhöhen.

Von außen lässt sich viszerales Fett nur eingeschränkt beurteilen. Hinweise können der Taillenumfang oder das Verhältnis von Taille zu Hüfte geben. Auch Messungen der Körperzusammensetzung können zusätzliche Anhaltspunkte liefern.

Gezieltes Krafttraining wirkt dieser Entwicklung entgegen: Es hilft, Muskelmasse zu erhalten oder aufzubauen, verbessert die Insulinsensitivität und unterstützt eine gesunde Fettverteilung – ein wichtiger Schutzfaktor für die Gesundheit in der Lebensmitte.

Genau hier setzt Krafttraining an. »Das ist der echte Gamechanger«, sagt Drach. »Viele Frauen haben Krafttraining jahrelang ignoriert, weil man uns eingetrichtert hat: Mach Cardio-Training! Bleib möglich schlank, Muskeln sind nur etwas für Männer. Aber das reicht in der Lebensmitte einfach nicht mehr.«

Krafttraining übernimmt in dieser Phase mehrere Schutzfunktionen gleichzeitig. Es hilft, Muskelmasse zu erhalten oder wieder aufzubauen, aktiviert den Stoffwechsel, stärkt das Bindegewebe und wirkt sich positiv auf den Knochenstoffwechsel aus – ein zentraler Punkt, denn mit dem hormonellen Umbruch steigt auch das Risiko für Osteopenie und Osteoporose. **»Muskeln verbrennen mehr Energie – und das auch im Ruhezustand**«, erinnert Drach.

Die Sorge, durch Krafttraining »zu muskulös« zu werden, hält sie für unbegründet. »Die Angst ist völlig unnötig«, sagt sie und lacht. »Die Biologie ist eh gegen uns. Uns fehlen die hohen Testosteronspiegel, um schnell große Muskeln aufzubauen. Aber was wir sehr wohl aufbauen können, ist Kraft – und ein stabiles Körpergefühl. Und das brauchen wir mehr denn je.«

Denn die Wechseljahre fordern viele Frauen nicht nur körperlich, sondern auch emotional. Schlafstörungen, Erschöpfung und Stimmungsschwankungen hängen eng mit den hormonellen Veränderungen zusammen. Bewegung – und besonders Krafttraining – wirkt hier nachweislich stabilisierend auf das Nervensystem. »Es hilft, Stress besser zu regulieren, das Selbstbild zu stärken und wieder ein Gefühl von Kontrolle über den eigenen Körper zu bekommen«, sagt Drach.

Dabei geht es nicht um Perfektion oder stundenlange Trainingseinheiten. »Es geht darum, ins Tun zu kommen«, betont sie. »Zwei Einheiten pro Woche können schon unglaublich viel bewirken.«

Die Lebensmitte ist ein Wendepunkt für den Körper. Sinkende Östrogenspiegel beschleunigen den Verlust von Muskelmasse und Knochendichte, Sehnen und Gelenke fühlen sich häufiger steif an, Beschwerden wie Frozen Shoulder, Knieschmerzen oder Achillessehnenschmerzen treten vermehrt auf. Unter dem Begriff Muskuloskelettales Syndrom werden diese Beschwerden des Bewegungsapparates von der amerikanischen Orthopädin Dr. Vonda Wright zusammengefasst.

Gerade jetzt entscheidet regelmäßige, klug dosierte Bewegung darüber, wie widerstandsfähig wir im Alltag bleiben.

»Wir müssen Frauen dort abholen, wo sie gerade stehen«, sagt Drach. »Eine 54-Jährige, die seit der Schulzeit keinen Sport gemacht hat, braucht einen anderen Einstieg als eine Gleichaltrige, die für einen Marathon trainiert.« Der gemeinsame Nenner bleibt dennoch gleich: Krafttraining als Basis, ergänzt durch Alltagsausdauer, kurze Intensitätsreize, Balance, gelenkschonende Sprungimpulse sowie Mobilitätstraining um Sehnen, Bänder und Gelenke »geschmeidig zu halten«.

Am Anfang steht Bewegungskompetenz, nicht Übermut. Aufwärmen und Mobilität bereiten Sehnen, Bänder und Gelenke auf Belastung vor. Danach liegt der Fokus auf funktionellen, mehrgelenkigen Kraftübungen wie Kniebeugen, Kreuzheben, Liegestütz-Varianten sowie Zug- und Ruderbewegungen. Entscheidend ist die Intensität. Ziel wäre es mit höherem Gewicht zu trainieren, dafür mit weniger Wiederholungen – etwa sechs bis zehn – und ausreichenden Pausen, etwa 60 bis 90 Sekunden« erklärt Drach. »Der Körper braucht diese Erholungszeiten, um Muskeln aufbauen zu können.«

Krafttraining ist damit in den Wechseljahren kein »nice to have«, sondern ein Schutzprogramm und eigentlich nicht mehr »verhandelbar«. Es unterstützt Muskeln, Knochen, Stoffwechsel und Nervensystem gleichermaßen – und hilft Frauen, ihren Körper in dieser Lebensphase nicht als Gegner, sondern wieder als Verbündeten zu erleben.

Dabei ist eines entscheidend – das betont Béatrice Drach immer wieder: Technik und saubere Ausführung sind das A und O. »Gerade in der Lebensmitte geht es nicht darum, möglichst viel oder möglichst schnell zu machen«, sagt sie, »sondern darum, Bewegungen korrekt auszuführen, den Körper gut vorzubereiten und Verletzungen zu vermeiden.«

Aufwärmen und Mobilität sind die Voraussetzung. Sie helfen, Sehnen, Bänder und Gelenke zu aktivieren, bevor Last dazukommt. Erst dann entfalten Kraftübungen ihre Wirkung – sicher, effizient und nachhaltig.

Fortschritte sehen

Wer Fortschritte sehen will, sollte »Progressive Overload« planen: Gewichte, Wiederholungen oder Übungsvarianten werden behutsam gesteigert, und das am besten dokumentiert – ein einfaches Trainingsbuch reicht.

Viele Frauen, die voller Feuereifer mit Krafttraining beginnen, merken nach einiger Zeit, dass die Fortschritte ausbleiben. Béatrice Drach beobachtet das bei »ihren« Frauen immer wieder: »Fehlende Fortschritte liegen oft daran, dass immer wieder dieselben Übungen gemacht werden, ohne neue Trainingsreize zu setzen – etwa durch mehr Gewicht. Auch zu kurze Satzpausen oder zu viele Trainingstage hintereinander können ein Problem sein, weil der Körper zu wenig Zeit zur Regeneration bekommt.«

Doch auch das Gegenteil kann passieren: zu viel Abwechslung. »Wenn ständig neue Übungen eingebaut werden, kann sich die Muskulatur oft nicht ausreichend anpassen – und der gewünschte Muskelaufbau bleibt aus«, erklärt Drach.

Auch Ausdauertraining sollte gut geplant sein. Laufen, Schwimmen oder Radfahren sollten möglichst nicht am selben Tag wie das Krafttraining stattfinden und insgesamt richtig dosiert werden.

Drach empfiehlt, die Erfolge nicht an der Waage zu messen, sondern an spürbarer Kraft im Alltag und – wenn verfügbar – an einer Körperzusammensetzungsanalyse, die Muskelmasse abbildet (BIA Messung).

Zur Ausdauer empfiehlt sie viel ruhige Alltagsbewegung im sogenannten Zone-2-Bereich: »Zügiges Gehen, Radeln oder moderates Schwimmen, bei dem man das Gefühl hat, man könnte es stundenlang machen.« Einmal pro Woche darf es kurz und knackig werden: Intensive Intervalle von insgesamt 30 bis 40 Minuten, um Herz, Lunge und schnelle Muskelfasern mitzunehmen. Das sogenannte HIIT-Training soll und darf uns dabei ordentlich aus der Komfortzone holen.

#WISSEN STATT WUNDERN

HIIT-Training steht für **High Intensity Interval Training** – auf Deutsch: hochintensives Intervalltraining.

Beim HIIT wechseln sich sehr anstrengende Belastungsphasen mit kurzen Erholungsphasen ab. Zum Beispiel: 30 Sekunden Sprint oder Burpees, danach 30–60 Sekunden Gehen oder lockeres Bewegen – und das mehrmals hintereinander.

Der Körper passt sich an – auch die Stresshormone. »Die Cortisolspitzen im Training sind kein Problem, sondern Teil der positiven Trainingsanpassung«, sagt Drach.

Beim Timing lohnt es sich jedoch, auf den Schlaf zu achten: Intensive Einheiten sind am frühen Nachmittag meist besser aufgehoben als spät am Abend, damit erhöhte Körpertemperatur und Aktivierung bis zur Nachtruhe wieder abklingen können – und das Auspowern positive statt negative Auswirkungen auf den Schlaf hat.

Hüpfen für die Knochen

Ein Baustein, der oft unterschätzt wird, sind kleine Sprungimpulse. Hier ihr Tipp: »Selbst 10 bis 20 sehr kleine Sprünge pro Tag helfen, die Knochen zu stimulieren. Springen tut nicht nur den Knochen gut, sondern ist ein tolles Cardio-Element.« Der Einstieg ist niedrigschwellig: federnde Zehenspitzenbewegungen, Stufensteigen, sanfte Seit- und Minisprünge, Seilspringen oder Trampolin – wer unsicher ist, beginnt mit Wippen und steigert sich erst mit wachsender Sicherheit. »Es geht darum, den Knochen zum Aufbau anzuregen.«

In Balance kommen

Weil mit zunehmendem Alter auch das Sturzrisiko steigt, rät Béatrice Drach dazu, Balance bewusst und regelmäßig zu trainieren – am besten täglich, ganz ohne zusätzlichen Zeitaufwand. »Gleichgewicht ist keine Frage des Alters, sondern des Trainings. Und das lässt sich wunderbar in den Alltag integrieren«, sagt sie. Schon kleine Impulse helfen, das Zusammenspiel von Muskeln, Nerven und Tiefensensibilität wachzuhalten.

Ich habe es mir inzwischen zur Gewohnheit gemacht, dass ich beim Zähneputzen auf einem Bein balanciere oder mich ein paar Mal auf die Zehenspitzen hochdrücke und wieder absenke.

Und auch die Griffkraft ist ein wichtiges Element, wenn man lange fit bleiben möchte. »Die Griffkraft wird in direkten Zusammenhang mit der Langlebigkeit gebracht«, sagt Drach. Sie gilt in Studien als überraschend guter Marker für die allgemeine Muskelkraft und die körperliche Belastbarkeit im Alter, weil sie zeigt, wie gut Muskeln, Nerven und Koordination zusammenspielen.

Eine Hantelrunde durch die Wohnung oder 30 bis 60 Sekunden Hängen an einer Stange am Spielplatz – das sind kleine, alltagstaugliche Reize mit großer Wirkung. Ob wir Marmeladegläser aufdrehen oder uns beim Stolpern reflexartig abstützen können: All das beginnt bei einer kräftigen Hand.

Kleine Schritte

Die gute Nachricht: Der Einstieg darf klein sein. »Jede Woche zwei bis drei kurze Einheiten, viele Schritte und Treppen im Alltag, ein bewusster, kurzer Intensitätsreiz und – wenn möglich – tägliche Mini-Balance und ein paar Sprünge«, rät die Expertin. Und weiter: Technik schulen, Fortschritte notieren, ausreichend schlafen, ordentlich essen. Bewegung wird so vom Pflichtprogramm zum Schutzschirm – für starke Knochen, klare Gedanken, stabilen Stoffwechsel und das gute Gefühl, im eigenen Körper kraftvoll zu Hause zu sein.

Neue Reize

Regelmäßiges Training ist unerlässlich, denn Muskeln kommen uns mit den Jahren abhanden – und zwar oft, ohne dass wir es äußerlich gleich bemerken. »Auch wenn der Oberarm vielleicht noch aussieht wie früher«, erklärt Béatrice Drach, »hat sich im Inneren der Muskulatur längst etwas verändert.« Denn wir wissen ja: Mit zunehmendem Alter und besonders rund um die Wechseljahre nimmt Muskelmasse ohne Kraftreize ab – es reicht jetzt nicht mehr, nur ein bisschen Bewegung zu machen oder leichte Hanteln zu schwingen. Der Körper braucht neue Reize.

»Früher – und ich sage bewusst früher – haben wir mit vielen Wiederholungen trainiert und kleinen Gewichten. Das kennen wir alle aus den Gruppenstunden im Fitnessstudio«, sagt sie und lacht. Das sei zwar gut fürs Herz-Kreislauf-System – und natürlich machen diese Einheiten in der Gruppe auch Spaß – »aber der Muskel bekommt dabei oft nicht mehr den Reiz, den er jetzt braucht. Darum müssen wir jetzt in ein Training investieren, bei dem wir wenige Wiederholungen machen – aber mit schwereren Gewichten. Und zwar so, dass man bei der letzten Wiederholung wirklich denkt: Mehr geht einfach nicht mehr, zumindest nicht mit sauberer Ausführung.« Nur dann bekommt der Muskel den Wachstumsreiz, den er jetzt dringend braucht.

Es muss nicht immer das Gym sein

Nicht jede Frau möchte ins Fitnessstudio. Nicht jede kann. Und das ist völlig in Ordnung, sagt Midlife-Fitness-Expertin Béatrice Drach. Krafttraining geht auch ganz wunderbar zu Hause – ohne große Geräte und ohne »Kraftkammer«. Für den Start im »Homegym« eignen sich z. B. Kniebeugen, empfiehlt Drach. »Und dann den Rucksack aus dem Vorzimmer schnappen, ein paar Mehlsäcke rein – und schon hat man sein erstes Zusatzgewicht.« Es gilt: zuerst den Bewegungsablauf genau lernen und ausführen, dann erst mit Zusatzgewicht arbeiten. Im Laufe der Zeit lohnt es sich dann in ein verstellbares Hantelsystem und Ähnliches zu investieren. Der finanzielle Aufwand ist dabei gering – der Outcome groß.

Bewegung lässt sich clever in den Alltag integrieren. »Kleine Sprünge – zum Beispiel auf die Gehsteigkante rauf und runter – das ist ein geniales Sprungkrafttraining, das unserer Knochendichte guttut«, erklärt sie weiter. »Wir brauchen Übungen mit dem eigenen Körpergewicht.«

Und dann kommt Béatrice Drach mit einer Übung um die Ecke, bei der man schon beim Zuschauen ins Schwitzen kommt: »Burpees!« Sie lacht. »Diese Übung, bei der man springt, in eine Plank geht und wieder zurück – die ist anstrengend, keine Frage. Aber es ist eine richtig gute Ganzkörperübung, die Kraft und Ausdauer zugleich trainiert.«

Als Sportmuffel muss ich mir den erwähnten Burpee von der Expertin zuerst einmal erklären lassen: »Ein Burpee beginnt im Stand, geht dann in eine tiefe Hocke über, gefolgt von einem Sprung nach hinten in die Liegestützposition, da könnte man dann, wenn man gut drauf ist, einen Liegestütz machen, dann springt man mit den Füßen zurück in die Hocke und beendet die Bewegung mit einem Strecksprung nach oben.« Klingt anstrengend, ist es auch – aber effektiv.

Auch Liegestütze sind eine großartige Übung – und zwar so, wie sie zu einem selbst passen. »Man kann anfangen gegen die Wand, dann auf den Knien weitermachen. Ich selbst mache keine klassischen Männerliegestütze – meine Schultern mögen das nicht. Auf den Knien kann ich sie sauberer und kontrollierter ausführen. Und genau darum geht's.«

Und wer gerne etwas mehr will: »Es gibt heute Hantelsysteme, die du mit einem Dreh verstellen kannst, von 2 bis 7 Kilo – perfekt für zu Hause. Und wenn Besuch kommt, einfach unter das Sofa rollen. Man braucht keinen Fitnessraum zuhause, um stark zu werden.«

Beinmuskulatur trainieren

Also Oberarm- oder Oberkörpertraining finde ich persönlich recht einfach umzusetzen, eben mit Hanteln, Wasserflaschen, Wäschekorb oder Liegestütz. Wie bekommen wir starke Beine, Béatrice? »Jede Form von Kniebeugen mit Zusatzgewicht – das ist schon mal super.« Auch hier braucht es nicht viel: Zwei Kurzhanteln oder sogar zwei Wasserflaschen reichen für den Start. Wichtig dabei: »Die Beine und der Rumpf gehören zusammen trainiert«, betont sie. Deshalb empfiehlt sie, die Gewichte vor der Brust zu halten – so wird der Oberkörper automatisch mitgestärkt.

Für Fortgeschrittene hat sie noch eine echte Challenge parat: »Ein Bein aufs Sofa stellen und dann einbeinige Kniebeugen machen – das ist eine super Übung!« Und wer mutig ist, darf ruhig noch einen kleinen Sprung einbauen. Das bringt nicht nur Kraft, sondern auch Balance und Stabilität ins Spiel.

Ein besonders alltagstauglicher Tipp von ihr: »Bei jeder Kniebeuge ein kleines Stockerl unterstellen – der Popo sollte kurz berühren.« So weiß man: Jetzt war die Kniebeuge tief genug. Am Ende ist es vor allem eines, was sie Frauen mitgeben will: »Man muss sich selbst oft ein bisschen challengen.« Und das kann man wirklich auch ganz wunderbar im Wohnzimmer tun – ohne Studio, ohne Ausrede, dafür mit jeder Menge Muskelkraft fürs Leben.

Béatrice Drach inspiriert nicht nur mit Fachwissen, sondern vor allem mit gelebter Praxis. Auf ihrem Instagram-Kanal zeigt sie, wie Bewegung ganz selbstverständlich in den Alltag integriert werden kann, ohne extra Trainingszeit, ohne Perfektionsanspruch. Ihre Botschaft ist klar: Fitness braucht nicht immer ein eigenes Workout. »Wer mir folgt, sieht: Man kann auch beim Wäscheaufhängen, Bügeln oder Staubsaugen etwas für die eigene Kraft und Gesundheit tun.«

Gerade für Frauen in der Lebensmitte, die oft viele Aufgaben gleichzeitig stemmen, ist das eine entlastende Erkenntnis. Bewegung darf alltagsnah sein, flexibel, leicht umsetzbar – und genau das vermittelt Drach mit viel Herz und Humor. Auch scheinbar banale Wege bekommen bei ihr eine neue Bedeutung. Treppensteigen wird zur Mini-Trainingseinheit, wenn sie bewusst auf die unterste Stufe springt – rauf und runter. »Das stärkt die Beine und ist gleichzeitig eine wunderbare Vorbeugung gegen Osteoporose.«

Denn genau diese kleinen, gezielten Sprungbelastungen sind entscheidend für den Erhalt der Knochendichte – besonders in und nach den Wechseljahren, wenn der Östrogenspiegel sinkt und das Osteoporoserisiko steigt. Drach weiß aus ihrer Arbeit, dass viele Frauen mit zunehmendem Alter Angst vor Sprüngen entwickeln. »Dabei sind es gerade diese kleinen Sprünge, die uns langfristig stärken.«

Krafttraining als Altersvorsorge

Wir müssen wissen: Was wir jetzt für unseren Körper tun, bestimmt, wie wir in 20 oder 30 Jahren leben. Ob wir aktiv und voller Energie mit den Enkeln über den Spielplatz toben können oder ob wir uns durch Kraftlosigkeit und eingeschränkte Mobilität ausgebremst fühlen und nicht mehr aktiv am Leben teilhaben können. »Was wir heute trainieren, bestimmt unser Leben mit 80.« Viele Frauen spüren in ihren 40ern oder frühen 50ern noch keine spürbaren körperlichen Einschränkungen. Doch das ist die Zeit, wo laut Béatrice Drach die wichtigsten Weichen für ein gesundes Altern gestellt werden. »Wir setzen jetzt unser Fundament, damit wir mit 70 oder 80 etwas vom Boden aufheben oder unsere Enkelkinder in den Arm nehmen können«, sagt sie.

Denn der Verlust an Muskelkraft passiert schleichend – und oft unbemerkt. Selbst wenn Arme und Beine noch gut aussehen, verliert das Gewebe an Substanz. Deshalb sei es so entscheidend, früh gezielt gegenzusteuern – mit funktionellem Krafttraining, das Bewegungen aus dem Alltag simuliert.

»Wenn du zum Beispiel regelmäßig mit einer Kniebeuge deine Hanteln vom Boden aufhebst, dann trainierst du exakt diese Alltagsbewegung.« Wenn wir nicht trainieren, lässt früher oder später unsere Kraft nach und das hat Auswirkungen auf unsere Mobilität. »Ich bin immer traurig, wenn Frauen im Flugzeug ihr Handgepäck nicht mehr selbst verstauen können. Das wiegt vielleicht acht bis elf Kilo – das sollten wir schaffen. Wie wollen wir dann mit 80 unsere Kaffeetasse aus dem oberen Regal holen und wie unser Enkelkind aufheben?«

Mobilität im »Alter«

Auch das Thema Mobilität liegt ihr besonders am Herzen. Denn es geht um die Fähigkeit, selbstständig Wege zurücklegen zu können. »Ein Kilometer scheint mit 50 keine Hürde. Aber mit 80 schaffen das viele Frauen nicht mehr. Und das heißt dann oft: Isolation. Weil der Weg zum Supermarkt oder zu Freundinnen zu weit wird.« Diese Selbstständigkeit im Alter ist für Béatrice Drach kein Zufall – sondern das Ergebnis frühzeitiger, kluger Prävention: »Wir wissen aus den Zahlen: Frauen werden älter als Männer. Aber leider verbringen viele die letzten 15 Jahre ihres Lebens in eingeschränkter Lebensqualität. Und genau das will ich ändern.«

Sie ruft dazu auf, das Training nicht nur aus ästhetischen Gründen anzugehen – auch wenn das ebenso legitim ist: »Klar, das Aussehen ist wichtig, aber es geht vor allem darum, dass ich gesund alt werde. Und Krafttraining ist dafür der Schlüssel.«

Dabei reicht es leider nicht, nur regelmäßig Rad zu fahren, wandern zu gehen oder im Sommer viel zu schwimmen – so wertvoll diese Aktivitäten auch sind: »Schwimmen ist großartig für den Kopf, weil man so im Atem und im Flow bleibt. Aber es hat keine Wirkung auf die Knochendichte. Beim Radeln stärken wir das Herz-Kreislauf-System und die Beine – aber es fehlt der Reiz auf die Knochen. Wir brauchen jetzt wirklich dieses Ziel des Hypertrophie-Trainings. Unser Muskel muss wachsen.« Das bedeutet: weniger Wiederholungen, dafür mehr Gewicht. Aber bitte mit Augenmaß. »Es geht nicht darum, dass jede gleich 20-Kilo-Säcke schleppen soll. Es geht darum, die Bewegung zuerst sauber zu lernen – ohne Gewicht. Und dann ganz langsam zu steigern.« Denn falscher Ehrgeiz bringt nichts außer Frust – oder Schmerzen im Kreuz. Ihre Empfehlung: »Langsam aufbauen – mit Respekt für den eigenen Körper.«

Richtig heben – ohne Rückenschmerzen

Krafttraining in den Wechseljahren ist wichtig – aber bitte nicht auf Kosten des Rückens. Denn schweres Heben will gelernt sein, sagt Béatrice Drach. Und zwar nicht erst im Fitnessstudio, sondern am besten im Alltag – spielerisch und bewusst. »Es geht darum, breiter zu stehen, in die Knie zu gehen, den Popo ein bisschen nach hinten zu schieben – und vor allem: Die Wirbelsäule darf keinen Knick machen.« Das bedeutet: gerade bleiben, Rücken lang lassen, Bauchmuskulatur leicht anspannen. Denn gerade beim Heben, etwa von Hanteln oder Alltagsgegenständen, ist die Körperhaltung entscheidend. Die Expertin warnt davor, wie so oft üblich, mit durchgestreckten Beinen und krummem Rücken aus dem Stand hochzuziehen: »Das ist der klassische Fehler beim Bierkisten heben: Zack, hoch, und der Rücken tut weh.«

Richtiges Bücken ist Prävention fürs Alter

»Ich sage immer: Fang klein an. Heb das Playmobil-Spielzeug deiner Kinder oder Enkel bewusst auf – aus der Kniebeuge heraus. Und wenn das gut klappt, wird aus dem Playmobil irgendwann eine Hantel.«

Diese Bewegung bewusst und sauber auszuführen, schafft laut Drach nicht nur Kraft, sondern ein Körpergefühl, das schützt und stärkt – auch beim Wäschekorb, Einkaufssackerl oder Urlaubsgepäck. Entscheidend ist nicht das Gewicht – sondern die Technik.

10 Minuten für dich – so geht Bewegung trotz vollem Terminkalender

Der Alltag ist oft voll bis oben hin – Job, Familie, To-Do-Listen. Abends wartet dann eher das Sofa als das Trainingsband. Und doch: Ein bisschen Bewegung geht immer. Und sie wirkt. Béatrice Drach macht Mut, schon mit kleinen Einheiten Großes zu erreichen – besonders in den Wechseljahren, wenn Stoffwechsel und Muskulatur besondere Zuwendung brauchen.

»Dinge im Alltag – das ist tatsächlich das Zu-Fuß-Gehen. Das ist das sogenannte ZONE-2-Training.« Das bedeutet: Bewegung im moderaten Tempo, ohne außer Atem zu kommen. Ideal, um den Stoffwechsel sanft in Schwung zu bringen und Herz-Kreislauf-System, Muskeln und Stimmung zu stärken.

Tipp: Auto ein Stück weiter weg abstellen, Spaziergang am Abend statt Serienmarathon – oder: Serien schauen UND trainieren.

»Die Hometrainer daheim – oft werden sie ja als Wäscheständer genutzt. Aber einfach mal beim Netflixen rauf aufs Rad und ein paar Minuten fahren – das wirkt!« und ist ein tolles ZONE-2-Training.

Und wer noch einen echten Trainingsbooster sucht, für den hat sie eine Methode mit besonders großem Effekt bei geringem Zeitaufwand: das Sprint-Intervall-Training (SIT) – keine Sorge, das hat nichts mit klassischem Sprinten zu tun.

So funktioniert's:

- 5–10 Minuten locker gehen (und warm werden).
- Dann 25 Sekunden richtig schnell gehen, wie im Eilschritt – Herzfrequenz hoch!
- Danach 3–4 Minuten ganz locker gehen.
- Das Ganze 5–7 Mal wiederholen.

»Das hat wissenschaftlich gesehen ganz tolle Effekte für uns Frauen – besonders in den Wechseljahren«, weiß die Expertin. Und das Beste: Diese Mini-Workouts lassen sich fast überall einbauen – auf dem Weg zum Supermarkt, im Park oder im Wohnzimmer. Es braucht nicht viel – zehn Minuten Training sind besser als gar kein Training.

Von Frust zu Flow – wie wir dranbleiben

Hand aufs Herz: Die meisten von uns starten mit dem besten Willen. Wir wollen mehr für uns tun, uns regelmäßig bewegen, stark und gesund durch die Wechseljahre gehen. Und dann kommt das Leben dazwischen. Die Kinder, der Job, der volle Kopf – oder schlicht und einfach: die fehlende Lust. Bewegungsexpertin Béatrice Drach kennt das Phänomen aus ihrer täglichen Arbeit mit Frauen: »Die Frustration wird einfach groß. Und ich sage dann immer: Streicht runter! Wenn du sagst, du möchtest fünfmal die Woche trainieren, dann planen wir mal lieber nur drei fixe Einheiten ein – und wenn du die schaffst, super! Alles, was drübergeht, ist Bonus.« Denn wer sich zu viel vornimmt, ist schneller enttäuscht, wenn's mal nicht klappt.

Und für die Tage, an denen das Sofa zu laut ruft oder der Tag einfach zu eng ist, hat sie einen ganz praktischen Tipp: »Es spricht überhaupt nichts dagegen, an trainingsfreien Tagen eine kleine Mobilitätseinheit einzubauen – so 10 bis 15 Minuten, z. B. gezielte Übungen für Rücken, Nacken oder Schultern.«

Es muss also nicht immer ein schweißtreibendes Ganzkörpertraining sein – manchmal reicht eine Mini-Einheit Bewegung, um den Körper zu entlasten, in Schwung zu bringen und dranzubleiben. Denn wie so oft gilt: Der Muskel wächst nicht nur durch Wiederholungen, sondern auch durch Routine.

Sportlich und stark in den Wechseljahren

Béatrice Drach ist über 50 Jahre alt, fit, beweglich und Expertin für Midlife-Fitness – aber eben auch eine Frau in den Wechseljahren. Und auch wenn Sport unglaublich viel bewirken kann, ersetzt er nicht alles. Manche Symptome lassen sich nicht einfach »wegtrainieren«.

»Ich nehme eine Hormonersatztherapie, denn ich habe sehr stark unter nächtlichen Hitzewallungen gelitten.« Die waren so massiv, dass sie am nächsten Morgen kaum aus dem Bett kam: »Ich war so müde, dass ich mir manchmal gewünscht habe, dass Kundinnen absagen. Ich habe einen Job, bei dem man sehr viel motivieren muss – und vieles auch vormachen. Das ist unausgeschlafen extrem mühsam.« Wer selbst schon einmal eine schlaflose Wechseljahresnacht erlebt hat, weiß: Ohne Schlaf geht einfach gar nichts. Und Motivation lässt sich nicht vorspielen, wenn der Akku leer ist. Die Entscheidung für eine Hormontherapie hat sie ganz bewusst getroffen: »Seitdem geht's mir gut.«

Der ganzheitliche Blick auf die Frauen

Béatrice Drach ist nicht nur sportwissenschaftliche Beraterin, sondern auch Mentaltrainerin – und eine echte Vertraute für Frauen ab 45. Sie trainiert nicht einfach nur Körper, sondern begegnet den Frauen mit einem ganzheitlichen Blick. Ihre Spezialität: Frauen in besonderen Lebensphasen. Und eine davon ist ganz klar die Zeit rund um die Wechseljahre.

»Ich frage alles gnadenlos ab«, sagt sie lachend – und meint es auch so. Wenn eine Frau sich bei ihr zum Training anmeldet, dann gehört für sie auch der mentale und hormonelle Zustand auf den Prüfstand. »Es sind oft richtige Aha-Erlebnisse bei den Frauen«, erzählt sie. Manche kommen mit Symptomen, die sie gar nicht mit den Wechseljahren in Verbindung bringen – Schlafprobleme, Stimmungsschwankungen, Erschöpfung. »Da sagen viele: Ich dachte, ich muss jetzt vielleicht zum Psychiater. Und dann ist es doch der Hormonhaushalt.« In solchen Fällen nutzt Béatrice Drach ihr enges Netzwerk – von Gynäkolog:innen über Beckenboden-Physiotherapeut:innen bis hin zu Podotherapeuten:innen (medizinische Fußtherapeut:innen).

Selbst Fußprobleme können mit den Wechseljahren zu tun haben. »Ich arbeite viel mit Fußtraining, ich habe ja ein Buch darüber geschrieben, *Die kleine Fußschule*. Und ich sehe das bei so vielen Frauen: Fersensporn, Fußschmerzen – das ist ganz klassisch die Frau 45 plus. Weil auch im Fuß das Gewebe durch den Östrogenmangel an Spannkraft verliert.« Wer denkt bei Fußweh an die Hormone? Béatrice Drach tut es – und sensibilisiert auch ihre Kundinnen dafür.

Besonders wichtig ist ihr auch die offene Ansprache von intimen Themen: »Libidoverlust oder vaginale Trockenheit – das sind Beschwerden, über die kaum jemand spricht. Aber viele Frauen tun sich tatsächlich schwer, enge Sporthosen zu tragen, weil es reibt und weh tut. Da sage ich dann auch: Lass dich mal beraten, ob du nicht eine Salbe brauchst – es gibt da wirklich gute Hilfe.« Für sie ist klar: Es geht nicht nur um den Sport, sondern um Schwesternschaft in den Wechseljahren. Wir dürfen auch von den Erfahrungen der anderen lernen.

Gesundheit beginnt nicht in der Arztpraxis

Und noch etwas ist Béatrice Drach wichtig: Dass wir Frauen nicht alles den Ärzt:innen überlassen. »Wir müssen selbst informiert sein, damit wir zu mündigen Patientinnen werden. Die Zeit im Behandlungszimmer ist oft kurz, da kann nicht alles angesprochen werden.« Sie verweist auch auf Fachkongresse, wo Gynäkolog:innen selbst offen sagen, dass sie in ihrer Ausbildung kaum mit dem Thema Wechseljahre in Berührung kommen. »Weil: Im Krankenhaus liegt halt niemand mit der Diagnose Wechseljahre im Bett. Das wird dort nicht gelehrt.« Umso wichtiger, dass Frauen wie Béatrice Drach hinschauen, hinhören – und ansprechen, was oft unausgesprochen bleibt.

Was würde Béatrice Drach auf ein PLAKAT schreiben und es für mehr Aufklärung in die Höhe halten?

»Bewegung ist Leben.«

Denn für Béatrice Drach bedeutet Bewegung nicht nur Sport. Sondern Lebensfreude, Selbstwirksamkeit, Gesundheit – und ein gutes Älterwerden. »Bewegung ist eben nicht nur ein schöner Körper«, sagt sie,

»sondern vor allem, dass ich aktiv bleiben kann, dass ich soziale Kontakte knüpfen kann, dass es meinem Herz-Kreislauf-System gut geht.«

Aufklärung ist essenziell für Frauen in den Wechseljahren, sagt Béatrice Drach. »Und der Austausch untereinander. Um unsere Erfahrungen zu teilen, über Symptome zu sprechen, die wir vielleicht gar nicht erwartet hätten – oder noch gar nicht kennen. Und um sanft miteinander zu sein, verständnisvoll und offen. Das ist so viel wert.« Auch sie erlebt in ihrer täglichen Arbeit und im Austausch mit den Frauen in ihren Fitness-Stunden oder auf Social Media, wie bereichernd Zusammenhalt und Schwesternschaft in dieser Zeit sein kann.

Sanfter miteinander umgehen. Das finde ich einen schönen und sehr wertvollen Gedanken. Wir Frauen sind leider oft sehr schnell damit, andere Frauen zu bewerten. Wenn wir sanfter miteinander umgehen, könnten wir uns gegenseitig so viel Druck rausnehmen. Stimmt's? Dann ist der Kuchen, den man zu einem Fest mitbringt, gekauft. Die Fenster seit Monaten nicht geputzt und, oh Schreck, die Betten nicht gemacht. Who cares? Wir sind da oft noch ein bisschen in alten Denkmustern, vielleicht unserer Mütter und Großmütter, gefangen.

Was ich gelernt habe:

Schon klar, bei der Bewegung und beim Kraftsport geht eigentlich immer noch mehr. Da kommt uns manchmal einfach noch unser Zeitmanagement in die Quere. Ich wünsche uns, dass wir eine passende Möglichkeit für uns finden. Egal ob es bei einer guten Trainerin oder einem guten Trainer, im Fitnessstudio deines Vertrauens oder zu Hause mit ein paar effektiven Übungen passiert. Hauptsache, wir bleiben dran und in Bewegung. *Don't be thin, be strong.* Also in den Wechseljahren kommt es nicht mehr darauf an, möglichst schlank zu sein, sondern vor allem stark. Wir brauchen jetzt Kraft und mal ehrlich, es wird ja auch nicht leichter. Das Leben, die ständigen Herausforderungen, der Rucksack des Lebens wird ja auch immer schwerer. Also müssen wir stärker werden – und das wünsche ich uns. Und dass wir liebevoll auf uns und andere schauen.

KAPITEL 21
Hormonfreie Hilfe
Mit Dr. Julia Harl

Viele Frauen erleben mit einer bioidenten Hormonersatztherapie eine deutliche Erleichterung ihrer Wechselbeschwerden. Schlaf, Stimmung, Konzentration und körperliches Wohlbefinden können sich spürbar stabilisieren. Für sie ist diese Form der Therapie ein wichtiger Baustein auf ihrem Weg durch die Wechseljahre.

Gleichzeitig gibt es Frauen, für die Hormone keine Option sind – aus medizinischen Gründen, aus persönlicher Überzeugung oder weil sie zunächst andere Wege ausprobieren möchten. Diese Frauen suchen nicht weniger intensiv nach Unterstützung. Sie suchen differenziert, vorsichtig und oft mit vielen Fragen.

Schlaflosigkeit, Hitzewallungen, innere Unruhe oder Stimmungsschwankungen aber auch Herzklopfen oder Schwindel gehören zu den häufigsten Gründen, warum Frauen sich in dieser Phase informieren, austauschen und ärztlichen Rat einholen. Auffällig ist dabei: Das Interesse an hormonfreien Ansätzen ist groß – ebenso wie die Verunsicherung. Zwischen pflanzlichen Präparaten, Nahrungsergänzungsmitteln und Empfehlungen aus dem Internet fällt es vielen schwer, einzuordnen, was tatsächlich sinnvoll ist und was eher Hoffnung verkauft.

Hormonfreie Begleitung in den Wechseljahren ist kein Gegenentwurf zur modernen Medizin, sondern ein eigener therapeutischer Bereich, der Fachwissen, Erfahrung und realistische Erwartungen verlangt. Pflanzen wirken, aber sie wirken nicht grenzenlos. Auch sie greifen in Regelkreise ein und müssen gut gewählt und begleitet werden. Das schauen wir uns in diesem Kapitel genauer an.

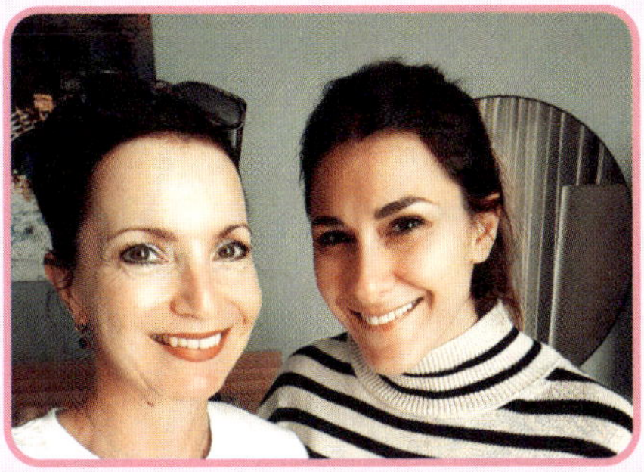

DR. JULIA HARL ist Allgemeinmedizinerin, Ernährungswissenschaftlerin und eine starke Stimme für Frauengesundheit. Sie ist Mitorganisatorin des ersten Frauengesundheitstages in Wien im November 2024, einer ganz neuen Plattform, die Ärztinnen und Betroffene zusammenbringt, bei der Aufklärung, Austausch und Bewusstseinsbildung für Frauengesundheitsthemen im Zentrum stehen. Zudem ist Dr. Harl gefragte Expertin und Gesprächspartnerin bei Informationsveranstaltungen und Podiumsdiskussionen zum Thema Frauengesundheit.

https://www.drjuliaharl.at/

Christine, 50: »Rückblickend glaube ich heute, dass meine ersten Wechseljahre-Symptome schon Mitte 40 begonnen haben – vor allem mit starken Gelenkschmerzen. Damals habe ich das noch nicht mit den Wechseljahren in Verbindung gebracht. Später kamen Zyklusschwankungen und gelegentliche Hitzewallungen dazu. Mit etwa 47 hat sich dann plötzlich vieles verändert: Meine Periode setzte immer häufiger aus, gleichzeitig kamen stärkere Stimmungsschwankungen, zunehmende Gelenkschmerzen, Gewichtszunahme und ein generelles Unwohlsein dazu. Am schwierigsten war für mich, dass meine Lebensfreude plötzlich weg war – im Alltag ebenso wie in meiner Sexualität. Ich fühlte mich wirklich wie ein anderer Mensch. Gemeinsam mit meiner Frauenärztin habe ich zunächst eine hormonelle Therapie nach der Rimkus-Methode ausprobiert – bioidente Hormone in Kapselform, die über die Leber verstoffwechselt werden. Leider habe ich darauf sehr stark reagiert, mit Blutungen und Wassereinlagerungen. Nach zwei Versuchen haben wir diese Therapie wieder beendet.

Danach habe ich vieles ausprobiert: pflanzliche Mittel, Tees und auch eine Sauerstofftherapie, bei der man über eine Maske abwechselnd Höhenluft und normale Luft einatmet. Kurzfristig hat mir das gutgetan, langfristig hat sich an meinen Beschwerden aber wenig geändert.

Schließlich habe ich einen Endokrinologen aufgesucht, der auf bioidente Hormone spezialisiert ist. Nach ausführlichen Untersuchungen und Bluttests hat er mir ein individuell zusammengestelltes Hormonpräparat empfohlen. Zusätzlich nehme ich Schwarzkümmelölkapseln und ein Mittel mit einjährigem Beifuß. Ich war innerlich sehr gestresst und habe schließlich auch meinen Job gekündigt. Jetzt versuche ich alles, damit es mir Schritt für Schritt wieder besser geht.«

Beschwerden oft nicht richtig eingeordnet

In Julia Harls allgemeinmedizinischer Praxis wird das Thema Wechseljahre früh sichtbar. Immer wieder saßen Frauen vor ihr, die über Herzstolpern, Schlafstörungen oder innere Unruhe klagten – ohne dass diese Beschwerden mit der hormonellen Umbruchphase in Verbindung gebracht wurden. »Das hat mich sensibilisiert«, sagt Dr. Julia Harl. »Ich habe gemerkt, wie viele Frauen Unterstützung brauchen. Ihre Beschwerden werden oft nicht richtig eingeordnet, und sie bekommen dann auch nicht die Hilfe, die sie eigentlich bräuchten.«

Diese Erfahrungen waren für sie Anlass, sich nach ihren beiden Studien vertiefend mit dem Thema Wechseljahre zu beschäftigen. »Die Wechseljahre sind noch immer ein Themenfeld, das im Medizinstudium zu wenig Aufmerksamkeit bekommt«, erzählt Dr. Harl.

Dass ihre Schwiegermutter Veronika Pelikan, Gründerin der wechselweise.net-Redaktion, den Meno Day in Wien organisiert – das größte Wechseljahre-Event Österreichs – empfindet Julia Harl als glückliche Fügung. »Es hat sich einfach eins zum anderen gefügt. Und ich habe gemerkt, wie viel Freude es macht, Frauen gerade in dieser Lebensphase zu unterstützen – auch, weil man hier wunderbar mit Nährstoffen und Pflanzenprodukten arbeiten kann.«

Das Erste, was viele Frauen als große Erleichterung empfinden, ist schlicht, dass ihnen endlich jemand zuhört, erzählt Dr. Harl. Denn noch immer passiert es viel zu oft, dass Beschwerden als »psychosomatisch« abgetan werden oder Frauen hören: »Da müssen Sie halt durch.«

In ihrer Praxis begegnet sie einer breiten Palette an Symptomen: Hitzewallungen, Schlafstörungen, Stimmungsschwankungen, Gelenk- und Muskelschmerzen, bleierne Müdigkeit, Gewichtszunahme oder Libidoverlust. Manche Frauen berichten auch von Herzstolpern oder wiederkehrenden Harnwegsinfekten. Gerade diese Vielfalt an Beschwerden lässt die Wechseljahre oft schwer einordnen – und stellt Diagnose und Therapie vor besondere Herausforderungen.

Hilfe, aber bitte hormonfrei

Wenn Frauen nach hormonfreier Unterstützung in den Wechseljahren suchen, denken viele zunächst an pflanzliche Mittel. Tatsächlich können Kräuter und Heilpflanzen einiges abdecken – vorausgesetzt, sie werden gezielt und fachlich fundiert eingesetzt. Dieses Wissen ist nicht neu. Über Generationen hinweg lag es in den Händen von Frauen, wurde weitergegeben und praktisch angewendet. Mit dem Siegeszug der modernen Medizin ist es jedoch weitgehend in den Hintergrund geraten.

Dr. Julia Harl ordnet diese Entwicklung ein: »Die Pflanzenheilkunde gibt es ja schon sehr, sehr lange. In unterschiedlichen Kulturen haben sich verschiedene Traditionen entwickelt. Über die Jahre ist das Wissen gewachsen, Wechseljahresbeschwerden mit Kräutertees oder Pflanzenessenzen zu lindern. Ich habe den Eindruck, dass es jetzt wieder stärker angenommen wird.«

Ein Grund dafür liegt auch in veränderten Rahmenbedingungen. »Heute können wir besser nachvollziehen, welche Wirkstoffe in den Präparaten tatsächlich enthalten sind und in welcher Dosierung. Das schafft mehr Vertrauen«, sagt Harl. Moderne Analytik, standardisierte Herstellungsverfahren und klar deklarierte Inhaltsstoffe ermöglichen heute eine deutlich bessere Einordnung als noch vor einigen Jahrzehnten.

Dass Pflanzenheilkunde lange Zeit an Ansehen verloren hat, hat mehrere Ursachen. Mit der zunehmenden Industrialisierung der Medizin und dem Aufschwung der pharmazeutischen Forschung wurde über Jahre vermittelt, dass synthetische Medikamente grundsätzlich wirksamer und verlässlicher seien. Hinzu kam eine öffentliche Debatte rund um Homöopathie und Wirksamkeitsnachweise, die unterschiedliche Therapieformen vermischte und zusätzliche Unsicherheit erzeugte. »Das hat für große Verwirrung gesorgt. Doch mittlerweile kehrt die Anerkennung zurück«, sagt Harl.

Hormonfreie Hilfe bedeutet heute eine bewusste Erweiterung des therapeutischen Blicks – eingebettet in medizinisches Wissen, klare Qualitätskriterien und realistische Erwartungen. Viele Medikamente stammen ursprünglich von Pflanzen. »Ein Aspirin basiert auf einem Pflanzenextrakt, der später synthetisch hergestellt wurde. Sehr viele Medikamente haben pflanzliche Ursprünge. Sie haben also definitiv eine Wirkung. Oft ist sie nicht so stark wie bei einem Medikament, aber ich finde: Pflanzlich zu starten ist immer eine gute Alternative.«

Sanft beginnen – individuell entscheiden

In der Praxis gibt es keine allgemeingültige Antwort darauf, wann pflanzliche Präparate ausreichen und wann eine bioidente Hormonersatztherapie sinnvoll ist, sagt Dr. Harl. Entscheidend sei immer die individuelle Situation der Frau – die Intensität der Beschwerden, ihre Lebensumstände und mögliche medizinische Kontraindikationen.

Dr. Julia Harl trifft diese Entscheidung deshalb gemeinsam mit ihren Patientinnen. »Ich bespreche das immer individuell mit der Patientin selbst. Ich frage: Wie stark sind die Beschwerden? Wenn sie besonders ausgeprägt sind, ist das Bedürfnis nach einer schnelleren Lösung natürlich größer.«

Gibt es keine Gründe, die gegen eine Hormontherapie sprechen, wägt sie gemeinsam mit der Patientin die Möglichkeiten ab. Oft beginnt sie zunächst mit pflanzlichen Präparaten oder ausgewählten Nahrungsergänzungen. »Ich beginne gerne sanft und wir schauen, wo wir hinkommen«, sagt Harl. »Wenn die Beschwerden schon sehr stark sind, starten wir aber auch einmal höher dosiert oder gleich mit einer Hormonersatztherapie.«

Gerade Stimmungsschwankungen, Gereiztheit oder depressive Verstimmungen sind ein großes Thema in den Wechseljahren. Viele Frauen wünschen sich hier sanfte Unterstützung. »Auch da gibt es wirklich gute Produkte. Ich denke etwa an Rosenwurzextrakt (Rhodiola rosea). Solche Mittel können helfen, schneller wieder zur Ruhe zu finden. Meistens reicht dieses kleine bisschen schon, damit die Frauen das Gefühl haben, wieder mehr bei sich zu sein«, so Harl.

Dass pflanzliche Mittel nicht nur in den Wechseljahren hilfreich sein können, ergänzt sie mit einem persönlichen Einblick: »Ich bin Ende 30, noch lange nicht im Wechsel – aber auch ich habe manchmal Stimmungsschwankungen. Es sind ja dieselben Hormone, nur in anderen Wellen. Und auch da spüre ich, wie gut solche Präparate wirken können.«

So zeigt sich: Auch bei psychischen Belastungen oder depressiven Symptomen kann es sinnvoll sein, zunächst pflanzlich zu starten. Und wenn das nicht reicht, gibt es mit bioidenten Hormonen eine weitere, wirksame Option.

Hormone nicht für alle

Die bioidente Hormonersatztherapie ist nicht für jede Frau eine Möglichkeit. Es gibt medizinische Situationen, in denen Vorsicht geboten ist oder Hormone nicht eingesetzt werden dürfen. Dr. Julia Harl nennt hier vor allem Krebserkrankungen, insbesondere hormonabhängigen Brustkrebs. »Ganz klassisch sind das Krebserkrankungen, vor allem bei einem hormonsensitiven Brustkrebs. Da kann man eine bioidente Hormonersatztherapie nicht machen«, sagt sie.

Vorsicht sei auch geboten nach Thrombosen, Schlaganfällen, schweren Lebererkrankungen oder Herzinfarkten sowie bei bestehenden Herz-Kreislauf-Erkrankungen wie Bluthochdruck oder Arteriosklerose. Auch die Schilddrüse spielt in diesem Zusammenhang eine wichtige Rolle. »Bei manchen Schilddrüsenerkrankungen kann eine bioidente Hormonersatztherapie bestehende Probleme verstärken, etwa bei einer Hashimoto-Thyreoiditis. Hier braucht es eine engmaschige Kontrolle und gegebenenfalls eine Anpassung der Medikation«, erklärt Harl.

Zudem kann bei einigen Schilddrüsenerkrankungen eine Hormonersatztherapie den Bedarf an Schilddrüsenhormonen verändern. Deshalb sind nach Beginn oder Änderung der bioidenten/humanidenten Hormontherapie regelmäßige Kontrollen der Schilddrüsenwerte sinnvoll, damit die Medikation bei Bedarf angepasst werden kann.

Darüber hinaus müssen mögliche Allergien und Wechselwirkungen mit anderen Medikamenten berücksichtigt werden. »Das sind die wichtigsten Red Flags, die wir immer abklären, bevor wir mit einer Hormonersatztherapie beginnen«, sagt die Ärztin. Und: vor jeder Hormontherapie **muss** eine gynäkologische Kontrolle erfolgen.

Bioidente Hormone können eine wertvolle Unterstützung sein – dort, wo sie medizinisch sinnvoll und sicher sind. Genau deshalb braucht es Zeit, Erfahrung und eine sorgfältige ärztliche Begleitung, die den ganzen Menschen im Blick behält.

Auch bei pflanzlichen Präparaten ist Zurückhaltung angebracht. Besonders sogenannte Phytoöstrogene – pflanzliche Wirkstoffe mit östrogenähnlicher Wirkung – werden in der Medizin kontrovers diskutiert. »Da ist Vorsicht geboten. Grundsätzlich sagt man, dass man sie bei hormonabhängigen Krebserkrankungen nicht einsetzen sollte, weil sie möglicherweise eine krebsfördernde Wirkung haben können«, erklärt Harl.

Ihr Zugang bleibt auch hier bewusst individuell und vorsichtig. »Ich würde in solchen Fällen eher zu pflanzlichen Mitteln greifen, die keine Phytoöstrogene enthalten«, sagt Harl. Entscheidend sei, gemeinsam hinzuschauen: Wie stark ist der Leidensdruck? Welche Beschwerden stehen im Vordergrund? Und womit fühlt sich die Patientin wirklich wohl? »Wir wählen dann je nach Situation aus – nicht nach Schema, sondern nach individuellem Bedarf.«

#WISSEN STATT WUNDERN

Phytoöstrogene sind Pflanzenstoffe, die dem körpereigenen Östrogen in ihrer Struktur ähneln. Sie können im Körper östrogenähnliche Effekte entfalten. Typische Beispiele sind Soja, Rotklee, Leinsamen oder bestimmte Hülsenfrüchte.

Bei Frauen mit hormonsensitiven Krebserkrankungen sollte die Anwendung – insbesondere in Form von hochdosierten Präparaten – individuell ärztlich abgeklärt werden.

Manche Frauen lehnen Hormone in jeder Form ab – ob bioident oder pflanzlich. »Das muss man akzeptieren. Und dann suchen wir nach Alternativen, um der Frau trotzdem Hilfe zu geben.«

Angst vor Hormonen

Unsicherheit gehört für viele Frauen zum Entscheidungsprozess rund um eine Hormontherapie dazu. Dr. Julia Harl erlebt das in ihrer Praxis regelmäßig. Besonders häufig geht es um die Angst vor Krebs. Viele Frauen haben miterlebt, wie Mütter, Schwestern oder Tanten erkrankt sind – oft verbunden mit schweren Verläufen und belastenden Erinnerungen. Andere äußern ein grundsätzliches Unbehagen gegenüber allem, was sie als »unnatürlich« empfinden.

In diesen Gesprächen setzt Harl bewusst auf Einordnung und Wissen statt auf Überzeugung. »Ich bin nicht da, um jemanden zu überreden – das funktioniert nicht. Ich bin da, um aufzuklären«, sagt sie. Ein Vergleich hilft vielen Frauen, ihre Angst einzuordnen: »Ich erkläre, dass bioidente Hormone körperidentisch sind und sich an dem orientieren, was der Körper selbst produziert. Ich vergleiche das oft mit Schilddrüsenmedikamenten. Auch das sind Hormone – und dort ist es für die meisten völlig selbstverständlich, dass man sie einnimmt.«

Diese Einordnung wirkt für viele Frauen entlastend. Hormone werden nicht mehr als Fremdkörper wahrgenommen, sondern als medizinische Unterstützung, die aus anderen Bereichen längst bekannt ist. Einen großen Teil der Verunsicherung führt Dr. Julia Harl auf ältere Studien zurück – allen voran auf die große WHI-Studie. Damals wurde mit ganz anderen Präparaten und Dosierungen gearbeitet, etwa mit aus Stutenurin gewonnenen Hormonen. »Heute haben wir andere Produkte und ganz andere chemische Zusammensetzungen«, betont Harl. »Wenn man diese Unterschiede erklärt, merken viele Frauen, dass die heutige Hormontherapie nicht mit den damaligen Präparaten vergleichbar ist.« Wenn Frauen sich entscheiden, eine Therapie auszuprobieren, zeigt sich in der Praxis oft ein ähnliches Bild.

»Meine Erfahrung ist: Wenn Frauen es probiert haben und eine spürbare Verbesserung erleben, möchten die meisten diese Unterstützung nicht mehr missen«, sagt Harl.

Pflanzliche Hilfe bei Hitzewallungen

»Es gibt pflanzliche Präparate, die tatsächlich Linderung verschaffen können«, erklärt Dr. Julia Harl. Am häufigsten eingesetzt wird die Traubensilberkerze (Cimicifuga racemosa). Sie wirkt nicht direkt hormonell, sondern beeinflusst Rezeptoren im Gehirn, die mit dem Temperaturhaushalt zusammenhängen. Manche berichten dadurch von deutlich reduzierten Hitzewallungen und Nachtschweiß. Auch Pollenextrakt wird eingesetzt.

Ein Klassiker ist Salbei. »Salbei wirkt regulierend auf die Schweißproduktion – und kann so bei nächtlichem Schwitzen oder starken Hitzewallungen helfen.«

Auch Phytoöstrogene, etwa aus Soja, Rotklee oder Leinsamen, kommen zum Einsatz. Sie wirken östrogenähnlich, sind aber nicht für jede geeignet – insbesondere nicht bei einer Vorgeschichte mit hormonsensitivem Brustkrebs. »Das muss man individuell abwägen«, betont Harl.

Wichtig ist ihr, die Erwartungen realistisch zu halten: »Pflanzliche Präparate haben oft nicht einen starken Effekt wie Hormone. Aber sie sind eine gute Möglichkeit, sanft zu starten und herauszufinden, was den eigenen Körper unterstützt.«

Pflanzenkraft für Körper und Seele

Pflanzen spielen in der hormonfreien Begleitung der Wechseljahre eine wichtige Rolle. Viele dieser Wirkstoffe sind seit Langem bekannt, ihr Einsatz hat sich über Generationen entwickelt – heute eingebettet in medizinisches Wissen und klar definierte Qualitätsstandards.

Die Natur, manchmal schon der eigene Garten, ist dabei tatsächlich eine Schatzkammer. Für die hormonfreie Begleitung der Wechseljahre steht eine breite Palette pflanzlicher Wirkstoffe zur Verfügung, die je nach Symptom unterschiedlich eingesetzt werden können.

Dr. Julia Harl greift in ihrer Praxis auf diese Vielfalt zurück und orientiert sich dabei am jeweiligen Beschwerdebild. Beim Thema Schlaf setzt sie auf bewährte beruhigende Pflanzen. »Zum Schlafen sind ganz klassisch Hopfen, Lavendel und Melisse hilfreich. Auch Passionsblume und Kamille wirken entspannend. Und sogar Safran kann die Schlafqualität verbessern«, erklärt sie.

Auch Stimmungsschwankungen lassen sich in manchen Fällen pflanzlich begleiten. »Johanniskraut ist bekannt, man muss aber wegen der vielen Wechselwirkungen vorsichtig sein«, sagt Harl. »Ein guter Ersatz ist Rosenwurzextrakt oder Griffonia. Beide können die Stimmung stabilisieren, Griffonia wirkt zudem eher beruhigend.«

Entscheidend ist dabei nicht nur die Pflanze selbst, sondern auch die Art der Anwendung. Tees können wohltuend sein, entfalten jedoch meist eine mildere Wirkung. »Stärker wirken Extrakte – ob als Tropfen, Elixiere oder Kapseln. Wichtig ist, sie über die Apotheke zu beziehen. Dort sind Qualitätsstandards garantiert. Bei dubiosen Online-Anbietern weiß man nicht, ob genug Wirkstoff enthalten ist oder ob das Präparat verunreinigt ist«, betont Harl.

Gesundheit aus dem Garten

Dabei liegt vieles, was uns gut tut, ganz nah – manchmal direkt im eigenen Garten. Vor allem bei eher »schlampigen« Gärtnerinnen wie mir, wo auch sogenanntes Unkraut wachsen darf. In den vergangenen Jahren habe ich mich intensiver mit Kräuterkunde beschäftigt und begonnen, genauer hinzuschauen, was da eigentlich wächst.

Ich warte jedes Jahr sehnsüchtig auf den Frühling und auf die ersten Triebe von Brennnessel, Giersch oder Gänseblümchen – Pflanzen, die viele achtlos ausreißen. Dabei liefern sie genau das, was der Körper auch in den Wechseljahren gut gebrauchen kann: Mineralstoffe, Vitamine und sekundäre Pflanzenstoffe.

Die Brennnessel etwa enthält Eisen, Kalzium und Magnesium – wichtig für Energie, Muskeln und Knochen. Giersch liefert Vitamin C, Kalium und weitere pflanzliche Inhaltsstoffe und gilt seit jeher als klassisches mineralstoffreiches Frühjahrskraut. Gänseblümchen enthalten Bitterstoffe und Flavonoide, die traditionell zur Unterstützung von Verdauung und Leber genutzt werden. Und gerade die Leber spielt im Hormonstoffwechsel eine zentrale Rolle.

Im Frühling zaubere ich aus meinem Garten fast täglich einen grünen Vitamin-Cocktail für die ganze Familie. Anfangs wurde noch ein bisschen gejammert. »Das schmeckt nach Rasenmäher«, hieß es. Inzwischen sind sie dankbar für diesen günstigen Vitamin-Boost nach dem Winter, den ich mit Äpfeln, Bananen oder anderen Obstsorten schmackhaft mache.

Mein Papa, der mir den Garten überlassen hat, hat einmal lachend gemeint: »Früher hab ich das Zeug rausgerissen – jetzt muss ich es trinken.« Mittlerweile hilft mir mein Partner sogar bei der Ernte. Wir sammeln fast das ganze Jahr über unterschiedliche Teile der Brennnessel – je nach Saison.

Die jungen Blätter verwende ich getrocknet als Tee oder frisch im Smoothie. Die Samen streuen wir über Müsli oder Joghurt, als kleinen Nährstoff-Boost im Alltag. Und im Herbst graben wir auch die Wurzel aus.

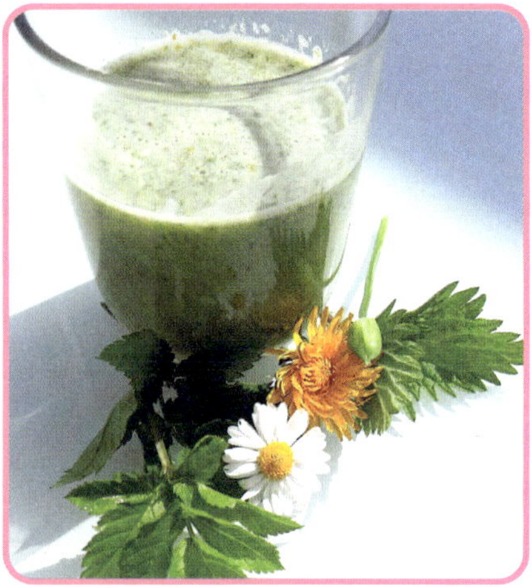

Kräutersmoothie aus meinem Garten

Natürlich ersetzen Kräuter aus dem Garten keine medizinische Therapie. Aber sie können Teil eines bewussteren Umgangs mit dem eigenen Körper sein – unterstützend, nährend und ohne großen Aufwand.

Pflanzliche Wirkstoffe wirken in den Wechseljahren begleitend und entfalten ihre Stärke im Zusammenspiel mit anderen therapeutischen Ansätzen. Richtig eingesetzt, können sie zur Stabilisierung beitragen – etwa bei Schlaf, Stimmung oder dem allgemeinen Wohlbefinden.

Bye, bye Stress

Wenn es um Stressreduktion geht, spielt Rosenwurz für Dr. Julia Harl eine wichtige Rolle. Die Heilpflanze gehört zu den sogenannten Adaptogenen – also Pflanzenstoffen, die dem Körper helfen können, besser mit Stress umzugehen. »Rhodiola – also Rosenwurzextrakt – setze ich bei innerer Unruhe, Stress und Anspannung ein, weil es die Stress-Achse im Körper abpuffert.« Geht es um Serotonin, nennt sie Griffonia: »Griffonia enthält eine Vorstufe von Serotonin.« In der Praxis ergänzt sich das oft: »Gerne auch in Kombination.«

Stressreduktion im Alltag fällt vielen Frauen schwer. Die Tage sind dicht getaktet, gefüllt mit Verantwortung für Job, Haushalt, Familie – und oft bleibt wenig Raum für das eigene Innehalten. Dr. Julia Harl ermutigt Frauen deshalb immer wieder, bewusst kleine Pausen einzuplanen – nicht als Luxus, sondern als notwendige Selbstfürsorge.

»Es ist schwierig, aber man kann sagen: Fünf bis zehn Minuten am Tag hat jede Frau«, sagt sie mit einem Augenzwinkern. »Die Männer sitzen ja auch oft ewig lange auf der Toilette und nehmen sich diese Zeit – wir Frauen dürfen uns genauso zurückziehen.«

Dabei braucht es keine großen Rituale oder komplizierten Programme. Oft sind es einfache, gut erreichbare Dinge, die helfen, kurz aus dem Dauerlauf auszusteigen. »Für mich ist es eine geführte Meditation, weil mein Kopf sonst ständig rattert«, erzählt Harl. »Für andere ist es Musik, ein Duftöl oder das Geräusch von Wasser. Alles ist erlaubt – hauptsache, es hilft, kurz runterzukommen.«

Diese kleinen Auszeiten wirken oft stärker, als man denkt. »Wenn wir nicht funktionieren, funktioniert gar nichts«, sagt Harl. »Und gerade in der Menopause, wo sich so viel verändert, dürfen wir diese Phase auch als Chance nutzen, gestärkt daraus hervorzugehen.«

Man könnte es als Freifahrtschein lesen – ausgestellt von der Ärztin. Achtsam mit den eigenen Ressourcen umzugehen ist kein Egoismus. Davon profitiert am Ende nicht nur jede Einzelne, sondern auch das Umfeld.

Was schreiben Sie auf unser PLAKAT für mehr Aufklärung in den Wechseljahren, Dr. Julia Harl?

»Gestärkt zusammen durch den Wechsel.«

Für sie ist es entscheidend, dass wir Frauen nicht länger aus einem Gefühl des Mangels heraus sprechen – nach dem Motto: »Alles ist schlecht und schwer.« Stattdessen sollten wir diese Lebensphase auch als Chance sehen. »Es ist eine Meno-Opportunity, die wir nutzen können, um gestärkt daraus hervorzugehen. Und zwar nicht nur im Zusammenspiel mit unseren Ärztinnen und Ärzten, sondern auch miteinander – im Gespräch mit Freundinnen, im Austausch unter Frauen. Denn wir sind nicht allein, und wir müssen auch nicht still und heimlich allein durch diese Zeit gehen, wie es früher vielleicht oft der Fall war.«

Wir sind immerhin rund eine Million Frauen in Österreich, die gerade durch diese besondere Lebensphase gehen. Und was wir uns jetzt Gutes tun, indem wir gut auf unsere Gesundheit schauen, ist nichts anderes als echte Altersvorsorge. »Altersvorsorge klingt immer so unsympathisch oder altmodisch. Aber wir können jetzt Knochenschwund vermeiden, Muskelabbau stoppen und mit einer guten Nährstoffversorgung den Alterungsprozess verlangsamen. Damit gehen wir gesünder und gestärkter ins Alter.«

Wir Frauen haben heute bessere Voraussetzungen als frühere Generationen. Ernährung, Bewegung, Nahrungsergänzungsmittel und moderne Medizin eröffnen uns neue Chancen. »Früher wussten viele Frauen nicht, was gesunde Ernährung oder Nahrungsergänzungsmittel bewirken können. Hormonersatztherapie war kaum ein Thema. Heute haben wir mehr Möglichkeiten – und auch viel mehr Awareness dafür.«

Und Harl betont: »Wir wissen, Frauen werden im Schnitt älter als Männer – aber nicht unbedingt gesünder. Viele Frauen über 70 oder 80 sind gebrechlich. Das muss nicht sein. Wenn wir jetzt auf uns achten, können wir wirklich fit und stark ins Alter gehen.«

Vertrauen in uns selbst

Mit den Jahren kommen mehr Weisheit und mehr Lebenserfahrung – und darauf dürfen wir stolz sein und uns dessen bewusst werden. Dr. Julia Harl sagt klar: »Hört auf euch selbst. Habt mehr Selbstbewusstsein. Wir kennen unseren Körper ganz genau – wir müssen nur ein bisschen öfter auf ihn hören.«

Ihr Appell ist ermutigend und augenzwinkernd zugleich: »Vertrau deinem Bauchgefühl. Der Bauch wird in den Wechseljahren eh größer – vielleicht will er uns genau das sagen: Gib mir mehr Platz!«

Was ich gelernt habe:

Für manche Frauen sind bioidente Hormone ein echter Gamechanger. Für andere sind Hormone keine Option – weil medizinische Gründe dagegensprechen, weil Ängste mit im Raum stehen oder weil sie bewusst zunächst hormonfrei starten möchten. Und auch das ist völlig legitim. Hormonfreie Hilfe ist eine ernst zu nehmende Möglichkeit, die allerdings Fachwissen, gute Produkte und realistische Erwartungen braucht.

Ich habe auch gelernt, dass Pflanzen viel können – und dass sie im Alltag oft genau dort unterstützen, wo wir Stabilität brauchen: beim Schlaf, bei Nervosität, bei Stress oder bei der Stimmung. Sie sind keine Wunderwaffe und ersetzen keine Medizin. Aber sie können eine sanfte, tragende Begleitung sein. Ich nehme selbst phasenweise Rosenwurz oder Ashwagandha. In stressigen Wochen gibt mir das Stabilität und Kraft.

Ich habe mich selbst ein bisschen in Kräuterkunde eingelesen. Und wenn man mit offenen Augen durch die Natur oder auch durch den eigenen Garten streift, finden sich allerlei gesunde Kräuter und Pflanzen. Sie können einen wichtigen Beitrag zu einer gesunden Ernährung leisten.

Und mir gefällt das Wort **Meno-Opportunity**. Es ist keine rosa Floskel, sondern eine lieb gemeinte Einladung, die Weichen neu zu stellen. Nicht erst, wenn alles kippt, sondern vorher: Ernährung, Bewegung, Schlaf, Nährstoffe, Stressreduktion – diese Stellschrauben sind echte Gesundheitsarbeit.

Und ich wünsche uns allen, dass die Wechseljahre der Beginn einer wunderbaren und gesunden Lebensphase sind.

KAPITEL 22
Brustgesundheit
Mit Dr. Angelika Wolfrum & Dr. Angelika Franz

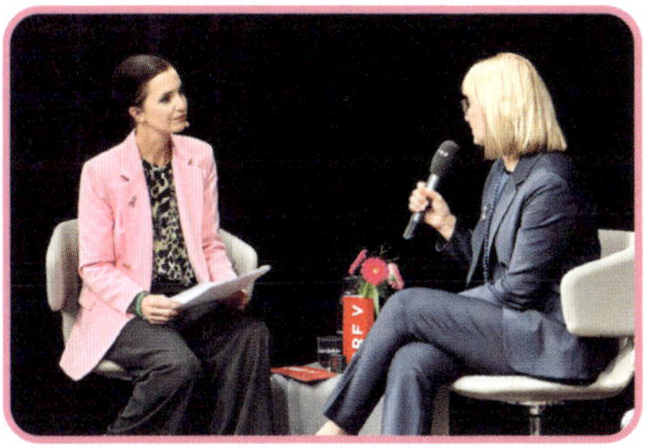

Dieses Kapitel entstand nach einem der wichtigsten Abende auf meiner Mission. Nach dem Live-Podcast zum Thema Brustgesundheit im Oktober 2025 im ORF-Landesstudio Vorarlberg in Dornbirn.

Vorsorge kann Leben retten. Und trotzdem sind wir oft noch Vorsorge-Muffel. Mal ehrlich: Wer hat nicht schon einmal einen Vorsorgetermin für die Mammografie verstreichen lassen? Nur knapp die Hälfte der Frauen geht regelmäßig – alle zwei Jahre – zur Mammografie.

Jährlich erkranken in Österreich etwa 6.900 Frauen an Brustkrebs. Statistisch gesehen trifft es eine von acht Frauen im Laufe ihres Lebens. In Vorarlberg sind es rund 300 Neuerkrankungen pro Jahr. Das kostenlose, organisierte Brustkrebs-Früherkennungsprogramm lädt Frauen zwischen 45 und 74 Jahren alle zwei Jahre zur Mammografie ein, um Brustkrebs frühzeitig zu erkennen und die Behandlungschancen zu verbessern. Institutionen wie die Krebshilfe oder Vorsorgekampagnen der ÖGK – etwa auf www.früh-erkennen.at (»Der Knoten gegen den Knoten«) – machen darauf aufmerksam. Auch Bewegungen wie die Busenfreundinnen setzen ein Zeichen.

Die schlechte Nachricht gleich vorweg: Der größte Risikofaktor für Brustkrebs ist das Älterwerden selbst. Brustkrebs ist zwar die häufigste Krebserkrankung bei Frauen – aber nicht die häufigste Todesursache. Diese Rolle nehmen nach wie vor Herz-Kreislauf-Erkrankungen ein.

Ramona – Zwischen Humor und Tumor liegt nur ein Buchstabe

Die 46-jährige Ramona weiß, was es bedeutet, die Diagnose Brustkrebs zu bekommen. Sie hat über ein Jahr tapfer gegen den Krebs bekämpft – und gewonnen. Als ich sie ein paar Wochen vor der Aufzeichnung eingeladen habe, hatte ich ein bisschen Sorge: Wie wird es ihr gehen, so kurz nach all dem? Am Telefon sagte sie dann den

Satz, den ich seither nicht mehr vergessen habe: »Ich habe seit kurzem die Gewissheit, dass ich krebsfrei bin.«

Ramona hat ihren Tumor selbst entdeckt. »Unter der Dusche, im Bett. Ich habe ihn wirklich ertastet.« Das war im Herbst 2023. Sie war gerade mitten in ihrer Pflegeprüfung, hat sich durchgebissen, abgewartet, verdrängt. Erst ein halbes Jahr später ging sie zur Gynäkologin. Dann ging alles schnell: Mammografie, Ultraschall, Biopsie, Diagnose.

»Ich bin ein pragmatischer Mensch. Den Stier an den Hörnern packen. Und zwischen Humor und Tumor liegt nur ein Buchstabe.«

Dieser Satz bringt das Publikum an diesem Abend zum Schmunzeln – und zum Schlucken.

Eigentlich sollte ihre Brust brusterhaltend operiert werden. Dann der Befund: Der Tumor hatte in der Brust gestreut. Eine zweite Biopsie bestätigte es. Am 5. September folgte die Mastektomie – die vollständige Entfernung der rechten Brust. »Die Diagnose selbst hat mir den Boden nicht weggezogen«, sagt sie, »aber dass meine Brust abgenommen wird, da musste ich schlucken.«

Ramona hat in dieser Zeit ihre Pflegeausbildung abgeschlossen, eine weitere im Sozialbereich begonnen – und nebenbei eine Ausbildung zur freien Rednerin gemacht. Durch ihre Krankheit hat sie sich in keiner Weise einschränken lassen. Lebensmut als Haltung – sehr bewundernswert.

Auf meine Frage, was ihr geholfen hat, antwortet sie schlicht: »Meine Familie. Und mein eiserner Wille.« Dann lächelt sie und fügt hinzu: »Humor. Und darüber reden. Es auch öffentlich machen – nicht auf Instagram, aber im Freundeskreis. Einfach, um die Angst zu nehmen, über Krebs zu sprechen.«

Genau das tut sie – und genau das wirkt. Ramona sagt, viele Menschen wissen gar nicht, wie sie mit jemandem umgehen sollen, der an Krebs erkrankt ist. »Die Angst beiseite nehmen und den Betroffenen einfach ansprechen. Oder umarmen. Oder einfach schreiben: *Ich denke an dich.* Das macht ganz viel.«

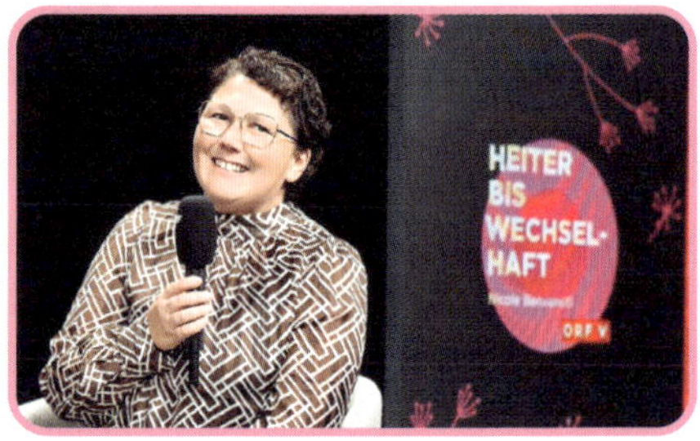

Ramona: »Zwischen Tumor und Humor liegt nur ein Buchstabe«

Auch über den schwersten Moment, das Gespräch mit ihrer Tochter, spricht sie offen: Zwei Mütter aus der Schule waren an Brustkrebs gestorben. »Ich wusste, ich werde weiterleben«, sagt sie, »aber wie erklärt man das einem Kind, das Angst hat, dich zu verlieren?« Heute möchte sie anderen Frauen Mut machen – und sagt es auf die einfachste und stärkste Weise: »Tastet euch ab. Unter der Dusche, beim Eincremen, im Bett. Ihr kennt eure Brust. Wenn da etwas ist, das anders ist – ihr merkt das.«

Ramona ist mutig. Sie hat sich durch ihre Krankheit gekämpft – mit einer beeindruckenden Klarheit und viel Humor. Und sie hat den Mut, offen darüber zu sprechen. Damit nimmt sie anderen Frauen die Angst, zeigt, wie wichtig es ist, auf den eigenen Körper zu hören und früh zur Vorsorge zu gehen. Ihre Geschichte macht spürbar, dass Aufklärung immer dann entsteht, wenn jemand den ersten Schritt macht – und darüber redet.

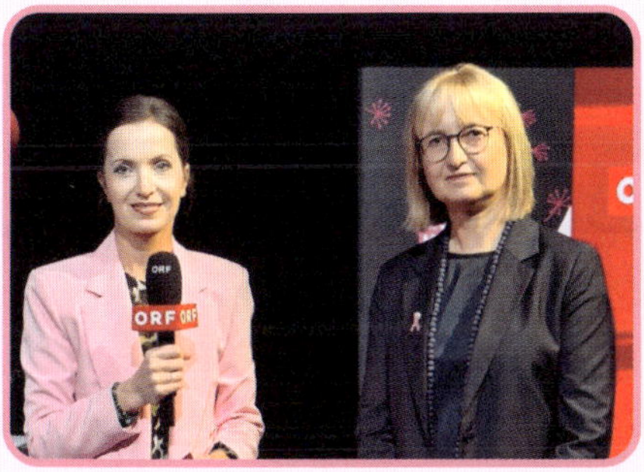

DR. ANGELIKA WOLFRUM ist Fachärztin für Frauenheilkunde und Geburtshilfe. Sie ist geschäftsführende Oberärztin am Landeskrankenhaus Feldkirch und übernimmt dort die organisatorische Leitung des zertifizierten Brustzentrums Vorarlberg – einem interdisziplinären Kompetenzzentrum für die Abklärung, Therapie und Nachsorge gut- und bösartiger Erkrankungen der Brust. Neben ihrer klinischen Arbeit setzt sich Dr. Wolfrum auch öffentlich für Brustgesundheit ein. Sie engagiert sich in der Aufklärung zu Früherkennung und Prävention und betont bei Informationsaktionen – etwa im Brustkrebsmonat Oktober – regelmäßig die Bedeutung von Vorsorge, gesunder Lebensführung und früher Diagnose, um die Sterblichkeit durch Brustkrebs zu senken.

Dr. Angelika Wolfrum – Teamarbeit für die Brustgesundheit

Dr. Angelika Wolfrum kommt aus einem der größten Brustzentren Deutschlands, aus Essen, wo jährlich rund tausend Frauen neu mit der Diagnose Brustkrebs konfrontiert werden. Dieses Wissen und den Blick auf moderne, interdisziplinäre Medizin hat sie nach Feldkirch ans Landeskrankenhaus gebracht. Am Brustzentrum am LKH Feldkirch, das wie das Brustgesundheitszentrum Dornbirn als zertifiziertes Zentrum arbeitet, greift alles ineinander: Gynäkologie, Chirurgie, plastische Chirurgie, Radiologie, Radioonkologie, Pathologie und Nuklearmedizin – jede dieser Fachrichtungen ist ein Teil des großen Ganzen. »Wir sind ein sehr großes Team und arbeiten alle zusammen im Sinne der Patientin«, sagt Dr. Wolfrum.

Von der ersten Diagnose über die Operation bis zur Nachsorge begleiten viele ExpertInnen die betroffene Frau. Wöchentlich werden Fälle in sogenannten Tumorboards besprochen, wo Ärztinnen und Ärzte aus allen beteiligten Abteilungen gemeinsam entscheiden, welcher Therapieplan für jede einzelne Patientin am besten ist.

Doch das Brustzentrum ist mehr als nur Medizin. Es ist auch ein Ort des Haltgebens. Neben den Fachärztinnen und Fachärzten sind Breast Care Nurses und Psychoonkolog:innen Teil des Teams – sie begleiten die Frauen durch alle Phasen der Erkrankung. Study Nurses sorgen dafür, dass neue wissenschaftliche Erkenntnisse direkt in die Behandlung einfließen.

So entsteht ein Netzwerk, das Frauen nicht nur medizinisch, sondern auch menschlich auffängt. »Wir begleiten die

Patientin von Anfang an durch diese Therapie hindurch«, beruhigt Dr. Wolfrum.

Dr. Angelika Franz – Begleitung mit Weitblick

Dr. Angelika Franz ist stellvertretende Leiterin des **Brustgesundheitszentrums Dornbirn**, das als Partnerzentrum der Universitätsklinik Innsbruck nach denselben hohen Qualitätsstandards arbeitet. Rund 150 Frauen erhalten hier jedes Jahr die Erstdiagnose Brustkrebs. Im Zentrum ihrer Arbeit steht die individuelle Therapieplanung. »Eine Frau kommt zu uns, meistens mit einer fertigen Diagnose. Sie ist bereits »gestanzt« worden – also die Biopsie ist erfolgt – und wir suchen dann gemeinsam die beste Therapie für sie.« Es ist dieses *gemeinsam*, das man bei ihr immer zuerst hört.

Denn längst ist Brustkrebs nicht gleich Brustkrebs. »Mittlerweile können wir viele verschiedene Marker untersuchen«, erklärt sie, »und dadurch ganz gezielt und maßgeschneidert für jede Frau die passende Behandlung finden.«

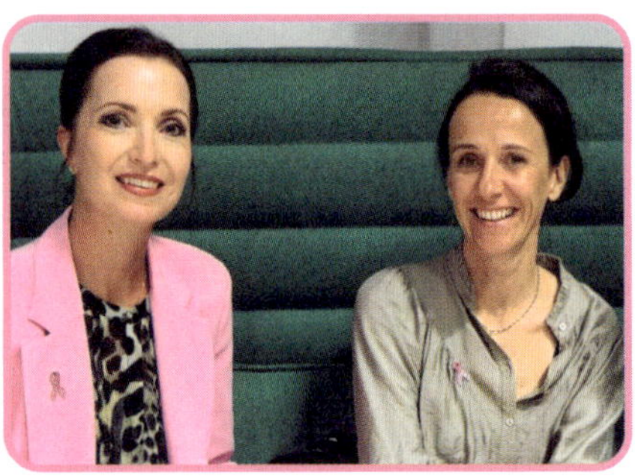

Das Team rund um DR. ANGELIKA FRANZ bereitet das Tumorboard vor, organisiert fehlende Untersuchungen, begleitet die Frauen durch jede Phase der Behandlung – ob Operation, Chemotherapie oder Nachsorge.

Zwei Tage pro Woche sind im Dornbirner Zentrum für Operationen reserviert. Die restliche Zeit gilt der ambulanten Betreuung – dort, wo die meisten Gespräche stattfinden, wo Sorgen ausgesprochen, Pläne geschmiedet und Erfolge geteilt werden.

»Wir begleiten die Frauen durch die gesamte Therapie hindurch – und auch danach«, sagt Dr. Franz. Die Patientinnen bleiben über fünf Jahre in Nachsorge, kommen regelmäßig zu Kontrollen, Ultraschall- und Mammografie-Terminen, oft zu denselben Ärzt:innen und Pflegekräften, die sie von Anfang an kennen. Das Brustgesundheitszentrum Dornbirn steht damit für etwas, das in der Medizin heute wichtiger ist denn je: Kontinuität. Frauen erleben dort nicht nur eine Behandlung, sondern eine Begleitung – medizinisch, menschlich und immer mit dem Blick nach vorn.

Die jüngste Krebs-Patientin von Dr. Angelika Wolfrum war erst 30. Generell sieht man, dass die Krebsfälle mittlerweile oft auch Jüngere betreffen. Dr. Angelika Wolfrum beobachtet in ihrer täglichen Arbeit am Brustzentrum Feldkirch eine Entwicklung, die nachdenklich stimmt: »Wir sehen insgesamt über alle Krebsarten hinweg einen massiven Anstieg. Und dieser Trend wird sich in den nächsten Jahren vermutlich fortsetzen.« Dabei betrifft das längst nicht nur Brustkrebs, sondern auch Erkrankungen wie Darm-, Nieren- oder Bauchspeicheldrüsenkrebs.

Die Gründe: Viele von uns sitzen den größten Teil des Tages. Wir essen häufiger industriell verarbeitete Lebensmittel:

zuckerreich, fettreich, ballaststoffarm, mit viel Fleisch und wenig frischen Zutaten. Schlaf wird zur Nebensache, Stress zum Dauerzustand. Alkohol gehört für viele selbstverständlich zum Alltag, und das Rauchen verschwindet zwar langsam, ist aber noch immer präsent.

Auch hormonelle Einflüsse spielen eine Rolle: Frauen bekommen heute im Durchschnitt später Kinder oder gar keine, manche stillen kürzer – alles Faktoren, die nachweislich den Hormonhaushalt und damit auch das Risiko für bestimmte Krebsarten beeinflussen. Wenig Bewegung, unausgewogene Ernährung, chronischer Stress, Übergewicht und Alkoholkonsum wirken wie kleine Schrauben, die sich langsam, aber stetig in die falsche Richtung drehen. Sie führen zu Entzündungsprozessen im Körper, beeinflussen den Stoffwechsel, die Zellteilung und sogar Reparaturmechanismen der DNA.

Genetisches Risiko – Wissen als Chance

Nicht jede Brustkrebserkrankung entsteht zufällig. Etwa 30 Prozent der betroffenen Frauen haben ein familiäres Risiko – also nahe Verwandte, die ebenfalls erkrankt sind. Das bedeutet aber noch nicht automatisch, dass eine genetische Veränderung vorliegt. »Etwa fünf bis zehn Prozent der Patientinnen tragen tatsächlich eine Veränderung in sogenannten Tumorunterdrückungsgenen«, erklärt Dr. Angelika Wolfrum. »Am häufigsten betrifft das die bekannte BRCA-Mutation.«

Diese Mutation – bekannt geworden durch öffentliche Fälle wie den von Angelina Jolie – erhöht das Risiko, im Laufe des Lebens an Brust- oder Eierstockkrebs zu erkranken, deutlich. Ob eine Frau betroffen ist, lässt sich durch eine genetische Testung feststellen. »Darüber nachdenken sollten vor allem Frauen, in deren Familie mehrere Fälle von Brust- oder Eierstockkrebs vorkommen«, sagt Dr. Wolfrum.

Eine solche Testung ist heute unkompliziert möglich, und auch die genetische Beratung dazu wird immer häufiger in Anspruch genommen. Wichtig ist, das Ergebnis nicht als Bedrohung zu verstehen, sondern als Wissensvorsprung, betont Dr. Angelika Franz vom Brustgesundheitszentrum Dornbirn:

»Viele Frauen sind zunächst erschrocken, wenn sie erfahren, dass sie ein erhöhtes Risiko haben. Aber im gleichen Atemzug reden wir ja auch darüber, was sie tun können.«

Für diese Frauen beginnt die Früherkennung meist früher, oft schon unter 40, mit jährlichen Ultraschall- und Mammografie-Untersuchungen und, wenn nötig, ergänzenden MRTs. Das Ziel ist, Tumoren möglichst in einem Stadium zu entdecken, in dem sie gut behandelbar sind.

Manche Frauen entscheiden sich auch für präventive Operationen – etwa eine Mastektomie, also die Entfernung des Brustdrüsengewebes, um das Risiko drastisch zu senken. »Das ist kein Muss, aber eine Option«, sagt Dr. Franz. »Die Operationen können heute sehr gut rekonstruktiv durchgeführt werden, und das Risiko sinkt dadurch massiv. Ein Restrisiko bleibt, aber es ist gering.«

Im Mai 2013 sorgte eine der schönsten Frauen der Welt, Angelina Jolie, für Aufsehen – und für Aufklärung über Brustkrebsrisiken. In der *New York Times* veröffentlichte sie einen persönlichen Beitrag mit dem Titel »My Medical Choice« (»Meine medizinische Entscheidung«). Darin schrieb sie offen über ihre **BRCA1-Mutation**, die mit einem stark erhöhten Risiko für Brust- und Eierstockkrebs verbunden ist. Aus diesem Grund entschied sie sich für eine vorsorgliche beidseitige Brustentfernung (prophylaktische Mastektomie), wodurch sie ihr persönliches Brustkrebsrisiko nach eigenen Angaben deutlich senken konnte.

2015 meldete sie sich erneut in der New York Times zu Wort. In ihrem Beitrag »Diary of a Surgery« (»Tagebuch einer Operation«) berichtete sie, dass sie sich auch Eierstöcke und Eileiter vorsorglich entfernen ließ, um ihr Risiko für Eierstockkrebs zu reduzieren.

Ihre Offenheit hat weltweit Bewusstsein geschaffen: Millionen Frauen begannen, sich mit ihrer familiären Vorgeschichte zu beschäftigen, sich beraten oder testen zu lassen.

Oft entscheiden sich diese Frauen später – nach abgeschlossener Familienplanung, frühestens ab dem 35. Lebensjahr – auch für eine Entfernung der Eierstöcke, weil die BRCA-Mutation das Risiko für Eierstockkrebs erhöht. All diese Entscheidungen werden individuell getroffen, immer in enger Begleitung der Ärzt:innen und des Brustzentrums.

Wer sich informieren möchte, findet auf der österreichischen Informationsplattform **wissenwollen.at** Anlaufstellen und eine Telefonnummer zur genetischen Beratung an der MedUni Wien – ein Angebot, das vielen hilft, den ersten Schritt zu machen.

Wo wir selbst den größten Spielraum haben

Viele Faktoren können wir nicht selbst beeinflussen – etwa unsere Gene oder die Brustdichte. Sehr wohl aber unseren Lebensstil – und hier liegt tatsächlich der größte Spielraum. Denn was wir täglich tun, wie wir essen, uns bewegen, schlafen oder mit Stress umgehen, macht einen großen Unterschied für unsere Gesundheit. »Wir wissen aus vielen Studien, dass Übergewicht nach der Menopause das Risiko für Brustkrebs erhöht – Bewegung dagegen senkt es«, erklärt Dr. Franz. Schon drei Einheiten pro Woche können einen messbaren Effekt haben.

Auch unsere Ernährung spielt eine Rolle. Eine pflanzenbasierte, ausgewogene Kost, reich an Gemüse, Obst und Ballaststoffen wirkt nicht nur auf das Körpergewicht, sondern unterstützt auch die Zellgesundheit. Weniger Zucker, weniger stark verarbeitete Lebensmittel, dafür mehr frische, natürliche Zutaten.

Und dann ist da noch ein Punkt, der oft unterschätzt wird: Alkohol. »Alkohol ist ein Zellgift«, sagt Dr. Franz deutlich. »Er kann direkt an der DNA ansetzen und sie schädigen. Und das Abbauprodukt des Alkohols kann außerdem die Reparaturmechanismen des Körpers beeinträchtigen.« Unser Körper ist eigentlich ein Meister darin, fehlerhafte Zellen selbst wieder zu reparieren – aber zu viel Alkohol stört diesen natürlichen Schutz. Gerade beim Brustkrebs spielt er eine Rolle, weil er den Abbau von Östrogen im Körper hemmen kann.

Manche Risikofaktoren lassen sich nicht ändern – ein frühes Einsetzen der Periode oder eine späte Menopause zum Beispiel.

Aber selbst hier hilft Wissen. Wer sein Risiko kennt, kann gezielt handeln, sich regelmäßig untersuchen lassen und Vorsorge wahrnehmen. Ein weiterer Schutzfaktor, über den kaum gesprochen wird, ist das Stillen. »Frühe Schwangerschaften und Stillen schützen vor Brustkrebs«, erklärt Dr. Franz. Stillen senkt nachweislich das Risiko, weil es die Hormonproduktion verändert und die Brustdrüsen in eine Art Ruhephase versetzt, weiß die Medizinerin.

Bioidente Hormone – Angst, Aufklärung und neue Erkenntnisse

Die bioidente oder humanidente Hormonersatztherapie gehört zu den Themen, die viele Frauen beschäftigen – und oft auch verunsichern. Jahrzehntelang war sie von Ängsten geprägt. Schlagzeilen wie »Hormone können Krebs verursachen« haben sich tief eingebrannt.

Auslöser war unter anderem die WHI-Studie aus dem Jahr 2002, deren Ergebnisse später differenzierter eingeordnet wurden.

Heute wissen wir: Entscheidend sind Zeitpunkt, Dosierung und Art der Hormone. Wird eine Therapie früh nach Beginn der Wechseljahre begonnen und mit humanidenten Hormonen durchgeführt – also Hormonen, die den körpereigenen entsprechen –, kann sie für viele Frauen sicher und hilfreich sein.

»Bioidente Hormone erhöhen das Brustkrebsrisiko nicht in dem Ausmaß, wie es lange befürchtet wurde«, erklärt Dr. Angelika Franz. »Wenn wir früh beginnen und individuell einstellen, können wir sogar Risiken wie Osteoporose oder Herz-Kreislauf-Erkrankungen positiv beeinflussen.«

Das Risiko lässt sich gut erklären: »Ich sage meinen Patientinnen immer: Eine Frau, die später in die Menopause kommt, hat ein etwas höheres Brustkrebsrisiko, weil sie länger körpereigenen Hormonen ausgesetzt ist. Wenn wir Hormone geben, verschieben wir diesen Zeitpunkt gewissermaßen ein Stück nach hinten. Das Risiko bleibt also in einer ähnlichen Größenordnung – und ist zum Beispiel immer noch niedriger, als wenn man täglich ein Glas Wein trinkt.«

Neben der systemischen Hormontherapie gibt es auch eine lokale Behandlung, die vielen Frauen große Erleichterung bringt: Estriol. Die lokale Estrioltherapie wird häufig bei vaginaler Trockenheit oder wiederkehrenden Harnwegsinfekten eingesetzt und gilt als sehr sichere Behandlung. »Die Hormonmenge, die dabei ins Blut gelangt, ist minimal – sie macht keine Nebenwirkungen und erhöht nicht das Brustkrebsrisiko. Wir dürfen das auch Frauen über 80 oder Frauen, die Brustkrebs hatten, verschreiben. Es ist wirklich ein Segen«, sagt Dr. Franz.

Früherkennung beginnt zuhause

Wir Frauen kennen unseren Körper gut – und darum ist es wichtig, uns auch selber regelmäßig abzutasten, denn die beste Früherkennung beginnt im Alltag mit der Aufmerksamkeit. »Es gibt Veränderungen, die man sehen kann«, betont Dr. Wolfrum. »Darum gehört zur Empfehlung, sich regelmäßig selbst anzuschauen – auch vor dem Spiegel, im Stehen und leicht nach vorne gebeugt. So erkennt man etwa Hauteinziehungen, Erhebungen oder die sogenannte Orangenhaut, also kleine Grübchen, die auf eine Gewebeveränderung hinweisen können.«

Auch Ausfluss aus der Brustwarze oder sichtbare Veränderungen der Form oder Farbe der Brust sollten ernst genommen werden, so die Gynäkologin.

Bei einem Städtetrip nach Edinburgh ist mir in einer Umkleidekabine eine Kampagne aufgefallen, die genau solche Brustveränderungen bildlich zeigt. Ich finde ja, eine Umkleidekabine ist ein idealer Ort für Aufklärung. Ich habe die Idee gleich an die ÖGK weitergeleitet. Vielleicht hängen diese Plakate bald auch bei uns?

Natürlich ersetzt das Tasten keine medizinische Untersuchung, aber es kann ein wertvolles Frühwarnsystem sein. »Das Tasten ist nicht ganz einfach«, erklärt Dr. Wolfrum. »Gerade junge Frauen haben eine dichtere, knotigere Brust. Es lohnt sich, die Technik zu erlernen – im Liegen, im Stehen, in verschiedenen Ebenen. Und darüber zu sprechen, ist Teil jeder frauenärztlichen Vorsorge.«

Was oft unterschätzt wird: Nicht jeder Knoten ist tastbar – genau deshalb ist die Mammografie so wichtig. Sie kann Veränderungen sichtbar machen, lange bevor sie spürbar sind.

Und dann gibt es noch ein besonderes Projekt, das zeigt, wie vielfältig Prävention sein kann: »Discovering Hands« – eine Initiative, bei der sehbehinderte Frauen zu speziell ausgebildeten Tasterinnen werden. »Blinde haben einen feineren Tastsinn«, erklärt Dr. Wolfrum. »Die Idee war, diesen Sinn in die Früherkennung einzubeziehen. Die Untersuchung ist eine gute zusätzliche Möglichkeit, sie kann sehr genau sein. Wichtig ist dabei immer die Anbindung an ärztliche Kompetenz – denn jeder Befund muss zeitnah abgeklärt werden.«

Im österreichischen Mammografie-Screeningprogramm werden Frauen zwischen 45 und 74 Jahren alle zwei Jahre zur kostenlosen Brustkrebsfrüherkennung eingeladen. »Diese Zwei-Jahres-Intervalle sind sinnvoll«, sagt Dr. Wolfrum. Frauen mit familiärer Vorbelastung oder bereits auffälligen Befunden werden selbstverständlich engmaschiger kontrolliert.

Mammografie ist Goldstandard

Viele Frauen haben Respekt vor der Mammografie, lassen die empfohlenen zwei Jahre auch gern mal verstreichen. Die ÖGK verteilt aus diesem Grund gerne grüne Bändchen. Der »Knoten gegen den Knoten« als kleine, wertvolle Erinnerung am Handgelenk.

Eine niedergelassene Radiologin aus Dornbirn klärt auf. »**Die Mammografie ist nach wie vor der Goldstandard**. Damit beginnen wir in der Vorsorge. Und das österreichische Programm ist gut untersucht und streng qualitätsgesichert.« Sie erzählt mir von Zertifikaten für Radiolog:innen und Röntgenassistent:innen, von verpflichtenden Untersuchungszahlen, Fortbildungen und wöchentlichen Geräte-Kontrollen – bis hin zum Bildschirm, »damit die Grauwerte stimmen.«

Was passiert, wenn etwas auffällt? »Wir entscheiden von Bild zu Bild und von Person zu Person«, erklärt sie. »Braucht es einen Ultraschall? Ein MR? Oder eine Biopsie?« Die Zahlen, die sie nennt, beruhigen und ordnen ein: »Wenn wir tausend Frauen untersuchen, holen wir etwa dreißig zur Abklärung – und am Ende finden wir bei rund sechs eine Brustkrebserkrankung. Die anderen haben meistens gutartige Befunde und gehen ins normale Vorsorgeprogramm zurück.«

Mythen, Fakten – und was heute anders ist

Es kursieren hartnäckige Gerüchte: Strahlenbelastung, »Verschleppen« von Tumorzellen durch das Drücken. »Das Drücken verschleppt keine Tumorzellen – dafür gibt es keinen Beleg. Früher war die Untersuchung oft schmerzhafter. Heute sind die Geräte sensibler, die Schalen anders gebaut.«

Zur Dosis sagt die Radiologin: »Die Strahlenbelastung ist beim modernen, digitalen Röntgen gering – ungefähr 0,2 bis 0,4 Millisievert pro Brust. Das entspricht grob einem Langstreckenflug.« Wichtig zu wissen: »Die Kompression verbessert die Bildqualität *und* reduziert die Dosis, weil weniger Gewebe durchstrahlt werden muss. Genau deshalb erklären wir, warum gedrückt wird – nicht um zu quälen, sondern um besser und sicherer zu sehen.«

Auch das Alter spielt eine Rolle. »Vorsorge ab 45 – da ist das Gewebe strahlenunempfindlicher als bei sehr jungen Frauen«, sagt sie. Für Jüngere mit spezieller Fragestellung wird individuell entschieden.

So läuft die Untersuchung ab – Schritt für Schritt

Die Expertin beschreibt den Besuch in ihrer Radiologie-Praxis: »Die Patientin wird aufgenommen, wir erklären kurz den Ablauf. Wir machen die Bilder – zwei Ebenen pro Seite: eine horizontale und eine schräge Kompression. Danach geht die Patientin in den Wartebereich, ich beurteile im Hintergrund die Aufnahmen. Wenn alles unauffällig ist, darf sie gehen – mit dem guten Gefühl, dass es passt.« Wenn etwas auffällt, wird die Patientin zum Ultraschall gebeten. »Wenn auch hier etwas auffällt, sprechen wir das weitere Vorgehen durch«, erklärt die Radiologin: »Bei Bedarf koordinieren wir die Überweisung zur Biopsie über Gynäkolog:in oder Hausarzt. Und: Jede Mammografie wird im Vier-Augen-Prinzip doppelt befundet. Sollte sich durch die Zweitbefundung noch etwas ergeben, melden wir uns – das ist selten, aber ein wichtiges Sicherheitsnetz.«

Viele bekommen das Ergebnis heute per Handy-Code. Ich frage, ob das verunsichert. »Wir reden in der Regel *vor* dem Gehen mit der Patientin – sie weiß, ob alles in Ordnung ist oder ob wir noch etwas brauchen«, sagt sie.

Kapazitäten, Prioritäten – und der faire Platz im Wartezimmer

Etwa 43 Prozent der Frauen gehen in Vorarlberg zur Vorsorge, damit liegen wir unter dem Österreich Durchschnitt, wo etwa die Hälfte der Frauen regelmäßig zur Vorsorge geht. Würden jetzt aber plötzlich alle Frauen zur Mammografie gehen – hätten wir dann ein Kapazitätsproblem? »Zuweisungen mit tastbarem Befund oder Verdacht haben Priorität – die kommen rasch dran«, sagt sie klar. »Für reine Vorsorge bitte frühzeitig anmelden. Ja, es gibt Wartezeiten. Wichtig ist mir, dass die, die es *jetzt* brauchen, schnell drankommen – und dass alle anderen die Vorsorge im Kalender behalten.«

Wie nimmt man Frauen die Angst?

Die Expertin rät: »Informieren, anschauen, reden. Wer unsicher ist, kann das Gerät einfach einmal sehen, sich den Ablauf zeigen lassen. Fragen stellen, ins Gespräch kommen – das nimmt viel Druck.«

Und wenn sie selbst eine Kampagne entwerfen dürfte? »Mit Bildern und kurzen Videos: zeigen, *wie* die Untersuchung funktioniert, *warum* Kompression wichtig ist, *wie* die Bilder aussehen. Je mehr man versteht, desto weniger Angst bleibt.«

#WISSEN STATT WUNDERN

»Die Mammografie ist der Goldstandard der Früherkennung.« Sie ist qualitätsgesichert, wird doppelt befundet und erkennt Veränderungen, die man noch nicht tasten kann.

»Etwa 30 von 1.000 Frauen« werden nach der Mammografie zur Abklärung eingeladen, **»am Ende finden wir etwa sechs Krebsfälle.«** Das ist der Sinn der Vorsorge: wenige, aber entscheidende Treffer – früh.

»Die Strahlenbelastung ist niedrig, die Kompression verbessert Bildqualität und senkt die Dosis.«

»Das Drücken verschleppt keine Tumorzellen.« Moderne Geräte sind sanfter; wird erklärt, warum gedrückt wird, fühlt es sich weniger bedrohlich an.

»Selbstabtasten bleibt wichtig – aber ersetzt keine Mammografie.«

Nach der Diagnose – was heute alles möglich ist

Wir haben gelernt, von 1.000 Frauen, die im Rahmen der Früherkennung untersucht werden, sind etwa 30 auffällig – sechs davon bekommen dann wirklich die Diagnose Brustkrebs. Diese Diagnose zieht den Betroffenen den Boden unter den Füßen weg und ihr Leben und das ihrer Familien ändert sich von heute auf morgen. Wichtig ist, dass die Frauen wissen, die Diagnose Brustkrebs ist KEIN Todesurteil (mehr), es gibt viele Therapiemöglichkeiten und in sehr vielen Fällen ist Brustkrebs heute eine chronische Erkrankung. Dr. Angelika Wolfrum vom Brustzentrum Feldkirch erklärt, welches Rad sich mit der Diagnose zu drehen beginnt: »Dann beginnt die Reise«, sagt Dr. Angelika Wolfrum – und sie meint damit nicht nur Therapien, sondern auch Orientierung. »Die Diagnose fängt bei den Radiologinnen und Radiologen an – mit der Stanzbiopsie. Wir haben heutzutage den histologischen Befund vorliegen, *bevor* wir irgendeine Therapie starten.« Erst wenn klar ist, *was* genau vorliegt, sortiert das Team im Brustzentrum: erklären, einordnen, planen.

Diese erste Phase ist oft die schwerste. »In sehr kurzer Zeit müssen viele Entscheidungen getroffen werden – und genau da sind wir da: Wir machen einen Plan und leiten die Patientin durch diese Reise«, erklärt Dr. Wolfrum.

Grundlage sind Fakten: Wo liegt der Tumor? Aus welchen Zellen ist er entstanden? Wie »tickt« er biologisch? »Größe, Teilungsrate und vor allem die Rezeptoren – also diese ›Knöpfe‹ an der Zelloberfläche, an die körpereigene Substanzen andocken – spielen eine wesentliche Rolle für die Therapieentscheidung«, erklärt sie.

Viele Therapieformen heute möglich

Die gute Nachricht steht dabei gleich am Anfang. »Es gibt Therapien – und die Patientin soll das Erstgespräch mit dem Wissen verlassen, dass *für sie* eine Therapie existiert«, betont Dr. Wolfrum. »In den letzten

Jahren hat sich enorm viel verbessert – bei Medikamenten, in der Chirurgie, und oft können wir weniger radikal vorgehen als früher. Wenn es nötig ist, sind wir radikal, aber wir differenzieren heute sehr stark und erstellen möglichst jedem eine individuelle Strategie.«

Wo immer möglich, wird brusterhaltend operiert; eine Mastektomie erfolgt nur bei medizinischer Notwendigkeit. Die Verfahren sind präziser geworden und insgesamt weniger radikal.

Präziser operieren – KI hilft im OP

Besonders spürbar wird der Fortschritt im Operationssaal. Das Landeskrankenhaus Feldkirch beteiligt sich an einer internationalen Studie zu einer KI-gestützten Operationsmethode für Brustkrebs, die brusterhaltende Operationen noch präziser macht. Diese Methode ermöglicht eine genaue Tumorentfernung bei minimalem Gewebeverlust.

»Es begeistert uns, dass neue Techniken die Brustchirurgie verbessern«, sagt Dr. Wolfrum. »**Wir erstellen im Rahmen der Studie für Patientinnen mit nicht tastbaren Tumoren eine individuell angepasste 3D-Kappe**. Sie bildet die Ausdehnung des Tumors – auch jene Bereiche, die das Auge nicht sieht – mit feinen Röhrchen nach. Damit können wir den Tumor während der OP exakt markieren, präzise umfahren und sicher im Gesunden entfernen.« Man spürt, wie sehr sie dafür brennt: »Das ist wirklich ein großer Fortschritt.« Für Patientinnen bedeutet das: Mehr Sicherheit, weniger unnötiger Gewebeverlust und häufig bessere kosmetische Ergebnisse – genau das, was eine moderne, brusterhaltende Chirurgie erreichen will.

An der Studie beteiligen sich Fachabteilungen großer universitärer Zentren, mit dabei unter anderem Harvard, das MD Anderson Cancer Center der Universität Texas, Heidelberg und Frankfurt sowie Zürich. Am Schwerpunktkrankenhaus Feldkirch ermöglicht insbesondere das zertifizierte Brustzentrum die Durchführung. Wolfrum lobt dabei vor allem die gute Zusammenarbeit zwischen den verschiedenen Fachdisziplinen: »Wesentliche Teilhabe haben hier auch die Teams der Radiologie und Pathologie. Zudem wäre ohne professionelle Studienkoordination durch ausgebildete Study Nurses die Teilnahme an einer internationalen Studie dieser Größenordnung heutzutage nicht möglich.«

Mehr Optionen als früher – von »Low Risk« bis »Advanced«

Nach brusterhaltender Operation gehört die Bestrahlung regelhaft dazu, um Resttumorzellen in der Brust zu eliminieren. Dr. Angelika Franz fasst zusammen: »Wenn wir die Brust erhalten, machen wir auch immer noch eine Nachbestrahlung, dass die Brust wirklich frei ist von Tumorzellen.« Danach beginnt die Vorsorge, damit es nicht wiederkommt«, so Dr. Franz.

Therapieoption Chemotherapie

Je nach Stadium und Risiko kann sie neoadjuvant (vor der Operation, zur Verkleinerung des Tumors) oder adjuvant (nach der Operation, zur Senkung des Rückfallrisikos) eingesetzt werden. »Wir begleiten die Frauen durch die Chemotherapie – und können den Tumor anschließend oft operieren«, so Dr. Franz.

Therapieoption Antihormontherapie

Bei hormonempfindlichen Tumoren folgt eine mehrjährige Sicherung durch Medikamente. Die sogenannte Antihormontherapie oft über fünf bis sieben Jahre als Tablette«, beschreibt Dr. Angelika Franz. Daran schließt sich eine strukturierte Nachsorge mit regelmäßiger Mammografie und Ultraschall an.

Brustkrebs ist kein Todesurteil (mehr)

Zur Prognose liefert Dr. Franz eine zentrale Einordnung: »Als geheilt gilt man dann, wenn kein Tumor mehr da ist. Und das ist bei über 80 Prozent der Frauen der Fall, die den Tumor nur in der Brust oder maximal in einem Lymphknoten hatten.«

Auch für fortgeschrittene Situationen stehen heute deutlich mehr Behandlungsmöglichkeiten zur Verfügung als noch vor wenigen Jahren. »Wir haben so viele Medikamente mittlerweile, sodass wir wirklich aus einer potenziell tödlichen Erkrankung heute in vielen Fällen fast eine chronische machen können«, sagt sie.

Dazu kommt die enorme Dynamik in der Forschung. »Brustkrebs ist häufig – und genau deshalb wird sehr viel geforscht. Wir haben heute so viele Möglichkeiten, individuell auf Frauen einzugehen: schon ganz am Anfang – High Risk oder Low Risk – und auch im fortgeschrittenen Stadium.«

Dass sich die therapeutischen Optionen so stark erweitert haben, verändert auch die Perspektive für viele Betroffene grundlegend. Erkrankungen, die früher rasch lebensbedrohlich waren, lassen sich heute oft langfristig kontrollieren. »Und das ist großartig«, sagt Dr. Franz.

Der Grundton der modernen Behandlung bleibt damit klar: »Die Diagnose Brustkrebs ist kein Todesurteil, das müssen die Frauen wissen. Wir können viel, viel tun. Und das tun wir auch«, betont Dr. Wolfrum.

Ausblick – was die Medizin morgen braucht

Wenn es um die Brustgesundheit geht, wird klar, es braucht eine Medizin, die präzise ist und menschlich. Und es könnte sich noch mehr tun in Sachen Prävention:

Für Dr. Angelika Wolfrum steht der individuelle Weg im Zentrum. »Ich würde mir für jede Patientin einen individuellen Therapieansatz wünschen. Das wäre ein absoluter Traum.« Nicht Schema F, sondern Entscheidungen, die sich an der Biologie des Tumors *und* am Leben der Frau orientieren – von Diagnose bis Nachsorge.

Dr. Angelika Franz nennt, was es dafür im Alltag braucht: »Mehr Zeit, mehr Empathie, Forschung und Kommunikation. Und ganz konkret: »Schnellere Termine für weiterführende Untersuchungen. Es ist natürlich für Frauen oft mühsam, wenn sie ein, zwei, drei Wochen warten müssen, bis sie eine Diagnose haben.« Österreich hat eine hohe Ärztedichte, sagt sie, »trotzdem« wünscht sie sich noch bessere Vernetzung – nicht nur zwischen Ärztinnen und Ärzten, sondern über Berufsgruppen hinweg: Physiotherapeut:innen, Begleiterinnen, Breast Care Nurses, Study Nurses. Dieses Netzwerk trägt Frauen durch die gesamte Therapie.

Was würden Sie auf ein PLAKAT schreiben und es für mehr Aufklärung – und in diesem Fall auch für mehr Engagement in Sachen Früherkennung – in die Höhe halten?

»Darüber reden, zusammen stark sein.«
(Dr. Wolfrum)

»Schau auf dich, achte auf dich und dein Wohlergehen, denn du bist es wert.«
(Dr. Franz)

Was ich gelernt habe:

Früherkennung kann Leben retten. Und das müssen wir uns wert sein. Mit regelmäßiger Abtastung und der Mammografie gewinnen wir Sicherheit, wenn wir fragen, wissen und dranbleiben. Die moderne Bildgebung ist präziser und sanfter, als viele glauben. Und es gibt viele neue, individuelle Therapieansätze, wenn es zur Diagnose Brustkrebs kommt. Und es wird ständig geforscht. Erinnern wir uns gegenseitig an die Früherkennung. Mütter, Freundinnen, Schwestern, Kolleginnen – macht euch den nächsten Vorsorgetermin aus. So werden wir gemeinsam gesund älter. Und allen, die gerade gegen diese Erkrankung kämpfen und hoffen, wünsche ich nur das Beste, viel Kraft und vor allem Genesung.

Dieses Kapitel widme ich meiner wunderbaren Schwägerin **Cordelia** – liebevolle Mutter und Ehefrau und überaus engagierten Mittelschullehrerin. Du hast gegen den Brustkrebs gekämpft: tapfer, zuversichtlich, ohne dich auch nur einmal beklagt zu haben. Trotz Chemotherapie hast du »deine« Schüler:innen weiter begleitet, Aufgaben sogar vom Krankenbett aus entwickelt, Aufsätze korrigiert, Bücher bestellt, Mut gemacht und deinen so geschätzten, trockenen Humor nie verloren. Dein Ziel war immer klar: nach der Chemo und der Brustentfernung zum Schulanfang wieder im Klassenzimmer stehen. Mit unbändigem Willen hast du es geschafft.

Ein Jahr später kam der Krebs zurück – im Gehirn, in der Hüfte, im Rückenmark. Auch dann hast du uns gezeigt, was echte Stärke ist: leise, zugewandt, konsequent. Du warst die, die immer Rat wusste und Taten folgen ließ – für uns alle. Eine, auf die man zählen konnte. Ein wichtiger Wegweiser und verlässliche Stütze – auch für mich und meine Kinder, für die deine Worte immer großes Gewicht hatten. Du hast immer gewusst, was zu tun ist und hast unterstützt, wo es nur ging.

Du warst eine der stärksten, fleißigsten und tapfersten Frauen, die ich kennenlernen durfte. Dein Vermächtnis lebt in deinen wunderbaren Töchtern weiter – in ihrer Stärke, ihrer Herzlichkeit, ihrem Mut. Dieses Kapitel ist ein kleines Denkmal für dich. In unseren Herzen bleibt es groß. Danke für alles!

KAPITEL 23
Starke Blutungen in der Perimenopause
Mit Dr. Eveline Diridl

Bevor die Tage der Tage mit der Menopause gezählt sind, erleben viele Frauen starke Blutungen in der Perimenopause. Plötzlich reichen normale Hygieneartikel nicht mehr aus, die Blutungen kommen unerwartet, sind heftiger, dauern länger. Das bedeutet nicht nur körperliche Schwäche, oft auch Eisenmangel oder ständige Müdigkeit, sondern auch eine enorme Einschränkung im Alltag. Termine müssen mitunter nach dem Zyklus geplant werden, Ausflüge oder Reisen werden zur Herausforderung, manchmal geht sogar die Angst mit, das Haus zu verlassen. Manche Frauen berichten, dass sie sich ausgelaugt und regelrecht leer fühlen – nicht nur körperlich durch den Blutverlust, sondern auch seelisch. Oft gehen diese starken Menstruationsbeschwerden auch mit enormem Unwohlsein oder starker Migräne einher. Ich kenne das leider nur zu gut: Alle paar Monate überkommt mich, mit dem Einsetzen der Periode – falls die denn auch daherkommt –, ein starker Migräneanfall.

Und so entsteht eine Mischung aus Scham, Sorge und Erschöpfung. Viele fragen sich: »Ist das noch normal?« oder »Muss ich das einfach aushalten?« – und genau hier ist es so wichtig zu wissen: Nein, man muss nicht schweigen und leiden. Starke Blutungen in der Perimenopause sind häufig, sie können behandelt werden und sie verdienen Aufmerksamkeit.

Anita, 55: »Vor zehn Jahren bekam ich plötzlich sehr starke Blutungen. Gut drei Jahre lang konnte ich vor allem an den ersten beiden Tagen kaum das Haus verlassen. Ich musste alle halbe Stunde aufs WC, um meine Hygieneartikel zu wechseln. Ich hatte das Gefühl: Ich blute aus. Dazu kam eine enorme Müdigkeit. Meine Frauenärztin stellte bei einer Blutabnahme einen massiven Eisenmangel fest und verschrieb mir Präparate. Ansonsten hieß es nur: Das sei normal, da müsse ich durch. Nach drei Jahren mit diesen starken Einschränkungen wurde schließlich eine Kürettage durchgeführt. Später kam noch eine Gebärmuttersenkung dazu, weshalb ich zwei Jahre lang einen Gebärmutterring tragen musste.

Erst als ich die Frauenärztin wechselte, fühlte ich mich wirklich ernst genommen. Die neue Ärztin empfahl schließlich die Entfernung der Gebärmutter.

Mit der Zeit kamen dann auch Wechseljahresbeschwerden dazu: Schlafstörungen, Hitzewallungen, Müdigkeit und starke Gelenkschmerzen. Seit einem Jahr nehme ich bioidente Hormone – und heute geht es mir gut. Ich kann anderen Frauen nur raten: Holt euch eine zweite Meinung, wenn es euch nicht gut geht. Ich habe zu lange gewartet.«

Der lange Leidensweg von Anita war für sie unglaublich kräftezehrend. Drei Jahre lang mit diesen extrem starken Blutungen durchzuhalten, ist bewundernswert. Im Nachhinein betrachtet hätte das nicht sein müssen. Anita hat mir auch erzählt, dass sie bei der Arbeit einen langen Weg aufs WC hatte, das war mit den starken Blutungen eine enorme Herausforderung. Wir sehen am Beispiel von Anita: Die Wechseljahre betreffen nicht nur die Frauen, die Partnerschaften, die Familie – sondern eben auch die Arbeitswelt. Darum ist es wichtig und wechseljahresfreundlich, dass es in den WC-Kabinen direkt schon eine Waschmöglichkeit für die Frauen gibt. Nicht nur wegen der Blutungen, sondern z. B. auch nach Hitzewallungen oder anderem Unwohlsein.

Medizinisch gesehen stehen hinter diesen starken Blutungen häufig die hormonellen Veränderungen der Perimenopause. Hormonelle Schwankungen, aber auch Veränderungen in der Gebärmutter können dahinterstecken. Für die betroffenen Frauen ist es jedoch nicht nur ein medizinisches Thema – es ist ein Stück Lebensqualität, das verloren geht.

Problem Zyklusschwankungen

Um besser zu verstehen, wie sich der weibliche Körper im Laufe der Wechseljahre verändert, schauen wir uns gemeinsam mit Dr. Eveline Diridl vor allem die hormonellen Veränderungen rund um den Zyklus genauer an.

Der Einstieg in diese Phase beginnt bereits relativ früh: die **Prämenopause**. Sie setzt oft schon Mitte bis Ende 30 oder Anfang 40 ein. Der Zyklus ist meist noch regelmäßig, verändert sich aber langsam. Die Abstände zwischen den Blutungen können kürzer werden, PMS-Beschwerden nehmen zu: Brustspannen, Reizbarkeit, innere Unruhe oder Kopfschmerzen rund um die Menstruation. Auch die Blutung selbst verändert sich – sie kann stärker werden oder früher mit Schmierblutungen beginnen, erklärt die Gynäkologin.

In der **Perimenopause**, meist ab Mitte bis Ende 40, werden diese Veränderungen deutlicher. Der Zyklus gerät stärker ins Schwanken, Eisprünge bleiben häufiger aus und hormonelle Ungleichgewichte entstehen. »Das Progesteron, unser Wohlfühlhormon, beginnt zu sinken, während das Östrogen noch relativ hoch ist«, erklärt Dr. Eveline Diridl. »Dadurch kommt es zu einer Östrogendominanz.« Die Folge können stärkere und unregelmäßige Blutungen, ausgeprägtes Brustspannen und zunehmende Zyklusstörungen sein.

In dieser Phase schwankt die Hormonproduktion stark. Vor allem Progesteron – das Hormon, das normalerweise nach dem Eisprung die Gebärmutterschleimhaut stabilisiert – wird unregelmäßig gebildet, weil viele Zyklen ohne Eisprung verlaufen. Estradiol wirkt dadurch zeitweise ungebremst: Die Gebärmutterschleimhaut wächst stärker und wird dicker. Löst sie sich schließlich ab, kann es zu sehr starken oder länger anhaltenden Blutungen kommen.

Viele Frauen stehen in dieser Lebensphase gleichzeitig unter enormem Druck. »Job, Familie, Haushalt, pflegebedürftige Angehörige – und dazu Mental Load«, beschreibt Diridl. Die ständige Verantwortung und das Planen im Hintergrund seien eine große Stressbelastung und könnten die hormonellen Beschwerden zusätzlich verstärken.

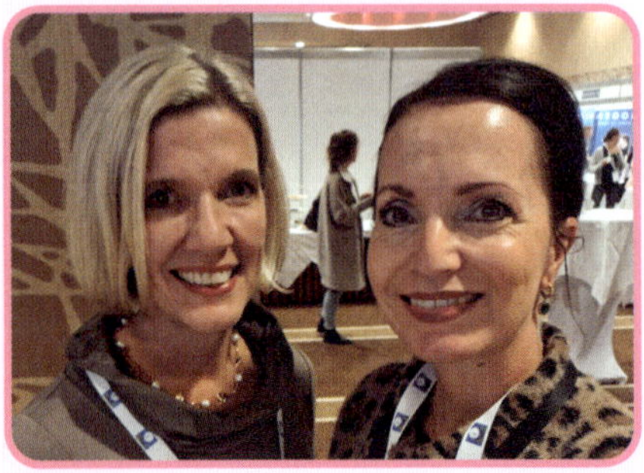

DR. EVELINE DIRIDL ist Gynäkologin mit eigener Praxis in Amstetten und Oberärztin im Klinikum Scheibbs. Sie bildet sich laufend zum Thema Hormone fort und hält regelmäßig Vorträge zum Thema Wechseljahre.

https://frauenarzt-amstetten.at/
frauenarztpraxis_amstetten

Was passiert nun im Körper? »Jetzt wird das Progesteron zur Cortisol-Synthese gewissermaßen ›gestohlen‹. Weil wir zum Überleben das Stresshormon Cortisol viel dringender brauchen als möglichen Nachwuchs«, erklärt Dr. Eveline Diridl. Dadurch sinkt das Progesteron zunehmend, während das Östrogen noch relativ hoch oder stark schwankend bleibt. »Und so geraten wir immer mehr in einen Progesteron-Mangel und in eine Östrogendominanz hinein.« Die Folge können Gereiztheit, Wassereinlagerungen, Brustspannen oder Migräne sein – vor allem aber verändert sich der Zyklus. »Die Blutungen können unregelmäßig werden, länger andauern oder deutlich stärker werden.«

Medizinisch gesehen steht dahinter vor allem ein frühes Absinken des Progesterons bei gleichzeitig noch vorhandenen oder stark schwankenden Östrogenen. Diese hormonelle Verschiebung bringt den Zyklus aus dem Gleichgewicht und kann stärkere oder anhaltende Blutungen begünstigen. Gerade wenn Blutungen sehr stark werden, lange dauern oder durch Eisenmangel zu deutlicher Erschöpfung führen, sollten sie gynäkologisch abgeklärt werden.

Mit den letzten Blutungen oder in der Zeit danach steuern wir schließlich auf die **Menopause** zu. In dieser Phase beginnen die Östrogenspiegel stärker zu schwanken und sinken schließlich ab. »Dann treten die typischen Östrogenmangelsymptome auf – etwa Hitzewallungen, Herzstolpern oder Beklemmungsgefühle«, erklärt Dr. Diridl. Auch Schlafstörungen und Erschöpfung können zunehmen. Gerade in dieser Zeit sei es wichtig, zunächst die hormonellen Veränderungen abzuklären, bevor Beschwerden vorschnell rein psychisch eingeordnet werden.

Starke Blutungen

Bevor die Regel ganz ausbleibt, erleben viele von uns plötzlich sehr starke Blutungen – oft ohne Vorwarnung. Das verunsichert zutiefst. Viele fragen sich: »Ist das ein letztes Aufbäumen? Was passiert da mit meinem Körper?« Die kurze Antwort: Diese starken Blutungen sind in der Perimenopause häufig – und sie gehören abgeklärt.

»Von einer starken Blutung sprechen wir, wenn mehr als etwa 80 Milliliter Blut verloren gehen. Ein Tampon fasst bis zu rund 15 Milliliter – wer stündlich wechseln muss, verliert sehr viel Blut«, beschreibt Dr. Eveline Diridl dieses belastende Wechseljahres-Symptom.

»Die Blutungen können über viele Tage

anhalten, dann wieder pausieren – und kurz darauf erneut beginnen, oft nach zwei Wochen schon«, weiß Dr. Diridl. Kein Wunder, dass viele Frauen irgendwann gar nicht mehr wissen, in welcher Zyklusphase sie sich befinden.

Mit der Zeit zeigen sich oft die typischen Signale einer Blutarmut: Müdigkeit, Erschöpfung, Schwindel, Haarverlust, brüchige Nägel, innere Unruhe und Kurzatmigkeit. Der Körper kommt an seine Grenzen.

Was jetzt wichtig ist: eine sorgfältige Abklärung

Dazu gehören ein Laborbefund (wie ausgeprägt ist die Blutarmut, wie steht es um die Eisenwerte?) und ein vaginaler Ultraschall. Je nach Befund kann eine Schleimhaut-Biopsie nötig sein – ein kurzer ambulanter Eingriff ohne Narkose –, um der Ursache auf die Spur zu kommen. In ausgewählten Fällen kann eine Kürettage (Ausschabung der Gebärmutterschleimhaut) sinnvoll sein – ein kurzer Eingriff, bei dem das Endometrium abgetragen wird, berichtet Dr. Diridl.

#WISSEN STATT WUNDERN

Myome, Zysten und Polypen

Myome sind gutartige Muskelknoten in der Gebärmutter. Sie können stärkere oder länger anhaltende Blutungen, Schmerzen oder ein Druckgefühl verursachen.

Polypen sind gutartige Schleimhautwucherungen in der Gebärmutter. Auch sie können Blutungen verstärken oder verlängern.

Zysten sind flüssigkeitsgefüllte Bläschen an den Eierstöcken. Viele bilden sich von selbst zurück, manche bleiben bestehen oder machen Beschwerden.

Alle drei Veränderungen sind meist **gutartig**, sollten bei Beschwerden jedoch **gynäkologisch abgeklärt** werden.

Schleimhautverödung – für manche eine Option

Eine weitere Behandlungsmöglichkeit ist die Schleimhautverödung (Ablation). Dr. Diridl erklärt: »Man muss sich vorstellen: Die Gebärmutterschleimhaut baut sich jeden Monat auf und wird wieder abgeblutet. Teilweise ist sie mehrere Millimeter dick – und genau das müssen die Frauen dann abbluten. In solchen Fällen kann eine sogenannte Ablation helfen, also eine Verödung der Schleimhaut. Dabei wird entweder ein feines Goldnetz oder ein mit Flüssigkeit gefüllter Ballon in der Gebärmutter erhitzt. Dadurch kann sich die Schleimhaut später nicht mehr in dieser Stärke aufbauen.«

Doch auch hier gilt: Nicht jede profitiert davon.

»Manchmal haben die Frauen nach einer Verödung – laut Studien in 8 bis 20 Prozent der Fälle – innerhalb der nächsten fünf Jahre Schmerzen und eine unzureichende Blutstillung, und dann ist der letzte Schritt eine Gebärmutterentfernung. Deshalb wägen wir Nutzen und Risiko einer Schleimhautverödung streng ab.« Wenn dieser Schritt nicht passt, wird gemeinsam nach Alternativen gesucht.

Eisenmangel

»Eine starke Blutung gehört auf jeden Fall ärztlich abgeklärt. So können wir die Ursache finden und die verloren gegangene Energie wieder auffüllen«, sagt Dr. Diridl. Zur Behandlung des Eisenmangels gibt es verschiedene Möglichkeiten: »Es gibt z. B. Eisenpräparate zum Schlucken. Da wird aber oft das Eisen nicht gut aufgenommen oder es verursacht Magenschmerzen, Verstopfung, Bauchschmerzen.«

Es gibt aber auch Eisen in sucrosomaler Form. Dabei handelt es sich um Eisen in einer Art Schutzhülle, das den Magen weniger reizt und im Darm besser aufgenommen werden kann – oder, je nach Ausmaß des Mangels, um eine Eiseninfusion. Begleitend dazu lohnt sich ein Blick auf die Basis: Vitamin C verbessert die Aufnahme. B-Vitamine unterstützen den Energiestoffwechsel, Magnesium und Zink tragen zum allgemeinen Gleichgewicht bei. Auch pflanzliche Helfer können unterstützend eingesetzt werden – etwa Mönchspfeffer, Schafgarbe oder Hirtentäschel.

Wie Dr. Diridl erklärt, liegt der Schlüssel in der Abklärung: »Wenn wir die Ursache nicht behandeln, bluten die Frauen weiter. So viel Eisen kann man gar nicht ersetzen.«

Hormonelle Hilfe

»Man kann mit einer reinen Gestagenpille oder einer Gestagenspirale beginnen – der sogenannten Hormonspirale. Hier muss man genau erklären: Das sind keine natürlichen Hormone, sondern Medikamente mit hormonähnlicher Wirkung«, betont Dr. Diridl.

Wenn kein erhöhtes Thromboserisiko besteht, gibt es zusätzlich die Möglichkeit kombinierter Pillen – etwa mit Estradiol oder auch neuere Verhütungspillen mit Estetrol, die in der Perimenopause eingesetzt werden können.

Viele Frauen möchten dennoch ausschließlich bioidente Hormone – eine Haltung, die Dr. Diridl gut versteht. Trotzdem spricht sie einen wichtigen Punkt an: »Besonders bei Blutungsproblemen zeigt meine Erfahrung, dass sich die Blutungen mit bioidenten Hormonen nicht immer hundertprozentig regulieren lassen. Sie wirken gut auf die Psyche, sie helfen bei Schlafstörungen und können Blutungen abschwächen. Ein wirklich regelmäßiges Menstruationsmuster lässt sich damit aber oft nicht erreichen.«

Progesteron in Form von Kapseln oder Zäpfchen könne helfen, die hormonelle Balance zu stabilisieren und Beschwerden zu lindern – doch nicht jede Blutung lasse sich damit vollständig regulieren, so die Medizinerin.

Letzte Option Operation

Wenn alle konservativen Möglichkeiten ausgeschöpft sind und die Blutungen weiter das Leben bestimmen, kann eine Operation ein sinnvoller Schritt sein. Dr. Eveline Diridl erlebt das in ihrer Praxis immer wieder und möchte hier Ängste nehmen: »Es ist nichts, vor dem man sich fürchten muss. Natürlich ist eine Operation immer mit Risikofaktoren und mit einer gewissen Erholungszeit verbunden. Aber nicht wenige Frauen sagen dann, es ist wieder eine zurückgewonnene Lebensqualität, dass die starken Blutungen jetzt Geschichte sind. Und man kann dann sehr wohl schauen, dass man den Östrogenmangel und Progesteronmangel mit bioidenten Hormonen behebt.«

Mit einer Operation kehrt für viele Frauen wieder Ruhe in den Alltag ein: Keine ständige Angst mehr vor plötzlichen Durchblutungen, keine minutiös geplanten Wege zum nächsten WC, weniger Erschöpfung durch den dauernden Blutverlust. Im Anschluss lässt sich die weitere Behandlung Schritt für Schritt planen – inklusive einer möglichen hormonellen Unterstützung, wenn sie sinnvoll und gewünscht ist.

Die Therapie richtet sich nach der Frau

In der Praxis zählt bei Dr. Diridl eine Kombination aus Diagnostik, Lebensrealität und dem Gefühl der Patientin: »Auf dem Laborbefund sehen wir anhand der Hormone, ob eine Frau prä-, peri- oder postmenopausal ist. Wenn die Gebärmutter fehlt, kann man auf Progesteron verzichten und nur Östrogen geben, weil wir keinen Schutz der Schleimhaut – also keinen Endometriumschutz – mehr brauchen. Die Gebärmutter ist ja entfernt. Aber letztlich richtet man sich immer nach den Symptomen: Welche Beschwerden hat diese Frau, was braucht sie – und danach gestaltet sich die Therapie.«

Gut zu wissen: Frauen mit BHT wirken jünger

Dr. Diridl bildet sich in Sachen Hormontherapie ständig weiter und erfährt beim Endokrinen-Kreis rund um Professor Johannes Huber, dass Studien zeigen, dass eine Hormonersatztherapie den Alterungsprozess der Zellen verlangsamt, indem das Methylmuster verjüngt wird. »Das sehe ich auch in der Praxis immer wieder. Frauen, die eine Hormonersatztherapie nehmen, wirken im Alter biologisch wesentlich jünger.«

»Ich war meine erste Patientin«

Dr. Diridl kämpft engagiert für mehr Aufklärung in Sachen Wechseljahre und Frauengesundheit und hält regelmäßig Vorträge. Sie weiß, wovon sie spricht, nicht nur als Ärztin oder gelernte Hebamme, sondern vor allem auch aus eigener leidvoller Erfahrung: »So mit Mitte 40 haben mich ganz starke Blutungen überrascht. Ich habe mich da wirklich mit extremer Blutarmut durch den Alltag gekämpft. Ich habe es zuerst mit künstlichen Hormonen probiert, die habe ich leider überhaupt nicht vertragen. Mein Mann – Leiter einer gynäkologischen Abteilung – hat mir speziell in meinem Fall von einer Operation abgeraten. Dafür bin ich ihm auf ewig dankbar. Nicht, weil ich mich vor der Operation gefürchtet hätte, sondern weil ich mich sonst wohl nicht so intensiv mit dem ganzen Thema beschäftigt hätte.«

Dr. Diridl wollte Klarheit für sich selbst und ihre Patientinnen und hat sich intensiv in die Materie hineingelesen und Fortbildungen besucht. »In meinem Fall war es das Progesteron, das mir gefehlt hat. Und damit funktioniert es gut.« Dr. Diridl ist froh, sie hat noch ihre Gebärmutter, eine Operation ist ihr erspart geblieben, und sie hat auch kein PMS mehr.

»Mir geht es heute blendend«

Was mich berührt: Dr. Eveline Diridl macht transparent, wie sorgfältig und persönlich diese Entscheidungen sind. Sie war ihre erste Patientin mit dem Thema starke

Blutungen. Davon profitieren nun ihre Patientinnen: »Ich probiere auch sehr viel aus, weil ich es dann viel besser erklären kann, wenn ich das selber einmal ausprobiert habe. So kann ich es dann auch für die Frauen verständlicher erklären und weiß, wie sie sich fühlen und was die Therapie bewirken kann.«

Der zweite Wechsel

Und jetzt müssen wir alle stark sein – es gibt auch den zweiten Wechsel. Meine Tante ist weit über 70 und hat immer noch Hitzewallungen. »Die haben eigentlich fast nie aufgehört«, erzählt sie mir. Und auch Dr. Eveline Diridl sieht in ihrer Praxis Frauen, deren Beschwerden sie bis in die 60er oder sogar 70er hinein begleiten.

»Die kommen so mit 60, 65 und sagen: Ja, gibt es denn das? Jetzt habe ich wieder dieselben Symptome wie damals, und ich habe mir gedacht, ich bin schon drüber.« Sie glauben, sie haben alles überstanden – und dann kommt es noch einmal zu Wallungen, Erschöpfung und Schlafproblemen.

Der Grund für diese neuerlichen Wechseljahressymptome liegt darin, dass in diesem Lebensabschnitt auch die letzten Hormonreserven zur Neige gehen – die Hormone der Nebennierenrinde, allen voran das DHEA. Wenn diese Reserve stark zu sinken beginnt, gerät der Körper noch einmal aus dem Gleichgewicht, erklärt die Medizinerin.

Das ist ein sensibles Thema, weil es um Frauen geht, die bereits älter sind – mit all ihren Vorerkrankungen, Risikofaktoren und sehr individuellen Lebensgeschichten.

In der Fachwelt herrscht hier noch eine große Zurückhaltung. Es gibt Pro- und Contra-Argumente, und viele Ärztinnen und Ärzte sind sehr vorsichtig, wenn es um Hormone jenseits der 60 geht. Gleichzeitig berichten erfahrene Gynäkolog:innen, dass auch Frauen in diesem Alter von einer sorgfältig eingestellten, bioidenten Hormon-Ersatztherapie profitieren können – vorausgesetzt, es gibt eine ausführliche Nutzen-Risiko-Abwägung, eine genaue Diagnostik und eine engmaschige Kontrolle.

»Meine älteste Patientin ist 83«, erzählt mir Dr. Diridl. »Der habe ich mit 83 etwas gegeben – und sie blüht richtig auf und sagt: Jetzt habe ich wieder Lebensqualität.«

Bei einem Vortrag, auf den sich Dr. Diridl bezieht, hat Prof. Johannes Huber über die Hormonersatztherapie von Frauen über 65 gesprochen und Daten aus Studien vorgestellt. In diesen Auswertungen war eine Östrogentherapie bei sorgfältig ausgewählten Frauen mit einer Risikoreduktion für die Gesamtsterblichkeit und bestimmte Erkrankungen assoziiert. Die Botschaft aus diesen Arbeiten: Auch nach 65 kann eine Hormonersatztherapie – mit guter Aufklärung, genauer Abwägung und regelmäßiger Kontrolle – unter Umständen möglich sein.

Und klar ist auch: Wenn der Hormonmangel über Jahre unbehandelt bleibt, können sich gesundheitliche Risiken erhöhen – unter anderem für Osteoporose, Bluthochdruck, Herzinfarkt, Diabetes oder Demenz.

Gleichzeitig betont Dr. Diridl, wie heikel dieses Feld ist. Es geht nicht um ein »Weiter so« für alle, sondern um sehr individuelle Entscheidungen: Welche Frau sitzt da vor mir? Welche Vorerkrankungen hat sie? Welche Risikofaktoren? Welche Alternativen? Und vor allem: Was braucht sie, um wieder ein Stück Lebensqualität zu gewinnen?

So bleibt dieses Kapitel der Hormontherapie ein Gebiet, auf dem sich Wissenschaft und klinische Erfahrung noch vorsichtig vortasten. Klar ist aber: Auch Frauen jenseits der 60 – und manchmal sogar jenseits der 80 – verdienen es, mit ihren Beschwerden ernst genommen zu werden und nach sorgfältiger Prüfung hormonelle Unterstützung zu erhalten.

Vorzeitiger Wechsel – Primäre Ovarialinsuffizienz (POI)

POI bedeutet deutlich eingeschränkte Eierstockfunktion vor dem 40. Lebensjahr. Der vorzeitige Wechsel kann schon Anfang bis Mitte 30 beginnen – und er ist ernst zu nehmen. »Das ist gar nicht so selten, dass Frauen schon mit Anfang 30 oder Mitte 30 in den vorzeitigen Wechsel kommen«, betont Dr. Eveline Diridl. Hinter dem Fachbegriff steckt, dass die Eierstöcke deutlich früher als erwartet weniger Hormone bilden: Das kann Müdigkeit, Hitzewellen, Zyklusstörungen und später auch gesundheitliche Folgen nach sich ziehen.

Warum das wichtig ist: »Östrogene schützen – die Hormone haben positive Effekte auf Knochen, Gefäße, Herz-Kreislauf und den gesamten Urogenitaltrakt«, so Dr. Diridl. Fehlen diese Einflüsse über Jahre, steigt u. a. das Risiko für Osteoporose. Deshalb lautet die Empfehlung bei vorzeitigem Wechsel: »Diese Frauen sollten mindestens bis zum üblichen Menopausenalter – also etwa bis 50 – eine Hormonersatztherapie erhalten«, sofern nichts dagegen spricht, klärt Dr. Diridl auf.

Für betroffene Frauen bedeutet das vor allem eines: Frühzeitig abklären lassen, gut begleiten lassen – und dann eine individuell passende Hormontherapie wählen, die schützt und Beschwerden lindert. Es geht hier natürlich auch um mögliche Folgeerkrankungen, wie z. B. Herz-Kreislauf-Erkrankungen, urogenitale Beschwerden oder eben auch Osteoporose. Eine individuell angepasste Therapie kann helfen, Lebensqualität, Kraft und Stabilität zu erhalten – trotz frühem Übergang

Was schreiben Sie auf unser PLAKAT für mehr Aufklärung, Dr. Diridl?

»Wechseljahre – da muss Frau nicht durch.«

Ich möchte eine positive Aufklärungskampagne für die Frauen:

»Nicht abwarten, bis einen die Symptome überrollen, sondern diese Lebensphase aktiv gestalten. Informiert euch – es gibt Hilfe, und fordert diese Hilfe ein.«

Dieses Statement von Dr. Eveline Diridl ist mehr als ein Slogan. Es ist eine Haltung: Wir müssen nicht einfach »durchhalten«, sondern verstehen, was in unserem Körper passiert – und dann Schritt für Schritt entscheiden, was uns guttut. Aufklärung heißt: **#WISSEN STATT WUNDERN.** Gut informierte Patientinnen haben mehr Wahlmöglichkeiten – und fordern auch die passende Begleitung ein. »Die Wechseljahre sind kein Nischenthema«, sagt Dr. Diridl. In Österreich befinden sich derzeit rund eine Million Frauen in dieser Lebensphase. Gute Aufklärung, verständliche Informationen und passende medizinische Begleitung machen hier den Unterschied – zwischen stillem Durchhalten und gut begleitetem Älterwerden.

Wechseljahre – mehr Selbstbestimmung und Freiheiten

Ein Leben jenseits der »Tage« bringt auch Freiheit zurück, sagt Dr. Diridl: »Man muss sich über Verhütung keine Gedanken mehr machen. Viele Frauen genießen eine neue Sexualität. Mit 50 weiß man, was man will – und was man nicht mehr möchte.« Erfahrungen werden zu Klarheit. »Man lebt bewusster«, beschreibt sie – eine Einladung, die eigenen Bedürfnisse nicht länger hintanzustellen.

Gleichzeitig bleibt sie realistisch: »Viele Frauen sagen: Ich nehme nichts, ich brauche keine Hilfe – das ist etwas Natürliches.« Natürlich ja, aber nicht im Sinne von »gar nichts tun«. **»Die Lebenserwartung ist gestiegen. Es ist nicht ganz natürlich, dass wir 80 werden und 40 Jahre ohne Hormone leben.«**

Es geht nicht darum, dass jede Frau Hormone nehmen muss. Es geht darum, informiert entscheiden zu können, was dem eigenen Körper guttut. Aufklärung, Begleitung und Selbstfürsorge sind dabei kein Luxus, sondern die Grundlage.

»Wir brauchen Solidarität, Verständnis und gute Begleitung – dann können die Wechseljahre eine bewusste und kraftvolle Zeit sein.«

Was ich gelernt habe:

Starke Blutungen sind für viele Frauen ein massiver Einschnitt in die Lebensqualität. Sie nehmen Sicherheit, Freiheit – und oft auch das Vertrauen in den eigenen Körper. Und nur weil starke Blutungen in der Perimenopause häufig vorkommen, heißt das nicht, dass wir sie einfach hinnehmen müssen. **Sie gehören abgeklärt.**

Anhaltende Blutverluste können rasch zu Müdigkeit, Erschöpfung oder Schwindel führen – Symptome, die uns in einer ohnehin fordernden Lebensphase zusätzlich ausbremsen. Häufig steckt ein Eisenmangel dahinter, der den gesamten Körper verlangsamt. Zu wissen, dass es heute neben klassischen Präparaten auch besser verträgliche Eisenformen gibt – und dass in bestimmten Situationen eine Infusion sinnvoll sein kann –, wirkt entlastend. Es gibt Möglichkeiten, die Energiereserven wieder aufzufüllen und Schritt für Schritt zu Kräften zu kommen. Und auch wenn operative Eingriffe oft erst als letzter Schritt in Betracht gezogen werden, erleben viele Frauen sie im Nachhinein als Wendepunkt: weil sie Energie zurückbringen, Stabilität schaffen und den Alltag wieder leichter machen.

Aus dem Gespräch mit Dr. Eveline Diridl bleibt vor allem eines: Es gibt Optionen. Jede Therapie ist individuell, gute Aufklärung ist entscheidend – niemand muss sich durch starke Blutungen »durchkämpfen«. Die Wechseljahre sind kein Prüfstein für Leidensfähigkeit. Sie dürfen eine Phase sein, in der wir gut begleitet werden, Unterstützung annehmen und unseren Körper ernst nehmen. Mit dem Ziel, diese Zeit kraftvoll, informiert und mit neuer Energie zu gestalten.

KAPITEL 24
Depressionen in den Wechseljahren
Mit Annunziata Schnurbein und Prof. Dr. Markus Metka

Das Tabu der Wechseljahre bricht langsam auf. Wir reden offener über Hitzewallungen, Schlafstörungen oder Gewichtszunahme. Aber wie es uns seelisch geht, darüber sprechen noch die wenigsten. Viele Frauen rutschen mit den Wechseljahren in eine mental sehr anspruchsvolle Zeit – oft noch bevor sich diese Lebensphase mit typischeren Anzeichen wie Hitzewallungen oder Gelenkschmerzen ankündigt. Wie viel Kraft es dann kostet, jeden Tag zu funktionieren, das behalten viele lieber für sich. Was verständlich ist, schließlich haben wir »zu funktionieren«, so sind wir erzogen worden. Dabei entscheidet unsere psychische Gesundheit ganz wesentlich, wie wir durch diese Lebensphase kommen: ob wir Klarheit spüren, handlungsfähig bleiben – oder ob uns alles nur noch überwältigt. Mit den Wechseljahren rutschen wir in eine »Phase erhöhter Verletzlichkeit« und die Hormone kommen aus dem Takt.

Betroffene erzählen von innerer Unruhe, tiefer Erschöpfung, Hoffnungslosigkeit, bis hin zu Depressionen und sogar Suizidgedanken. Nicht selten bekommen sie Antidepressiva verordnet, ohne dass jemand genauer hinschaut, ob nicht auch die hormonelle Umstellung eine Rolle spielt. Genau hier setzt dieses Kapitel an: bei der Frage, warum in den Wechseljahren so oft auch die Seele aus dem Gleichgewicht gerät – und warum es so wichtig ist, psychische Symptome ernst zu nehmen und nicht einfach als »sie ist gerade schwierig« abzutun.

Wenn dich dieses Thema persönlich belastet, lies dieses Kapitel vielleicht nicht alleine, sondern gemeinsam mit einer vertrauten Person. Und vor allem: Du bist damit nicht allein. Am Ende dieses Kapitels findest du Telefonnummern und Anlaufstellen, bei denen dir zugehört wird und du Unterstützung bekommst.

Manchmal ist es eben nicht nur der Körper, der aus dem Takt gerät, sondern auch das innere Gleichgewicht, unser seelisches Wohlbefinden. Heute öffnen wir einen geschützten Raum für genau dieses doppelte Tabu: Wechseljahre und Depressionen.

Elke, 56: »Der Auslöser war ein Kurs für meinen Job. Früher hätte ich das selbstverständlich gemacht, aber plötzlich habe ich mir das nicht mehr zugetraut. Die Angst wurde immer größer, bis ich mich krankgemeldet habe. Mein Hausarzt verschrieb mir Antidepressiva und Schlafmittel. Ich habe die Rezepte zwar mitgenommen, aber tief in mir gespürt: Das passt nicht. Es fühlte sich nicht wie eine Depression an, sondern wie Panik, Herzrasen und völlige Überforderung. Über zwei Jahre habe ich mich durch Tage und Nächte geschleppt. Ich schlief oft nur drei oder vier Stunden. Morgens saß ich am Küchentisch und weinte – ohne genau zu wissen, warum. Nach außen habe ich weiter funktioniert, aber innerlich war ich in einem absoluten Tief. Es gab Momente, in denen ich dachte, ich schaffe das nicht mehr. Ich habe sogar an Selbstmord gedacht.

Auch bei meiner Frauenärztin fühlte ich mich zunächst nicht wirklich abgeholt. Erst als ich das Buch *Woman on Fire* gelesen habe, kam mir der Gedanke, dass Hormone eine Rolle spielen könnten. Ich bekam schließlich ein Östrogengel. Der Schlaf wurde besser, aber innerlich ging es mir noch immer nicht gut. Der Wendepunkt kam, als mein Mann und ich im Auto eine Folge deines Podcasts *Heiter bis wechselhaft* über Testosteron gehört haben. Bei vielen beschriebenen Symptomen dachte ich: Das bin ja ich. Weinend habe ich zunächst beim Hausarzt, dann bei der Frauenärztin gebeten, meinen Testosteronwert zu überprüfen. Der Wert war sehr niedrig. Zunächst wollte man mir die Therapie ausreden. Ich habe darauf bestanden – und schließlich ein Rezept bekommen, mit dem Hinweis, dass es auf meine eigene Verantwortung sei. Schon nach kurzer Zeit merkte ich eine Veränderung. Der Schlaf war stabiler, und zum ersten Mal wurde auch meine Stimmung wieder leichter. Diese bodenlosen Abstürze und schlimmen Gedanken sind verschwunden. Heute geht es mir gut. Natürlich gibt es bessere und schlechtere Tage, aber ich erkenne mich wieder. Und ich spreche offen darüber – weil ich weiß, dass andere Frauen vielleicht genau an diesem Punkt stehen. Die Informationen aus deinem Podcast haben mich gerettet.«

Das, was Elke erlebt hat, macht mich sehr betroffen. Ihre psychischen Veränderungen haben rund um das 50. Lebensjahr begonnen – in einem Alter, in dem Ärztinnen und Ärzte die Wechseljahre längst hätten mitdenken können. Nur weil sie nicht locker gelassen und ihrer Wahrnehmung vertraut hat, hat sie am Ende die hormonelle Unterstützung bekommen, die ihr geholfen hat, wieder bei sich selbst anzukommen.

Das Thema psychische Gesundheit in den Wechseljahren bekommt noch immer viel zu wenig Raum. Viele Frauen berichten von Stimmungsschwankungen, innerer Unruhe, Ängsten oder tiefer Erschöpfung – und hören dann oft nur: »Du bist überlastet.« Dabei müsste in dieser Lebensphase immer auch an Hormonschwankungen und hormonelle Einbrüche gedacht werden.

Wie wichtig dieser Zusammenhang ist, zeigt die Geschichte von Annunziata Schnurbein. Sie hat selbst erlebt, wie sehr sich psychische Symptome zuspitzen können, wenn der hormonelle Hintergrund lange unentdeckt bleibt – und wie viel Lebenszeit dadurch verloren geht. »Ich habe dadurch zwei Jahre meines Lebens verloren, in denen ich teilweise nicht arbeiten konnte«, sagt sie heute.

Ausgebrannt

Mit 37 Jahren erhält Annunziata zunächst die Diagnose Burnout – mitten in einer sehr stressigen Phase. Erst rückblickend erkennt sie, dass ihre heftigen Gefühlsausbrüche, das Dunkel im Alltag und das viele Weinen in einem klaren Rhythmus aufgetreten sind: »immer wieder nur alle vier Wochen«. Ein Muster, das damals niemand mit Hormonen in Verbindung bringt.

Etwa zwei Jahre später, inzwischen nach einem Jobwechsel in einer deutlich ruhigeren Lebensphase, rutscht sie in eine mittelschwere Depression. Sie bekommt Antidepressiva verschrieben und sagt den behandelnden Ärzt:innen immer wieder: »Ich glaube, das ist etwas Hormonelles.«

Trotz Therapie mit Antidepressiva erlebt Annunziata Phasen, in denen sie nicht mehr arbeitsfähig ist und in dunklen Momenten nicht einmal mehr alleine wohnen kann. »Ich lag oft nur heulend auf dem Sofa«, erinnert sie sich. Freundinnen und Freunde kochen für sie, begleiten sie beim Spazierengehen und lassen sie aus Sorge irgendwann nicht mehr allein vor die Haustür gehen.

Hinzu kommen Sehstörungen – Häuser wirken, als würden sie auf sie zufallen. Auch im Auge gibt es Östrogenrezeptoren; hormonelle Veränderungen rund um die Menopause werden mit trockeneren und empfindlicheren Augen in Verbindung gebracht. Ein Mangel an Sexualhormonen kann die Augenoberfläche beeinträchtigen – möglicherweise ein weiterer Baustein für die Sehstörungen, die sie erlebt hat.

Die Antidepressiva helfen ihr zwar, aber das Gefühl bleibt, dass damit nur ein Teil des Problems behandelt wird. Erst nach vielen Arztkontakten bekommt sie schließlich eine bioidentische Hormonersatztherapie. Für sie ist dieser Moment ein Wendepunkt: »Als ich die bioidente Hormonersatztherapie bekommen habe, war ich über Nacht wieder die Alte.« Sie betont, dass das nicht bei jeder Frau so rasant geht – aber in ihrem Fall zeigt sich, wie groß der Einfluss der Hormone auf die Psyche sein kann, wenn sie massiv aus dem Gleichgewicht geraten.

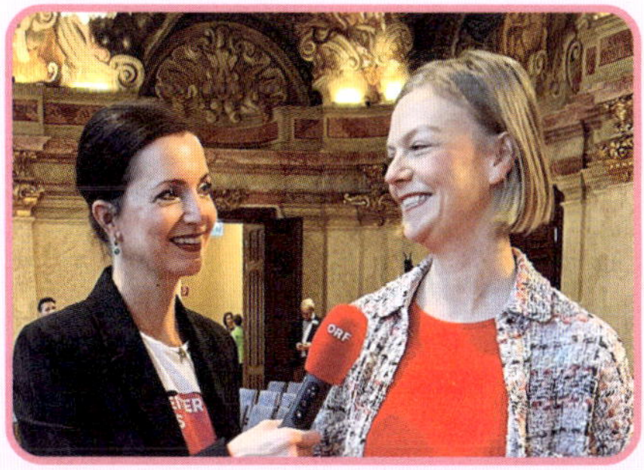

ANNUNZIATA SCHNURBEIN ist Gründerin der **Plattform PeriHub**, die Frauen in der Perimenopause informiert und vernetzt. Aus ihrer eigenen Erfahrung heraus setzt sie sich dafür ein, die Wechseljahre – und insbesondere ihre psychischen Auswirkungen – sichtbarer zu machen, auch in der Arbeitswelt. Zudem ist sie Mitgründerin von MenoCert, einer zertifizierten Ausbildung für Wechseljahresberaterinnen.

www.perihub.de
PeriHub_de

Mit Depressionen an die Öffentlichkeit

Heute spricht Annunziata bewusst öffentlich über ihre Erfahrungen. »Ich glaube, ich bin eine der wenigen, die offen über Depressionen in den Wechseljahren spricht – als Betroffene«, sagt sie. Auf ihrem Kanal ordnet sie Studien und Erfahrungsberichte ein, erklärt Symptome und macht anderen Frauen Mut, ihre Beschwerden ernst zu nehmen und sich Hilfe zu holen. Ihr ist wichtig, dass die mentale Komponente der Wechseljahre in der medizinischen Versorgung mitgedacht wird – und dass Unterstützung nicht nur privat, sondern auch kassenärztlich zugänglich ist. »Ich bin auf einer Mission, dass Frauen ernst genommen werden und die Unterstützung bekommen, die sie verdienen« – hormonell, psychisch und menschlich.

Frauen in den Wechseljahren haben ein erhöhtes Risiko, in eine depressive Phase zu rutschen. Je nach Studie ist das Risiko für depressive Symptome in der Perimenopause etwa um 40 Prozent höher als vor den Wechseljahren; manche Auswertungen zeigen sogar eine zwei- bis zweieinhalbfach erhöhte Wahrscheinlichkeit für eine depressive Episode. Besonders gefährdet sind Frauen, die schon früher psychisch belastet waren, etwa durch eine Depression oder eine Wochenbettdepression. Und trotzdem wird diese Seite der Wechseljahre noch immer viel zu wenig gesehen. Oft hören Frauen nur: Du bist im Stress, reiß dich zusammen. Dabei kann hinter all dem auch ein starkes hormonelles Ungleichgewicht stecken – und genau das wird häufig übersehen.

Indem Annunziata Schnurbein offen über ihre Depression in den Wechseljahren spricht, zeigt sie eine sehr verletzliche Seite – und genau damit gibt sie vielen Frauen Halt. Dass sie mit ihrer Erfahrung an die Öffentlichkeit geht, finde ich unglaublich wichtig. Sie erzählt, dass Scham lange ein großes Thema für sie war. »Ich habe mich wahnsinnig geschämt dafür, dass ich diese Depression hatte«, sagt sie. Sie vertraut sich ihrem engsten Umfeld an, Freunden und Familie, aber den Schritt in die Öffentlichkeit schafft sie erst, als es ihr besser geht – und sie versteht, was ihr geholfen hat. »Es war ja nichts Kompliziertes, keine große Operation. Es waren einfach Hormone. Und am nächsten Morgen habe ich gemerkt: Das ist jetzt wirklich an der Ursache dran und nicht nur an den Symptomen.«

Spannend finde ich, wie sie ihren Mut selbst einordnet. Von außen wirkt es beeindruckend, wie offen sie über ihre Geschichte spricht. Sie selbst beschreibt es anders: »Es hat sich für mich gar nicht mutig angefühlt, sondern eher wie Wut. Wieso ging es mir so schlecht – und so vielen anderen Frauen – wegen etwas, das eigentlich so normal ist?« Diese Mischung aus Wut und Klarheit bringt sie schließlich dazu, ihre Geschichte zu teilen – auch wenn sie merkt, dass die Reaktionen manchmal ambivalent sind. »Wenn ich mal einen schlechten Tag habe, haben manche Angst, ich hätte gleich wieder einen Rückfall. Nach einer Lungenentzündung fragt ein Jahr später niemand mehr: ›Hast du jetzt wieder eine?‹«

Wichtig ist ihr, deutlich zu machen, dass die Stigmatisierung beim Thema Depression aufhören muss – egal, was der Auslöser dafür ist: Hormone, Belastung oder alte Wunden. »Am Anfang habe ich immer gesagt: Ich hatte ›nur‹ eine hormonell bedingte Depression. Heute sage ich: Ich hatte eine Depression, Punkt. Sie hatte halt andere Ursachen.« Und sie betont, dass der Körper mit all dem nicht »versagt«, sondern ein Signal sendet: »Der Körper versucht einen ja auch zu schützen. In meinem Fall hat er gesagt: Bei dir stimmt etwas nicht.«

Weg mit dem Tabu

Mit ihrer Arbeit und ihrer Präsenz mit PeriHub in den sozialen Medien macht Annunziata vielen Frauen Mut – gerade jenen, die sich mit ihren dunklen Gedanken in den Wechseljahren völlig allein fühlen. Sie zeigt: Du musst dich nicht schämen. Du bist nicht schwach. Und du hast das Recht darauf, dass sowohl deine Psyche als auch deine Hormone ernst genommen werden. »Ich wünsche mir sehr, dass das Tabu rund um mentale Erkrankungen wegkommt«, sagt sie. Dass sie ihre Geschichte so offen teilt, ist dafür ein wichtiges Stück Weg – für sie, und für viele andere.

Besonders belastend ist für Annunziata in ihren akuten Phasen die medizinische Odyssee mit immer neuen, beängstigenden Verdachtsdiagnosen: Wegen ihrer Sehstörungen wird zunächst an Multiple Sklerose gedacht, anderswo werden Long Covid oder ein chronisches Fatigue-Syndrom vermutet. Allein schon von diesen Aussagen, die sich rückblickend alle zum Glück nicht bestätigt haben, würden viele Frauen Panikattacken bekommen. Insgesamt hat Annunziata 20 Arztbesuche in dieser fordernden Zeit hinter sich gebracht.

Zu jung für Wechseljahre

Gleichzeitig weiß sie, dass sie im Vergleich zu vielen anderen privilegiert ist: Durch ihre gut vernetzte Familie bekommt sie relativ rasch Termine bei Psychiater:innen und Psycholog:innen. Dort wird eine mittelschwere Depression mit starkem PMS diagnostiziert, Antidepressiva werden zurecht eingesetzt – doch die hormonelle Komponente bleibt weiter im Hintergrund. Sie hört immer wieder: »Sie sind zu jung für die Wechseljahre.«

Erst als sie ihren Onkel anruft, einen Gynäkologen mit jahrzehntelanger Erfahrung, beginnt sich das Bild zu verändern. Diesen Schritt schiebt sie lange vor sich her, weil es ihr peinlich ist, »jetzt depressiv zu sein«. »Ich dachte: Oh Gott, jetzt bin ich in der Psycho-Ecke – was ja total bescheuert ist. Ich war einfach krank, Punkt.« Ihr Onkel hört sich ihre Symptome am Telefon an und sagt: »Annunziata, ich kann das aus der Ferne nicht sicher sagen, aber du bist Ende 30, es könnte die Perimenopause sein. Probier es doch einmal mit Progesteron.« Als sie von all den unauffälligen Bluttests erzählt, winkt er ab: »Diese scheiß Bluttests – Momentaufnahmen, die nichts aussagen. Deine Hormone schwanken so stark, entscheidend sind deine Symptome. Wir probieren jetzt Hormone aus.«

Sie beginnt mit Progesteron – und spürt prompt eine Veränderung. »Nur mit dem Progesteron ging es mir schon viel, viel besser. Ich habe sofort gemerkt, das ist es. Das ist die Ursache. Jetzt bin ich wieder ich.« Für Annunziata wird klar: Die Hormone sind ein Schlüssel. Nicht der einzige, aber ein entscheidender, um aus der schweren Phase herauszufinden. Gleichzeitig mahnt sie andere Frauen, die Erwartungen realistisch zu halten: »Vielleicht nochmal, um das zu relativieren. Das ist nicht bei jeder Frau so, muss man auch sagen.«

Annunziata tastet sich weiter vor. Nach einem halben Jahr kommen Östrogen und Testosteron dazu. Dazwischen erlebt sie noch einmal einen Rückschlag – »interessanterweise nach einer ziemlich durchfeierten Nacht«, wie sie erzählt, und sie verweist darauf, wie sehr Alkohol den Körper zusätzlich belastet. Danach findet sie Schritt für Schritt in eine neue Stabilität.

Parallel dazu läuft ihr Berufsleben weiter. Als sie mitten in ihrer Krise einen neuen Job beginnt, ist ihr die Situation unangenehm. »Also ich habe es im Job am Anfang nicht erzählt, weil ich mich natürlich geniert habe.« Schon am ersten Arbeitstag muss sie sich krankmelden, listet ihrem Chef die körperlichen Symptome auf, ohne das ganze Ausmaß der seelischen Belastung zu schildern. »Und mein Chef war dann supertoll«, erinnert sie sich. Das Team unterstützt sie, schickt ihr sogar Produkte aus dem Laden, in dem sie arbeitet. Später sagt der Chef zu ihr: »Die E-Mail, die du geschrieben hast, die hat so vor schlechtem Gewissen gestrotzt. Man hat gemerkt, du lügst uns jetzt hier nicht an, das ist jetzt nicht irgendwie ein Einstellungsfehler gewesen. Du bist gerade in einer schweren Situation.«

Annunziata weiß, dass das nicht selbstverständlich ist. Sie hatte das große Glück, auf ein verständnisvolles Arbeitsumfeld zu treffen, das ihr Vertrauen geschenkt hat, statt zu zweifeln. Nach außen wirkt trotzdem bald wieder alles »normal«: Sie arbeitet zuverlässig, wirkt stabil. »Die haben auch nicht mitgekriegt, dass jeder Tag so ein Kraftakt war. Da habe ich mich natürlich zusammengerissen. Da sind wir Frauen ja auch gut. Wir können schon auch mal die Pobacken zusammenkneifen, wenn es irgendwie geht.«

Thema Depressionen auf Social Media

Später, als sie ihren Instagram-Account startet und offen über ihre Depression in den Wechseljahren spricht, erzählt sie auch im Job davon. Die meisten reagieren unterstützend, nur vereinzelt kommen Rückfragen wie: »Muss man sowas publik machen?« Annunziata sagt selbst, das sei wahrscheinlich ein Generationenthema. Ein Satz, der zeigt, wie tief diese alte Haltung noch sitzt: Über »sowas« spricht man nicht. Genau deshalb ist es so wichtig, dass Frauen wie sie heute offen sprechen.

Ein wichtiges Detail in Annunziatas Geschichte ist die Kombination aus Antidepressiva und Hormonen und die Frage nach der richtigen Reihenfolge. Sie warnt ausdrücklich davor, Psychopharmaka im Alleingang zu schnell abzusetzen.

Als sie mit Progesteron beginnt, geht es ihr über Nacht besser. »Da dachte ich: Jetzt brauche ich die Antidepressiva nicht mehr – und habe sie viel zu schnell abgesetzt.« Ohne zusätzliche Hormone funktioniert das für sie allerdings nicht. Sie rutscht erneut in eine schwere Phase und beginnt wieder mit der Medikation. Erst als die bioidente Hormonersatztherapie vollständig eingestellt ist und sie gemeinsam mit ihrem Behandlungsteam langsam ausschleicht, gelingt es. Heute kommt sie ohne Antidepressiva aus.

Auf meine Frage, ob Frauen ihrer Erfahrung nach oft zu schnell Psychopharmaka verschrieben bekommen, sagt sie ohne Zögern: »Kann ich ganz klar mit einem Ja beantworten. Das ist nach wie vor leider das Mittel der ersten Wahl.« Sie erinnert daran, wie lange es dauert, bis ein Antidepressivum überhaupt wirkt – und wie mühsam das spätere Ausschleichen sein kann.

Dem gegenüber stehen Hormone, die bei passender Indikation meist deutlich schneller Effekte zeigen und aus ihrer Sicht einen »risikofreien ersten Versuch« darstellen. Wichtig ist ihr die Reihenfolge: Bei einem begründeten Verdacht auf einen hormonellen Zusammenhang und nach ärztlicher Abklärung würde sie immer zuerst die bioidente Hormonersatztherapie prüfen und ein Antidepressivum ergänzend einsetzen, wenn das nicht reicht.

»Die ergänzen sich ganz gut. Ich ärgere

mich nur, dass mir das andersrum, in der falschen Reihenfolge, angeboten wurde«, sagt sie.

Akzeptanz und Schutz

Ein zentraler Punkt für sie ist Akzeptanz: »Sagen und denken zu dürfen: Ich bin gerade in einer wackeligen Phase, ich brauche mehr Pausen – und das ist auch okay.« Es gibt Tage, an denen alles leicht geht, und andere, an denen die Energie schon am frühen Nachmittag aufgebraucht ist. Diese Schwankungen nicht als persönliches Versagen zu sehen, sondern als Teil dieser Lebensphase zu akzeptieren, war für sie ein wichtiger Lernschritt.

Zu Annunziatas Alltag gehören heute kleine Schutzrituale: kurze Pausen, Bewegung an der frischen Luft, gute Gespräche, Meditation am Abend und eine Ernährung, die ihr guttut. »Es ist kein Hexenwerk«, sagt sie. »Es ist nur ein bisschen freundlicher mit sich selbst zu sein.«

Einer ihrer alltagstauglichsten Tipps klingt simpel und ist doch wirksam – gerade für den Kopf: »Was würdest du deiner besten Freundin in der Situation raten? Mach einen Spaziergang. Also der beste Tipp, den ich habe, ist: Geht spazieren. In 20 Minuten pustet es euren Kopf durch.« Dieses Gehen an der frischen Luft ist für sie zu einem kleinen, aber verlässlichen und täglichen Anker geworden – unabhängig davon, ob sie gerade Hormone, Antidepressiva oder beides genommen hat.

Ganz wichtig ist Annunziata aber auch, einen verbreiteten Gedanken geradezurücken: Gute Routinen sind wertvoll, aber sie reichen nicht immer aus, um die Wechseljahre »wegzuatmen«. »Lifestyle ist wichtig, aber du kannst nicht durch guten Lifestyle deine Wechseljahre immer in den Griff kriegen. Ich habe alles richtig gemacht auf dieser Ebene – und trotzdem hat es mich so erwischt.« Sie macht klar: »Ihr Frauen seid nicht schuld, es können eben manchmal wirklich ›nur‹ die Hormone sein.«

Genau dieses »nur« ist für sie der Kern ihrer Mission: sichtbar zu machen, wie stark Hormone und Psyche sich in den Wechseljahren gegenseitig beeinflussen können. »Mir ist früh aufgefallen, dass inzwischen zwar über die Wechseljahre gesprochen wird – aber über die mentale Komponente kaum«, sagt sie. »Dabei ist das ein doppeltes Stigma: Wechseljahre gelten als unsexy, Depression als Schwäche.«

Orientierung finden

Frauen suchen heute vielfach auch im Internet Hilfe, lange bevor sie überhaupt einen Arzttermin bekommen. Sie scrollen sich durch Social Media und landen irgendwann bei Annunziata – und spüren: Ich bin nicht allein damit. Genau darin sieht sie ihre Rolle: als erste Anlaufstelle, die einordnet, Angst nimmt und Mut macht. »Ich glaube, was Frauen bei mir finden, ist diese Bestätigung: Ich bin nicht ›verrückt‹, das ist etwas Hormonelles – und diesem Gefühl darf man nachgehen.«

Vom Leiden zur Stimme

Die schweren Jahre sind für Annunziata kräftezehrend – führen sie aber auch zu ihrer heutigen Aufgabe. »Es ist wirklich mein Beruf geworden«, sagt sie über ihre Arbeit. Auf Instagram wächst ihr Account **PeriHub** stetig. Dort baut sie eine Community auf, in der sich Frauen austauschen und informieren können.

Parallel dazu hat sie gemeinsam mit einem ärztlichen Beirat die Ausbildung **MenoCert** für Wechseljahresberater:innen gegründet – evidenzbasiert, mit umfangreichem Skript und Prüfung. Ihr Ziel: »Wir wollen einen neuen Standard in die Wechseljahresberatung bringen.«

Ärztliche Beratung soll dadurch nicht ersetzt, sondern ergänzt werden. Denn oft fehlt im System genau das, was für viele Frauen so wichtig ist: Zeit, Zuhören und Begleitung.

Die Wechseljahre sind kein Ponyhof

Oft wird uns erst mit den Wechseljahren schlagartig bewusst, dass wir älter werden. »Ich habe mal einen Post gemacht: ›Menopause is not for sissies.‹ Kein Ponyhof.« Gerade wenn man zu den 20 bis 30 Prozent gehört, die besonders starke Beschwerden haben, braucht es Verbündete. »Worauf bin ich am meisten stolz? Dass ich mir Hilfe geholt habe. Dass ich zu meinen Freunden hingegangen bin. Dass ich gesagt habe: Ich kann nicht mehr.« Sie ermutigt Frauen, sich nicht nur auf »Mittelchen« zu verlassen oder alles alleine stemmen zu wollen. Wenn die Kraft fehlt, noch fünf Praxen abzutelefonieren, kann jemand aus dem Umfeld unterstützen – Partner:in, Freundin, Mutter. »Keiner muss da alleine durch.«

Sehr konkret wird sie auch, wenn es um den Arbeitsplatz geht. Nicht jede muss ihre halbe Lebensgeschichte auf den Tisch legen, aber kleine, ehrliche Sätze können Druck rausnehmen. »Das kannst du auch am Arbeitsplatz machen: ›Hey, ich habe heute keinen guten Tag. Ich muss heute mal früher gehen. Kann ich mir einen halben Tag Urlaub nehmen, kurzfristig?‹ Offen sein – du machst dir ja mehr Druck, wenn du auch nicht drüber redest.« Es geht nicht darum, sich zu rechtfertigen, sondern darum, sich selbst ernst zu nehmen und Grenzen zu setzen, bevor nichts mehr geht.

Keine Wunderpille

Wichtig ist Annunziata, falsche Erwartungen zu dämpfen: »Die Wunderpille gibt es nicht. Egal, für welche Therapie man sich entscheidet – ob pflanzliche Mittel oder eine bioidente Hormonersatztherapie: Man muss an mehreren Stellschrauben arbeiten.«

Gleichzeitig sagt sie klar, dass hormonelle Veränderungen einen Menschen trotz eines gesunden Lebensstils völlig aus dem Gleichgewicht bringen können – das hat sie am eigenen Leib erlebt. Und dennoch spürt sie heute, wie stark ihr Körper auf ihren Alltag reagiert. »Auch mit der bioidentischen Hormonersatztherapie merke ich: Wenn ich eine Woche nicht so gut esse, meine Meditation auslasse oder meinen Kraftsport vernachlässige, geht es mir schlechter.«

Was würdest du auf ein PLAKAT schreiben und es für mehr Aufklärung in den Wechseljahren in die Höhe halten, Annunziata?

»It's the hormones, stupid.«

Im Zweifelsfall sind es die Hormone – dieser Satz bringt ihre Geschichte, ihre Mission und den Kern vieler Erlebnisse von Frauen in der Lebensmitte auf den Punkt.

Ich nehme aus diesem offenen Gespräch mit Annunziata vor allem eines mit: Wie wichtig es ist, auch die psychische Seite der Wechseljahre sichtbar zu machen. Nicht vorschnell nur an »Burnout«, »Stress« oder »Depression aus dem Nichts« zu denken. Seele und Hormone wirken zusammen – und manchmal ist genau dieser Blickwechsel der erste Schritt aus einer dunklen Phase.

Ihr Beispiel zeigt auch: Es braucht Ärztinnen und Ärzte, die hormonelle Zusammenhänge ernst nehmen – selbst dann, wenn eine Frau »erst« Ende 30 oder Anfang 40 ist. Annunziata hat ihre Kraft, Kreativität und Lebensfreude erst zurückgewonnen, als Psyche und Hormone gemeinsam betrachtet wurden.

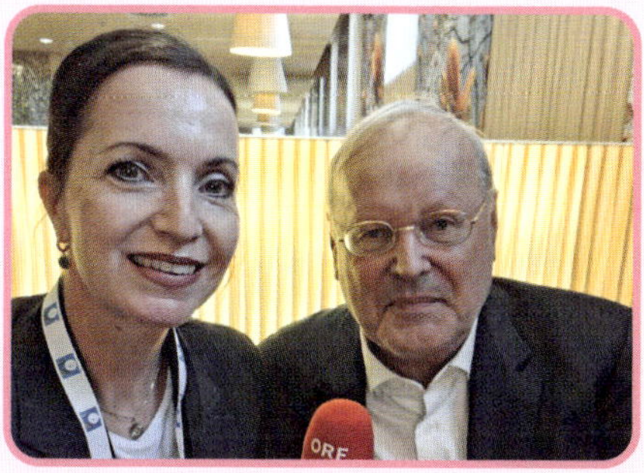

PROF. DR. MARKUS M. METKA ist Gynäkologe und zählt zu den Pionieren der Hormonmedizin im deutschsprachigen Raum. An der MedUni Wien war er maßgeblich am Aufbau der ersten Wechselambulanz beteiligt. Als Präsident der Österreichischen Anti-Aging-Gesellschaft und wissenschaftlicher Leiter des Medicinicum Lech verbindet er moderne Endokrinologie mit einem ganzheitlichen Blick auf Gesundheit und Lebensstil.

Mit genau dieser Frage nach der psychischen Dimension der Wechseljahre fahre ich nach Wien – zum Menopause-Ärztekongress. Dort treffe ich Professor Markus Metka, Facharzt für Gynäkologie. Seit Jahrzehnten beschäftigt er sich mit den Wechseljahren – evidenzbasiert und mit Blick auf die Lebensrealität der Frauen.

Psychische Veränderungen sind häufig

Auf meine Frage nach den Auswirkungen auf die Psyche stellt Professor Metka gleich klar, dass »Depression« oft zu grob gedacht ist. »Mit der hormonellen Umstellung im Klimakterium gehen häufig psychische Veränderungen einher«, sagt er. Frauen berichten von geringerer Belastbarkeit, Antriebslosigkeit oder einem Gefühl von »Nebel im Kopf«. Auch Leistungsfähigkeit und sogar Kreativität können abnehmen. Gerade für Frauen, die beruflich mitten im Leben stehen, kann das sehr verunsichernd sein.

Metka betont zugleich, wie sehr sich das Wissen über die Hormontherapie verändert hat. »Heute weiß man viel mehr über ihre Sicherheit als noch vor 20 Jahren. Wenn Dosierung und Verabreichungsform stimmen, hat sie nur Vorteile – nicht die befürchteten Krebsrisiken.«

Sehr deutlich wird er auch bei der Frage nach Psychopharmaka. »Wenn solche Beschwerden rund um das Klimakterium auftreten, sollte man immer auch die hormonelle Situation prüfen.« Psychopharmaka hätten ihren Platz – aber nicht automatisch als erste Lösung.

Viele Frauen landen zunächst in psychotherapeutischen oder psychiatrischen

Ordinationen. »Und dort denkt man oft nicht an hormonelle Ursachen«, sagt Metka. »So kommen viele Patientinnen erst über Umwege zu mir.« Deshalb versucht er seit Jahren auch andere Fachrichtungen – von der Psychiatrie bis zur Inneren Medizin – für diese Zusammenhänge zu sensibilisieren.

Denn Beschwerden in dieser Lebensphase zeigen sich oft ganz anders als erwartet: Herzrasen, Gelenkschmerzen, trockene Augen oder plötzlich erhöhte Cholesterinwerte. Ein Beispiel nennt er besonders häufig: Frauen, die plötzlich ihre Kontaktlinsen nicht mehr vertragen. »Das Auge braucht Flüssigkeit«, erklärt Metka. »Und auch dafür spielen Hormone eine Rolle.«

Besonders wichtig ist Professor Metka der Blick in die Zukunft: »Ganz zu schweigen davon, wie wichtig die richtige Hormonsubstitution langfristig ist – zur Vorbeugung von Osteoporose und zur deutlichen Reduktion von Herz-Kreislauf-Erkrankungen. Auch die Blutfette können sich wieder in den Normbereich bewegen, wenn Frauen richtig hormonell eingestellt sind.«

Aus seiner Erfahrung zeigt sich immer wieder: Wenn Frauen im Klimakterium plötzlich erhöhte Cholesterinwerte, Gelenkschmerzen oder andere neue Beschwerden entwickeln, lohnt es sich, genauer hinzusehen – und nicht nur an Statine (Cholesterinsenker) oder Schmerzmittel zu denken, sondern auch an die hormonelle Situation.

Aus den Erzählungen von Professor Metka wird deutlich, wie eng körperliche und psychische Veränderungen in den Wechseljahren miteinander verbunden sind. Stimmungseinbrüche, Antriebslosigkeit oder der »Nebel im Kopf« stehen oft nicht für sich, sondern sind Teil eines größeren hormonellen Geschehens. Gleichzeitig zeigt sich, wie wichtig es ist, Beschwerden ernst zu nehmen – und sie nicht vorschnell ausschließlich psychisch einzuordnen.

Die Geschichten von Annunziata und Elke zeigen eindrücklich, wie eng Hormone und seelisches Erleben in den Wechseljahren miteinander verflochten sind – und wie schnell psychische Symptome übersehen oder vorschnell als »Depression« eingeordnet werden, ohne die hormonelle Ebene mitzudenken. Die Erfahrungen aus der Praxis, von denen Professor Metka berichtet, bestätigen genau das.

Viele Frauen kämpfen in dieser Lebensphase nicht »nur« mit Stimmungsschwankungen, sondern mit echten, hormonell mitbedingten Krisen. Und genau deshalb braucht es mehr Wissen, mehr Zuhören – und eine Medizin, die Körper und Psyche gemeinsam denkt.

Gleichzeitig ist es mir wichtig, eines klar zu sagen: Wenn es dir seelisch sehr schlecht geht, wenn du merkst, dass du aus eigener Kraft und mit deinem Umfeld gerade nicht weiterkommst, dann ist das kein Zeichen von Schwäche, sondern ein Alarmzeichen, das ernst genommen werden darf. Hilfe zu holen ist ein Akt der Selbstfürsorge.

Im Akutfall – etwa bei schweren depressiven Symptomen, Suizidgedanken oder Panik – gibt es in Österreich rund um die Uhr Anlaufstellen, an die du dich anonym und kostenlos wenden kannst.

Die psychiatrische Soforthilfe in Wien bietet unter der Nummer **01 313 30** Tag und Nacht Unterstützung in Krisensituationen. Österreichweit ist die Telefonseelsorge unter **142** jederzeit erreichbar. Und für Kinder und Jugendliche gibt es **Rat auf Draht** unter **147**.

Manchmal ist ein solches anonymes Gespräch der erste Schritt, um wieder Halt zu spüren und die nächsten Schritte zu planen.

Wenn du dieses Kapitel liest und dich in manchen Passagen wiedererkennst, möchte ich dir mitgeben: Du bist nicht »zu empfindlich«, du bildest dir nichts ein, und du bist nicht allein. Deine Psyche und deine Hormone spielen in den Wechseljahren gemeinsam eine große Rolle – und du darfst dir sowohl medizinische als auch seelische Unterstützung holen. Sprich mit deiner Ärztin oder deinem Arzt über deine Beschwerden, erzähle auch von deiner Stimmung, deinem Schlaf, deiner Kraft. Und wenn die Last zu groß wird, scheue dich nicht, professionelle Hilfe in Anspruch zu nehmen – telefonisch, in einer Praxis oder in einer Klinik.

Was ich gelernt habe:

Die Wechseljahre sind eine Phase des Umbruchs – körperlich, hormonell, seelisch. Aber sie sind auch eine Chance, genauer hinzuschauen: auf die eigene Geschichte, die eigenen Bedürfnisse und auf das, was du für deine körperliche und mentale Gesundheit tun kannst.

Mir hat einmal eine Frau gesagt, sie verstehe den ganzen »Hype« rund um die Wechseljahre nicht. Es sei schließlich noch niemand daran gestorben. Ich bin mir da nicht so sicher. Viele Frauen kommen durch die hormonellen Veränderungen und die Herausforderungen des Alltags wirklich an ihre Grenzen. Immer wieder geraten Frauen dabei auch in psychische Ausnahmesituationen – und ohne Hilfe zerbrechen manche daran.

Darum ist jede Frau, die sich in dieser Situation Hilfe holt, mutig. Seien wir sensibel und halten wir die Augen offen – für Frauen, die jemanden zum Reden oder andere Unterstützung brauchen.

Annunziata hat es im Gespräch sehr klar formuliert: »Im Endeffekt habe ich die richtige Therapie nur bekommen, weil ich durchgehalten habe und meinem Instinkt vertraut habe, dass das hormonell ist.« Und vielleicht ist es – im Sinne von Annunziatas Plakat – manchmal tatsächlich »einfach« eine Mischung aus Hormonen, Unterstützung und einem liebevollen Blick auf dich selbst, die das Grau langsam wieder heller werden lässt.

KAPITEL 25
Hormone, Stimmung und Gewicht
Mit Dr. Susanna Weidlinger

Die Wechseljahre sind für viele Frauen ein echter Einschnitt im Leben. Plötzlich verändert sich so vieles gleichzeitig – der Körper fühlt sich anders an, die Stimmung kippt schneller, der Schlaf wird empfindlicher, die Belastbarkeit nimmt ab. Was früher selbstverständlich lief, kostet auf einmal Kraft und Planung – körperlich und mental geraten wir aus dem Takt, und genau das macht diese Lebensphase so herausfordernd. In einem Moment läuft noch alles, wie es soll. Im nächsten sind wir den Tränen nahe. In der Früh noch im Bett überfordert uns die To-Do-Liste für den bevorstehenden Tag, dass wir am liebsten liegen bleiben würden. Was aber meistens gar nichts bringen würde, weil wir weiter grübeln würden. Oder die Gelenkeschmerzen, die oft dafür sorgen, dass jede Lust auf Bewegung dahinschwindet. All das kann mit den hormonellen Veränderungen in den Wechseljahren zusammenhängen. Und allein dieses Wissen macht den Unterschied. Denn zu verstehen, was gerade so in unserem Körper passiert, kann entlasten und ein bisschen Gelassenheit zurückbringen.

Katharina, 54 ist Tierärztin, arbeitet heute aber als Mentaltrainerin, macht Familienaufstellungen, ist Lebens- und Sozialberaterin und begleitet Menschen als psychosoziale Beraterin. Sie hat die Feuerfrauen in Wien und Burgenland gegründet:

»Mit etwa 46, 47 Jahren bin ich sehr früh in die Wechseljahre gekommen. Die Beschwerden haben mich regelrecht überrollt: heftige Hitzewallungen, starkes Schwitzen und jahrelanger Schlafmangel. Ich bin nachts ständig nass aufgewacht und tagsüber völlig erschöpft gewesen. Ich war gereizt, aggressiv und innerlich aus dem Gleichgewicht. Hormone wollte ich damals auf keinen Fall nehmen – die Angst vor Brustkrebs war zu groß. Also habe ich zunächst pflanzliche Präparate ausprobiert. Anfangs haben sie geholfen, später immer weniger. 2020 bekam ich tatsächlich die Diagnose Brustkrebs – triple-negativ, also nicht hormonabhängig. Zum Glück wurde der Tumor früh entdeckt und erfolgreich behandelt. Die Chemotherapie hat meine Wechselbeschwerden allerdings noch einmal deutlich verschärft.

Eine Freundin gab mir schließlich das Buch *Woman on Fire* von Sheila de Liz und sagte: ›Lies das einmal.‹ Ich habe mich danach intensiv informiert und mich für bioidente Hormone entschieden. Seitdem habe ich mein Leben zurück: keine Hitzewallungen mehr, ich schlafe wieder durch, meine Stimmung ist stabiler. Viele reagieren überrascht: Brustkrebs und Hormone – geht das überhaupt? Bei mir geht es, weil mein Tumor hormonrezeptor-negativ war. Ich bin engmaschig in Nachsorge und treffe diese Entscheidung gut informiert gemeinsam mit meiner Ärztin.

Heute engagiere ich mich bei den Feuerfrauen in Wien und im Burgenland. Viele Frauen wurden jahrelang nicht ernst genommen und wissen gar nicht, welche Möglichkeiten es gibt. Genau deshalb braucht es mehr Aufklärung und Orte, an denen Frauen offen über ihre Erfahrungen sprechen können.«

Nicht »nur« Hitzewallungen

Der sinkende Hormonspiegel beeinflusst unser Wohlbefinden, unsere Stimmung und oft auch unsere Beziehungen. Dr. Susanna Weidlinger begleitet viele Frauen in dieser Lebensphase. Durch ihre Praxis und ihr Engagement als Präsidentin der Schweizer Menopausegesellschaft bekommt sie täglich Einblick in die Vielfalt der Beschwerden. »Es geht nicht *nur* um Hitzewallungen – auch wenn viele das sofort mit den Wechseljahren verbinden. Nicht alle Frauen schwitzen. Manche berichten eher über Ein- und Durchschlafstörungen oder darüber, dass sie sehr früh aufwachen.«

Daneben beobachtet sie viele Symptome, die Frauen zunächst gar nicht mit den Wechseljahren in Verbindung bringen. Herzstolpern am Abend, innere Unruhe oder eine plötzliche Reizbarkeit. »Eine Patientin hat einmal gesagt: ›Frau Dr. Weidlinger, ich weiß nicht, was mit mir los ist – ich explodiere bei jedem kleinen Streit mit meinem Mann und will mich gleich scheiden lassen.‹«

Auch psychische Veränderungen sind häufig. Manche Frauen werden plötzlich weinerlich oder traurig – manchmal mitten im Arbeitsalltag. »Eine Patientin in einem Großraumbüro hat mir erzählt: ›Ich musste plötzlich aufstehen, auf die Toilette gehen, fünf Minuten weinen – und danach wieder zurück an meinen Arbeitsplatz.‹«

Dazu kommen Angstgefühle, Erschöpfung oder kognitive Veränderungen: Brainfog, Wortfindungsstörungen, das Gefühl, die »Festplatte im Kopf« sei voll. »Topmanagerinnen sitzen bei mir und fragen sich ernsthaft, ob sie beginnend dement sind, weil sie den Meetings nicht mehr folgen können – dabei sind es Wechseljahresbeschwerden.«

ZUR PERSON

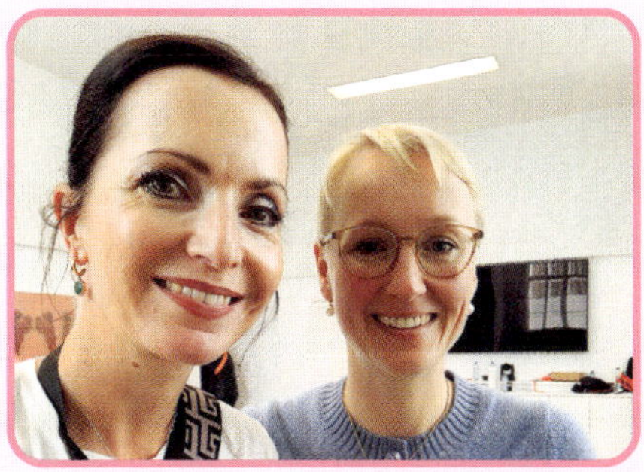

Die gebürtige Österreicherin **DR. SUSANNA WEIDLINGER** ist Fachärztin für Gynäkologie und Geburtshilfe an der Universitätsklinik für Frauenheilkunde am Inselspital – Universitätsspital Bern. Sie ist Hormonexpertin und Präsidentin der **Schweizerischen Gesellschaft für Gynäkologische Endokrinologie, Kontrazeption und Menopause (SGEM)**. Sie hält Vorträge, mischt sich in die fachliche Debatte ein und bringt die Menopause dorthin, wo sie hingehört: in die Mitte der medizinischen Aufmerksamkeit. Mit ihrer klaren, fundierten Art ist sie eine starke Stimme für Frauen in der zweiten Lebenshälfte.

So unterschiedlich diese Symptome auch sind – sie haben eines gemeinsam: Für viele Frauen bedeuten die Wechseljahre tiefgreifende Veränderungen, die ihren Alltag, ihre Beziehungen und ihr Selbstbild berühren.

Besonders belastend sind für viele Frauen die psychischen Veränderungen in dieser Phase: innere Unruhe, Ängste, Stimmungstiefs oder das Gefühl, sich selbst nicht mehr wiederzuerkennen. Nicht selten werden solche Symptome vorschnell als Depression eingeordnet – und mit Antidepressiva behandelt.

Dr. Susanna Weidlinger erklärt: »Die Perimenopause stellt ein *Window of Vulnerability* dar – eine Phase, in der das Risiko für neu auftretende Depressionen steigt. Grund sind die starken hormonellen Schwankungen, die das emotionale Gleichgewicht durcheinanderbringen.«

Gerade deshalb lohnt es sich, bei neu auftretenden depressiven Symptomen in dieser Lebensphase auch die hormonelle Situation zu prüfen. Studien zeigen, dass eine Hormonersatztherapie in der Perimenopause depressive Beschwerden deutlich verbessern kann – besonders dann, wenn hormonelle Schwankungen die Symptome auslösen.

Mehr zum Thema Depressionen und Wechseljahre findest du im gleichnamigen Kapitel.

Der Wechseljahresbauch

Eines der häufigsten und wohl frustrierendsten Symptome in den Wechseljahren ist die plötzliche Gewichtszunahme. »Viele Frauen erzählen mir: ›Ich esse doch nicht mehr als früher, ich bewege mich genauso – und trotzdem wird mein Bauchumfang größer, die Hüften runder.‹« Das Gefühl, nichts wirke mehr so wie früher, kann sehr entmutigend sein.

Dr. Susanna Weidlinger erklärt, was im Körper tatsächlich passiert: »Der Hauptgrund ist das Altern an sich und unser Lebensstil – nicht die Hormone allein. Man muss sich zuerst klarmachen: Der größte Teil unseres täglichen Energieverbrauchs entfällt auf den sogenannten Ruheenergieverbrauch – also die Energie, die der Körper ganz unabhängig von Bewegung allein für Grundfunktionen wie Atmung, Kreislauf und Stoffwechsel benötigt. Und der wichtigste Einflussfaktor dafür ist unsere Muskelmasse. Mit zunehmendem Alter und weniger Bewegung verlieren wir Muskeln, dadurch sinkt automatisch der Grundumsatz und wir verbrennen im Ruhezustand weniger Kalorien. Wenn wir gleichzeitig weiter essen wie früher, entsteht ein Energieüberschuss – und die Gewichtszunahme ist praktisch vorprogrammiert. Der Östrogenabfall kann das Ganze zwar verstärken, ist aber selten die eigentliche Ursache. Deshalb sind Bewegung, insbesondere Krafttraining, und Ernährung entscheidender als jede rein hormonelle Therapie«, fasst Weidlinger zusammen.

Mit zunehmendem Alter verliert der Körper kontinuierlich Muskelmasse. Schon ab dem 30. Lebensjahr beginnt dieser Prozess – in der Medizin spricht man von Sarkopenie. Studien zeigen, dass wir im Durchschnitt etwa drei bis acht Prozent Muskelmasse pro Jahrzehnt verlieren, wenn wir nichts dagegen tun.

»Selbst wenn zum Beispiel die Oberarme optisch noch genauso wirken wie vor 20 Jahren, steckt nicht mehr die gleiche muskuläre Substanz dahinter«, erklärt mir Dr. Susanna Weidlinger. »Das ist tatsächlich trügerisch, denn kontraktile Muskelfasern – also der funktionell aktive Anteil – werden zunehmend durch Fettgewebe ersetzt. Der Umfang des Bizepses kann gleich bleiben, aber wenn man sich an die Klimmzugstange hängt, kommt man plötzlich nicht mehr hoch.«

Mit zunehmendem Alter sinkt außerdem der Energieverbrauch des Körpers. »Der Ruheenergieverbrauch nimmt ab. Wenn wir weiter so essen wie mit 30, nehmen wir zu – wir müssen also weniger Kalorien aufnehmen oder mehr verbrennen«, sagt Weidlinger.

Das kann auf unterschiedliche Weise gelingen. »Manche machen Intervallfasten, die sogenannte 16:8-Diät – letztlich eine Form der Kalorienreduktion. Andere sparen Kalorien ein, indem sie zum Beispiel öfter auf das Abendessen verzichten oder den Schokoriegel zum Nachmittagskaffee weglassen.«

Besonders nachhaltig wirkt Bewegung – vor allem Muskeltraining. »Man wird ja nicht gleich zum Arnold Schwarzenegger«, schmunzelt Weidlinger. »Aber man baut wieder funktionelle Muskelmasse auf und reduziert den Fettanteil im Muskelgewebe. Je größer die Muskelmasse, desto höher ist der Ruheenergieverbrauch. Muskeln verbrennen Energie sogar im Stand-by-Modus.«

Der Stoffwechsel in den Wechseljahren

Hormone beeinflussen unseren Stoffwechsel in vielerlei Hinsicht – allen voran Estradiol, das stärkste Östrogen in unserem Körper. Es wirkt auf Insulinsensitivität, Fettverteilung und Energieverbrauch und beeinflusst auch unser Essverhalten. Damit steuert es, wie wir Energie aufnehmen, speichern und verbrauchen. Sinkt der Estradiol-Spiegel in den Wechseljahren, gerät dieses Gleichgewicht leichter aus dem Takt. Viele Frauen fühlen sich dann müder oder nehmen zu – auch weil der Körper nicht mehr so effizient arbeitet wie früher. »Notwendig ist – um einer Gewichtszunahme vorzubeugen, im Leben und auch in den Wechseljahren – Eat, Move, Sleep und Stressreduktion«, sagt die Medizinerin.

Was sie damit meint, erklärt sie so: »Eat heißt: gesund und ausgewogen essen und die Kalorien im Blick behalten. Move bedeutet ausreichend Bewegung, vor allem Muskelaufbautraining, denn der Muskel ist entscheidend für den Ruheenergieverbrauch. Sleep heißt genug und erholsam schlafen. Und Stressreduktion bedeutet, Dauerstress zu senken. Denn Schlafmangel und Stress führen zur Ausschüttung von Stresshormonen wie Cortisol – und das verändert den Stoffwechsel so, dass man eher zunimmt. Ein gesunder Lebensstil – so einfach und so schwierig«, fasst Weidlinger zusammen.

Keine Gewichtszunahme durch Hormonersatztherapie

Die Angst, durch eine Hormonersatztherapie zuzunehmen, hält Dr. Susanna Weidlinger für unbegründet:

»Wir wissen aus gut gemachten Studien, dass Frauen unter einer Hormonersatztherapie nicht mehr, sondern im Gegenteil oft weniger zunehmen als Frauen ohne Hormontherapie. Studien zeigen auch eine günstigere Fettverteilung mit weniger

Bauchfett. Eine solche Therapie ist in der Regel gewichtsneutral – sie macht definitiv nicht dick.«

Natürlich nehmen die meisten Menschen mit zunehmendem Alter etwas zu – unabhängig von Hormonen.

»Ein Drittel der Frauen hat in den Wechseljahren überhaupt keine Beschwerden, ein Drittel nur leichte, aber ein Drittel leidet schwer und hat eine massiv eingeschränkte Lebensqualität. Gerade diese Frauen würden enorm profitieren – und viele beginnen aus Angst vor Gewichtszunahme keine Therapie. Beide Gruppen nehmen im Lauf der Jahre zu – mit Hormonersatztherapie jedoch sicher nicht mehr, sondern tendenziell sogar etwas weniger.«

Warum das so sein kann, erklärt die Medizinerin: »Östrogene können den Ruheenergieverbrauch indirekt beeinflussen, weil sie Muskel- und Fettstoffwechsel sowie die Insulinsensitivität mitsteuern. Außerdem haben sie bei vielen Frauen einen appetithemmenden Effekt – sie können das Hungergefühl senken.«

Viele Frauen kennen dieses Muster aus ihrem Zyklus: Rund um den Eisprung – wenn die Hormone hoch sind – verspüren manche weniger Hunger, während der Appetit kurz vor der Menstruation häufig zunimmt, wenn die Sexualhormone ihren Tiefpunkt erreichen.

Auch Bewegung könnte hormonell mitbeeinflusst sein.

»Aus Tierstudien wissen wir, dass Mäuse oder Ratten ohne Eierstöcke träger werden. Gibt man ihnen Hormone zurück, bewegen sie sich wieder deutlich mehr. Beim Menschen gibt es Hinweise, dass hormonelle Veränderungen Aktivität und Antrieb beeinflussen können – die Daten sind allerdings noch begrenzt. Einige kleinere Studien deuten an, dass Frauen mit Hormonersatztherapie am Ende des Tages tendenziell mehr Schritte auf ihren Aktivitätstrackern verzeichnen als Frauen ohne.«

So wird klar: Die Sorge, mit Hormonen automatisch zuzunehmen, ist unbegründet. Eine korrekt indizierte Hormonersatztherapie kann Beschwerden lindern, das Gewicht stabiler halten und bei manchen Frauen sogar die Lust auf Bewegung zurückbringen.

Körperliche Veränderungen lassen sich in dieser Lebensphase dennoch nicht ganz vermeiden. Viele Frauen bemerken, dass sich ihre Figur verändert – selbst wenn das Gewicht auf der Waage kaum steigt.

Der berühmte »Wechseljahres-Rettungsring« am Bauch: Fett scheint sich neue Lieblingsplätze zu suchen – und genau diese veränderte Fettverteilung spielt in den Wechseljahren eine größere Rolle, als lange angenommen. Dr. Weidlinger erklärt das so: »Dieser Rettungsring ist tatsächlich zum Teil ein kompensatorischer Mechanismus des Körpers. Fettgewebe kann selbst Östrogene produzieren – vor allem durch Aromatisierung von Androgenen. Wenn die Eierstöcke langsam aufhören, Hormone zu liefern, versucht der Körper über die Fettzellen diesen Verlust ein Stück weit auszugleichen.«

Mit dem Ende der Wechseljahre verschiebt sich dieses Gleichgewicht jedoch erneut. »In der Postmenopause produziert der Eierstock kein einziges Tröpfchen Östrogen mehr – der Östrogenspiegel ist dann praktisch null. Anders ist das bei den Androgenen: Sie nehmen mit dem Alter zwar auch ab, erreichen aber nie null. Dadurch verändert sich das Verhältnis – relativ gesehen haben wir mehr Androgene als Östrogene.«

Das zeigt sich häufig an der Fettverteilung: »Die Androgene sind mitverantwortlich dafür, dass Fett nicht mehr vor allem an den klassischen weiblichen Regionen wie Hüfte und Po gespeichert wird, sondern sich stärker am Bauch ablagert.«

Gerade dieses viszerale Fett im Bauchraum ist besonders problematisch, betont die Medizinerin: »Es ist ein hormonaktives Organ. Es produziert Botenstoffe, die das Risiko für Herzinfarkt, Schlaganfall und Gefäßerkrankungen deutlich erhöhen – stärker als das Unterhautfettgewebe etwa an Hüfte oder Gesäß.«

Die Angst vor Brustkrebs

Die Frage nach dem Brustkrebsrisiko stelle ich in diesem Buch immer wieder – unterschiedlichen Medizinerinnen und Medizinern. Sie beschäftigt viele Frauen. Dr. Weidlinger macht deutlich: »Der größte Risikofaktor für Brustkrebs ist das Altern an sich.«

Jeden Tag entstehen in unserem Körper Krebszellen, die normalerweise vom Immunsystem erkannt und beseitigt werden. Doch manchmal entwischt eine dieser Zellen. »Dann hat man Krebs. Der größte Risikofaktor ist das Alter – nicht die Hormonersatztherapie«, betont Weidlinger.

Und dennoch schrecken viele Frauen vor Hormonen zurück. Dabei zeigt die Forschung auch ihre Vorteile: »Wir wissen, dass eine Hormonersatztherapie viele positive Effekte hat, wenn sie im günstigen Zeitfenster begonnen wird – also vor dem 60. Lebensjahr oder innerhalb der ersten zehn Jahre nach der Menopause. Frauen haben in Beobachtungsstudien insgesamt eine niedrigere Gesamtsterblichkeit und ein geringeres Risiko für kardiovaskuläre Ereignisse. Sie haben weniger Herzinfarkte, weniger Gefäßverkalkung, ein geringeres Risiko für Diabetes und weniger Osteoporose.«

Das wichtigste Risiko betrifft die Brust. »Die Brust ist ein hormonsensibles Organ. Wenn wir sie länger Hormonen aussetzen – vor allem einer kombinierten Östrogen-Gestagen-Therapie – steigt das Brustkrebsrisiko leicht. Eine Östrogen-Monotherapie bei hysterektomierten Frauen erhöht das Brustkrebsrisiko hingegen nicht«, erklärt Weidlinger.

Doch wie groß ist dieses Risiko tatsächlich?

Das Basisrisiko liegt unabhängig von Hormonen bei etwa **12,5 Prozent**. »Eine von acht Frauen bekommt im Laufe ihres Lebens Brustkrebs – etwa 125 von 1000 Frauen, ganz ohne Hormone, allein durch das Altern.«

Mit einer Hormonersatztherapie erhöht sich dieses Risiko leicht: »Je nach Präparat und Dauer sehen wir etwa fünf bis zehn zusätzliche Fälle pro 1000 Frauen nach fünf bis zehn Jahren Anwendung.« Nach zehn Jahren steigt das Risiko also von etwa **125 auf rund 135 von 1000 Frauen** – eine Größenordnung, die vergleichbar ist mit anderen Lebensstilfaktoren wie Übergewicht, Bewegungsmangel oder regelmäßigem Alkoholkonsum.

Weidlinger fasst es so zusammen: »Unterm Strich überwiegt bei vielen symptomatischen Frauen der Nutzen einer individuell angepassten Hormonersatztherapie die Risiken deutlich.«

Gerade deshalb lohnt sich auch der Blick auf andere Risikofaktoren. »Ich habe Frauen vor mir sitzen, die stark übergewichtig sind und große Angst vor Hormonen haben. Dann sage ich: Lassen Sie uns parallel an Ihrem Gewicht arbeiten. Wenn Sie ein paar Kilo abnehmen, können Sie Ihr Brustkrebsrisiko mindestens genauso stark – oft sogar stärker – senken, als eine Hormonersatztherapie es überhaupt erhöhen würde.«

Ähnlich verhält es sich mit Rauchen. »Bevor wir über das kleine zusätzliche Risiko einer Hormonersatztherapie sprechen, sollten wir die wirklich entscheidenden Hebel angehen: Übergewicht reduzieren, mit dem Rauchen aufhören und sich regelmäßig bewegen.«

Darum betont Weidlinger immer wieder ihr Credo für gesundes Altern:

»Healthy Aging heißt vor allem: Eat, Move, Sleep. Lebensstilfaktoren haben für die langfristige Gesundheit meist einen deutlich größeren Einfluss als eine Hormonersatztherapie. Sie ist kein Wundermittel, sondern ein zusätzlicher Baustein. Aber für Frauen mit starken Beschwerden kann man mit bestem Wissen und Gewissen sagen: Für die meisten überwiegt der Nutzen die Risiken – vorausgesetzt, wir beraten individuell und wählen die Therapie sorgfältig aus.«

Der Stress mit dem Schlaf

Ein Tag, der mit ausreichend Schlaf begonnen hat, ist schon ein guter. Doch mein Kopf findet jeden Abend genügend Gründe, wach zu bleiben. Projekte, die noch nicht fertig sind, die Einkaufsliste fürs Wochenende, die Wäscheberge, der Papa, der morgen zum Arzt muss, oder eine komische Bemerkung des Partners vom Nachmittag. Zu denken gibt es immer etwas, sagt mein Gehirn. Darum die Frage an die Expertin: Was hilft beim Ein- und Durchschlafen?

Dr. Susanna Weidlinger macht zunächst deutlich, dass Schlafprobleme immer sorgfältig eingeordnet werden müssen. »Zuerst muss man ausschließen, dass andere Ursachen dahinterstecken – etwa ein Schlafapnoe-Syndrom, Restless Legs, Schilddrüsenstörungen, Schmerzen oder bestimmte Medikamente.« Gleichzeitig sieht sie einen zweiten, oft übersehenen Faktor: den Druck, den viele Frauen sich selbst machen. »Man muss Frauen auch den Stress nehmen, den Schlafstörungen auslösen. Viele haben Angst, dass zu wenig Schlaf krank macht.«

Dabei verändert sich Schlaf im Laufe des Lebens ganz normal. Er wird leichter, häufiger unterbrochen und weniger tief. Entscheidend ist weniger die Stundenzahl als die Frage, wie wir uns tagsüber fühlen. »Der individuelle Schlafbedarf bleibt unterschiedlich. Solange wir tagsüber leistungsfähig sind, ist das in der Regel nicht schädlich und verkürzt auch nicht das Leben.«

Oft verstärkt gerade das nächtliche Grübeln die Belastung. »Viele Frauen fühlen sich nachts allein mit ihren Gedanken. Schon zu wissen, dass Schlaf im Alter störanfälliger wird, kann entlasten«, sagt Weidlinger.

Ein wichtiger Baustein bleibt die sogenannte Schlafhygiene. »Immer zur selben Zeit ins Bett gehen, sich tagsüber bewegen – am besten an der frischen Luft –, abends kein schweres Essen, kein Kaffee und keine intensiven Medienreize.« Auch weniger

Alkohol am Abend, eine stabile Tagesstruktur und das Bett wirklich nur mit Schlaf zu verbinden, können die Schlafqualität deutlich verbessern.

Zusätzlich gibt es hormonelle Unterstützungsmöglichkeiten. Bioidentisches Progesteron kann den Schlaf fördern. Progesteron wirkt über seinen Metaboliten Allopregnanolon, der am GABA-A-Rezeptor im Gehirn ansetzt und beruhigend auf das Nervensystem wirkt, und kann dadurch das Einschlafen erleichtern. Viele Frauen berichten so von einer deutlich besseren Schlafqualität – vor allem in der ersten Nachthälfte. Auch Östrogen verbessert den Schlaf, indem es Hitzewallungen und nächtliches Schwitzen reduziert.«

Ergänzend könne auch Melatonin hilfreich sein, erklärt sie. »Mit zunehmendem Alter nimmt die nächtliche Melatoninproduktion langsam ab – das beginnt schleichend schon im jungen Erwachsenenalter, ist aber nur einer von mehreren Faktoren für schlechteren Schlaf. Man kann Melatonin in retardierter Form ergänzen. Wichtig ist jedoch Geduld: Die Wirkung zeigt sich oft erst nach einigen Tagen bis zwei Wochen. Melatonin wirkt vor allem schlafanstoßend, nicht stark durchschlaffördernd. Es ist ein bisschen wie beim Anschubsen einer Schaukel – zwei Mal anschieben reicht nicht, zehn Mal schon. Dann kommt die Bewegung in Gang.«

So zeigt sich: Schlafprobleme in den Wechseljahren haben meist mehrere Ursachen. Hormonelle Veränderungen, Stress, Lebensstil und eine altersbedingt veränderte Schlafarchitektur wirken zusammen. Entsprechend gibt es auch mehrere Stellschrauben – von guter Schlafhygiene bis hin zu gezielter hormoneller Unterstützung –, die Frauen helfen können, nachts wieder mehr Ruhe zu finden.

Was Frauen wirklich brauchen: Aufklärung und Zeit

Viele Frauen kennen dieses Gefühl: Der Körper verändert sich – aber niemand erklärt so richtig, was da eigentlich passiert. Beschwerden werden heruntergespielt, Fragen bleiben offen, und nicht selten verlassen Frauen eine Ordination mit mehr Unsicherheit als zuvor.

Was rät Dr. Susanna Weidlinger Frauen, die auf der Suche nach guter Unterstützung sind? Ihre Antwort ist eindeutig: Aufklärung.

»Es müsste viel mehr Geld in Prävention fließen – in Information, in Patientengespräche, in echte Aufklärung. Gerade in einer überalternden Gesellschaft, in der die Gesundheitskosten steigen, ist Prävention entscheidend.«

Doch genau hier liegt das Problem: »Gespräche sind in unserem System wenig wert. Wenn ein Gynäkologe einen Ultraschall macht, kann er das gut abrechnen. Aber ein längeres, wertvolles Beratungsgespräch wird kaum vergütet – obwohl es für die Präventivmedizin mindestens genauso wirksam und oft nachhaltiger wäre.«

Für Weidlinger braucht es deshalb auch ein Umdenken. »Man müsste sich überlegen: Wie können wir solche Gespräche in Zukunft besser abbilden? Denn genau diese Zeit, dieses Zuhören und diese Aufklärung helfen Frauen wirklich.«

Was Frauen in den Wechseljahren brauchen, sind also nicht nur Rezepte – sondern Information, Verständnis und Zeit. Frauen stehen in dieser Lebensphase mitten in einer

Phase großer körperlicher und mentaler Veränderungen. Dr. Susanna Weidlinger, Präsidentin der Schweizerischen Menopausengesellschaft, bringt es so auf den Punkt:

»Nehmen Sie Ihre Beschwerden ernst. Viele Veränderungen in dieser Lebensphase sind hormonell bedingt und gut erklärbar. Sie müssen das nicht einfach aushalten – holen Sie sich Unterstützung und lassen Sie sich begleiten.«

Sie betont zugleich, dass die Menopause endlich stärker ins öffentliche Bewusstsein rückt: »**Menopause has its moment.** Viele Ärztinnen und Ärzte sind heute gut aufgeklärt und können therapieren.«

Gleichzeitig wünscht sie sich einen differenzierten Blick auf Beschwerden in dieser Lebensphase: Dass ein Prozess natürlich ist oder mit dem Älterwerden zusammenhängt, bedeutet nicht, dass Frauen ihn ohne Unterstützung bewältigen müssen. Auch Arthrose zählt zu den altersassoziierten Erkrankungen – und dennoch würde niemand empfehlen, Schmerzen einfach auszuhalten, statt therapeutische Möglichkeiten zu nutzen, gibt die Ärztin zu bedenken.

Was würden Sie auf ein PLAKAT schreiben, für mehr Aufklärung in den Wechseljahren, Frau Dr. Weidlinger?

»Wechseljahre: Ende, Neubeginn und Chance zugleich.«

Was ich gelernt habe:

Aufklärung, Eigenverantwortung und die Bereitschaft, das eigene Leben aktiv in die Hand zu nehmen – das sind Schlüssel, die uns durch die Wechseljahre tragen können. Dr. Susanna Weidlinger vermittelt mit großer Klarheit und Empathie, was Frauen in dieser Lebensphase brauchen: individuelle Begleitung, fundierte Information und das gute Gefühl, ernst genommen zu werden.

Besonders wichtig und wohltuend waren für mich ihre klaren Aussagen zum Nutzen-Risiko-Verhältnis der Hormonersatztherapie. Weg von der Angst – hin zu einer differenzierten, sachlichen Betrachtung. Genau das braucht es, damit Frauen gut informiert und selbstbestimmt entscheiden können, welcher Weg für sie der richtige ist.

Gleichzeitig hat mich ein anderer Punkt nachdenklich gemacht: Gute Wechseljahresmedizin braucht Zeit für Gespräche – für Fragen, Einordnung und echte Aufklärung. Doch genau diese Gespräche haben in unserem Gesundheitssystem oft zu wenig Platz. Solange Beratung weniger Gewicht hat als technische Untersuchungen, bleibt ein Teil der Betreuung in dieser Lebensphase unterversorgt.

Umso wichtiger ist es, dass Frauen sich informieren, Fragen stellen und sich Unterstützung holen. Die Wechseljahre sind keine Phase, die man einfach »aushalten« muss. Sie sind eine Zeit der Veränderung – und mit der richtigen Begleitung kann sie auch eine Zeit neuer Klarheit und Selbstbestimmung werden.

KAPITEL 26
Genial ernährt
Mit Dr. Yael Adler

Mit den Wechseljahren bekommt unser Körper gewissermaßen ein Update. Der Hormonspiegel sinkt, der Stoffwechsel arbeitet sparsamer, Muskelmasse nimmt ab, Fett setzt sich hartnäckiger in der Körpermitte fest. Wir brauchen weniger Kalorien als früher – aber deutlich mehr Nährstoffqualität. Und genau hier beginnt Ernährung plötzlich eine ganz neue Rolle zu spielen.

Was viele von uns mühsam auf der Waage lernen: So essen wie mit 30 funktioniert mit 50 einfach nicht mehr. Der Grundumsatz verändert sich, der Körper arbeitet anders. Er verlangt nach klügerer Versorgung – nach Proteinen für die Muskeln, Kalzium für die Knochen und Ballaststoffen für Darm, Blutzucker und den Schutz vor stillen Entzündungen. Ernährung wird in dieser Lebensphase zu echter Selbstfürsorge – und zu Prävention.

Und natürlich ist genau das ein gefundenes Fressen für einen riesigen Markt: Anti-Aging-Cremes, Kollagenpulver, Beauty-Shots, Detox-Programme. Gerade mit Frauen ab 40 lässt sich gut Geld verdienen. Dabei liegen viele wirksame Antworten erstaunlich nah – im Kühlschrank, im Kochtopf, im Darm.

Genau darüber spreche ich mit Dr. Yael Adler. In ihren humorvollen Vorträgen, in Fernsehauftritten, auf Social Media und auch in unserem Gespräch am Menoday – einem der größten Wechseljahre-Events in Österreich, organisiert von der wechselweise.net-Redaktion in Wien – räumt sie mit teuren Pflegemythen auf. Sie spricht offen und unaufgeregt über Haut, Verdauung, Hormone und Nährstoffe, über Aufstoßen genauso selbstverständlich wie über Stuhlgang, und zeigt, wie viel medizinische Wirkung in einfachen, alltagstauglichen Entscheidungen steckt.

Ihre Perspektive gefällt mir besonders: Genial ernährt heißt nicht kompliziert. Es heißt informiert, wirksam und freundlich dem eigenen Körper gegenüberzutreten. Es geht nicht um Verzicht oder strenge Diäten, sondern um eine kluge, achtsame Nährstoff-Logistik für diese neue Lebensphase.

Klartext ohne Tabus – warum Haut, Darm und Hormone zusammengehören

Dr. Yael Adler bringt medizinisches Wissen informativ, humorvoll und erfrischend verständlich unter die Leute. Ihre Vorträge und Interviews gleichen manchmal eher einem Kabarettprogramm als einer klassischen Medizinlektion. Sie spricht offen über Falten, Furchen und »baumelnde Partien« – und erklärt ganz nebenbei, warum »Arschgesicht« eigentlich kein Schimpfwort ist.

Wenn man Yael Adler zuhört, wird schnell klar: Sie denkt Gesundheit nicht in einzelnen Fachgebieten. »Die Haut ist das größte Organ, das wir haben. Und man

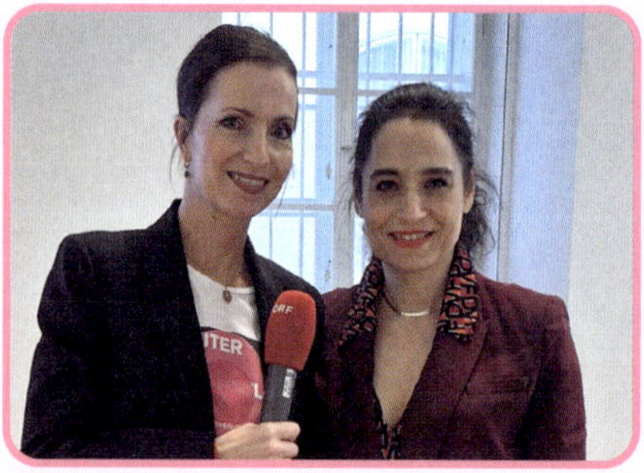

DR. YAEL ADLER ist Dermatologin, Ernährungsmedizinerin und eine der bekanntesten medizinischen Aufklärerinnen im deutschsprachigen Raum. In Vorträgen, TV-Auftritten, Interviews und auf Social Media vermittelt sie komplexe medizinische Zusammenhänge verständlich, humorvoll und tabulos. Sie ist Bestsellerautorin mehrerer Sachbücher, zuletzt erschien *Genial ernährt*, und verbindet darin Haut-, Darm-, Ernährungs- und Hormonmedizin zu einem ganzheitlichen Blick auf Gesundheit und Prävention.

Darüber hinaus engagiert sie sich im Fachbereich Healthy Longevity und ist Teil der Präventions- und Longevity-Medizin, die sich mit gesundem Altern, Erhalt von Lebensqualität und frühzeitiger Vorsorge beschäftigt. Dr. Adler ist im Vorstand der Deutschen Gesellschaft für Anti-Aging und Präventionsmedizin, Healthy Longevity. In ihrer Praxis und online versteht sie Gesundheit konsequent als vernetztes System – von Ernährung und Stoffwechsel bis zu Hormonen, Schlaf und biologischer Alterung.

www.dradler-berlin.de
docyaeladler

kann nur eine gute Hautärztin sein, wenn man versteht, was alles Einfluss nimmt – von Umwelt und Klima bis zur Organ- und Darmgesundheit, Mikronährstoffen, Nervensystem, Hormonen, Psyche und Sexualität.« Genau deshalb spielt Ernährung für sie eine zentrale Rolle. Lange habe sie erlebt, wie Symptome ausschließlich mit Salben, Antibiotika oder Kortison behandelt wurden. »Das ist nicht nachhaltig.« Über die Ernährung, sagt sie, gelangen Makro- und Mikronährstoffe über die Blutbahn dorthin, wo sie gebraucht werden – auch in die Haut. »So kann sie sich gut aufbauen und ihre Schutz- und Reparaturfunktionen erfüllen.« Für sie als Ärztin ist das ein entscheidender Punkt: Menschen nicht erst zu behandeln, wenn Beschwerden schon da sind, sondern frühzeitig zu stärken.

Wechseljahre, Schlaf und Longevity

Die Wechseljahre sind nach wie vor stark tabubehaftet. Verstopfung, Ausdünstungen, vaginale Trockenheit – viele Frauen leiden still. Für Yael Adler ist klar, dass genau dieses Schweigen Lebensqualität kostet. »Wir haben nur dieses eine Leben. Es wäre schade, da nicht drüber zu sprechen.« Denn vieles verschwindet nicht von selbst. »Gerade beim Hormonmangel in der Menopause altert der Körper schneller. Wenn wir uns rechtzeitig damit beschäftigen, können wir ihn umsorgen und schützen.« Genau hier verortet sie das Thema gesunde Langlebigkeit, Longevity – nicht als Trend, sondern als medizinisches Konzept.

#WISSEN STATT WUNDERN

Der englische Begriff *Longevity* – also Gesunde Langlebigkeit– ist derzeit allgegenwärtig. Gemeint ist damit nicht nur die Verlängerung der Lebenszeit, sondern vor allem die Verlängerung der gesunden Lebensjahre. Longevity bündelt wissenschaftliche Erkenntnisse und praktische Ansätze, um Alterungsprozesse zu verlangsamen, altersbedingte Erkrankungen möglichst hinauszuzögern und die körperliche, geistige und emotionale Lebensqualität bis ins hohe Alter zu erhalten – oder sogar zu verbessern.

Besonders deutlich wird das beim Thema Schlaf. Schlafstörungen gehören zu den häufigsten Beschwerden in den Wechseljahren. »Schlechter Schlaf hängt oft direkt mit dem Hormonmangel zusammen.« Wer kann und darf, solle sich mit bioidentischem Progesteron am Abend auseinandersetzen. Es gibt aber noch mehr einfach umsetzbare Rituale für genügend Schlaf: Magnesium zur Entspannung, Bewegung am Tag, warmes Duschen am Abend, dunkel schlafen, Handy aus. »Melatonin ist unser Taktgeber für den Tag-Nacht-Rhythmus.« Mit zunehmendem Alter sinkt die körpereigene Produktion deutlich. »Die sogenannte senile Bettflucht ist nichts anderes als ein Melatoninmangel.«

Darum kann es sinnvoll sein, in den Wechseljahren mit Melatonin nachzuhelfen. Das Problem vieler frei erhältlicher Präparate liegt laut Yael Adler jedoch in der Dosierung und der Freisetzung. »Viele Produkte sind entweder zu niedrig dosiert oder wirken nur kurz«, sagt sie. »Man schläft ein – und ist nach zwei, drei Stunden wieder wach.« Retardpräparate wiederum könnten am nächsten Morgen müde machen, weil sie zu lange nachwirken. Adler verweist deshalb auf **pulsatiles Melatonin**, das den natürlichen Rhythmus des Körpers besser abbildet. »Pulsatil bedeutet, dass Melatonin in kleinen Schüben freigesetzt wird – so, wie es das Gehirn physiologisch auch macht.« Diese Form begleite viele Menschen gleichmäßiger durch die Nacht. Und Melatonin kann noch mehr als Schlaf fördern. »Es ist nicht nur ein Schlafhormon, sondern auch ein starkes Antioxidans, ein Genwächter.«

Jugend beginnt in der Küche

Für Yael Adler greifen Schlaf, Ernährung, Hormone und Darm eng ineinander. Ernährung hat in den Wechseljahren eine besondere Kraft. Viele Frauen spüren sehr deutlich, dass Routinen, die früher funktioniert haben, plötzlich nicht mehr tragen. Genau hier setzt Dr. Adler an. Ihr Leitsatz: »Jugend beginnt in der Küche.« Was wir essen, beeinflusst unser Mikrobiom, unsere Zellenergie und unsere Entzündungsbereitschaft – und damit weit mehr als nur das Gewicht oder den Blutzucker. »Es geht nicht um Perfektion, sondern um Balance«, sagt Adler. Wenn der Körper regelmäßig gut versorgt wird, könne er auch einmal eine schlechte Nacht oder ein weniger ideales Essen besser verkraften. Ein zentrales Element ist für sie eine überwiegend pflanzenbasierte Ernährung, gerade in der Lebensmitte. Bis etwa zum 65. Lebensjahr, so Adler, könne ein Großteil des Proteins sehr gut aus pflanzlichen Quellen stammen – ergänzt durch tierisches Eiweiß in moderaten Mengen. Hülsenfrüchte, Pseudogetreide,

Soja, Kerne, Saaten, Pilze, aber auch Eier, Milchprodukte oder gutes Fleisch finden so selbstverständlich Platz, ohne dass etwas strikt verboten wird.

Besonders eindrücklich ist ein Bild, das sie aus der internationalen Forschung aufgreift und das sich viele gut merken können: »Wer es schafft, rund 30 unterschiedliche pflanzliche Lebensmittel pro Woche zu essen, tut enorm viel für ein optimales Darmmikrobiom und darüber für seine Gesundheit – von innen wie von außen.« Gemeint sind nicht nur Gemüse und Obst, sondern auch Nüsse, Samen, Hülsenfrüchte, Pilze, Kräuter, Gewürze und sogar Kaffee. Diese Vielfalt liefert neben Vitaminen, Mineralien und Spurenelementen, Omega Fettsäuren, Ballaststoffe, Polyphenole und sekundäre Pflanzenstoffe, die nicht nur Pflanzen schützen, sondern auch unser Immunsystem und unser Darmmikrobiom stärken. Adler lädt dazu ein, diese Zahl 30 spielerisch zu sehen – als kleine Wochen-Challenge, die neugierig und vor allem kreativ macht statt zu stressen.

Ein besonderes Augenmerk legt sie auf lösliche Ballaststoffe, die wie Dünger für die Darmbakterien wirken. Sie finden sich in ganz alltäglichen Lebensmitteln ebenso wie in gezielten Ergänzungen, etwa in Akazienfaser, Flohsamenschalen oder Leinsamen – hier mit dem Hinweis, auf geprüfte Qualität zu achten. Auch bittere Salate, Wurzelgemüse oder bestimmte Obstsorten liefern diese wertvollen Fasern. Dazu kommen fermentierte Lebensmittel, die uns die Ernährungsmedizinerin empfiehlt: Unpasteurisiertes Sauerkraut, Kimchi, fermentierte Sojabohnen – »riechen ein bisschen nach Käsefüßen, sind aber extrem bekömmlich« – sowie Kefir, Buttermilch oder traditioneller Joghurt. All das trägt dazu bei, die Darmflora vielfältig und widerstandsfähig zu halten.

30 Gramm Ballaststoffe am Tag

Neben der Vielfalt am Teller gibt es noch eine weitere Zahl, die Dr. Adler für zentral hält: 30 Gramm Ballaststoffe pro Tag. Adler empfiehlt, für ein paar Tage eine herkömmliche Ernährungs-App zu nutzen – kostenlos, unkompliziert, direkt am Handy. »Dann schaut man einfach: Was esse ich eigentlich? Und komme ich überhaupt in diese Größenordnung?« Viele sind überrascht, wie deutlich sie darunter liegen.

Wer merkt, dass die 30 Gramm im Alltag schwer erreichbar sind, kann gezielt nachhelfen. Adler rät zu einfachen, gut verträglichen Lösungen: Ein Esslöffel Akazienfaserpulver, zwei Esslöffel Haferkleie oder ein paar Löffel Linsen erhöhen die Ballaststoffmenge um je 5 Gramm, ohne den Speiseplan umzukrempeln. Studien würden zeigen, dass bereits fünf Gramm mehr Ballaststoffe pro Tag mit einer rund 14-prozentigen Reduktion der Gesamtsterblichkeit verbunden sind. »Das lohnt sich doch«, sagt Adler.

Mit meinem täglichen Haferflocken Frühstück bin ich schon gut dabei, ich lerne aber von Dr. Adler: Haferkleie liefert noch einmal mehr Ballaststoffe. Besonders wertvoll ist dabei der Ballaststoff Beta-Glucan, der sich positiv auf den Zuckerstoffwechsel auswirkt. In der Medizin werden gezielt sogenannte Hafertage eingesetzt, weil man sieht, dass sich die Darmflora verbessert und der Blutzucker über Wochen stabiler bleibt. Auch der Cholesterinstoffwechsel profitiert von ballaststoffreicher Ernährung – ein Punkt, der in den Wechseljahren besonders relevant wird, weil mit sinkendem Östrogenspiegel die Fettwerte häufig ansteigen. Gerade für Frauen rückt damit die Herz- und Gefäßgesundheit stärker in den Fokus. Dr. Yael Adler erklärt sehr anschaulich, warum Ballaststoffe dabei weit mehr leisten als nur die Verdauung zu unterstützen. »Wenn wir viele Ballaststoffe essen, werden im Darm Gallensäuren abgefangen«, sagt sie. »Diese Gallensäuren müssen neu gebildet werden – und dafür braucht der Körper Cholesterin.« Auf diesem Weg kann Ernährung ganz konkret helfen, erhöhte Cholesterinwerte zu beeinflussen.

Besonders relevant wird das in der Menopause. »Das Östrogen fehlt dann ja«, erklärt Adler, »und selbst wenn es substituiert wird, lässt sich diese Schutzwirkung nicht immer vollständig ersetzen.« Der Fettstoffwechsel verändert sich – oft schleichend und lange unbemerkt. »Frauen haben dann manchmal erhöhte Cholesterinwerte«, sagt sie, »und das kann langfristig zu Herz-Kreislauf-Erkrankungen führen, etwa zu Schlaganfall oder Herzinfarkt – und möglicherweise auch das Demenzrisiko erhöhen.«

Für die Medizinerin gehört deshalb zur Ernährungskompetenz auch, die eigenen Werte zu kennen: etwa den Langzeitblutzucker HbA1c, Cholesterin und weitere Fettstoffwechselwerte.

Hype um Spermidin

In der Altersforschung taucht seit einigen Jahren ein Stoff immer wieder auf: **Spermidin**. Kaum ein Anti-Aging-Kongress, auf dem es nicht als neuer Hoffnungsträger gehandelt wird – ewige Jugend, verpackt in einer Kapsel. In ihrem Buch *Genial ernährt* beschreibt sie Spermidin als einen Zellreinigungshelfer.

Der Name Spermidin sorgt zuverlässig für Schmunzeln. Tatsächlich kommt der Stoff natürlicherweise auch im Sperma vor, was die Fantasie mancher Zeitgenossen zusätzlich beflügelt. Adler erzählt in ihrem Buch *Genial ernährt* offen, dass sie sich nach einem Anti-Aging-Kongress selbst ein Präparat aus Weizenkeimextrakt bestellt hat. Das Fazit: Der Geruch erinnerte stark an das menschliche Original. Ein zweiter Versuch bei einem anderen Hersteller war zum Glück geruchsneutral. Und wen es dennoch schüttelt, beruhigt sie: Spermidin lässt sich auch ganz ohne Kapsel aufnehmen. Denn der Stoff steckt in ganz normalen Lebensmitteln – etwa in Weizenkeimen, Pilzen oder in gut gereiftem Käse. Auch deshalb relativiert Adler den Supplement-Hype. In der Longevity-Szene nehmen manche Kolleginnen und Kollegen Spermidin als Nahrungsergänzung, oft in einer Dosierung von etwa drei Milligramm täglich. »Wahrscheinlich nutzt es etwas«, sagt sie, »aber so richtig endgültig evidenzbasiert ist das noch nicht.«

Bei all der Aufmerksamkeit für einzelne Supplements macht die Ernährungsmedizinerin eines sehr klar: Nahrungsergänzung ist immer ein Teil eines größeren Ganzen. Schlaf, Bewegung, Ausdauer, Kraft und funktionelles Training, stabile soziale Kontakte, Stressregulation und Ernährung bilden die Basis. Auch die bioidente Hormonersatztherapie. Erst darauf bauen gezielte Ergänzungen auf. Und dann gilt: messen statt raten. »Ich bin Ernährungsmedizinerin«, sagt Dr. Adler, »ich will im Blut sehen: Was fehlt mir denn wirklich?«

»Den meisten fehlt Vitamin D – idealerweise in Kombination mit Vitamin K2.« Die Dermatologin betont, dass gute Vitamin-D-Spiegel nicht nur mit einer besseren Infektabwehr in Zusammenhang stehen, sondern auch mit handfesten gesundheitlichen Effekten. Sie verweist auf Daten, die zeigen, dass sich bestimmte Krebserkrankungen um rund 13 Prozent reduzieren lassen und dass Menschen insgesamt weniger Krankheitsjahre haben. Auch die Infektabwehr steigt. »Man spart Kosten – und man gewinnt Gesundheit«, sagt die Medizinerin.

Als sinnvoller Zielbereich gelten etwa 30 bis 50, teils bis 60 Nanogramm pro Milliliter. Diese Werte lassen sich bei gesunden Erwachsenen in der Regel mit etwa 2.000 bis 3.000 internationalen Einheiten Vitamin D pro Tag erreichen. »Einmal pro Woche zu dosieren ist ein bisschen out«, sagt Adler, »wir sehen mehr Gesundheitseffekte bei einer täglichen Gabe.«

Vitamin K2 ergänzt hier sinnvoll, weil es Kalzium in die Knochen lenkt und zugleich hilft, Gefäßverkalkungen zu vermeiden – ein wichtiges Thema mit Blick auf Osteoporose und Herzgesundheit.

Ein zweiter zentraler Baustein sind für Dr. Adler Omega-3-Fettsäuren. Sie finden sich vor allem in Fisch- und Algenöl, während pflanzliche Varianten wie Lein-, Walnuss- oder Rapsöl nur zu etwa fünf Prozent in die wirksamen Formen umgewandelt werden. »Hier wollen wir an DHA und EPA rankommen«, sagt die Medizinerin, »und zwar ein bis zwei Gramm pro Tag.«

Entscheidend ist die Qualität: gereinigt, frisch (nicht ranzig, niedriger Totox-Wert) und gut verträglich. »Dann rülpst man auch nicht nach Fisch«, merkt sie trocken an. Am besten werden diese Öle in ihrer natürlichen Form zu einer Mahlzeit eingenommen – dann kann der Körper sie besonders gut aufnehmen.

Warum dieser Fokus? DHA ist ein wesentlicher Baustein von Gehirn- und Nervenzellmembranen und unterstützt kognitive Funktionen, während EPA entzündungsregulierend wirkt und die Herz-Kreislauf-Gesundheit fördert. »Diese Fettsäuren bauen sich in unsere Zellmembranen ein«, erklärt die Dermatologin, »und machen sie statt starr wieder flexibel und beweglich – wie einen Fisch.« Gefäße werden elastischer, die Durchblutung verbessert sich – Prozesse, die gerade für Frauen in der zweiten Lebenshälfte an Bedeutung gewinnen.

Einer der großen gemeinsamen Nenner all dieser Empfehlungen ist ihre Alltagstauglichkeit. Es geht um kleine Dinge, die sich sofort umsetzen lassen, ohne das eigene Leben auf den Kopf zu stellen.

Sehr hilfreich ist aus Sicht der Dermatologin Magnesium. »Ich empfehle immer organisches Magnesium«, sagt sie, »300 bis 400 Milligramm, gerne am Abend, weil es entspannend wirkt.« Die organische Form werde besser aufgenommen und verursache deutlich seltener Darmprobleme. »Die Leute bekommen dann nicht so schnell Durchfall – und es kommt besser im Körper an.«

Auch Selen spielt für viele Frauen eine wichtige Rolle. »Die meisten haben hier ebenfalls einen Mangel«, sagt Dr. Adler.. Zwar steckt Selen in Paranüssen oder Fleisch, doch nicht jede Frau isst diese regelmäßig. »Dann nimmt man einfach eine

Selentablette oder ein Spray«, rät sie, »etwa 100 Mikrogramm Natriumselenit pro Tag.« Besonders wichtig sei das für die Schilddrüse: Gemeinsam mit Jod ist Selen an der Bildung von Schilddrüsenhormonen beteiligt. »Bitte jodiertes Speisesalz«, betont Adler. Diese Kombination könne vor einer vergrößerten Schilddrüse, Knoten oder Zysten schützen und auch bei Autoimmunerkrankungen wie Hashimoto unterstützend wirken. Auch das Risiko für Schilddrüsenkrebs könne gemindert werden.

Ein weiterer Baustein ist Zink. »Viele Menschen haben niedrige Zinkspiegel«, sagt sie. Zink ist an hunderten Enzymreaktionen beteiligt. »Man sollte es aber nicht übertreiben«, warnt die Expertin. »15 Milligramm, manchmal auch 25 Milligramm – gern als Kur.« Zu hohe Mengen könnten den Kupferspiegel senken.

Und dann ist da noch Eisen – ein Thema, das besonders viele Frauen betrifft. »Der Eisenspeicher ist oft zu niedrig«, sagt Adler. Wenn ergänzt wird, dann am besten zusammen mit Vitamin C. »Und wenn der Wert trotzdem nicht steigt, ist eine Infusion sinnvoll.« Für sie gilt dabei ein klarer Grundsatz: »Alles andere würde ich im Blut messen.«

Kollagen: Hype, Halt und Omas Knochenbrühe

Je tiefer wir in die Wechseljahre eintauchen, desto deutlicher wird, wie sehr unser Körper in dieser Phase Unterstützung braucht. Nicht im Sinn von Optimierung, sondern von Vorsorge. Für viele Frauen gehört dazu auch die bioidentische Hormonersatztherapie – auch Dr. Adler sagt offen: »Ich liebe sie.«

Wenn es um Kollagen geht, könnte man allerdings glauben, es handle sich um ein Wundermittel in Pulverform. Die Werbung verspricht Straffheit, Glow und ewige Jugend. Viele Frauen investieren ein kleines Vermögen in Kapseln, Ampullen und Beauty-Shots. In ihrem Bestseller *Genial ernährt* beschreibt sie Kollagen als ein inneres Stützgerüst. Es zieht sich wie ein Netz durch Haut, Knochen, Gelenke und Bindegewebe, verbindet Zellen miteinander und hilft, Feuchtigkeit zu speichern. Solange ausreichend Kollagen vorhanden ist, wirkt die Haut elastischer und widerstandsfähiger.

Mit zunehmendem Alter verändert sich das. »Zum einen wird Kollagen abgebaut, zum anderen fährt der Körper die eigene Produktion zurück«, erklärt Adler. Die Haut verliert an Spannkraft, wird dünner und trockener, Fältchen werden sichtbarer. Gleichzeitig treten Beschwerden auf, die viele zunächst gar nicht mit Kollagen in Verbindung bringen: morgendliche Gelenksteifigkeit (auch durch Hormonmangel), schlechter heilende kleine Verletzungen, dünner werdendes Haar, brüchige Nägel oder ausgeprägte Cellulite. »Das sind Zeichen dafür, dass das körpereigene Gerüstmaterial knapper wird«, sagt Adler – ein Prozess, der durch den Hormonrückgang in den Wechseljahren zusätzlich beschleunigt wird.

Kollagen ist dabei kein Allheilversprechen im Sinne eines inneren Liftings. »Man kann dem Körper nicht befehlen, dass das Kollagen jetzt in die Augenfalte geht«, sagt Adler. »Aber es kann als Versorgungstherapie sinnvoll sein.« In der Dermatologie werde Kollagen gezielt eingesetzt, etwa nach

Laserbehandlungen bei Narben oder Falten. »Wenn wir die Haut reizen, brauchen wir Baumaterial für die Regeneration – und das liefern wir mit Kollagen.« Auch bei trockener Haut, bei Reibeisenhaut an den Oberarmen oder im Rahmen der Haarausfall-Therapie sei Kollagen eine von mehreren wichtigen Säulen.

Aber müssen es immer teure Markenprodukte sein? Manchmal liegt die klügste Ernährung nicht im Trend – sondern im Rezeptbuch unserer Großmütter. Dr. Adler schwört in Sachen Kollagenzufuhr auf Omas Knochenbrühe.

»Das ist nicht die gekochte Oma«, sagt die Ernährungsmedizinerin lachend, »sondern ihr Rezept.« Rinderknochen, zwölf Stunden ausgekocht. Dazu Petersilie – wegen des Vitamin C. Denn Kollagen wird im Körper im Dünndarm zunächst zerlegt und anschließend wieder zusammengesetzt. »Dafür brauchen wir Vitamin C«, erklärt Adler. Fehlt es, greift der Körper auf eine Art innere Triage zurück: Zuerst werden lebenswichtige Strukturen versorgt, etwa im Rückenmark oder im Herzbereich. Haut, Haare, Nägel und Gelenke kommen später. »Wir wollen aber aus dem Vollen schöpfen«, sagt Adler. »Und das geht nur, wenn wir dem Körper ausreichend Kollagen zur Verfügung stellen.« Zudem nimmt man an, dass einzelne Kollagenpeptide eine eigene Signalwirkung zum weiteren Kollagenaufbau ausüben.

Wer nicht täglich Knochenbrühe trinken möchte, kann auf Supplements zurückgreifen. »Zweieinhalb bis zehn Gramm Kollagen am Tag reichen völlig«, erklärt Adler. Das ist nur ein kleiner Teil der täglichen Eiweißmenge, liefert aber genau jene Aminosäuren, die der Körper für den Kollagenaufbau braucht. In Kombination mit Vitamin C kann das die Hautqualität verbessern – kein Wundermittel, aber ein sinnvoller Baustein. Auch in der Osteoporose-Therapie spielt Kollagen eine unterstützende Rolle.

Bunter Zellschutz

Ich habe lange gedacht, bunt zu essen sei vor allem ein guter Trick, um mich selbst daran zu erinnern, genügend Gemüse auf den Teller zu bringen. Aber Farben können sehr viel mehr. Hinter jedem Rot, Orange, Blau oder Dunkelgrün steckt ein eigener Cocktail aus Pflanzenstoffen, die im Körper ganz konkret wirken.

Und manchmal ist der stärkste Farbstoff nicht frisch vom Markt, sondern kommt ganz unspektakulär aus der Tube. Für die Dermatologin ist Tomatenmark eines der am meisten unterschätzten Lebensmittel unserer Küche. »Die mediterrane Kost hat nicht umsonst weltweit einen so guten Ruf«, sagt sie. »Sie ist entzündungshemmend, pflanzenbetont und bunt.« Tomatenmark spiele dabei eine besondere Rolle, weil es Lycopin enthält – ein rotes Carotinoid mit starker antioxidativer Wirkung. »Und das ist hoch bioverfügbar«, erklärt die Medizinerin. »Weil es vorgekocht ist. Die Zellen sind offen, das Lycopin kann raus – der Körper kann es gut verwerten.«

Wichtig sei nur ein kleines Detail: »Carotinoide sind fettlöslich.« Ein Esslöffel Tomatenmark am Tag, kombiniert mit einem Tröpfchen Öl, reicht bereits aus. »Lycopin als Kapsel ist teuer«, sagt Adler, »Tomatenmark ist die preiswerte Variante.« Der Pflanzenstoff unterstützt Schutz- und Reparaturmechanismen der Haut, wird im

Zusammenhang mit Krebshemmung diskutiert und kann sogar helfen, Sonnenschäden ein Stück weit zu neutralisieren – ein zentraler Faktor für sichtbare Hautalterung.

Die Expertin erklärt das wie immer mit Humor: »Gesicht und Po sind gleich alt«, sagt sie. »Aber im Gesicht sehen wir Flecken, Falten und Äderchen – am Po nicht.« Deshalb sei »Arschgesicht eigentlich ein Kompliment«. Wer ein Gesicht habe, das so gleichmäßig aussieht wie die Haut am Po, habe vieles richtig gemacht.

Nach ihrem Vortrag in Wien habe ich meinen Entsafter wieder aus dem Keller geholt. Karottensaft gehört jetzt öfter dazu. »150 bis 200 Milliliter am Tag reichen«, empfiehlt sie. »Am besten Bio – und immer mit einem Tröpfchen Öl.« So wird Beta-Carotin, das Provitamin A, besser aufgenommen.

Und noch mehr Farben für eine gesunde Ernährung: Blaue Beeren, idealerweise tiefgekühlt als Wildheidelbeeren, liefern Anthocyane. »Die sind richtig schön blau«, sagt die Dermatologin, »und genau das wollen wir.«

Auch Grün spielt eine wichtige Rolle. Matcha-Tee bringt sattes Chlorophyll und Epigallocatechingallat mit – ein Pflanzenstoff mit Effekten auf Stoffwechsel und Zellschutz. Rote Bete liefert Betanin. Petersilie, Grünkohl und grüne Blattsalate liefern Chlorophyll und auch Beta-Carotin. »Wir wollen viele Farben in uns haben«, sagt Dr. Adler – auch im Sinne der bekannten 30-Pflanzen-pro-Woche-Regel. Je bunter die Auswahl, desto größer das Spektrum an schützenden Pflanzenstoffen.

Bye, bye Spannkraft

Spätestens ab den 40er sehen die meisten Frauen Veränderungen an der Haut. Konturen werden weicher, die Linie am Unterkiefer verliert an Schärfe, am Oberarm oder am Hals tauchen plötzlich Schlappstellen auf, die gestern noch nicht da waren. Und das meiste lässt sich auch nicht mehr »zurückcremen«. Das ist frustrierend. Und es erklärt, warum viele Frauen beginnen, nach Antworten zu suchen – oft in hochpreisigen Pflegeprodukten, verbunden mit der Hoffnung, die Zeit ein Stück zurückdrehen zu können.

Dr. Adler erlebt diese Sorgen täglich in ihrer Praxis. »Sehr viele Frauen leiden unter Missempfindungen der Haut«, sagt die Dermatologin. »Trockenheit, fahlere Haut, Falten, baumelnde Partien – das ärgert sie wahnsinnig.«

Hinzu kommen Hautreaktionen, die plötzlich stärker auftreten: gerötete Wangen, sichtbare Äderchen, Hitzegefühle, Stressreaktionen, manchmal Pickel oder Hautverdickungen. »Das alles sagt erst einmal nichts über Krankheit aus«, erklärt sie. »Aber wir können helfen.«

In ihrer Arbeit kombiniert die Medizinerin Behandlungen von außen mit innerer Unterstützung – Hautpflege, gezielte Arzneimittel, aber auch den Blick auf Darmgesundheit und Mikronährstoffe. »Darüber bekommt man viele Frauen wieder gut stabilisiert.«

Es gibt jedoch auch klare dermatologische Themen in dieser Lebensphase, etwa Erwachsenenakne. »Das sehen wir zum Beispiel bei zu viel Kuhmilch, bei bestimmten Verhütungsmitteln oder auch bei Einnahme von Vitamin B12«, sagt Adler. Auch hormonelle Verhütungen wie die Hormonspirale können Pickel begünstigen.

Zeit ist Haar

Ein Thema, das viele Frauen besonders belastet, ist Haarausfall. Seit Jugendtagen trauere ich meinem Haar nach. Nach der zweiten Schwangerschaft wurde es lichter und feiner. Es gibt Tage, da mag ich am liebsten gar nicht aus dem Haus. Im Sommer brauche ich eine Kopfbedeckung, sonst bekomme ich einen Sonnenbrand am Scheitel. Im Winter bin ich froh über die Mütze – nicht nur wegen der Kälte, sondern auch, um mein Haar zu verstecken. Jahrelang habe ich meinen Haarausfall bei Ärztinnen und Ärzten angesprochen – und selten echte Hilfe bekommen. Stattdessen oft der Satz: Da kann man nichts machen.

Dr. Yael Adler kennt die Dringlichkeit dieses Problems. »Zeit ist Haar.« Je früher Frauen reagieren, desto besser seien die Chancen. Haarausfall ist in der Menopause häufig – und komplex. »Man muss alle Register ziehen«, sagt die Dermatologin.

Dazu gehört die Behandlung von außen. »Wir setzen zum Beispiel Minoxidil ein«, erklärt sie. »Frauen bitte als leicht lipidhaltigen Schaum – wir sind empfindlicher.« Wichtig sei die Geduld: »Nach etwa acht Wochen kann es erst einmal zu mehr Haarausfall kommen, weil neue Haare die alten aus dem Kanal schieben.« Nach rund vier Monaten zeigen sich dann oft erste Erfolge – in Form von neuen, kurzen, stehenden »Punker-Haaren«.

Auch Melatonin spielt eine Rolle – nicht nur für den Schlaf. »Wässrige Melatoninlösungen auf der Kopfhaut wirken antioxidativ«, sagt die Medizinerin. »Sie nehmen oxidativen Stress aus der Haarwurzel.«

Zusätzlich arbeitet sie immer auch von innen: »Wir geben Kombinationen aus Kollagen, Zink, Selen, Silizium, Vitamin D, Omega-3-Fettsäuren, Biotin, Eisen und schwefelhaltigen Aminosäuren.« Dazu kommt Arginin, das die Durchblutung der Haarwurzel verbessern kann. Wichtig ist ihr dabei der systemische Blick. »Haarausfall ist kein Kosmetikthema«, sagt Adler. »Es gehört eine hormonelle Abklärung dazu – und oft auch eine systemische Hormonersatztherapie.« Wer dranbleibt und die Therapie konsequent umsetzt, hat gute Chancen: »Dann bekommen viele Frauen wieder deutlich mehr Haar.«

Hautpflege ohne Illusionen

In der Lebensmitte verändert sich die Haut sichtbar – genau dann wird sie zur Zielscheibe einer Branche, die Hoffnung verkauft. Tiegel, Seren, Masken, große Versprechen – wir könnten locker monatlich ein kleines Vermögen in die Gesichtspflege investieren.

Dr. Yael Adler begegnet diesem Markt mit wohltuender Klarheit. Sie zeigt, warum viele Anti-Aging-Versprechen zu kurz greifen – und erklärt, was unsere Haut in dieser Lebensphase wirklich braucht. »Herkömmliche Anti-Falten-Cremes können Falten nicht effektiv beseitigen. Sie helfen eher der Industrie als der Haut.«

Was sie leisten können, sei begrenzt: etwas Feuchtigkeit, ein kurzfristiger Glow, vielleicht ein oberflächlicher antioxidativer Effekt. Falten verschwinden dadurch nicht. Entscheidend sind andere Faktoren: Sonnenschutz, Prävention, Ernährung, Hormone – und eine Pflege, die die Haut nicht überfordert.

Die Dermatologin plädiert für ein individuelles, minimalistisches Vorgehen. »Wenn die Haut in Balance ist, braucht man gar keine Creme.« Fettige Haut müsse nicht eingecremt werden, trockene nur dort, wo sie es wirklich braucht. Die Haut könne vieles selbst – Talg und Epidermisfette seien ihre eigene, sehr wirksame Pflege. Problematisch werde es oft erst durch zu viel oder unpassende Kosmetik. »Sehr viele Menschen – etwa 20 Prozent meiner Patient:innen – haben eine selbstgemachte oder selbstverstärkte Hauterkrankung durch zu viel oder falsche Pflege.«

Spannend wird es dort, wo sie klar zwischen Kosmetik und Medizin unterscheidet. Sobald mit Wirkstoffen gearbeitet wird, die tiefer greifen, verlässt man die Welt der Cremetiegel aus der Parfümerie. »Wenn wir über echte Hormone in Cremes sprechen, sind wir nicht mehr in der Kosmetik, sondern in der Medizin.«

Unter ärztlicher Begleitung können individuell hergestellte Cremes sinnvoll sein – etwa bei Frauen unter Hormonersatztherapie. »Ich kann als Hautärztin Progesteron, Estradiol oder Estriol in eine Creme einarbeiten.«

Estriol kennen viele Frauen bereits aus der urogenitalen Anwendung. »Estriol verwenden wir untenrum, damit die Schleimhäute gut versorgt sind, keine Trockenheit, keine Inkontinenz und keine Infektneigung entstehen.« Für andere Hautareale können Estriol und Estradiol kombiniert sinnvoll sein, ergänzt durch Progesteron.

Als Basis empfiehlt die Medizinerin Cremes mit hautähnlichen Lipiden: Ceramide, körpereigene Fettsäuren, Sheabutter. »Dermamembranstrukturcremes kommen ohne Mineralöle aus, lassen die Haut atmen und regenerieren trockene Stellen sehr gut.«

Hyaluronsäure dürfe man realistisch sehen. »Niedermolekulare Hyaluronsäure wirkt nur in der Hornschicht, also oberflächlich. Sie macht die Haut immerhin für ein paar Stunden praller – dann muss man wieder nachcremen.«

Vitamine wie A, C, E oder Q10 können ergänzend eingesetzt werden, aber auch hier bleibt Adler nüchtern. »Das ist auch ein bisschen fürs Gefühl.« Deutlich wirksamer sei es, diese Stoffe über die Ernährung zuzuführen – dort, wo sie tatsächlich in die Haut eingebaut werden.

Weniger Routine, mehr Verstand

Besonders deutlich wird Adler, wenn es um aufwendige Pflegerituale geht. »Diese ganzen Skincare-Routines, Double Cleansing sind Bullshit – und schaden der Haut.«

Die Haut brauche keine Überfrachtung. Sie brauche ihre Selbstschutzmechanismen, milde Reinigung (gern die großen Flächen nur mit warmem Wasser und Handtuch), passende Fette. Sonnenschutz sei in jeder Lebensphase wichtig – »aber jetzt erst recht, weil wir weniger gut regenerieren.«

Deshalb rät Dr. Adler ganz klar zu individueller Beratung – und zu Gelassenheit gegenüber Werbeversprechen. Nicht jede Creme passt zu jeder Haut, und längst nicht alles, was beworben wird, trifft auf die eigene Situation zu. Das zeigt sich besonders gut beim Sonnenschutz.

Sonnenschutz ist wichtig – für alle, spätestens von Mitte März bis Mitte Oktober, wenn der UV-Index hoch ist. Der UV-Index bezieht sich dabei auf die UVB-Strahlung, die für Sonnenbrand verantwortlich ist. UVA-Strahlen sind langwelliger, ganzjährig vorhanden und tragen wesentlich zur Hautalterung bei – besonders intensiv in der hellen Jahreszeit, im Skiurlaub oder am Meer. Beide Strahlenarten steigern das Hautkrebsrisiko.

Aber auch hier gilt: Nicht jede Sonnencreme ist für jede Haut gleich sinnvoll. Trockene Haut profitiert von cremigen Texturen, fettige Haut eher von Fluiden, Gelen oder leichten Sprays. Genau hier lässt sich viel Geld sparen.

Es gelten die Mottos: Bei der Pflege gilt »Weniger ist mehr«, beim Sonnenschutz gilt «Viel hilft viel!« und beim Thema Sonne: »Meiden, kleiden, cremen!«

Was steht auf Ihrem PLAKAT für mehr Aufklärung in den Wechseljahren, Dr. Adler?

»Genial vital – wer seinen Körper kennt, bleibt länger jung und gesund.«

Im Grunde ist das auch die Essenz ihres Buches *Genial ernährt*. Wer klüger isst, darf entspannter genießen – und lebt oft gesünder, ohne sich ständig optimieren zu müssen.

Was ich gelernt habe:

Die Erkenntnis, dass wir uns viel Geld für überteuerte Anti-Aging-Cremes, Seren und Heilsversprechen sparen können. Dass echte Unterstützung oft im Alltag liegt: in einem bunt und klug gefüllten Einkaufskorb, nicht unbedingt in überteuerten Seren im Badezimmerschrank. Wer hätte gedacht, dass Tomatenmark so ein Allround-Talent ist. Und dass Knochenbrühe mehr ist als Nostalgie aus Omas Küche – sondern ein echtes Baustoffpaket für Haut, Haare und Gelenke und außerdem macht eine so herzhafte Suppe auch ein gutes, wohliges Bauchgefühl. Und ich schätze Pflanzenfarben jetzt nicht mehr nur als buntes Vitamin-Buffet, sondern als gezielte biologische Unterstützung: tiefblaue Beeren, orange Karotten, rote Beete bis hin zu quietschgrünem Matcha aktivieren im Körper ganz reale Schutz- und Reparaturprogramme. Die **30-Pflanzen-pro-Woche-Challenge** nehme ich gerne an. Immerhin zählen nicht nur Obst und Gemüse dazu, sondern auch Kräuter, Gewürze, Hülsenfrüchte, Pilze, Nüsse und Samen. Und Kaffee. Jedes Stückchen mehr Vielfalt am Teller füttert unser Mikrobiom, stärkt den Zellschutz, wirkt entzündungshemmend – und zahlt damit ganz direkt auf unsere Gesundheit ein.

KAPITEL 27
Cortisol
Mit Mag. pharm. Tobias Gut

Wir hören das Wort »Wechseljahre« – und denken sofort an Östrogene, Progesteron, vielleicht noch an Testosteron. Dabei gibt es ein Hormon, das oft im Hintergrund den Takt vorgibt: Cortisol. Manche nennen es das Stresshormon, Expert:innen sprechen lieber vom »Überlebenshormon«. Und das trifft es gut. Ohne Cortisol läuft wenig rund. Es hilft, Energie bereitzustellen, stabilisiert Blutzucker und Blutdruck, wirkt entzündungshemmend und beeinflusst Schlaf, Stimmung und Konzentration.

In den Wechseljahren verdient Cortisol besondere Aufmerksamkeit. Denn mit dem Absinken des Östrogenspiegels verändert sich auch unsere Stressverarbeitung. Was früher gut kompensiert wurde, kippt nun schneller in eine Dauerbelastung. Viele Frauen spüren das konkret: Der Schlaf wird unruhiger, die Nerven liegen schneller blank, die innere Anspannung nimmt zu – und selbst kleine Belastungen fühlen sich plötzlich groß an. Cortisol selbst ist dabei nicht das Problem. Im Gegenteil – es ist lebenswichtig. Kritisch wird es erst, wenn es dauerhaft erhöht bleibt und Erholungsphasen fehlen. Dann gerät der Körper in eine hormonelle Schieflage, die sich auf Schlaf, Gewicht, Stimmung und Energie auswirkt. Unter Dauerstress »klaut« sich der Körper Bausteine wie Progesteron, um daraus Cortisol zu bilden – und das verstärkt das hormonelle Ungleichgewicht zusätzlich.

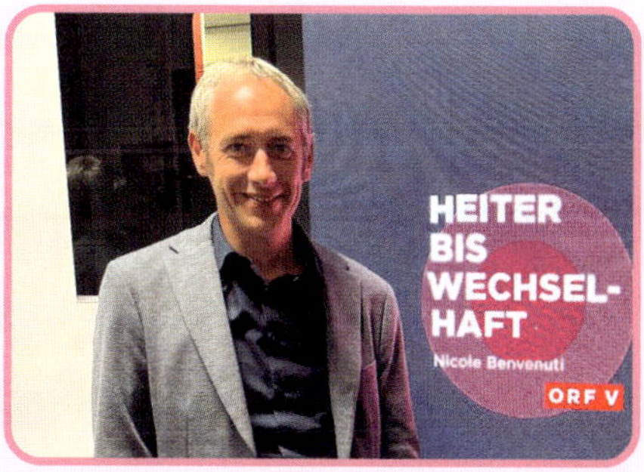

MAG. PHARM. TOBIAS GUT ist der Inhaber und Leiter der Walgau-Apotheke in Frastanz, die bereits im Jahr 1959 gegründet wurde. Er führt den Familienbetrieb in dritter Generation fort. Neben der klassischen pharmazeutischen Versorgung liegt ein besonderer Schwerpunkt seiner Arbeit auf der Herstellung hauseigener Rezepturen sowie der Beratung zu natürlichen Heilmitteln. Darüber hinaus gibt er sein Fachwissen regelmäßig in öffentlichen Vorträgen weiter, in denen er über die Anwendung von Heilkräutern und die Wirkung natürlicher Hausmittel informiert.

Apotheker Mag. Tobias Gut berät seit Jahren Frauen in der Lebensmitte und spricht täglich über Schlaf, Stress, Gewicht, Mikronahrstoffe und Hormone – und darüber, worauf es bei Dosierung und Verabreichung einer bioidenten bzw. humanidenten Hormonersatztherapie ankommt. Er sagt: »Viel zu oft wird Cortisol nicht mitgedacht.

Frauen mit einer gut eingestellten Hormonersatztherapie verstehen oft nicht, warum sie trotzdem nicht zur Ruhe kommen und der Schlaf unruhig bleibt.«

▷ **Simone, 45**: »Dein Podcast hat mein Leben komplett verändert, weil ich mich zum ersten Mal verstanden gefühlt habe. Seit Jahren renne ich zu Ärztinnen und Ärzten, und niemand hat mich verstanden. Mir ging es körperlich so schlecht, dass ich fast in einen Burnout gerutscht wäre: Brain Fog, Schlafstörungen, Muskelschmerzen – das komplette Programm.

Dann habe ich deinen Podcast gehört, und etwas hat sich verschoben. Mein Mann hat sich alle Folgen anhören müssen, damit auch er versteht, was mit mir los ist. Ich habe viel geweint. Aber vor allem habe ich zum ersten Mal verstanden, warum ich gerade so bin, wie ich bin.«

Taktgeber Cortisol

Cortisol wird in der Nebennierenrinde gebildet – und es folgt einem erstaunlich präzisen inneren Rhythmus. »Morgens steigt der Spiegel stark an, damit wir wach werden und Energie zur Verfügung haben. Am Abend sollte er deutlich absinken, damit der Körper in den Ruhemodus schalten kann«, erklärt der Apotheker Tobias Gut.

Schlaf, Regeneration und Reparaturprozesse sind nämlich nur möglich, wenn Cortisol abends wieder in den Hintergrund tritt. Gerät dieser Rhythmus aus dem Gleichgewicht, fühlt sich der Körper an wie im Dauerlauf – selbst dann, wenn wir längst auf dem Sofa sitzen. Viele Frauen beschreiben genau dieses paradoxe Gefühl: Müde, aber gleichzeitig aufgedreht. Erschöpft, aber nicht schlaffähig.

Gerade in der Lebensmitte wird dieser Zustand für viele plötzlich vertraut.

Die Steuerung übernimmt die sogenannte HPA-Achse – die Stress-Schaltzentrale unseres Körpers. HPA steht für Hypothalamus, Hypophyse und Nebenniere. Diese drei Organe kommunizieren permanent miteinander und entscheiden, wann wir Energie mobilisieren müssen – und wann der Körper wieder in den Ruhemodus wechseln darf. Gut erklärt dieses Zusammenspiel mit einem anschaulichen Bild: »Man könne sich diese Achse wie die Führungsetage eines Unternehmens vorstellen.«

Der Hypothalamus ist dabei so etwas wie der Aufsichtsrat. Er beobachtet ständig die Lage im Körper: Stresslevel, Energie, Blutzucker, Entzündungen.

Die Hypophyse übernimmt die Rolle der Geschäftsführung. Bekommt sie das Signal »mehr Leistung«, schickt sie über das Hormon ACTH den Arbeitsauftrag weiter.

Und die Nebennierenrinde ist schließlich die Produktionsabteilung – sie setzt diesen Auftrag um und produziert Cortisol.

»Unser Körper versucht immer, Balance herzustellen«, sagt Tobias Gut. »Aber unter Stress verschiebt die Steuerzentrale die Prioritäten.«

Kurzfristig ist das ein geniales System. In einer echten Belastungssituation sorgt Cortisol dafür, dass wir leistungsfähig bleiben. Es stellt Energie bereit, stabilisiert Blutzucker und Blutdruck und dämpft Entzündungen.

Problematisch wird es erst, wenn dieser Alarmzustand nicht mehr endet.

»Solange Stressspitzen kurz sind und echte Erholungsphasen folgen, bleibt das

System stabil«, erklärt Gut. »Kritisch wird es, wenn Spitze auf Spitze folgt – dann kommt der Körper nicht mehr auf seine Basislinie zurück.«

Der Cortisolspiegel bleibt dann dauerhaft erhöht oder verschiebt sich zeitlich. Morgens kommen wir kaum aus dem Bett, abends werden wir nicht müde. Der Schlaf wird flach und wenig erholsam. Der Körper bleibt im inneren Alarmmodus.

Genau hier geraten viele Frauen in den Wechseljahren in eine hormonelle Schieflage. Sinkendes Östrogen nimmt dem Nervensystem einen wichtigen Puffer. Die Stressachse reagiert empfindlicher, Cortisolspitzen entstehen schneller – und echte Erholung fühlt sich plötzlich nicht mehr selbstverständlich an. »Viele Frauen merken gar nicht, dass sie hormonell längst im roten Bereich laufen«, beobachtet Gut. »Sie funktionieren noch – aber sie regenerieren sich nicht mehr.« Und genau dort beginnt das eigentliche Problem.

Warum ist Cortisol in den Wechseljahren so wichtig?

»Weil die Hormonabnahme die Stress-Regulation empfindlicher macht«, sagt Gut. Östrogene haben schützende Effekte auf Nervensystem, Schlaf und Gefäße. Fällt dieser Schutz, reagieren wir auf Stressreize schneller und stärker. Was früher abperlte, löst heute Herzklopfen, innere Unruhe oder frühmorgendliches Aufwachen aus. Gleichzeitig wird Progesteron – das Hormon der Ruhe und des Schlafs – schon in der Prämenopause knapper, weil Eisprünge unregelmäßiger werden. Genau in dieser Phase entscheidet die HPA-Achse bei jeder Belastung: »Kraft mobilisieren oder ausruhen?« In der Lebensmitte wählen wir – biologisch sinnvoll – häufiger »Kraft mobilisieren«. Das erklärt, warum Cortisol in den Wechseljahren oft wie ein zu lauter Taktgeber wirkt.

Der Hormonraub – wenn Überleben Vorrang hat

In belastenden Phasen priorisiert der Körper das, was in der Steinzeit Leben gerettet hat: Handlungsfähig bleiben. Bildhaft nennt Gut das den »Hormonraub«. »In Belastungssituationen bekommt Cortisol Vorrang – die Restmengen an Progesteron stehen als Entspannungshormon weniger zur Verfügung«, sagt Apotheker Gut. Biochemisch wird nichts »gestohlen«, aber die Steroid-Straße (alle Steroid-Hormone entstehen aus Cholesterin) wird anders befahren: Mehr Signale Richtung Cortisol, weniger Signale Richtung Progesteron und Co. In den Wechseljahren, wo Progesteron ohnehin niedriger ist, spüren wir das deutlicher: mehr Getriebensein, weniger echte Erholung nach einer Spitze, schneller die nächste Spitze. »Das ist kein Befindlichkeitsproblem, sondern ein Prioritätenwechsel der Biologie«, betont Gut. Die gute Nachricht: Mit Rhythmus, echten Pausen und sanfter Steuerung können wir den »Überlebensmodus« wieder in einen Lebensmodus zurückführen – und Progesteron bekommt seine Bremser-Rolle zurück.

Erholsamer Schlaf

Erholsamer Schlaf braucht zwei Dinge: einen ruhigen Tagesausklang und niedrige Cortisolwerte am Abend. »Wenn wir abends durch Termine, hochintensives Training oder Blaulicht-Scrolling nochmals Cortisol hochjagen, kann Melatonin nicht die Regie übernehmen«, erklärt der Experte. Der Körper erkennt nämlich nicht, ob der Cortisolanstieg von Stress oder Spaß kommt – er registriert nur »Alarm«.

Viele Frauen schildern deshalb das typische *Vier-Uhr-Erwachen*: Das System bleibt »auf Sendung«, Gedanken kreisen, der Körper fühlt »Gefahr«. Hier helfen bewusst gesetzte Erholungsfenster: ein Abendspaziergang ohne Handy, warmes Licht statt Bildschirm oder eine kleine eiweiß- und fettbetonte Abendmahlzeit statt Dinner-Canceling.

»Auch Trainingseinheiten sind sinnvoller am Nachmittag. Wenn nur der Abend bleibt, sollten sie kürzer und weniger intensiv sein. Unser System ist wie ein Boot ohne Bremse – anhalten muss man üben«, sagt Gut.

Die Lagerfeuer-Logik

Cortisol und Insulin stehen in engem Zusammenspiel. Wenn wir Zucker essen, steigt der Blutzucker rasch an. Insulin wird ausgeschüttet, um ihn wieder zu senken – oft fällt der Spiegel danach jedoch zu schnell ab. Der Körper reagiert darauf mit Stresshormonen, vor allem mit Cortisol, um den Blutzucker wieder anzuheben. So entstehen diese typischen Energie-Achterbahnen: erst ein kurzer Kick, dann Müdigkeit, Unruhe oder Heißhunger.

Wer den Tag nur mit einem süßen Kaffee, einem Croissant oder einem Marmeladenbrot beginnt, gibt dem Körper im Grunde schnell brennendes Papier. Tobias Gut bringt dieses Prinzip mit einem Bild auf den Punkt:

»Schnelle Kohlenhydrate sind wie Papier im Lagerfeuer. Sie brennen hell und kurz. Eiweiß und Fett sind das Holz. Erst wenn beides zusammenkommt, brennt das Feuer ruhig und gleichmäßig – und hält auch lange warm.«

Dieses Bild erklärt gut, warum ein Frühstück, das Kohlenhydrate mit Eiweiß und etwas Fett verbindet, den Blutzucker stabiler hält – und damit auch die Cortisolkurve ruhiger. Es geht nicht um Verzicht, sondern um eine kluge Kombination.

Auch mittags macht es einen Unterschied, ob wir dem Essen wirklich Raum geben – nicht nebenbei am Laptop oder zwischen zwei Meetings. Eine echte Pause signalisiert dem Nervensystem: Gefahr vorbei, wir dürfen in den Erholungsmodus wechseln.

Und abends gilt: »Lieber klein essen als gar nicht. Wer das Abendessen auslässt, riskiert nächtliche Unterzuckerungen – und damit einen Cortisolanstieg mitten in der Nacht«, sagt Gut. Das ist einer der Gründe, warum viele Frauen in den Wechseljahren zwischen drei und vier Uhr früh aufwachen. Ein leichtes, eiweißbetontes Abendessen kann helfen, den Blutzucker über Nacht stabil zu halten.

Bewegung: Freude statt Wettkampf

Bewegung kann Cortisol senken – oder antreiben. Der Unterschied liegt weniger in der Dauer als in der Haltung. »Eine Stunde spazieren, radeln, tanzen oder federballen, ohne Stoppuhr und Leistungsdruck, wirkt auf die HPA-Achse wie ein Reset«, sagt Tobias Gut. Genau diese Form von Bewegung signalisiert dem Nervensystem: Wir sind sicher, wir dürfen runterfahren.

»Bewegung soll dem Körper helfen, Stress abzubauen – nicht neuen Stress erzeugen. Wenn wir jede Einheit wie einen

Wettkampf behandeln, treiben wir Cortisol eher nach oben, als dass wir es beruhigen.« Auch die Art, wie wir uns Ziele setzen, macht einen Unterschied. Bergschilder sind keine Prüfung. Wer statt »in zwei Stunden« zweieinhalb braucht und achtsam durch die Natur geht, hat vielleicht Blumen gesehen, Pausen gemacht, geatmet – und genau davon profitiert der Cortisolrhythmus.

»Nicht schneller, nicht höher, nicht weiter – sondern regelmäßiger und entspannter. Das ist für die Stressachse oft wirksamer als jedes Trainingsprogramm«, sagt Gut.

Mikronährstoffe & Pflanzen

In Stresszeiten steigt der Bedarf an bestimmten Nährstoffen. B-Vitamine gehören dann zu den Werkzeugen in der Werkstatt. »Auch Magnesium, Glycin oder GABA für den Schlaf sowie adaptogene Pflanzen wie Rhodiola oder Ashwagandha können in belastenden Phasen unterstützen. Das sind Helfer für schwierige Tage – keine Dauerlösung«, betont Tobias Gut.

»Wer dauerhaft supplementiert, ohne zu wissen, was wirklich fehlt, arbeitet im Blindflug.«

Sinnvoll ist deshalb eine Serumanalyse im Blut, um zu klären, welche Nährstoffe tatsächlich zu niedrig sind und was der Körper wirklich braucht.

»Erst messen, dann gezielt ersetzen. Alles andere ist Hoffnungstherapie«, sagt Gut.

Bauchfett & Östrogen – warum sich die Taille meldet

Oft ist es die Körpermitte, an der sich Veränderungen zuerst zeigen: Die Taille wird weicher, der Bauch rundlicher – obwohl sich am Essen kaum etwas verändert hat. Für Mag. Tobias Gut ist das kein persönliches Versagen, sondern Biologie. »Unter Stress – also bei erhöhtem Cortisol – ist die Fettverbrennung gehemmt. Gleichzeitig verlangt der Körper nach schnell verfügbarer Energie. Und die holen wir uns dann eher aus Schokolade als aus einem Apfel.«

Dazu kommt ein zweiter, oft übersehener Effekt: Nach der Menopause verlagert sich ein Teil der Östrogenbildung ins Fettgewebe – auch in den Bauchraum. »Der Körper versucht, sich hormonell selbst zu helfen. Er legt dort Fett an, wo noch ein bisschen Östrogen produziert werden kann. Evolutionär clever – optisch manchmal frustrierend«, sagt Gut.

Die gute Nachricht: Das ist kein fixer Endzustand. »Sanfte Cortisolregulation, Krafttraining, ausreichend Eiweiß und guter Schlaf wirken auch hier – langsam, aber nachhaltig.« Es geht nicht um Crash-Diäten oder Verzicht, sondern um ein hormonfreundliches Umfeld für den Körper.

Cortisol testen – ja oder nein?

Cortisol lässt sich messen – im Blut oder im Speichel. Beides hat seine Tücken. »Eine Blutabnahme ist immer nur eine Momentaufnahme. Sie zeigt, wie hoch Cortisol genau in diesem Augenblick ist«, erklärt Gut. Aussagekräftiger sind Speichelprofile mit mehreren Messpunkten über den Tag, weil sie den Tagesrhythmus abbilden.

In den Wechseljahren gibt es dabei allerdings einen Stolperstein: trockene Schleimhäute. »Viele Frauen haben morgens weniger Speichel. Beim Zutzeln am Röhrchen entstehen leicht Mikroverletzungen – winzige Blutbeimengungen können das Ergebnis verfälschen, ohne dass man es sieht«, sagt Gut. Gerade bei oraler Schleimhauttrockenheit komme das häufiger vor, als man denkt.

Sein Rat: »Wenn man Speichelprofile macht, dann am besten über mehrere Tage – und idealerweise parallel eine Blutabnahme, um die Werte besser einordnen zu können.« Und der Apotheker gibt zu bedenken: Keine Messung erzählt die ganze Geschichte. »Jeder Cortisolwert bildet nur diesen einen Tag ab. Stress, Schlaf, Frühstück oder Zyklusphase können das Ergebnis stark beeinflussen.«

Oft sei deshalb ein Energie- und Symptomtagebuch hilfreicher als jede Laborzahl. »Was hat mich heute belastet? Habe ich gegessen? Wie war mein Schlaf? So erkennt man Muster – und setzt genau dort an, wo der Körper aus dem Takt gerät.«

Apotheker Gut macht deutlich: »Labordiagnostik ist ein Werkzeug. Aber der Körper spricht jeden Tag mit uns. Wir müssen nur lernen, wieder hinzuhören.«

Wege zu mehr Balance

Keine Sorge: Es sind keine radikalen Umstellungen, die unser Cortisol beruhigen – sondern viele kleine, kluge Handgriffe im Alltag. Der Experte formuliert es nüchtern: »Zeitmanagement ist Stressmanagement – und das ist das A und O jeder Therapie.«

Ein echtes Frühstück zum Start in den Tag hilft, den Blutzucker zu stabilisieren und den Cortisolpeak am Morgen abzufedern. »Wer nüchtern in einen stressigen Vormittag startet, schickt dem Körper das Signal: Gefahr – wir brauchen mehr Stresshormone«, sagt Gut.

Mittags nicht nur schnell essen, sondern bewusst pausieren – idealerweise mit einem kurzen Spaziergang. Bewegung im Tageslicht bringt das Nervensystem aus dem Alarmmodus. »Das ist keine Fitnessmaßnahme, das ist Nervensystem-Hygiene«, erklärt er.

Am Nachmittag lohnt es sich, beim Koffein zurückzudrehen. »Kaffee nach 15 Uhr ist für viele Frauen in den Wechseljahren wie ein kleiner Cortisol-Turbo«, sagt Gut.

Und abends: Licht dimmen, Bildschirme weg, Wärme rein. »Unser Gehirn liest helles Licht als Tag – und schüttet dann kein Melatonin aus. Das sabotiert den Schlaf und hält Cortisol oben.«

All diese Tipps sollen keinen Selbstoptimierungsdruck erzeugen. Es sind einfach kleine Stellschrauben, an denen wir drehen können. »Der Körper braucht wieder verlässliche Rhythmen. Dann kommt auch das Stresssystem langsam zur Ruhe«, sagt Gut.

Wer zusätzlich mit bioidentischen Hormonen arbeitet, braucht – wie immer – eine saubere Anamnese und regelmäßige Kontrollen. »Hormone sind kein Ersatz für einen gesunden Lebensstil – aber sie können dem Körper helfen, wieder eine Balance zu finden, die allein oft nicht mehr erreichbar ist«, betont Gut.

Was würden Sie auf ein PLAKAT schreiben, und es für mehr Aufklärung in den Wechseljahren in die Höhe halten?

»Zuhören – und den Frauen glauben.«

Genau damit beginnt für ihn gute Medizin. Als Apotheker erlebt er täglich, wie viel Unsicherheit, Druck und Selbstzweifel Frauen in den Wechseljahren mitbringen – und wie wenig Wissen über diese Lebensphase oft noch vorhanden ist. »Viele kommen mit dem Gefühl: Mit mir stimmt etwas nicht. Dabei haben sich »nur« die Geschlechtshormone verändert, auch das Cortisol«, sagt Gut. Allein diese Einordnung nehme vielen Frauen bereits spürbar Last von den Schultern.

Er beobachtet immer wieder, dass Beschwerden in den Arztpraxen vorschnell als Stress, Psyche oder Überforderung abgetan werden – ohne den hormonellen Kontext mitzudenken. »Wenn Frauen sich endlich ernst genommen fühlen, fällt oft sichtbar Spannung ab. Das Nervensystem geht aus dem Alarmmodus«, sagt er. Zuhören sei deshalb keine Zusatzleistung, sondern ein zentraler therapeutischer Schritt.

Cortisol ist für Gut kein Gegenspieler, sondern ein Regisseur, der Sicherheit herstellen will. »Cortisol will uns nicht schaden. Es will uns durch Zeiten der Belastung bringen«, erklärt er. In der Lebensmitte ist sein Takt einfach anders, auch weil sich die Geschlechtshormone verändern und weniger werden.

Wenn wir diesen Rhythmus wieder hörbar machen – durch achtsames, Essen, bewusstes Atmen, Bewegen, Schlafen und klare Grenzen – schaltet das System vom Dauer-Alarm auf Alltag. »Der Körper braucht wieder verlässliche Signale: Wir sind sicher. Du darfst runterfahren«, sagt Gut.

#WISSEN STATT WUNDERN

Cortisol

Cortisol wird in der Nebennierenrinde produziert; es folgt einem **Tagesrhythmus** (morgens hoch, abends niedrig) und steuert Energie, Immunreaktionen, Blutdruck, Schlaf-Wach-Takt.

Gesteuert wird es über die **HPA-Achse** (Hypothalamus → Hypophyse/ACTH → Nebenniere). **Kurz**-Stress ist ok; **Dauer**-Stress stört den Takt.

In den **Wechseljahren** reagieren wir auf Stress sensibler: weniger Östrogen-Schutz, weniger Progesteron-Bremse → **schlechterer Schlaf, innere Unruhe, Bauchfett**.

»Hormonraub« ist ein hilfreiches Bild: Unter Stress priorisiert die Achse Cortisol – **Progesteron** steht weniger als Ruhe-/Schlafhormon bereit.

Ernährung nach Lagerfeuer-Logik (Kohlenhydrate + Eiweiß/Fett), **Bewegung mit Freude**, Abend-**Licht-Hygiene** und kleine Pausen glätten die Cortisol-Kurve.

Was ich gelernt habe:

In diesem Kapitel habe ich vor allem verstanden, wie zentral Cortisol in den Wechseljahren ist und wie sehr es unseren Schlaf, unser Gewicht, unsere Stimmung und unsere innere Ruhe beeinflusst. Cortisol ist ein lebenswichtiges Hormon, das dem Körper in Belastungssituationen schnell Energie bereitstellt. In den Wechseljahren wird es besonders relevant, weil sinkende Östrogenspiegel die natürliche Regulierung dieses Stresshormons erschweren. Die Folge: Wir reagieren empfindlicher auf Stress.

Wenn der Körper dauerhaft unter Druck steht, »klaut« er sich gewissermaßen Bausteine wie Progesteron, um daraus Cortisol zu bilden – und genau das kann das hormonelle Gleichgewicht zusätzlich aus dem Takt bringen.

Mir ist dabei auch klar geworden, wie wichtig ein echtes Frühstück ist. Nicht nur ein Kaffee mit etwas Süßem, sondern ein Start in den Tag, der dem Körper Stabilität gibt: Eiweiß, etwas Fett, Ballaststoffe. Das macht einen spürbaren Unterschied für Blutzucker, Energie und Stressregulation.

Und: Pausen sind keine Nebensache. Für unser Nervensystem macht es einen Unterschied, ob wir mittags wirklich essen oder nebenbei am Laptop arbeiten. Schon kurze Spaziergänge, frische Luft und bewusstes Aussteigen aus dem Bildschirm können Stresshormone senken. Jede Minute Bewegung im Alltag zählt – Spazierengehen, Radeln, Tanzen, lockere Bewegung ohne Leistungsdruck wirken auf die Stressachse oft günstiger als jedes Training mit Stoppuhr.

Guter Schlaf beginnt deshalb nicht erst in der Nacht, sondern schon tagsüber – mit Licht, Bewegung, Pausen, Essen, einem klugen Umgang mit Koffein und dem bewussten Herunterfahren am Abend.

Und ich habe verstanden, dass selbst eine gut eingestellte bioidente Hormonersatztherapie allein nicht immer reicht, wenn das Stresssystem dauerhaft hochgefahren ist. Hormone können viel – aber sie können kein System beruhigen, das ständig unter Alarmbereitschaft steht.

Wenn wir das begreifen, fällt es vielleicht auch leichter, uns Pausen und Me-Time wirklich zu erlauben. Genau dort beginnt gute Selbstfürsorge.

KAPITEL 28
Das Beste kommt noch

Was wusste ich noch vor wenigen Jahren über die Wechseljahre? Höchstens, dass wir Frauen irgendwann nicht mehr menstruieren und Hitzewallungen bekommen. Im Kopf hatte ich dieses verstaubte Bild: eine Oma mit Strickzeug, die auf die Enkelkinder aufpasst.

Nie hätte ich gedacht, dass ich zu dieser Zeit noch mitten im Beruf stehen würde – voller Energie, neugierig, aktiv. Den Kopf voll mit Ideen für neue Projekte, Reisepläne und Veränderungen. Auch wenn die Tage der Tage (bald) gezählt sind, gehören wir längst nicht zum alten Eisen. Ich will mich weiterhin jung fühlen, gesund bleiben, tanzen gehen und die Welt erkunden.

Das Tabu bricht auf

Die Wechseljahre bekommen endlich die Aufmerksamkeit, die sie verdienen – es ist höchste Zeit. Es macht mich betroffen, wenn ich daran denke, wie viele Frauen sich früher mit Schmerzen, müde, verwirrt, dysphorisch durch ihre Wechseljahre geschleppt haben, wie viele vermeidbare Knochenbrüche, Inkontinenz, verlorene Lebensfreude und fehlende Intimität es gab – oft ohne Hilfe, unter dem Mantel des Schweigens.

Ich würde, wenn ich könnte, meine Mama in den Arm nehmen und ihr sagen: Die Panikattacken auf der Autobahn mit Heulkrämpfen, die Angst, dement zu werden – das waren ziemlich sicher die Wechseljahre. Ihre Zeit fiel genau in die Phase, als durch die WHI-Studie Hormone verteufelt wurden. Meine Mama ist 2015 an Darm- und Leberkrebs gestorben. Ich bin überzeugt, wir hätten im Zuge meiner Recherchen viele Aha-Erlebnisse geteilt. Als sie in ihren 50ern war, habe ich gerade begonnen, mich ins Leben zu stürzen. Ich habe bestimmt vieles nicht mitbekommen oder mit jugendlicher Überheblichkeit abgetan.

Ich bin jetzt fast in diesem Alter und hätte, nachdem meine Kinder langsam flügge werden, endlich Zeit für Wanderungen, Spaziergänge und Mutter-Tochter-Urlaube. Mama, ich hätte dich noch so gerne vieles gefragt.

Heute sind die Wechseljahre auf dem Weg aus dem Tabu. Wir reden darüber. Wir lassen uns nicht mehr abspeisen mit »Da müssen Sie durch, das ist normal«. **Dr. Eveline Diridl** hat es auf den Punkt gebracht: Es ist **nicht** normal, 30 oder 40 Jahre ohne Hormone und ohne Unterstützung zu leben. Wir wissen heute, dass es Optionen gibt: Bioidente bzw humanidente Hormontherapie – und hormonfreie Alternativen. Es gibt Möglichkeiten, gesund, aktiv und voller Energie zu bleiben.

Wir schreiben das Bild neu

Mit jeder Stimme, die sich erhebt, fällt ein Stück Tabu. Wir Frauen nehmen unsere

Gesundheitsthemen selbstbewusst in die Hand. Wir sind informiert, was in unserem Körper passiert – und wir entscheiden heute, wie wir in 30 oder 40 Jahren leben wollen. Im besten Fall aktiv und gesund. Den Grundstein für ein gesundes Leben legen wir jetzt.

Vom Zykluswissen zur Menopause

Es ist schön zu sehen, wie junge Frauen offen über ihren Zyklus sprechen – und wie junge Männer zuhören und verstehen wollen. Ich wünschte, ich hätte in jungen Jahren mehr darüber gewusst. Zyklus-Tracking verändert so vieles: Paare, die es gemeinsam nutzen, spüren, in welcher Phase die Partnerin ist – ob Energie da ist, ob Ruhe guttut oder Nähe leichter möglich ist. Dieses Wissen schafft Verständnis für den weiblichen Körper und genau diese Körperkompetenz brauchen wir auch in den Wechseljahren: um Beschwerden einzuordnen, das gefühlte »Chaos« zu verstehen und schneller Hilfe zu bekommen.

Wissen spart Leidenszeit

Je mehr wir verstehen, desto weniger laufen wir von Praxis zu Praxis, von Untersuchung zu Untersuchung. Wer früh und gezielt behandelt wird, lebt gesünder, länger und mit mehr Lebensqualität. Auch das Gesundheitssystem profitiert langfristig, wenn wir Frauen jetzt gut auf uns schauen: Die richtige Therapie verhindert oder verzögert Osteoporose, Herz-Kreislauf-Probleme, Diabetes, Depression oder Inkontinenz. Vergessen wir nicht – die häufigste Todesursache bei den Frauen sind immer noch Herz-Kreislauf-Erkrankungen.

Was wir selbst in der Hand haben

Es reicht nicht, nur die Hormone und die Nährstoffe aufzufüllen. Wir müssen selbst aktiv werden: regelmäßige Bewegung inklusive Krafttraining für Muskelkraft und Beweglichkeit aber auch psychische Gesundheit. Bewusste, eiweißreiche Ernährung. Weniger Zucker und Alkohol (viele vertragen ihn ohnehin nicht mehr). Mehr Schlaf, mehr Erholung und Regeneration – sich selbst wichtig nehmen. Ich weiß, wie schwer das im Alltag ist, wenn wir zwischen Verantwortung, Erwartungen und Erschöpfung kaum noch bei uns selbst ankommen. Aber es sind diese kleinen Stellschrauben, an denen wir jetzt drehen müssen, die uns heute für morgen stark machen.

Arbeitswelt: Es braucht nicht viel

Wir Frauen stehen in den Wechseljahren mitten im Beruf, tragen Verantwortung in Familie und Gesellschaft. Genau deshalb muss sich auch im Arbeitsleben etwas ändern – und oft braucht es nicht viel: flexible Arbeitszeiten, bei Bedarf Homeoffice, Temperaturregelungen, höhenverstellbare Möbel. Vielleicht sogar eine Wechseljahres-Beauftragte, die zuhört und vermittelt. Und so etwas Banales wie Waschmöglichkeiten direkt in der WC-Kabine – auch das macht einen Unterschied. Kleine Anpassungen mit großer Wirkung – und ein Zeichen von Wertschätzung, damit gut ausgebildete Frauen, Fachkräfte mit ihrer Expertise nicht verloren gehen.

Sichtbar und stark

Wir Frauen entscheiden, wie sichtbar wir in Zukunft sind. Wir dürfen unser Bild neu schreiben. Nicht länger reduziert auf

Werbung für Blasenschwäche-Produkte und vaginale Feuchtcremes. Wir sind sportlich, kompetent, lässig, stark, sexy und voller Leben.

Zeigen wir uns, statt zu verschwinden – auch wenn es Mut kostet. Manchmal bedeutet das, aus der Komfortzone zu gehen. Das ist unbequem, eröffnet aber auch neue Perspektiven. Ich bewundere Frauen, die mit Ende 40 oder in ihren 50ern ihre lang gehegten Träume verwirklichen, ihren Job wechseln, ein Studium beginnen oder sich selbstständig machen. Auch diese Dinge bringt diese Zeit der Veränderung mit sich. Zeig dich – und stärke genauso die Frauen in deinem Umfeld. So schaffen wir Sichtbarkeit. Aber es müssen nicht immer die großen Dinge sein. Ich applaudiere auch jeder Frau, die sich Hilfe holt, Fragen stellt und sich informiert, wenn es ihr nicht gut geht – körperlich wie mental.

Ich bin sehr stolz auf die Frauen, die in diesem Buch und in meinem Podcast den Mut haben, offen von ihrer Reise durch die Wechseljahre zu erzählen. Mit ihren Geschichten erweitern sie den Blick auf diese Lebensphase – und machen deutlich, wo Frauengesundheit heute noch zu wenig gesehen, gehört und ernst genommen wird. Sie tragen dazu bei, dass sich etwas bewegt: in der Medizin, im öffentlichen Diskurs und im Leben anderer Frauen.

Die Wechseljahre sind nicht nur das Ende der fruchtbaren Zeit, sondern ein Übergang, aus dem wir gestärkt hervorgehen können. Je mehr wir darüber reden, desto mehr gewinnen wir – an Gesundheit, Anerkennung und Selbstbewusstsein. Dazu gehört auch, wie wir miteinander umgehen: Jede hat ihre ganz eigenen Erfahrungen. Der einen rauben nächtliche Hitzewallungen Lebensenergie, bei der anderen sind es mentale Veränderungen wie Gereiztheit, Stimmungsschwankungen bis hin zu depressiven Phasen.

Wir Frauen haben uns jahrelang untereinander viel zu kritisch bewertet. Jetzt ist keine Zeit mehr für Vergleiche, Kratzbürstigkeit, Konkurrenzdenken, Abwertungen oder spitze Bemerkungen. Jetzt zählen Schwesternschaft und Verständnis.

Sanft miteinander sein statt hart urteilen. Jede gibt täglich ihr Bestes – manchmal heißt das, voller Energie durch den Tag zu gehen, manchmal schlicht, ihn zu überstehen. Beides verdient Respekt.

Eine kleine große Revolution

Wir haben jetzt die Chance, viel zu verändern – durch Aufklärung und Verständnis. Für diese kleine große Revolution braucht es uns alle: jede Frau, die offen redet. Jeden Mann, der zuhört. Jede Stimme, die Wissen weitergibt – sei es durch dieses Buch, im Gespräch oder durch Podcasts wie *Heiter bis wechselhaft*. Gebt euer Wissen weiter – an jüngere Frauen, die dann schon informiert in die nächste Phase ihrer Weiblichkeit starten.

Wir sind heute an einem anderen Punkt: Enttabuisierung. Offene Gespräche. Eine Aufklärungsbewegung, die uns selbstbewusst macht. Mit jeder Stimme, die sich erhebt, fällt ein Stück Tabu. Mit jeder Frau, die sich im Arztzimmer nicht mit »Da müssen Sie durch, das ist normal« abspeisen lässt, gewinnen wir an Stärke und Präsenz. Wir sind mündig geworden. Wir wissen, was in unserem Körper passiert – und welche Therapieoptionen es gibt.

Das heißt: Wir haben vieles selbst in der Hand – und ein Recht auf hochwertige medizinische Versorgung. Unsere Töchter und Schwiegertöchter sollen, wenn sie in diese Lebensphase kommen, genau wissen, was auf sie zukommt und welche Hilfe es gibt.

Aber es braucht mehr als medizinische Versorgung. Gesundheit in den Wechseljahren heißt auch, selbst Verantwortung zu übernehmen: Krafttraining, eiweißreiche Ernährung, weniger Zucker und Alkohol, ausreichend Schlaf, bewusste Erholung. Das sind die Stellschrauben, an denen wir drehen – zusätzlich zu dem, was die moderne Medizin uns heute ermöglicht.

Wissen und Wir: Die Feuerfrauen

Und es braucht Orte des Austauschs – wie die Austauschtreffen der Feuerfrauen, die inzwischen in fast ganz Österreich aktiv sind. Dahinter stehen engagierte Frauen, die die Wechseljahre selbst erleben und aus dieser Erfahrung heraus etwas aufgebaut haben, das trägt: Sie organisieren ehrenamtlich Treffen, hören zu, ordnen ein, lassen Austausch zu, empfehlen Ärztinnen und Ärzte – und lindern so ganz konkret Leidensdruck. Vor allem aber entsteht dort dieses kostbare Gefühl: Ich bin nicht allein. Und diese Gewissheit allein wirkt oft schon lindernd.

Mehr noch: Die Feuerfrauen schaffen echte Hilfsangebote. Sie holen Expert:innen aus Medizin, Therapie und Ernährung für verständliche Vorträge und Q&A-Abende, bereiten Materialien auf, verweisen auf seriöse Anlaufstellen und bringen das Thema in die Arbeitswelt – mit Info-Sessions in Betrieben für Mitarbeitende und Führungskräfte. So gelangt wichtiges Wechseljahre-Wissen auch in Betriebe und öffentliche Institutionen wie Städte oder Gemeinden.

Ihre Anliegen werden gehört, dies zeigen Einladungen zu Vorträgen, Veranstaltungen und sogar zu Kongressen und Ehrungen – wie zuletzt der Menoaward im Oktober 2025. Für Gründerin Andrea Butterweck bedeutet der Preis Wertschätzung und Rückenwind zugleich: »Wir sind auf dem richtigen Weg. Aber wir stehen noch am Anfang – es gibt viel zu tun.«

Ich bin sehr stolz auf die Feuerfrauen – und dankbar, Teil dieser wunderbaren und wertvollen Schwesternschaft zu sein. Aus vielen Interviews und Gesprächen sind Freundschaften und echte Verbundenheit entstanden. Genau das ist die Kraft dieser Bewegung: **Wärme. Wissen. Wir.**

Mein Versprechen: Das Beste kommt noch

Ich bleibe dran. Die Wechseljahre sind zu meiner Leidenschaft geworden, die Frauen, die noch auf der Suche nach passender Hilfe sind, mein Antrieb. Noch immer erreichen mit wöchentlich Mails mit haarsträubenden Geschichten, die mir oft die Tränen in die Augen treiben. Aber wenn die Frauen dann Hilfe bekommen und ihre Lebensqualität zurückbekommen, kann diese Phase im Leben zweifelsohne neue Wege markieren. Auch um Frauen in unserem Alter sichtbar(er) zu machen.

Dieses Buch ist mein Baby. Die Arbeit daran hat sich über einen Zeitraum erstreckt, der einer Schwangerschaft erstaunlich nahekommt. In jeder Zeile steckt meine Leidenschaft, meine Liebe, meine Sorgfalt – und der Wunsch, anderen Frauen Orientierung, Halt und Wissen in einer besonderen Lebensphase zu geben.

Gleichzeitig trägt dieses Buch eine klare Botschaft: Ihr seid mit diesem Thema nicht allein – wir sind rund eine Million Frauen in Österreich, die gerade durch die Wechseljahre gehen.

Dieses Buch erscheint in einer Zeit des Übergangs. Meine beiden Kinder beginnen, ihre Flügel auszubreiten, ihren eigenen Weg zu gehen, ihr Studium aufzunehmen und Schritt für Schritt in ihr eigenes Leben abseits von zuhause hineinzuwachsen. Kinder ziehen zu lassen gehört zu den schwersten Momenten im Leben einer Mutter: Man wünscht ihnen Freiheit, Gesundheit, Weite und ein erfülltes Leben – und bleibt doch selbst ein Stück zurück, zwischen Liebe und Stolz, Wehmut und stiller Leere. Dieser neue Lebensabschnitt lenkt den Blick zurück auf uns selbst und auf die Frage, wie wir unser eigenes Leben in dieser neuen Phase gestalten wollen, abseits unserer Rollen.

Ich werde meine »Mission Aufklärung« mit Feuereifer fortsetzten. Sie endet nicht mit diesem Buch oder diesem Kapitel. Sie beginnt hier erst richtig.

Und was heißt »Das Beste kommt noch«? Für mich bedeutet es: mehr Wissen über Frauengesundheit und weniger Scham. Alles, was mit Periode und Blutungen zu tun hat, ist ein Tabu. Die Regel nicht mehr zu haben scheinbar aber oft noch das viel Größere. Das darf nicht mehr sein. Wir brauchen und fordern bessere Diagnostik und individuell eingestellte Therapien. Entscheidungen und Hilfe auf Augenhöhe mit gut informierten Ärztinnen und Ärzten aber auch Apothekerinnen und Apotheker. Sie sind oft eine wertvolle Verbindung zwischen Patientinnen und Arztpraxis. Oft geben sie noch entscheidende Hinweise und Tipps zu Therapien und Anwendungen und begleiten uns ebenso auf unserem Weg.

Es heißt auch: Arbeitgeber:innen, die verstehen und handeln – Betriebe, die klimatisierte Räume, flexible Pausen und offene Gespräche nicht als Luxus, sondern als Standard für ihre Arbeitnehmerinnen sehen, auch um ihre Expertinnen im Betrieb und in der Arbeitswelt zu halten. Warum nicht auch bei uns wechseljahreszertifizierte Betriebe anstreben?

Es bedeutet auch Sisterhood, die trägt: Mehr Verständnis füreinander, weniger beurteilen. Netzwerke, Anlaufstellen, in denen aus Verunsicherung Orientierung wird. Hier kann jede und jeder von uns unglaublich viel beitragen. Oft mit einem Satz wie diesem: Ich sehe, es geht dir nicht gut. Magst du darüber reden? Oft braucht es nur ein paar Minuten Verständnis und Achtsamkeit.

Und »Das Beste kommt noch« bedeutet auch, dass unsere Töchter und Söhne, Enkelkinder, … mit einer neuen Selbstverständlichkeit für ein Recht auf Gesundheit (im Alter) aufwachsen: Wechseljahre gehören zum Leben wie einst die Pubertät – und niemand muss sie allein bewältigen.

Ich verspreche euch: Ich führe weiter Interviews, schreibe und podcaste weiter, frage weiter nach, übersetze Medizin in Alltag – so lange, bis aus »Aushalten« wieder »Aufblühen« wird. Das Beste kommt noch – weil wir es gemeinsam gestalten. Danke!

Herzlichst, Deine Nicole

nicole.benvenuti@orf.at
nicolebenvenuti.com

Danksagung

Dieses Buch ist in vielen Gesprächen, Begegnungen und Ermutigungen entstanden. Einige dieser Menschen möchte ich hier von Herzen nennen.

Mein besonderer Dank gilt meiner Verlegerin **Nina Winkler** von edition V. Sie war sofort begeistert von der Idee, den Podcast *Heiter bis wechselhaft* als Buch weiterzudenken – noch bevor ich selbst genau wusste, wie dieses Projekt aussehen könnte. Danke für das Vertrauen, deine Geduld und den Mut, diesen Weg gemeinsam zu gehen.

Danke auch an dein Team: **Denise Sterr** für die geschmackvolle grafische Gestaltung und **Magdalena Amann** für das sorgfältige Korrektorat.

Ein großes Dankeschön an **Patrick Steiner** für das unkomplizierte Fotoshooting und die wunderbaren Bilder – und an **Claudia Moosbrugger** für das Wohlfühl-Make-up.

Mein Dank gilt auch allen Expert:innen, die in diesem Buch zu Wort kommen und mir ihr Wissen und ihr Vertrauen geschenkt haben. Das ist keine Selbstverständlichkeit. Ebenso danke ich den vielen Frauen, die offen, mutig und ehrlich erzählt haben, was die Wechseljahre für sie bedeuten – welche Symptome sie erlebt haben, welche Irrwege, Fehldiagnosen, aber auch welche Hilfe und Unterstützung. Über so intime Erfahrungen öffentlich zu sprechen, erfordert Mut. Ihr habt dazu beigetragen, ein Stück Frauengesundheit in der Mitte der 2020er-Jahre sichtbar zu machen.

Ein besonderer Dank gilt auch dem ORF Vorarlberg, der von Anfang an an mein Podcastprojekt geglaubt und mich dabei unterstützt hat – allen voran Landesdirektor **Markus Klement** und Chefredakteurin **Angelika Simma-Wallinger**.

Danke auch meiner Podcast-Community. Für eure Nachrichten, eure Mails und Ideen und die vielen WhatsApp-Sprachnachrichten. Für euer Vertrauen und eure Offenheit. Ohne euch hätte sich dieses Thema nie so weit entfalten können – und vielleicht haltet ihr genau jetzt dieses Buch in den Händen.

Ein besonderer Dank geht an meinen langjährigen Coach und Mentor **Detlef Budig**. Schon nach den ersten Podcastfolgen hat er zu mir gesagt: »Du schreibst aber hoffentlich schon ein Buch.« Damals erschien mir dieser Gedanke völlig absurd. Und trotzdem hat dieser Gedanke etwas in mir entzündet.

Danke auch an **Andrea Butterweck**, deren Arbeit rund um die Wechseljahre mich überhaupt erst auf die Idee für diesen Podcast gebracht hat – und die dieses Buch mit ihrem Vorwort begleitet und mir zu einer wichtigen Weggefährtin geworden ist.

Ein großes Dankeschön an **Tobias Gut** für seine Geduld, seine Zeit und seine unermüdlichen Erklärungen.

Und natürlich danke ich meiner Familie. In den letzten Monaten gab es zu Hause öfter kalte Küche statt frisch gekochtes Essen und mehr Chaos als Ordnung, denn das gesamte Buch ist an unserem Küchentisch entstanden. Ihr habt mich trotzdem immer motiviert.

Danke, **Samuel**, für die Betreuung meiner künftigen Website und **David**, für deine pointierten Formulierungen und Ideen. Ihr seid mein ganzer Stolz und meine Liebe für euch ist unendlich.

Und vor allem danke ich **Simon**. Für dein Verständnis, deine Geduld – und dafür, dass du immer wieder Essen »herangeschafft« hast, wenn der Kühlschrank leer war und mein Kopf komplett im Buch steckte. Fast acht Monate lang hat sich vieles nur um dieses Projekt gedreht. Danke für deine Unterstützung, deinen Rückhalt – und deine Liebe.

Und entschuldigt bitte die vielen Termine und Dinge, die ich in den letzten Monaten vor lauter Schreib-Eifer vergessen habe. Schuld sind die Wechseljahre.

Dieses Buch gehört euch allen. Und ich verspreche euch: Die Aufklärung rund um die Wechseljahre bleibt meine Mission – und mein Herzensprojekt.

Bücherliste

- Dr. Sheila de Liz: *Woman on Fire*
- Dr. Mary Claire Haver: *Die neue Menopause*
- Dr. med. Judith Bildau: *Body in Balance; Raus aus dem Hormonkarussell*
- Dr. Katharina Maria Burkhardt: *Tanz mit den Hormonen*; *Glück ist Hormonsache*
- Jens Keisinger: *Heilen mit bioidentischen Hormonen*
- Dr. Lisa Mosconi: *Das Gehirn in der Menopause*
- Dr. med. Helena Orfanos-Boeckel: *Nährstoff-Therapie. Orthomolekulare Medizin & Bioidentische Hormone*; *Nährstoff-Therapie – Der Praxisleitfaden*; *Nährstoff- & Hormontherapie – Der Präventions-Leitfaden*
- Marianne Krug: *Hormoncoaching erlernen & gezielt anwenden*
- Prof. Dr. Johannes Huber: *Wunderwerk Frau*
- Miriam Stein: *Die gereizte Frau – Was unsere Gesellschaft mit meinen Wechseljahren zu tun hat*; *Weise Frauen – Warum unsere Gesellschaft mehr weibliches Wissen braucht*
- Dr. Anneliese Schwenkhagen: *Wechseljahre – Gelassen und selbstbewusst durch eine neue Lebensphase*
- Dr. Katrin Schaudig: *Hormontherapie in der Perimenopause – Moderne Strategien*
- Prof. Dr. Petra Stute: *Wechseljahre – Beschwerden verstehen und gezielt behandeln*
- Sonja Bienemann: *Entspannte Wechseljahre*
- Ann-Katrin Schade & Susanne Liedtke: *Nobody told me – Das Workbook für die Wechseljahre* (2023)

Podcast Empfehlungen (abgesehen von *Heiter bis wechselhaft* 😊):

- **Hormongesteuert** – *Dr. Katrin Schaudig & Katrin Simonsen*
- **MENOMIO** – *Daniela Ullrich*
- **Von wegen Pause** – *Birgit Fenderl*
- **UnverWechselbar** – *Katharina Kühtreiber*
- **Be Active Frauengesundheit 2.0** – *Béatrice Drach*

Literatur- und Quellenverzeichnis

Beck, P., Breckwoldt, M. (Hrsg.): *Gynakologische Endokrinologie.* Springer Medizin Verlag, 4. Auflage 2021. ISBN: 978-3-662-62032-0

Burger, H.G., Hale, G. E., Robertson, D. M., Dennerstein, L.: *A review of hormonal changes during the menopausal transition: focus on the perimenopause.* Menopause: The Journal of the North American Menopause Society, 2007. DOI: 10.1097/gme.0b013e31803df4a2

de Liz, Sheila: *Woman on Fire – Alles über die Wechseljahre.* Rowohlt Verlag, 2021. ISBN: 978-3-499-00482-0

Deutsche Gesellschaft für Gynäkologie und Geburtshilfe (DGGG): *Leitlinie: Hormonelle Therapie in der Peri- und Postmenopause* (AWMF-Registernr. 015/062). Verfügbar unter: https://www.awmf.org/leitlinien/detail/ll/015-062.html

Deutsche Menopause Gesellschaft (DMG): Fachinformationen zu Menopause, Perimenopause, Klimakterium. Verfügbar unter: https://www.menopause-gesellschaft.de/

Gesellschaft für humanidente Hormone

Österreichische Gesellschaft für Knochen und Mineralstoffwechsel (ÖGKM), APAScience

Schaudig, Katrin (Hg.): *Hormontherapie in der Perimenopause – Moderne Strategien.* Springer Medizin, 2023. ISBN: 978-3-662-67147-6

Schwenkhagen, Anneliese: *Wechseljahre. Gelassen und selbstbewusst durch eine neue Lebensphase.* Trias Verlag, 2020. ISBN: 978-3-432-10979-7

Speroff, L., Fritz, M.A.: *Clinical Gynecologic Endocrinology and Infertility.* Lippincott Williams & Wilkins, 9. Auflage, 2019

The North American Menopause Society (NAMS): *NAMS Position Statement 2022.* Verfügbar unter: https://www.menopause.org/docs/default-source/professional/nams-2022-hormone-therapy-position-statement.pdf

Quellen:

Kapitel 5:

Rossouw JE et al. JAMA. 2002;288(3):321–333. PMID: 12117397.

Anderson GL et al. JAMA. 2004;291(14):1701–1712. PMID: 15082697.

Hawkes, K., O'Connell, J. F., Blurton Jones, N. G., Alvarez, H., & Charnov, E. L. (1998): *Grandmothering, menopause, and the evolution ofvhuman life histories.*

Proceedings of the National Academy of Sciences (PNAS), 95(3), 1336–1339: https://doi.org/10.1073/pnas.95.3.1336

Lahdenpera, M., Lummaa, V., Helle, S., Tremblay, M., & Russell, A. F. (2004): *Fitness benefits of prolonged post-reproductive lifespan in women.*

Nature, 428, 178–181: https://doi.org/10.1038/nature02367

Kapitel 9:

Statista / Marketagent *(Datenbasis: Repräsentative Umfrage unter der österreichischen Bevölkerung): Durchschnittliche Häufigkeit von Sex in Österreich nach Altersgruppen*, erhoben durch das Marktforschungsinstitut Marketagent.

Statistik Austria: Österreichische Gesundheitsbefragung (ATHIS), aktuelle Auswertungen zum Präventions- und Vorsorgeverhalten von Männern.

Depressionsbericht Osterreich: Veröffentlicht vom Bundesministerium für Soziales, Gesundheit, Pflege- und Konsumentenschutz (BMSGPK) als PDF-Report zur epidemiologischen Lage, Prävalenz und Versorgungslage bei Depression in Österreich.

Statistik Austria: *Krebsinzidenz und Mortalität in Österreich* → Prostatakrebs häufigste Krebserkrankung bei Männern, ca. 30 % aller Neuerkrankungen

Robert Koch-Institut / Deutsche Krebsgesellschaft: *Krebs in Deutschland* → Lebenszeitrisiko ca. 1:8, stark altersabhängig

SEER Database (USA): *Surveillance, Epidemiology, and End Results Program* → 5-Jahres-Überlebensrate bei lokal begrenztem Prostatakrebs > 90–98 %

Leitlinienprogramm Onkologie (Deutsche Krebsgesellschaft, Deutsche Krebshilfe, AWMF): S3-Leitlinie Prostatakarzinom, Langversion 8.1, August 2025. Kapitel *Früherkennung*, Empfehlung 4.1.

Kapitel 15:

Jorge C. H. et al. (2024): *Pelvic floor muscle training and female sexual function: A systematic review and meta-analysis.* Journal of Sexual Medicine.

Kapitel 16:

Kingsberg, S. A., Wysocki, S., Magnus, L., & Krychman, M. (2021): *Vulvovaginal atrophy in postmenopausal women: Awareness, perceptions and treatment options.*

Frontiers in Reproductive Health, 3, 779398: https://doi.org/10.3389/frph.2021.779398

Portman, D. J., & Gass, M. L. S. (2014): *Genitourinary syndrome of menopause: New terminology for vulvovaginal atrophy from the ISSWSH and NAMS.*

Menopause, 21(10), 1063 –1068: https://doi.org/10.1097/GME.0000000000000329

Kapitel 17:

Deutsche MenoSupport-Studie

MenoSupport Deutschland (2023): Wechseljahre und Arbeitswelt. Repräsentative Online-Befragung von 2.000 erwerbstätigen Frauen in Deutschland im Alter von 40 bis 60 Jahren. Konzeption, Durchführung und Auswertung: Hochschule für Wirtschaft und Recht Berlin (HWR Berlin), Studienleitung Prof. Dr. Andrea Rumler, in Kooperation mit der Plattform *MenoSupport.de*. Erhebungszeitraum: Juni bis Juli 2023.

Österreichische MenoSupport-Studie

MenoSupport Austria (2023/2024): Arbeitsfähigkeit und Wechseljahre. Repräsentative Online-Befragung von 1.720 erwerbstätigen Frauen in Osterreich. Konzeption, Durchführung und Auswertung: Hochschule für Wirtschaft und Recht Berlin (HWR Berlin), Studienleitung Prof. Dr. Andrea Rumler, in Kooperation mit dem österreichischen Wechseljahre-Portal *wechselweise.net*. Erhebungszeitraum: Jänner bis März 2024.

Kapitel 20:

Carr MC., *Journal of Clinical Endocrinology & Metabolism*, 2003; Lovejoy JC et al., International Journal of Obesity, 2008

#WISSEN STATT WUNDERN

Symptome der Wechseljahre

Nachfolgend findest du eine Übersicht über die verschiedensten Symptome der Wechseljahre. Ich habe sie zusammengetragen aus der Expertise meiner Gesprächspartner:innen – Ärzt:innen, Hormonwissenschaftler:innen und Therapeut:innen, aus den Berichten der Frauen, die mir ihre Erfahrungen anvertraut haben, sowie aus mehreren fachlichen Quellen.

Dazu zählen u.a. das Buch von Dr. Mary Claire Haver *Die neue Menopause*, das Buch von Dr. med. Judith Bildau *Body in Balance* und eine Übersicht der Gesellschaft für humanidente Hormone, die diese Symptome auf ihrer Homepage – geordnet nach Hormonmängeln – zum Download anbietet.

Diese Zusammenstellung zeigt, wie breit und vielschichtig die Beschwerden in den Wechseljahren sein können. Sie macht sichtbar, warum sich so viele Frauen lange nicht wiedererkennen in dem engen Bild von »nur Hitzewallungen und Zyklus-chaos«. Und sie erklärt, warum es oft Zeit, Geduld, eine individuelle Einordnung und eine gute ärztliche Begleitung braucht, um diese Symptome richtig zu verstehen und – im Idealfall – zu lindern.

Diese Übersicht erhebt keinen Anspruch auf Vollständigkeit. Dr. Mary Claire Haver listet in ihrem Buch *Die neue Menopause* 66 verschiedene Symptome auf. Sie hat in einem Interview einmal gesagt, dass sie bis heute immer wieder neue Symptome der Wechseljahre entdeckt, die in keinem klassischen Lehrbuch stehen. Genau das spiegelt auch meine eigene Recherche wider: Die Wechseljahre sind kein fixes Set an Beschwerden, sondern ein individueller biologischer Umbau mit sehr unterschiedlichen Geschichten und Gesichtern.

Übersicht der Symptome (alphabetisch)

Akne, Angstzustände, Antriebslosigkeit, Arthralgie (Gelenkschmerzen), Arthritis, Asthma, Aufgedunsenheit, Autoimmunerkrankungen (neu auftretend oder verschlimmernd)

Benommenheit, Blähbauch, Blasenentzündungen, Brain Fog, brennendes Gefühl im Mund oder auf der Zunge, brüchige Nägel, Brustempfindlichkeit, Brustschmerzen,

Cellulite, chronische diffuse Schmerzen (Fibromyalgie), chronisches Fatigue-Syndrom

Depressionen, dünner werdende Haut

Energielosigkeit, erhöhte Infektanfälligkeit

Falten, Frozen Shoulder (Schultersteife)

Gedächtnisprobleme, Gefühl, als würde es auf der Haut krabbeln, Gefühl elektrischer Schläge, Gewichtszunahme

Haarausfall, Harninkontinenz, Harnwegsinfektionen, Herzklopfen, Herzstolpern, hoher Cholesterinspiegel, Hitzewallungen

Insulinresistenz, Inkontinenz

Juckende Haut, juckende Ohren

Kiefergelenksschmerzen, Konzentrationsschwierigkeiten, Kribbelgefühl in den Extremitäten, Körpergeruch, Kopfschmerzen

Libidoverlust

Metabolisch assoziierte Fettlebererkrankung, Migräne, Müdigkeit, Muskelschmerzen, Muskelschwäche

Nächtliche Schweißausbrüche, nächtliches Gedankenkreisen, Nervenunruhe, Nervosität, Nierensteine

Osteoporose, Ödeme;

Prämenstruelles Syndrom, psychische Belastbarkeit vermindert

Reizbarkeit, Reizdarmsyndrom, Reizblase

Sarkopenie (Muskelschwund), Säurereflux, Schlafapnoe, Schlafstörungen, Schmerzen beim Geschlechtsverkehr, Schwindel, Schwindelanfälle, Stimmungsschwankungen, Selbstwertverlust, Stressintoleranz

Tinnitus, trockene Haut, trockene oder juckende Augen, trockener Mund

Urogenitalsyndrom, unerwünschter Haarwuchs (Damenbart)

Vaginale Trockenheit, verminderte körperliche Leistungsfähigkeit, verminderte Stressresistenz, Verlust des Selbstwertgefühls, Veränderungen der Alkoholverträglichkeit, Veränderungen der Körperzusammensetzung, Veränderungen im Menstruationszyklus, vulvovaginale Veränderungen

Wassereinlagerungen

Zahnprobleme, Zyklusveränderungen, Zunahme von Bauchfett / viszeralem Fett.

Einordnung nach Hormonmängeln

Wichtiger Hinweis: In der klinischen Realität überschneiden sich diese Symptome häufig. Mischbilder sind die Regel, insbesondere in der Perimenopause, wenn Progesteron zuerst abfällt und Estradiol stark schwankt. Die folgende Zuordnung dient der Orientierung und ersetzt keine individuelle medizinische Abklärung.

Progesteronmangel (v. a. Perimenopause, Gelbkörperschwäche)
Hauptursache: sinkende Produktion durch ausbleibende Eisprünge während der Prä- und Perimenopause

Angstzustände, Aggressivität, Brustempfindlichkeit, Brustschmerzen, depressive Verstimmungen, Gedächtnisschwäche, Gewichtszunahme, kalte Hände und Füße, Konzentrationsprobleme, Kreislaufprobleme, Launenhaftigkeit, Müdigkeit, Ödeme, prämenstruelles Syndrom, Reizbarkeit, Schlafstörungen, Schwindel, Zwischenblutungen, unregelmäßige oder starke Menstruation, verminderte Libido, Wassereinlagerungen, Erschöpfung.

Östradiolmangel/Estradiolmangel (E2 – zentrales Estrogen)
Haarausfall, Herzklopfen, Herzstolpern, Hitzewallungen, Schweißausbrüche, Schwindel, Schlafstörungen, trockene Haut, brüchige Nägel, vaginale Trockenheit, urogenitale Beschwerden, Libidoverlust, Stimmungsschwankungen, depressive Verstimmungen, Gewichtszunahme, Veränderungen der Körperform, Knochen-, Gelenk- und Muskelschmerzen, Osteoporose-Risiko erhöht, Erschöpfung, Brain Fog, Konzentrationsstörungen, Gedächtnisprobleme, nächtliche Schweißausbrüche.

Quellen:
Dr. Mary Claire Haver, Dr. med. Judith Bildau, Gesellschaft für humanidente Hormone, Interviews mit Endokrinolog:innen und Gynäkolog:innen

Östriolmangel/Estriolmangel (E3 – schwaches Östrogen, Schleimhautfokus)
Trockene Schleimhäute, trockene und überempfindliche Scheide, vaginale Trockenheit, Schmerzen im Scheidenbereich, Blasenentzündungen, Reizbarkeit der Schleimhäute, trockene oder juckende Augen, Infektanfälligkeit, Reizdarm, Reizblase, Schwindel, Schlafstörungen, Urogenitalsyndrom.

Quelle:
Gesellschaft für humanidente Hormone

Testosteronmangel
Testosteron ist nicht nur ein »Männerhormon«, auch Frauen produzieren es und es fällt in den Wechseljahren ab
Verminderte Libido, Müdigkeit, Antriebslosigkeit, verminderte Stressresistenz, Angstzustände, niedriger Muskeltonus, Muskelschwäche, Sarkopenie, Bindegewebsschwäche, Cellulite, Stimmungsschwankungen, depressive Verstimmungen, Konzentrations- und Gedächtnisschwäche, Blasenschwäche, Harninkontinenz, verminderte körperliche Leistungsfähigkeit, Selbstwertverlust.

Hinweis zur Einordnung:
Diese Übersicht dient deiner Orientierung. Symptome können sich überschneiden, unterschiedlich stark ausgeprägt sein und mehrere hormonelle Ursachen gleichzeitig haben. Gerade in der Perimenopause greifen viele dieser Symptome ineinander. Deshalb braucht es eine individuelle medizinische Einordnung, um die eigene Situation wirklich zu verstehen. Diese Übersicht zeigt auch, warum ein flapsiges »Das ist normal, da müssen Sie durch« keine angemessene Antwort auf die Not vieler Frauen ist.

Diese Auflistung macht sichtbar, wie komplex diese hormonelle Umstellungsphase ist – und warum das Thema Wechseljahre so wichtig ist und zu Recht endlich mehr Aufmerksamkeit bekommt.

Und sie nimmt eine der größten Ängste vieler Frauen ernst: »Ich werde verrückt, ich kenne mich selbst nicht mehr.« Die Symptome sind real, sie sind biologisch erklärbar und sie haben einen hormonellen Hintergrund. Wer versteht, was im eigenen Körper passiert, verliert nicht nur Angst – sondern gewinnt Orientierung und Handlungsspielraum zurück.

Gleichzeitig zeigt diese Übersicht, wie dringend es ist, die Frauengesundheit auch medizinisch auf den aktuellen Stand zu bringen. Viele Ärzt:innen und Angehörige des medizinischen Personals leisten Großartiges – und doch ist die Wechseljahresmedizin in Ausbildung und Fortbildung bis heute unterrepräsentiert. Dabei haben Frauen ein Recht darauf, dass ihr hormoneller Umbau mit dem gleichen fachlichen Ernst begleitet wird wie jede andere Lebensphase.

Eine zeitgemäße, evidenzbasierte Fortbildung in diesem Bereich ist kein Luxus, sondern eine Investition in Gesundheit. Sie kann Leid verkürzen, unnötige Arztodysseen verhindern und langfristig sogar Kosten sparen – für das Gesundheitssystem und für die Gesellschaft.

Die Frauen haben es verdient, gehört, ernst genommen und auf Augenhöhe begleitet zu werden. Die Wechseljahre sind eine zentrale Phase der weiblichen Gesundheit.

Anmeldung zum edition V Newsletter:

Folge uns auf facebook und instagram
facebook: editionvorarlberg
instagram: editionv_verlag

ISBN 978-3-903240-89-6

Coverfotografie © Patrick Steiner
Lektorat: Nina Winkler
Korrektorat: Magdalena Amann
Satz und Gestaltung: Denise Sterr
Fotos: ©Nicole Benvenuti außer S. 18 © Miro Kuzmanović;
S. 32 oben © wechselweise.net; S. 36 © Dr. Christian Specht; S. 109 © Dietmar Stiplovsek
Druck und Bindung: FINIDR, Tschechien